Urologie für Krankenpflegeberute

mit 100 Prüfungsfragen

Jürgen Sökeland
Unter Mitarbeit von Barbara Grabsch
Geleitwort von Carl-Erich Alken

6., überarbeitete Auflage
233 Abbildungen in 268 Einzeldarstellungen
46 Tabellen

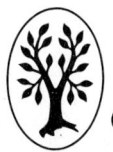

Georg Thieme Verlag Stuttgart · New York 1990

Prof. Dr. med. J. Sökeland
Direktor der Urologischen Klinik
Städtische Kliniken
Westfalendamm, 4600 Dortmund

Barbara Grabsch, Oberschwester
Urologische Universitätsklinik
6650 Homburg/Saar

CIP-Titelaufnahme der Deutschen Bibliothek

Sökeland, Jürgen:
Urologie für Krankenpflegeberufe : mit 100 Prüfungsfragen /
Jürgen Sökeland. Unter Mitarb. von Barbara Grabsch. Geleitw.
von Carl-Erich Alken. – 6., überarb. u. erw.Aufl. – Stuttgart ;
New York : Thieme, 1990

Wichtiger Hinweis: Medizin als Wissenschaft ist ständig im Fluß. Forschung und klinische Erfahrung erweitern unsere Kenntnisse, insbesondere was Behandlung und medikamentöse Therapie anbelangt. Soweit in diesem Werk eine Dosierung oder eine Applikation erwähnt wird, darf der Leser zwar darauf vertrauen, daß Autoren, Herausgeber und Verlag größte Mühe darauf verwandt haben, daß diese Angabe genau dem **Wissensstand bei Fertigstellung des Werkes** entspricht. **Dennoch ist jeder Benutzer aufgefordert,** die Beipackzettel der verwendeten Präparate zu prüfen, um in eigener Verantwortung festzustellen, ob die dort gegebene Empfehlung für Dosierungen oder die Beachtung von Kontraindikationen gegenüber der Angabe in diesem Buch abweicht. Das gilt besonders bei selten verwendeten oder neu auf den Markt gebrachten Präparaten und bei denjenigen, die vom Bundesgesundheitsamt (BGA) in ihrer Anwendbarkeit eingeschränkt worden sind. Benutzer außerhalb der Bundesrepublik Deutschland müssen sich nach den Vorschriften der für sie zuständigen Behörde richten.

1. Auflage 1972
2. Auflage 1978
3. Auflage 1979
4. Auflage 1983
5. Auflage 1987

© 1972, 1990 Georg Thieme Verlag
Rüdigerstraße 14, D-7000 Stuttgart 30
Printed in Germany
Satz: Setzerei Lihs, Ludwigsburg, gesetzt auf: Linotype, System 4, Linotron 300
Druck: Clausen & Bosse, Leck

ISBN 3-13-483906-7   1 2 3 4 5 6

Herrn Prof. Dr. Wolfgang Knipper
in herzlicher Verbundenheit gewidmet

Geleitwort*

Die klinische Urologie läßt sich in die operative Urochirurgie und die endovesikale instrumentelle Urochirurgie unterteilen. Bei den offenen operativen urochirurgischen Eingriffen gelten für die allgemeine Technik, die Organisation und den Ablauf des Operationsgeschehens immer noch Gesichtspunkte und Regeln der Allgemeinchirurgie.

In der Art des Eingriffes sowie in Vor- und Nachbehandlung haben sich innerhalb von 50 Jahren die Akzente völlig verschoben:
Die operative Entfernung eines Organs im Urogenitalsystem, z. B. der Niere, steht nicht mehr im Vordergrund, sondern der organerhaltende plastische Eingriff. Der Erfolg dieser Eingriffe hängt nicht nur allein von der Technik, sondern weitgehend von der Vor- und Nachbehandlung, d. h. der Pflege, der Versorgung und Überwachung der komplizierten Drainagesysteme in der Niere, Nierenbecken und Blase ab. Ein verstopfter Splint oder ein verschobener Katheter können den Erfolg einer mehrstündigen Operation in Frage stellen oder völlig zerstören.

Die endovesikale urologische Diagnostik und die endovesikale Urochirurgie arbeiten heute mit einem hochdifferenzierten, komplizierten und kostspieligen Instrumentarium. Ein optimaler Einsatz ist ganz eindeutig von der Pflege und Überwachung durch die urologischen Mitarbeiter abhängig. Das gilt sinngemäß auch für die elektromedizinischen und röntgenologischen Zusatzapparaturen. Aus dieser nur skizzierten Situation geht hervor, daß an urologische Krankenpflegeberufe besondere Anforderungen gestellt werden müssen.

Das vorliegende Buch vermittelt sowohl dem Pflege- als auch dem medizinischen Hilfspersonal ein urologisches Basiswissen, um zu vermeiden, daß die pflegerische Technik zu einer angelernten Routine wird.

Der intelligente Mitarbeiter sollte wissen, warum im Einzelfall – von der Anatomie oder der Physiologie her oder vom Krankheitsbild bestimmt – dieser oder jener Eingriff in einer bestimmten Form ausgeführt wird. Der Erfahrene in Klinik und Praxis weiß, mit welchem Aufwand an Mühe und Zeit die spezielle Ausbildung unserer urologischen Mitarbeiter verbunden ist.

Das vorliegende Buch wird bei allen Fachkollegen als wesentliche Hilfe angesehen und findet bei unseren Mitarbeitern sicher eine gute Aufnahme.

Homburg/Saar, Dezember 1986   Prof. Dr. med. C.-E. Alken

---

* Die begleitenden Worte des Altmeisters der Urologie, des Geheimen Sanitätsrats Herrn Prof. Dr. C.-E. Alken haben auch heute noch Gültigkeit.

Vorwort zur 6. Auflage

Die Nachfrage nach Fortbildungsmöglichkeiten in der Urologie nimmt weiter zu.

Im Zusammenhang mit regionalen und nationalen Kongressen werden entsprechende Veranstaltungen für Krankenschwestern und Krankenpfleger vom Berufsverband der Deutschen Urologen e. V. angeboten und finden gute Aufnahme: Unter der bewährten Leitung des Ehrenpräsidenten des Berufsverbandes, Herrn Prof. Dr. med. Wolfgang Knipper, werden die vielschichtigen Probleme der Pflege mehr als bisher von verschiedenen Seiten angesprochen.

Kenntnisse der Anatomie, von physiologischen und pathologischen Vorgängen im Bereich der Urogenitalorgane sowie von speziellen urologischen Techniken und Neuerungen lassen sich vertiefen und ergänzen.

Das Buch „Urologie für Krankenpflegeberufe" wurde in der 6. Auflage gestrafft, die Zuordnung von Abbildungen und Text entscheidend verbessert, die Kapitel über pflegerische Belange erweitert.

Neubearbeitet wurden die Kapitel über Steinerkrankungen, perkutane Eingriffe und endovesikale Techniken.

Der Infektionsprophylaxe im Krankenhaus unter Berücksichtigung verschiedener hygienischer Maßnahmen wurde ein angemessener Raum gewidmet.

Die individuelle Betreuung des aufgeklärten Patienten ist auch in der differenzierten Pflege spezieller Fachbereiche – wie in der Urologie – von entscheidender Bedeutung. Von der Aufnahme über die urologische Untersuchung und Behandlung bis zur Entlassung kann dem Patienten durch eine verständnisvolle Einführung, Unterrichtung, Aufklärung und Betreuung durch Schwestern und Pfleger die ungewohnte Situation im Krankenhaus erleichtert werden.

Für wertvolle Hinweise und kritische Korrekturen danken wir Frau A. Dirksen.

Unser Dank gebührt ebenfalls den Mitarbeitern des Georg Thieme Verlages für die jederzeit kooperative Hilfe bei der Drucklegung der neuen Auflage.

Kritik und Anregungen sind weiterhin erwünscht und werden gerne berücksichtigt.

Dortmund, 1990   J. Sökeland

Inhaltsverzeichnis

Einleitung

Die Zusammenarbeit in der Klinik erfordert gerade in den Spezialdisziplinen von Krankenschwestern und Krankenpflegern ein besonderes Verständnis der diagnostischen und therapeutischen Maßnahmen.

In der Urologie, einem Grenzgebiet zwischen den Disziplinen der inneren Medizin, Chirurgie, Gynäkologie, Pädiatrie, Nephrologie und Dermatologie, müssen in Diagnostik und Therapie, bei der Pflege urologischer Patienten sowie bei Vorbereitung und Wartung des Instrumentariums spezielle Kenntnisse vorausgesetzt werden.

Die differenzierte urologische Diagnostik umfaßt allgemeinmedizinische Untersuchungsmethoden, spezielle Funktionsuntersuchungen, die Sonographie sowie eine Vielzahl röntgenologischer Spezialverfahren. Die diagnostischen und therapeutischen instrumentellen Eingriffe setzen eine genaue Kenntnis der verschiedenartigen Geräte voraus.

Bei den Operationen sind zahlreiche Drainagen zur Harnableitung erforderlich, deren postoperative Pflege unter Wahrung der Sterilität für den Patienten von lebenswichtiger Bedeutung ist.

In dem vorliegenden Band wurde versucht, die Anatomie der Nieren und ableitenden Harnwege sowie ihre Erkrankungen so einfach wie möglich darzustellen. Dabei werden die wesentlichen Behandlungsprinzipien erläutert und die speziellen diagnostischen und therapeutischen Maßnahmen beschrieben. Pflegerischen Maßnahmen ist jeweils ein besonderer Abschnitt gewidmet. Außerdem wird das vielseitige und komplizierte Instrumentarium mit den empfindlichen optischen Systemen vorgestellt; die Arbeitsvorgänge der Wartung und Sterilisation werden geschildert.

Pflegeplanung und Pflegeorganisation sowie die entsprechende Dokumentation sind nicht nur Anliegen der modernen Ausbildung, das Krankenhausgesetz enthält auch hierüber entsprechende Vorschriften: Langjährige eigene Erfahrungen finden in der vorliegenden Auflage ihren Niederschlag.

Zahlreiche Abbildungen wurden aus dem Buch: J. Sökeland: Urologie, 10. Aufl., Thieme, Stuttgart 1987, übernommen. Auf die ausführlichere Darstellung der Urologie muß in diesem Zusammenhang verwiesen werden. Weiterführende Literatur findet sich im Literaturverzeichnis.

Ein Ausblick auf die Urologie der 90er Jahre schließt das Buch ab.

Geschichte der Urologie

Die Urologie ist ein junges Lehrfach, aber ein sehr altes Spezialgebiet. Zum Beispiel gehört der Steinschnitt nachweislich zu den ältesten wundärztlichen Eingriffen überhaupt.

Eine eigene Fachrichtung ist die Urologie in Deutschland etwa seit der Jahrhundertwende; aber erst in den letzten 20 Jahren entwickelte sie sich in Deutschland rascher, u. a. durch die zunehmende Einrichtung von Lehrstühlen an den Hochschulen.

Die Urologie gehört zu den Fächern, die zunächst auf der Basis einer technisch-instrumentell geschaffenen Diagnostik und Therapie entstanden sind.

Die geniale Erfindung des Zystoskopes durch Nitze 1879 und die erste Zystoskopie in Wien eröffnete der Urologie neue Dimensionen.

Das Zystoskop wurde Symbol der Urologen.

Die französische und englische Schule haben bedeutende klinische Grundlagen in der Urologie geschaffen. Ärzte und Instrumentenbauer entwickelten zum Teil auch heute noch verwandte Instrumente: Auguste Mercier und Auguste Nélaton gaben um die Mitte des 19. Jahrhunderts brauchbare Blasenverweilkatheter an. Jacques-Gilles Maisonneuve, der Engländer Stafford sowie der Amerikaner Otis erfanden Instrumente zur Behandlung von Harnröhrenstrikturen.

Die röntgenologische Darstellung der Nieren durch die retrograde Pyelographie 1906 wurde durch Voelcker und von Lichtenberg entdeckt. 1929 gelang Swick die erste qualitativ brauchbare Ausscheidungsurographie; von Lichtenberg führte die Urographie systematisch in die Klinik ein (Tab. **1**).

Nach dem 2. Weltkrieg entwickelte sich die Urologie an Hochschulen, Kliniken und in der Praxis zu einer allseits anerkannten Disziplin:

1. Hochschulpolitisch ist die Urologie ein eigenes Fach in Lehre und Forschung mit einer eigenen Weiterbildungsordnung und ist in der Bundesrepublik und der DDR an allen Hochschulen mit Lehrstühlen vertreten. Sie besitzt internationalen Charakter.
2. Berufspolitisch umfaßt die deutsche Urologie 2000 Urologen in der Bundesrepublik Deutschland, ca. 700 Urologen in der DDR.
3. Die wissenschaftliche Qualifikation der deutschen Urologie kann mit der des Auslandes Schritt halten.

Tabelle **1** **Daten zur Geschichte der Urologie** (nach Hubmann)

1000 v. Chr.	Babylon	Steinschnittoperation
	Indien	Bronzekatheter
469–377 v. Chr.	Griechenland	Steinschnitt
		Nierenabszeßspaltung
300 v. Chr.	Ägypten	S-förmiger Katheter, Instrumente
25 v.–50 n. Chr.	Rom	Celsus beschreibt den Steinschnitt
79	Pompeji	Katheter und urologische Instrumente
ca. 360	Rom	Harnröhrendehnung mit Gänsekiel und Pergament
ca. 640	Rom	Harnblasenspülung durch Bronzekatheter mit angeschlossener Rinderblase
ca. 1000	Cordoba	Beschreibung einer Steinentfernung
12.–18. Jh.	Italien	„Steinschneider-Familien" entstehen
1806	Deutschland	Versuch der Harnröhrenspiegelung mit Kerzenbeleuchtung
1824	Frankreich	Blinde Steinzertrümmerung
1833	Frankreich	Erste Bettenstation für Steinkranke
1867	Deutschland	Perineale Prostatakarzinomoperation durch Th. Billroth
1869	Deutschland	Erste Nierenentfernung
1879	Deutschland	Zystoskop von Nitze
1880	England	Erste Nierensteinentfernung durch Sir Henry Morris (1844–1926)
1891	USA	Erste komplette perineale Prostatektomie durch G. F. Goodfellow (1855–1910)
1902	England	Klassische suprapubische Prostatektomie durch Sir Peter Freyer (1852–1921)
1929	Deutschland	Ausscheidungsurographie
1930	USA	Elektroresektionsgerät
1935	USA	F. Hinman (1880–1961) publiziert das Standardwerk der Urologie: „Principles and Practice of Urology"
1945	Australien	Retropubische Prostatektomie durch T. Millin
1976	Deutschland	Perkutane Nierensteinentfernung; Rathert/Alken
1980	Deutschland	Entwicklung der ESWL in München
1980	Spanien	Erste Ureterorenoskopie durch Peres-Castro

Eine Reihe von eigenständigen Entwicklungen, von denen nur die Urodynamik und die extrakorporale Steinzerstörung genannt werden sollen, sind Erfolgsspitzen einer selbständigen deutschen Urologie sowohl an den Hochschulen als auch an außeruniversitären Institutionen.

Steinschnitt

Blasensteine wurden bis zum 16. Jh. durch den sog. kleinen Steinschnitt vom Damm aus entfernt. Die Entfernung des Steines erfolgte mit einem kurzen Haken oder mit dem Finger (Abb. **1**). Diese Methode war von Aulus Cornelius Celsus um die Zeitenwende beschrieben worden.

Später wurde der Marianische Schnitt angewandt, so genannt nach Mariano Santo de Barletta (1522). Er wurde ebenfalls vom Damm her ausgeführt und wegen seiner instrumentellen Verbesserungen – Benutzung einer Leitsonde, eines Hohlspekulums und anderer Spreizinstrumente – der Schnitt mit dem großen Apparat genannt.

Am bekanntesten wurden die Steinschneider des Mittelalters, die von Ort zu Ort zogen und zusammen mit den Badern und Barbieren ihre Tätigkeit ausübten. Ihr schlechter Ruf war nicht immer begründet: Vorkenntnisse in Anatomie, aber auch in der Vor- und Nachbehandlung lagen durchaus vor. Natürlich war die Sterblichkeit der Patienten nach Steinoperationen trotzdem hoch.

Die bekannteste Darstellung eines Steinschnittes befindet sich im Bamberger Dom:

Kaiser Heinrich II. gründete das Bistum Bamberg und stiftete zusammen mit seiner Gemahlin Kunigunde den Bamberger Dom. Er starb 1024 und wurde im Dom beigesetzt. 1499 erhielt Tilman Riemenschneider den Auftrag, ein neues gemeinsames Grabmal für das inzwischen heiliggesprochene Stifterpaar zu schaffen. Auf der Südseite dieses Kaisergrabes ist eine Steinoperation am Kaiser dargestellt. Die Legende erzählt: Söldner Kaiser Heinrichs II. waren in das Kloster des heiligen Benedikts eingedrungen. Der erzürnte Heilige strafte den Kaiser dafür mit einem Steinleiden. Kein Arzt konnte dem Kaiser helfen. Nach einiger Zeit vergaß St. Benedikt großmütig seinen Zorn und führte selbst den Steinschnitt bei dem schlafenden Kaiser aus. Zum Zeichen der Heilung legte er den Stein in des Kaisers Hand (Abb. **2**).

Nach einer alten Tradition führten Steinschneider ihre Operationen nur in Gegenwart von Zeugen aus. Sie legten außerdem größten Wert auf Atteste und Urkunden über ihre Kunstfertigkeit. Auch auf Totenzetteln und Grabsteinen wurden Blasensteine dargestellt.

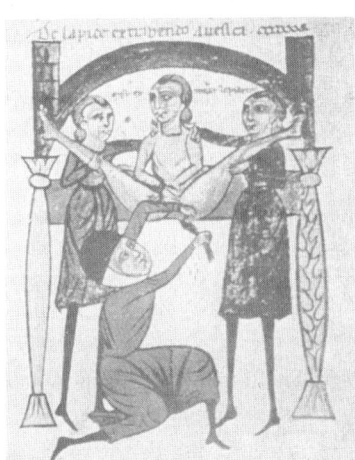

Abb. 1 **Blasensteine wurden bis zum 16. Jh. durch den sog. kleinen Stein-schnitt vom Damm aus entfernt** (aus der „Chirurgica Rolandi" 1230)

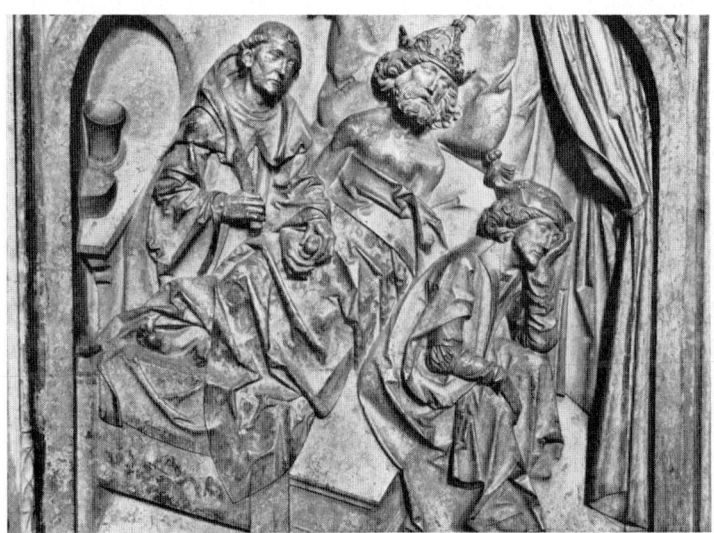

Abb. 2 **Aus dem Kaisergrab von Tilman Riemenschneider (1499–1513) im Bamberger Dom: Heilung des Kaisers Heinrich II. von seinem Steinleiden**

Zirkumzision

Die Behandlung der Phimose sowie die Zirkumzision aus rituellen Gründen ist eine bis in die Antike zurückreichende Operation.

Die älteste Nachricht einer Beschneidung stammt aus Ägypten. Diese Sitte wird durch Befunde an Mumien aus der Mitte des 2. Jahrtausend v. Chr. und durch die Literatur belegt. Herodot berichtet, daß Kolcher, Ägypter und Äthiopier die ersten Völker gewesen wären, die die Beschneidung ausgeübt hätten.

Ein Kulturdenkmal ersten Ranges ist die Darstellung der Operationsszenen aus dem Nekrolog von Sakkarah um die Zeit von 2300 v. Chr., auf dem die Beschneidung abgebildet ist (Abb. 3).

Aus der Bibel erfahren wir, daß mit größter Wahrscheinlichkeit das Judentum die Sitte von den Ägyptern übernahm. Moses nahm die Forderung der Beschneidung in sein Gesetzbuch auf; für die Umgehung dieser Verordnung wurde die höchste Strafe – die Ausrottung – angedroht. Solche Maßnahmen wurden vor allem aus hygienischen Gründen notwendig, ebenso wie die Reinigungsgesetze, Speisegesetze und Sexualgebote.

Behandlung des Wasserbruchs

Die Behandlung des Wasserbruchs (Hydrozele) mit dem Glüheisen (Kauter) wurde in der arabischen Medizin geübt. Inzision, Verschluß des Leistenkanals, Abtragen des Hodens usw. wurden von der arabischen Schule des Albuca Assim mit Hilfe des Glüheisens durchgeführt. Die ungünstigen hygienischen Bedingungen in den überfüllten Hospitälern der arabischen Städte machten die Anwendung des Glüheisens zur Infektionsverhütung erforderlich. Der Kauter wurde rasch zum wichtigsten Instrument der arabischen Medizin (Abb. 4).

In den römischen Hospitälern waren – im Gegensatz zu den Verhältnissen in den arabischen – die hygienischen Bedingungen günstiger. Gute sanitäre Einrichtungen und Isolierstationen verringerten die Gefahr einer Infektion. Man konnte deshalb dort bei chirurgischen Eingriffen das Skalpell benutzen.

In der Handschrift des Schnitt- und Augenarztes Caspar Stromayer von 1559 wird ebenfalls der Schnitt mit dem Messer beschrieben. Zur Rezidivprophylaxe wurden in die Skrotalhaut Fäden eingebunden:

„Also hangt heraus das Schnierlein zu der Wunden wans fertig sein."

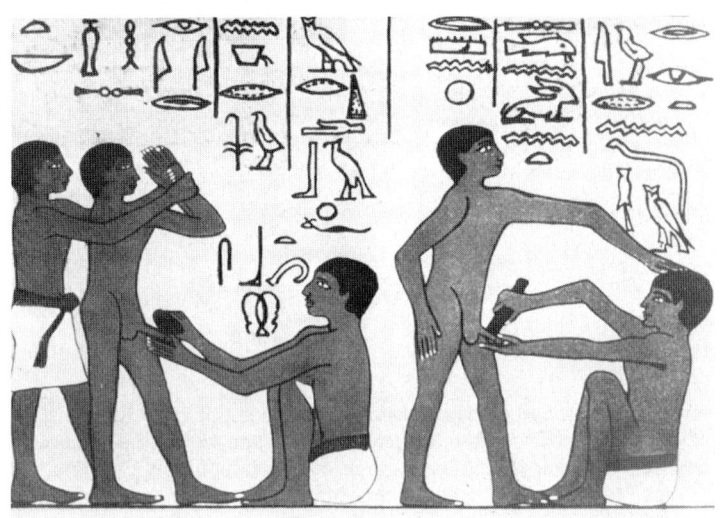

Abb. 3   **Beschneidung: Nekrolog von Sakkarah**

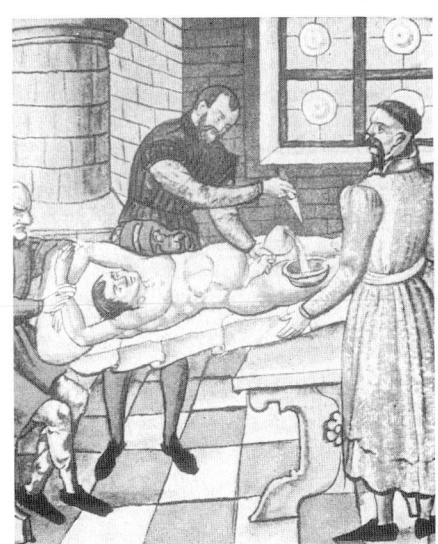

Abb. 4   **Hydrozelenpunktion**
(aus Caspar Stromayer, Lindauer
Handschrift 1559)

Harnuntersuchung

Die Harnschau war lange Zeit Symbol des Arztes überhaupt. Die Fülle der Darstellung des harnschauenden Arztes im Mittelalter ist Maßstab für die Popularität dieser Diagnostik. Die Differenzierung der Befunde war sehr ausgeprägt (Abb. 5). Man glaubte sogar aus dem Harn ablesen zu können, welcher Natur der Mensch sei:

Ist der Harn rot und dick, so ist nach Avicenna* der Mensch hitzig und ein sanguinischer Typ.

Ist der Harn rot und dünn, so ist der Mensch hitzig, aber ein Choleriker.

Ist der Harn weiß und dick, so bedeutet das eine kalte Natur im Sinne des Phlegmatikers.

Ist der Harn weiß und dünn, so ist der Mensch kalt von Natur, stets traurig im Sinne des Melancholikers.

Es ist bekannt, daß die Harnfarbe bei Gesunden, je nach Konzentration an gelösten Stoffen, zwischen hellgelb und rotbraun schwankt. Beim Stehen an der Luft dunkeln viele Harne durch die Oxidation von Chromogen nach. Dieses Phänomen war schon früher bekannt und führte zu der heute – aus anderen Gründen – gültigen Forderung von Johann Prüss (1507) aus Straßburg:

„Den Harn soll man sehen des Morgens, so er frisch gemacht ist worden und noch warm ist."

Übergänge zur Karikatur zeigen sich im Harnschaubild von Dürer aus dem Gebetbuch Kaiser Maximilians (Abb. 6): Der mit dem Uringlas wandelnde, meditierende Arzt ohne direkte Beziehung zum Patienten könnte bereits ein Sinnbild der reinen Forschung sein.

Im Mittelalter wurden regelrechte Harnambulanzen eingerichtet. Der Harn wurde im Bastkörbchen transportiert. Diese Art der Verpackung wurde gewählt, um den Harn möglichst lange warmzuhalten (Abb. 7).

Auch Pieter Brueghel d. Ä. (1525–1569) karikierte die Spezialisierung der Harnschau. In seiner „Uroskopie" sitzt ein Homunkulus im Glase; ein Hinweis darauf, daß man schon früh versucht hat, einen Schwangerschafts- oder gar Keuschheitsnachweis aus dem Harn zu führen (Abb. 8). Heute ist die Harnuntersuchung eine der zentralen diagnostischen Maßnahmen der Urologie.

---

* Avicenna: islamischer Philosoph und Arzt (980–1037 n. Chr.)

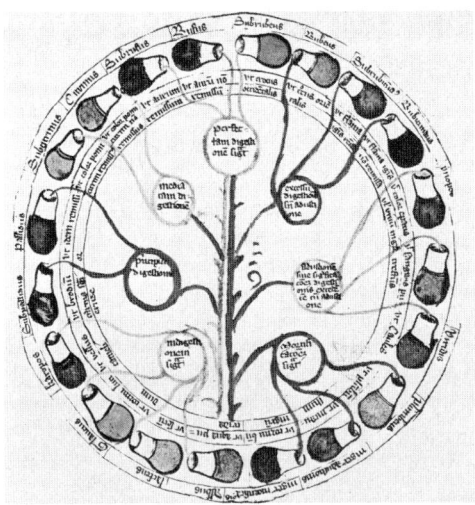 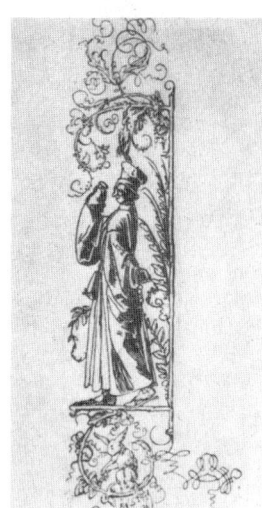

Abb. 5 Zur genauen Bestimmung der Farbschattierungen dienten Harnglasscheiben oder Farbtafeln, mit deren Hilfe die jeweilige Färbung des Harns durch Vergleich beobachtet wurde

Abb. 6 Übergänge zur Karikatur zeigen sich im Harnschaubild von Dürer (aus dem Gebetbuch Kaiser Maximilians)

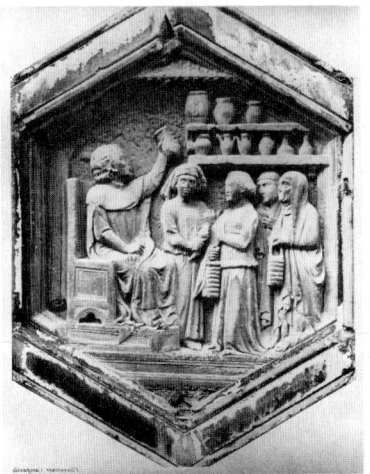 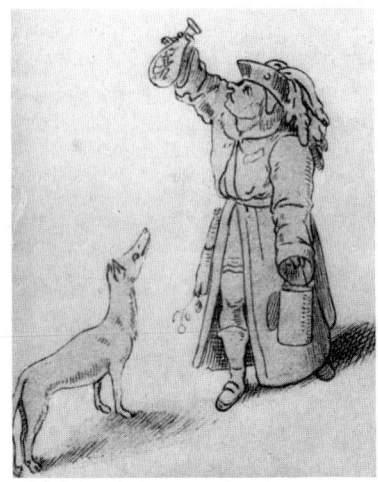

Abb. 7 Die Reliefplastik am Florentiner Campanile zeigt eine „Harnpoliklinik": Männer und Frauen tragen in typischen Bastkörbchen den Urin zum Arzt

Abb. 8 Satirische Darstellung der Uroskopie (von Pieter Brueghel d. Ä.)

Entwicklungsgeschichte, Anatomie und Physiologie

Entwicklungsgeschichte

Die Harn- und Geschlechtsorgane (Urogenitaltrakt) machen beim Menschen eine komplizierte Entwicklung durch – Ursache häufiger Mißbildungen (Anomalien). Der Grund für diese Häufung von Mißbildungen des Urogenitaltraktes liegt in dem Zusammenwachsen aus verschiedenen auseinandergelegenen Teilen im menschlichen Keimling (Embryo). Zahlreiche Verschiebungen, Wachstumsprozesse und auch umfangreiche Abbauvorgänge sind notwendig, um nach einer zunächst schichtweisen Aufgliederung in Vorniere, Urniere und Nachniere bzw. Dauerniere schließlich die Harnorgane zu vervollständigen.

Die Vor- und Urnieren bilden sich zurück, die im Steißbeinbereich (sakral) angelegte Nachniere und Ureteranlage sowie die Vorstufen der Geschlechtsorgane kommen erst nach zahlreichen Sprossenvorgängen und Änderungen ihrer Lage zur endgültigen Ausreifung (Abb. 9).

Die Geschlechtsbestimmung erfolgt beim Menschen im Moment der Befruchtung. Trotzdem sind die Geschlechtsorgane (Keimdrüsenausführungsgänge, äußere Geschlechtsorgane) zunächst nicht unterschiedlich (Abb. 10).

Müllerscher und Wolffscher Gang werden bei beiden Geschlechtern angelegt. Beim weiblichen Geschlecht werden die Müllerschen Gänge zu Eileitern bzw. im unteren Abschnitt zum Uterus, die Wolffschen Gänge bilden sich zurück.

Beim männlichen Geschlecht bilden die Wolffschen Gänge den Samenleiter und den Nebenhoden, die Müllerschen Gänge bilden sich bis auf minimale Reste zurück (Appendix testis).

Während die Lage der Gonaden an der hinteren Bauchwand zunächst bei beiden Geschlechtern gleich ist, kommt es in der späteren Embryonalzeit zu einer Verlagerung der Gonaden in das kleine Becken. Beim männlichen Geschlecht schließt sich an diesen Vorgang ein echter Abstieg an, der mit der Einlagerung der Hoden in das Skrotum abschließt.

Das äußere Genitale entwickelt sich ebenfalls aus einer undifferenzierten Anlage, dem Genitalhügel, der sich in das Glansgebiet, die Geschlechtsfalten und -wülste sowie den Analhöcker differenziert. Beim Mann schließt sich die Urethralrinne vollständig zur Urethra, während bei der Frau die seitlichen Anteile die Labien bilden.

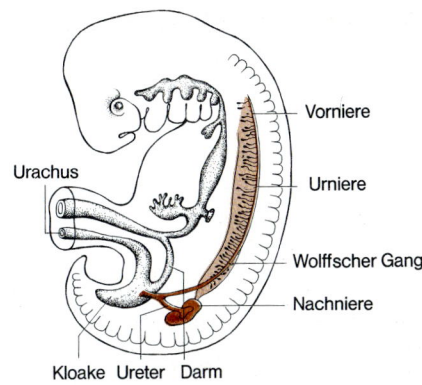

Vorniere

Urachus

Urniere

Wolffscher Gang

Nachniere

Kloake Ureter Darm

Abb. 9 **Schematische Darstellung von Vor-, Ur- und Nachniere**

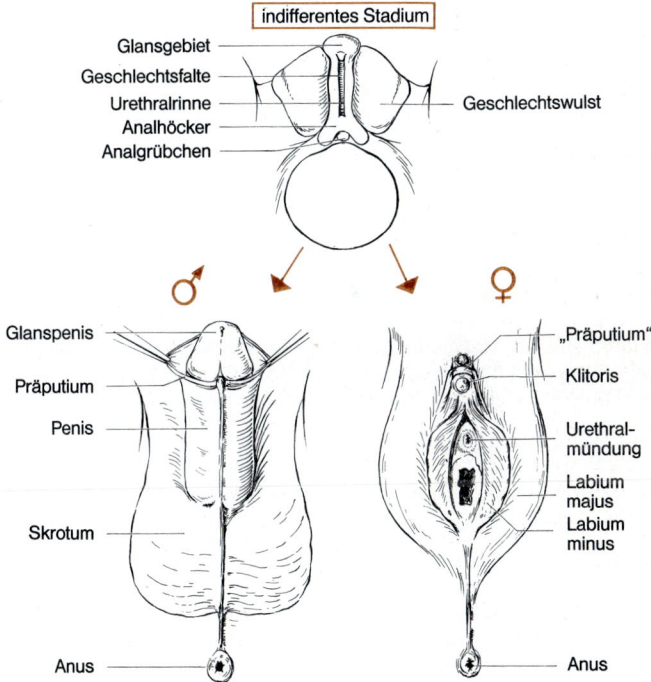

indifferentes Stadium

Glansgebiet
Geschlechtsfalte
Urethralrinne
Analhöcker
Analgrübchen

Geschlechtswulst

Glanspenis

„Präputium"

Präputium

Klitoris

Penis

Urethral-
mündung

Labium
majus

Skrotum

Labium
minus

Anus

Anus

Abb. 10 **Entwicklung des äußeren Genitales**

Anatomie und Physiologie

Beide Nieren liegen hinter dem Bauchraum im sog. Retroperitonealraum und sind von hinten durch Wirbelsäule und Rippen geschützt (Abb. 11). Die rechte Niere steht gewöhnlich etwas tiefer. Auf dem oberen Pol der Nieren liegen die Nebennieren kappenartig auf. Die Nieren sind in der Nierenfettkapsel eingebettet. Das Nierengewebe (Nierenparenchym) wird von einer festen bindegewebigen Hülle (Capsula fibrosa) umschlossen. Die Aufhängung der Nieren von oben nach unten ist schlechter als von vorn nach hinten, so daß es gelegentlich, insbesondere bei schlanken Menschen, zum Absinken der Nieren kommen kann.

Die Harnbereitung beginnt in einem Knäuelsystem (Glomeruli), in dem aus dünnen Blutgefäßen der Harn in ein Kanälchensystem eingepreßt wird. Dieses harnführende Kanalsystem besteht aus den sog. Tubuli 1. und 2. Ordnung sowie aus den Sammelröhren, die in den Papillen des Nierenbeckens enden. Das Blut wird zunächst gewissermaßen gefiltert, die festen Teile verbleiben im Blutsystem, Wasser und Salze gelangen dagegen in das Harnsystem. In diesem verwundenen Röhrensystem erfolgen zahlreiche Aufnahme- und Abgabevorgänge von Wasser und Salzen (Sekretion und Reabsorption).

Für praktische Erwägungen bewährt sich eine Gliederung in das Gewebsorgan (parenchymatöses Organ) der Niere und in das Harntransportsystem von Nierenbecken, Harnleiter, Blase und Urethra. Zur Niere führende Gefäße sind die V. und A. renalis.

Die Nieren gehören zu den am besten durchbluteten Organen des menschlichen Körpers.

Bindeglied zwischen dem harnbereitenden System (Glomeruli, Tubuli und Sammelröhren) sowie dem Transportsystem (Nierenkelche, Kelchhälse, Nierenbecken, Harnleiter) ist das sog. pyelorenale Grenzgebiet. Hier im Mündungsgebiet zahlreicher Sammelröhren der Papille und im Auffangbecken der Kelche können sich zahlreiche krankhafte Prozesse abspielen.

Der Harnleiter beginnt am Nierenbecken und mündet nach etwa 27 cm mit der Öffnung des Harnleiters zur Blase, dem Harnleiterostium, die gleichzeitig eine Ventilfunktion zur Blase hin besitzt.

Der Harn wird durch die Muskulatur der Kelche, Kelchhälse, des Nierenbeckens und des Harnleiters, der sich in langsamen Wellen zusammenzieht, zur Blase befördert. Er wird in Flüssigkeitsspindeln abtransportiert, deren Häufigkeit je nach Flüssigkeitsangebot wechselt. Normale Engpässe sind der Nierenbeckenabgang, die Kreuzung des Harnleiters mit den Beckengefäßen (Iliakalgefäßen) sowie die Harnleiter-Blasen-Verbindung. An diesen Stellen können sich z. B. Steine einklemmen.

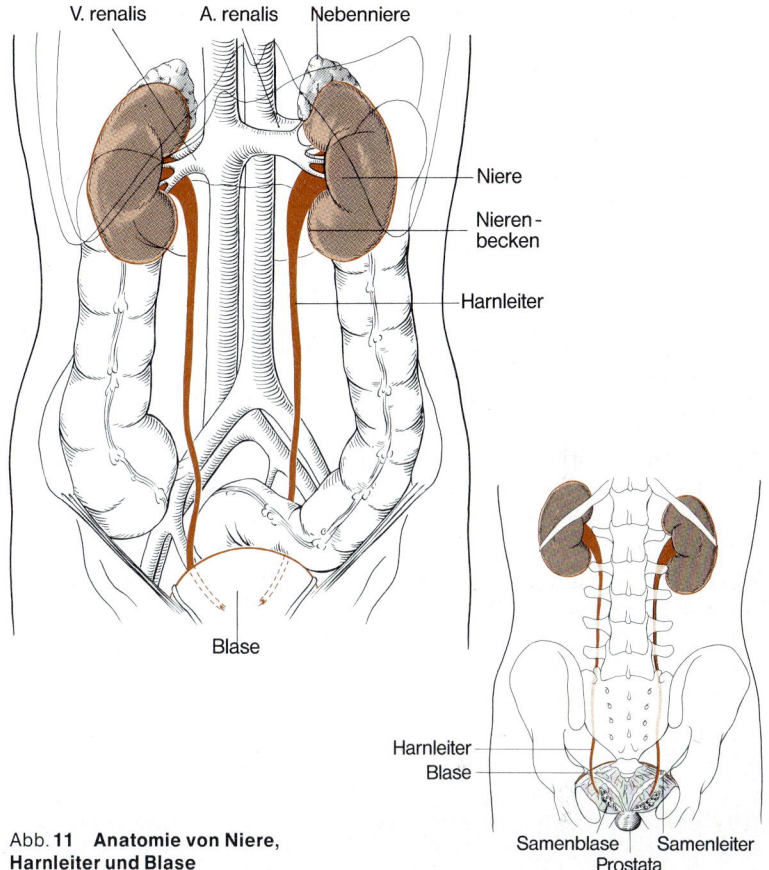

V. renalis   A. renalis   Nebenniere

Niere

Nieren-
becken

Harnleiter

Blase

Harnleiter
Blase

Abb. 11   **Anatomie von Niere,
Harnleiter und Blase**

Samenblase   Samenleiter
Prostata

Merke:

● **Die Nieren sind lebenswichtige Organe; sie liegen geschützt im sog.
Retroperitonealraum. Die Leistungsreserven der Nieren sind sehr groß.
Erkrankt eine Niere, so ist die andere Niere in der Lage, deren Aufgaben mit zu übernehmen. Erst wenn beide Nieren in ihrer Leistung
erheblich beeinträchtigt sind, können die Körperschlacken nicht mehr
oder nur ungenügend ausgeschieden und eine konstante Zusammensetzung der Körperflüssigkeiten nicht mehr gewährleistet werden.**

Harnblase und Genitalorgane

Die Harnblase ist durch das Schambein, die Symphyse, geschützt. Sie wird an ihrem Scheitel vom Bauchfell überzogen. Zwischen Mastdarm (Rektum) und Blase liegen beim Mann die Samenblasen sowie die Vorsteherdrüse (Prostata), bei der Frau Scheide und Uterus. Zwischen Blase und Symphyse befindet sich ein von lockerem Fettgewebe erfüllter Raum, der bei Operationen stets drainiert werden muß, weil sich hier sonst Sekrete ansammeln können (Abb. **12**). Die Blutversorgung der Blase erfolgt durch die Äste der A. iliaca interna.

Anatomisch unterscheidet man den Blasenboden und den Blasenscheitel. Den dreieckförmigen Bereich zwischen den Harnleitermündungen und der inneren Harnröhrenöffnung bezeichnet man als Blasendreieck (Trigonum vesicae).

Zwischen dem Blasenausgang – dem Blasenhals – und dem Blasenschließmuskel liegt die hintere Harnröhre (Pars prostatica) mit dem Samenhügel (Colliculus seminalis) und den Mündungen des Samenleiters (Ductus deferens) im Bereich der Vorsteherdrüse. Dieser echte Verkehrsknotenpunkt zwischen Harn- und Samenwegen ist für mannigfache Störungen empfindlich und wird als urogenitales Grenzgebiet bezeichnet (Abb. **13**).

Von der Prostata aus zieht der Samenleiter bis zum Nebenhoden und Hoden. Der Nebenhoden sitzt kappenartig dem Hoden auf und ist durch eine Furche von dem glatten ovalen Hodenkörper getrennt. Der Samenstrang und der Nebenhoden werden von einem dichten Venennetz umflochten (Plexus pampiniformis).

Harnröhre

Die Harnröhre beginnt am Blasenausgang und hat beim Mann eine Länge von etwa 25 cm, eine durchschnittliche Weite von 7–9 mm. Die engste Stelle ist die Öffnung in der Eichel – Meatus externus –, nach deren Passage die normale Harnröhre für jedes Instrument durchgängig ist.

Die weibliche Harnröhre ist bedeutend kürzer als die männliche. Sie hat im allgemeinen eine Länge von 3–4 cm und einen Durchmesser von 8 mm. Sie verläuft leicht bogenförmig vor der Scheide bzw. unter dem Schambein.

Das Glied besteht aus der Harnröhre (Urethra) sowie den beiden Schwellkörpern (Corpora cavernosa). Die für die Steifung des Gliedes verantwortlichen Elemente sind die blutgefüllten Schwellkörper, die von einer derben Muskelhülle (Tunica albuginea) umgeben werden.

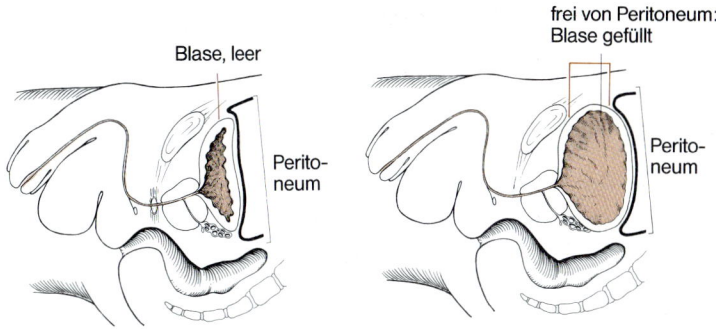

Abb. 12   **Anatomie der leeren und vollen Harnblase**

Bei der Blasenfüllung wird das Bauchfell (Peritoneum) nach oben verlagert, so daß die Umschlagfalte des Bauchfells gegenüber der Symphyse zurückweicht. Bei voller Blase läßt sich hier der Hohlraum ohne
Gefahr punktieren.

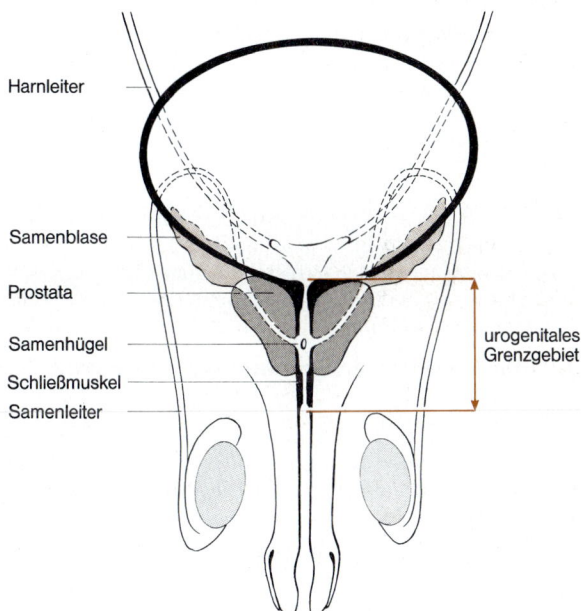

Abb. 13   **Urogenitales Grenzgebiet**

Urologische Leitsymptome

Bei der Erhebung der Anamnese sind einige Beschwerden und Krankheits-
erscheinungen von besonderem Gewicht, so daß auf die urologischen Leitsymptome besonders eingegangen werden soll.

Anurie – Kein Harn

Bei einer Anurie scheidet der Patient keinen Harn aus. Es muß geklärt
werden,

1. ob die Ursache vor der Niere (prärenales Nierenversagen) liegt, z. B. bei
   Gefäßprozessen, Kreislaufversagen usw.,
2. ob die Gründe in der Niere selbst liegen (renales Nierenversagen), wie
   z. B. bei Vergiftungen, oder
3. ob die Ursache der fehlenden Harnausscheidungen durch eine Verstopfung unterhalb der Niere liegt, z. B. infolge einer Harnsperre oder eines
   Harnverhaltens.

Keine Harnausscheidung ist ein Alarmsymptom, dessen Ursache sofort
geklärt werden muß, um entsprechende Maßnahmen einleiten zu können.

Unter einer Oligurie (bei einer Oligurie handelt es sich um eine Ausscheidung unter 400 ml Harn) wird eine verminderte Harnausscheidung verstanden. Bei einer Oligurie muß man ebenfalls rechtzeitig die ursächliche
Krankheit erkennen.

Bei jeder Nierenerkrankung muß an Störungen des Wasser- bzw. Mine-
ralhaushaltes gedacht werden. Exakte Kontrollen der zugeführten Flüssigkeitsmenge und der ausgeschiedenen Flüssigkeit sowie eine strenge
Überwachung der Blutsalze sind unbedingt erforderlich.

Dysurie – Beschwerden beim Wasserlassen

Schmerzen und Brennen beim Wasserlassen oder Störungen anderer Art
der Blasenentleerung bezeichnet man als Dysurie. Dysurische Beschwerden
weisen oft auf einen Harninfekt oder auf Blasenentleerungsstörungen hin
und müssen durch entsprechende Untersuchungen geklärt werden.

Nykturie – Nächtliches Wasserlassen

Gehäuftes Wasserlassen des Nachts kann u. a. ein Zeichen einer Blasenentleerungsstörung sein, aber auch bei anderen Erkrankungen, z. B. bei Herzversagen, auftreten.

Pollakisurie – Häufiges Wasserlassen

Ein häufiges Wasserlassen bezeichnet man als Pollakisurie, das auch als Zeichen einer Entzündung oder einer Blasenreizung auftreten kann.

Leukozyturie – Eiterausscheidung (Pyurie)

Unter einer Pyurie versteht man eine Eiterausscheidung im Harn, die in der Regel das Zeichen einer einfachen (unspezifischen) Entzündung, aber auch das einer Tuberkulose sein kann. Man darf sich nicht mit dem Krankheitszeichen einer Eiterausscheidung zufrieden geben, sondern muß in jedem Fall nach einer Ursache fahnden.

Hämaturie – Harnblutung

Eine Blutung (Hämaturie) ist ein gravierendes Ereignis, das den Patienten in der Regel sofort alarmiert. Bei Blutungen muß ohne Verzug nach der Ursache gefahndet werden, da man bei rechtzeitiger Diagnostik den Sitz der Blutung (Niere, Harnleiter, Blase, Harnröhre) schneller erkennen kann oder auch die Seitendiagnostik (rechte oder linke Niere) mit Hilfe der sofortigen Harnröhren-Blasen-Spiegelung erleichtert wird.

Im Rahmen der Diagnostik wird zwischen Mikro- und Makrohämaturie unterschieden. Dabei handelt es sich um eine Mikrohämaturie, wenn die Blutung nur bei der mikroskopischen Untersuchung entdeckt wird.

Harnverhalt

Unter einem Harnverhalt versteht man die Verhaltung des Harns in der Blase: der Harn kann nicht auf natürlichem Wege entleert werden. Ursächlich kommen Abflußhindernisse unterhalb der Blase wie eine Vorsteherdrüsenvergrößerung oder eine Harnröhrenenge usw. in Betracht. Zur Behebung dieses Zustandes ist ein Katheterismus der Blase erforderlich; bei Mißlingen kann die Blase oberhalb der Symphyse zur Harnentleerung punktiert werden.

Kolik – Krampfartige Schmerzen

Ein plötzlich auftretender krampfartiger Schmerz wird als Kolik bezeichnet. Dabei besteht Bewegungsunruhe sowie – auf nervösem Wege ausgelöst – eine Darmlähmung. Die Koliken sind die heftigsten Schmerzen überhaupt. Eine rechtzeitige Schmerzbekämpfung ist daher besonders wichtig.

Die Nierenkolik ist ein Flankenschmerz, der bis in die Leiste ausstrahlen kann. Harnleiterkoliken können, je nach Höhe der Abflußstörung, bis in die Oberschenkel und Hoden ausstrahlen.

Anamnese – Vorgeschichte

Krankhafte Befunde der Urogenitalorgane haben in der Regel eine charakteristische Vorgeschichte.

Andere urologische Beschwerden müssen gezielt erfragt werden, wie z. B. Schmerzsitz und -art, Kolik oder Dauerschmerz, Ausstrahlung sowie vorausgegangene Infektionen.

Bei den Fragen zur Krankenvorgeschichte sind zuvor durchgemachte Erkrankungen wie Herzerkrankungen, Lungenentzündungen, Magenerkrankungen, Nieren-, Augen- und Bluterkrankungen, rheumatische Beschwerden oder Geschwülste zu erfragen. Zu den sog. Risikofaktoren zählt die Zuckererkrankung.

Bei Frauen sind Erkrankungen der Brust, Unterleibserkrankungen sowie Regelstörungen zu vermerken. Auch vorausgegangene Krankenhausbehandlung, Operationen und Unfälle sollten mit aufgenommen werden.

Besonders wichtig erscheint, welche Medikamente einschließlich der Schmerzmedikamente und Abführmittel eingenommen werden. Zu vermerken sind ebenfalls durchgeführte Röntgen- und Strahlenuntersuchungen sowie Röntgenbestrahlungen. Da Überempfindlichkeiten gegen Medikamente oder sonstige Stoffe zunehmen, ist dieser Hinweis außerordentlich wichtig.

Obgleich heute der Nachweis normaler Verhältnisse der Nieren und ableitenden Harnwege durch die urologische Röntgendiagnostik mit größerer Sicherheit geführt wird, dient die Tastuntersuchung (Palpation) der ersten Orientierung. Gesunde Nieren und Harnleiter sind in der Regel von vorn durch die Bauchdecken nicht tastbar. Bauchdeckenspannungen der seitlichen Bauchdeckenflächen und der Lendengegend finden sich reflektorisch bei Schmerzzuständen, Steinen und bei entzündlichen Prozessen. Wichtige Druckpunkte sind im Unterbauch der bekannte McBurneysche Druckpunkt bei Blinddarmentzündung. Schmerzen an dieser Stelle und der gegenüberliegenden Seite in großer Tiefe ohne Bauchdeckenspannung sprechen für eine Erkrankung der Harnleiter.

Die übervolle Blase ist bisweilen als teilweise sichtbarer, rundlich ovaler Tumor zu tasten.

Die Untersuchung der Hoden und Nebenhoden sowie des Samenstranges soll Wasserbrüche, Geschwülste oder entzündliche Veränderungen ausschließen.

Die rektale Untersuchung ist eine der wichtigsten und einfachsten Untersuchungsmethoden zur Beurteilung von Vorsteherdrüse und Enddarm (Abb. **14**).

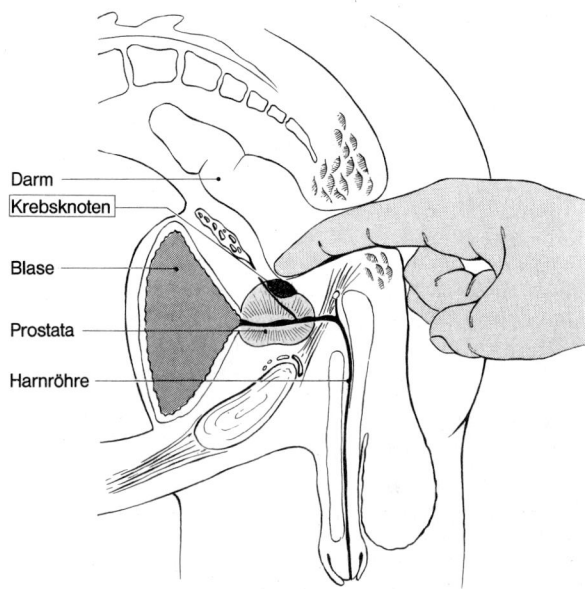

Darm
Krebsknoten
Blase
Prostata
Harnröhre

Abb. 14 Rektale Untersuchung beim Mann, Ertasten der Vorsteherdrüse bzw. Mastdarmuntersuchung

Merke:

● Bei der rektalen Untersuchung muß dafür gesorgt sein, daß während der Untersuchung der Raum von fremden Personen nicht betreten wird.

Der Patient kann je nach Anweisung des Arztes mit nach vorn gebeugtem Oberkörper, in Knie-Ellenbogen-Lage, Seitenlage im Bett oder auf der Untersuchungsliege in Steinschnittlage untersucht werden.

Der Finger wird mit einem handelsüblichen Einmalfingerling mit Manschette oder einem Einmalhandschuh geschützt.

Für die Untersuchung eignet sich zum Gleitendmachen des Zeigefingers am besten Gleitmittel (z. B. Katheterpurin usw.), in das der im Handschuh geschützte Zeigefinger eingetaucht wird.

Nach der Untersuchung soll dem Patienten Zellstoff oder Toilettenpapier zum Abputzen des Afters zur Verfügung stehen.

Untersuchungsmethoden in der Urologie

Allgemeinuntersuchung

Bei der Untersuchung des urologischen Patienten müssen die Gesichtspunkte berücksichtigt werden, die in einem eigenen urologischen Krankenblattvordruck festgelegt sind (Tab. 2).

Tabelle 2   **Urologische Grunduntersuchung** (z. B. Begutachtung, Basisuntersuchung)

1. Tag:	*Untersuchung:* U-Status, Objektträgerkultur
2. Tag:	Bei Harninfektverdacht: unspezifische Kultur- und Resistenzprüfung Bei Tuberkuloseverdacht: Kultur- und Tierversuch *Laboruntersuchung:* 1. BSG 2. Kreatinin 3. Harnstoff 4. Harnsäure 5. Phosphatasen (alkalische, saure, Prostataphosphatase) 6. Elektrolyte 7. Gesamteiweiß, Elektrophorese *Ultraschalluntersuchung* *Röntgenuntersuchung:* 1. Thorax 2. Abdomenübersicht 3. Urogramm 4. Isotopenuntersuchung
3. Tag:	Nierenfunktionsprüfung, Clearance-Untersuchungen Instrumentelle Untersuchung Spezielle Röntendiagnostik – CT, Angiographie

Für die Vorgeschichte ist es wichtig, vorausgegangene Geschlechtskrankheiten (venerische Infektionen), Blutungsneigungen, Nervenerkrankungen usw. besonders zu erfragen.

Merke:

● **Erkrankungen der Niere, des Nierenbeckens und des Harnleiters können zahlreiche Baucherkrankungen vortäuschen** (Abb. 15).

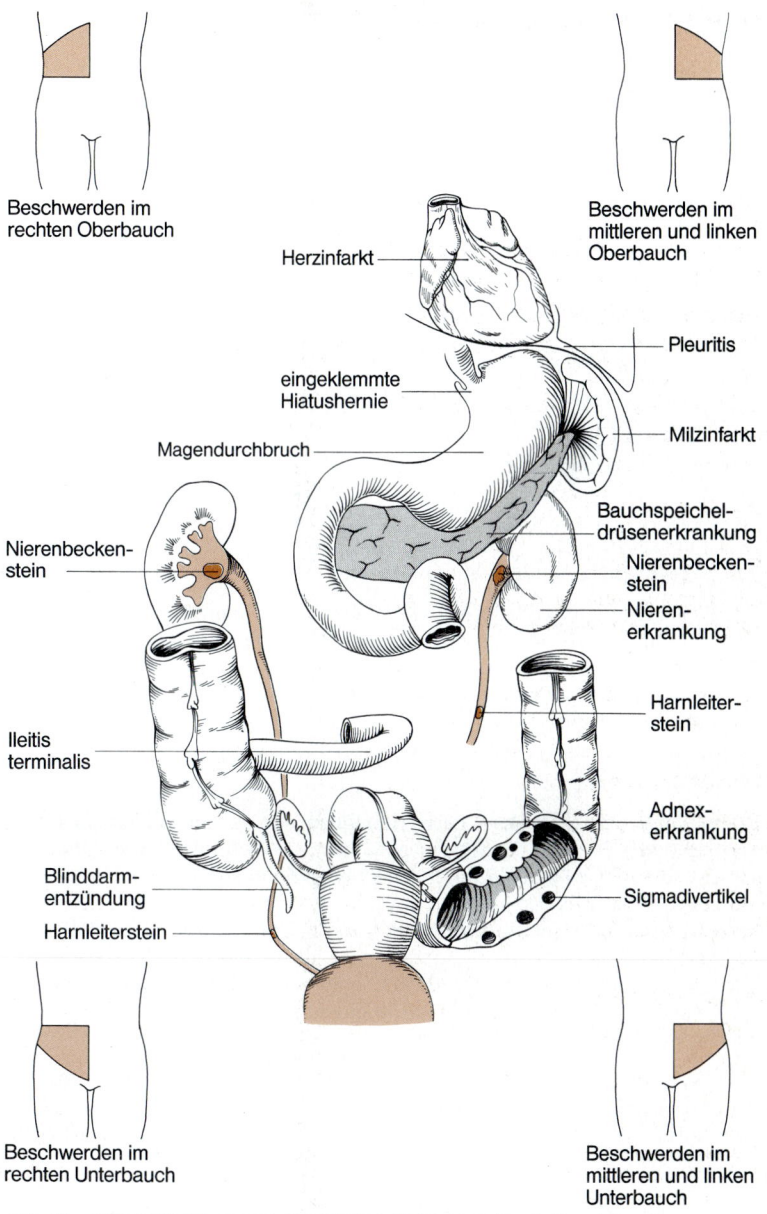

Beschwerden im
rechten Oberbauch

Herzinfarkt

eingeklemmte
Hiatushernie

Magendurchbruch

Nierenbecken-
stein

Ileitis
terminalis

Blinddarm-
entzündung

Harnleiterstein

Beschwerden im
rechten Unterbauch

Beschwerden im
mittleren und linken
Oberbauch

Pleuritis

Milzinfarkt

Bauchspeichel-
drüsenerkrankung

Nierenbecken-
stein

Nieren-
erkrankung

Harnleiter-
stein

Adnex-
erkrankung

Sigmadivertikel

Beschwerden im
mittleren und linken
Unterbauch

Abb. **15** **Differentialdiagnose des akuten Abdomens** (nach Ungeheuer)

Untersuchungen des urologischen Labors

Die Labordiagnostik in der Urologie entspricht in ihren Methoden der üblichen Untersuchungstechnik.

Aus der Sicht des Spezialgebietes gibt es jedoch einige prinzipielle Gesichtspunkte, die sich auf Entnahme des Materials sowie auf die Bewertung der Untersuchungsbefunde einzelner Methoden beziehen.

Die wichtigste diagnostische und urologische Untersuchung ist nach wie vor die „Harnschau".

Die Harngewinnung erfolgt heute in der Regel:

a) bei Männern durch den sog. Mittelstrahlurin (Abb. **16a**),

b) bei Frauen durch Mittelstrahlurin (Abb. **16b**) oder Katheterisierung,

c) bei Kindern durch Einmalplastikklebebeutel,

d) durch Blasenpunktion.

Die Skala der Harnauffanggeräte reicht von den alten Nachtschüsseln, die zum Teil künstlerisch gestaltet waren, über die bekannten Spitzgläser bis zu den zweckmäßigen modernen Laborformen, die heute zu bevorzugen sind.

Die Beobachtung des Harns – Farbe, Geruch – ist heute bei der modernen Labormethode nicht mehr so entscheidend. Unabhängig davon deutet ein dunkelgelber Harn auf eine hohe Harnkonzentration hin, bräunlich verfärbter Harn spricht für eine ältere Blutung, übelriechender Harn kann ein Zeichen einer Harninfektion sein.

Mittelstrahlurin

Beim Mann wird der Harn nach Reinigung der Eichel mit einem Feindesinfektionsmittel aus Strahlurin gewonnen. Gleichzeitig kann dabei die sog. 2-Gläser-Probe bzw. 3-Gläser-Probe vorgenommen werden. Dabei wird die erste kleinere Harnportion – etwa 15 ml – in einem gesonderten Glas aufgefangen. In dieser Portion werden die in der Harnröhre befindlichen Formelemente herausgespült, so daß man mit diesem einfachen Vorgehen Harnröhrenentzündungen (Urethritis) oder Blasenentzündungen feststellen kann. Die restliche Menge wird in einem zweiten Glas erfaßt und enthält im wesentlichen den Blasenharn.

Mit dieser einfachen Untersuchung läßt sich anhand der beiden Urinsedimente beurteilen, ob sich der entzündliche Prozeß in der vorderen oder hinteren Harnröhre abspielt oder in der Blase und den oberen Harnwegen lokalisiert ist.

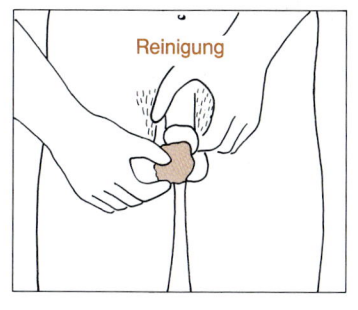
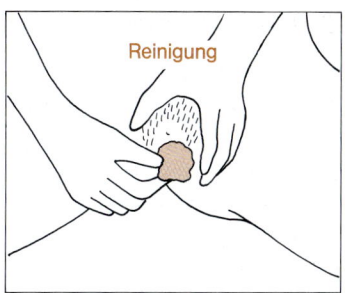
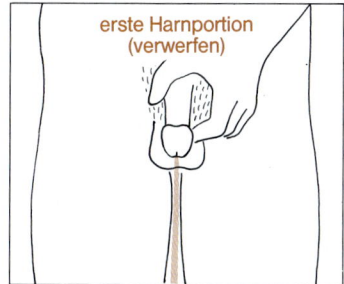
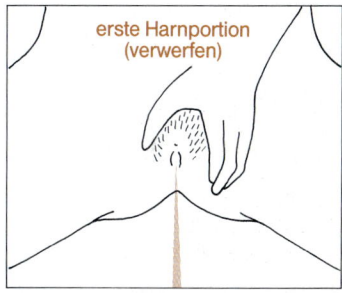
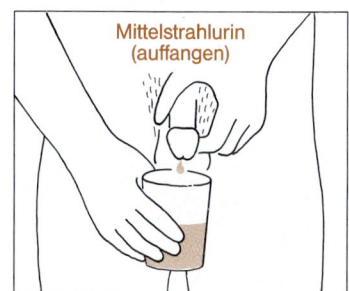
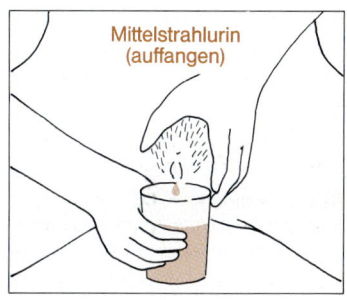

Abb. 16 a   Gewinnung von Mittelstrahlurin beim Mann
(nach Dreikorn)

Abb. 16 b   Gewinnung von Mittelstrahlurin bei der Frau
(nach Dreikorn)

Die 2-Gläser-Probe dient zur Untersuchung von krankhaften Prozessen der Harnröhre und der oberen Harnwege.

Bei der sog. 3-Gläser-Probe wird eine Portion Harn nach Massage der Vorsteherdrüse gewonnen. Sie zeigt an, ob in der Prostata entzündliche Formbestandteile vorhanden sind.

Katheterismus der Frau

Um bei Frauen einen von Verunreinigungen des äußeren Genitales freien Harn zu gewinnen, ist der sterile Katheterismus der Blase das einfachste Verfahren. Dabei wird die Patientin auf dem urologischen Untersuchungstisch oder auf der Liege gelagert, es werden die Schamlippen gespreizt und die Urethralmündung wird durch einen Tupfer mit Feindesinfektionsmittel gereinigt. Anschließend wird ein steriler Einmalkatheter zur Harngewinnung eingeführt (Abb. 17).

Bei der Frau erfordert die Gewinnung des Mittelstrahlurins einen größeren Aufwand. Das Wasserlassen ist durch psychische Hemmungen nicht selten verzögert oder verhindert. Verfälschungen des Urinbefundes, vor allem bei vaginalem Fluor, sind trotz „Dammhygiene" leicht möglich.

Harngewinnung bei Kindern

Bei Kindern ist die Harngewinnung durch Verwendung von Einmalklebebeuteln kein Problem mehr. Das Glied oder die Schamlippen werden sorgfältig gereinigt, der Beutel wird angeklebt. Man kann diesen Beutel auch den Eltern mitgeben, so daß man schon in der Praxis oder Klinik den Harn zur Diagnostik zur Verfügung hat (Tab. 3 und Abb. 18).

Tabelle 3   **Harngewinnung bei Kindern** (nach Olbing)

Noch nicht an den Topf gewöhnte Kinder:

Vorbereitung:

Jungen   – Vorhaut über die Eichel zurückstreifen, soweit dies leicht gelingt (keine Gewalt anwenden!)
Eichel mit Wasser säubern, trockentupfen

Mädchen – Schamlippen spreizen, Vorhof mit Wasser säubern, trockentupfen

Harngewinnung:
Schutzfolie von der Klebefläche des Beutels entfernen

Klebefläche auf die faltenfrei gestraffte, saubere und trockene Haut in der Umgebung der äußeren Geschlechtsteile kleben, sorgfältig andrücken

Spätestens alle 10 Min. nachsehen, ob das Kind uriniert hat

Beutel ablösen, mit sauberer Schere einen unteren Zipfel aufschneiden, Urin in sauberes Gefäß ablaufen lassen und rasch beim Arzt abgeben

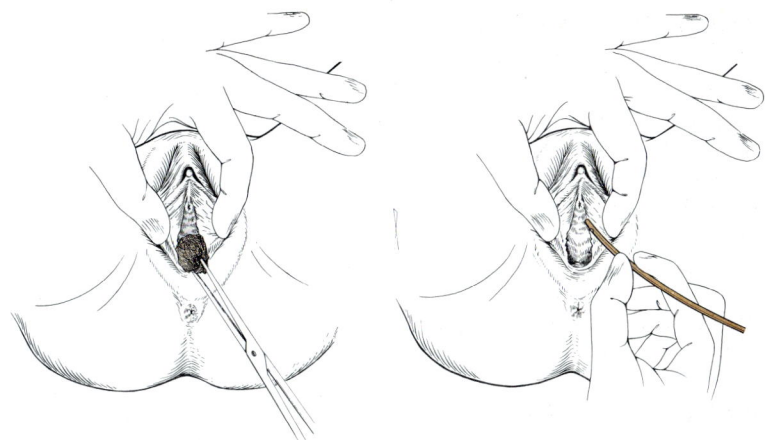

Abb. 17 **Harngewinnung bei der Frau:** Säuberung, Desinfektion und Katheterismus

Glaskatheter sowie Metallkatheter sollte man wegen der Verletzungsge-
fahr heute nicht mehr verwenden.

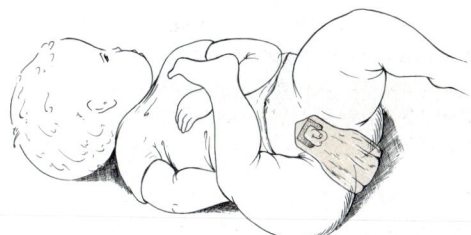

Abb. 18 **Harngewinnung beim
Säugling und Kleinkind**

In der Praxis kann man auch den Eltern nach sorgfältiger Unterweisung
derartige Beutel mitgeben, damit man bei der nächsten Untersuchung
den Harn sofort zur Verfügung hat. Die Eltern müssen allerdings darauf
hingewiesen werden, daß der Harn „möglichst frisch" verarbeitet werden muß.

Blasenpunktion

Die Punktion der Blase durch die Bauchdecke über dem Schambein, die sog. *suprapubische Blasenpunktion*, wird in der letzten Zeit immer mehr auch für die Praxis zur Harngewinnung empfohlen. Sie gehört jedoch mehr in die Klinik oder spezielle Infektambulanz, wenn die üblichen Methoden keine sichere Beurteilung zulassen.

Die Blasenpunktion wird ebenfalls als Behandlungsmaßnahme zur Harnableitung angewandt. Nach der Punktion können dünne Plastikkatheter in die Blase eingelegt werden (z. B. Cystofix, Fa. Braun).

Durchführung

Der Patient wird wie zum Katheterismus gelagert. Die Blase sollte gefüllt oberhalb der Symphyse tastbar sein. Durch Perkussion, Palpation oder, nötigenfalls, durch Ultraschalluntersuchungen werden Lage und Größe der Blase ermittelt. Nach Anlegen einer Novocain-Quaddel wird die Kanüle des Cystofix mit eingelegtem Kunststoffkatheter zwei Querfinger oberhalb der Symphyse senkrecht zur Bauchdecke eingestochen.

Bei einer Tiefe von 4–5 cm – je nach Dicke der Bauchdecke – strömt im Drainagekatheter Harn. Danach führt man den Katheter tiefer in die Blase ein, zieht die Kanüle zurück und entfernt sie durch seitliches Aufspalten (Abb. **19**).

In Akutfällen hat man so für weitere Maßnahmen Zeit gewonnen.

Wichtig ist, daß man senkrecht zur Bauchdecke einsticht. Bei schräg nach unten gerichteter Nadelführung gerät man hinter die Symphyse in das Blasenhalsgebiet. Eine in anderer, falscher, Stichrichtung vorgenommene Punktion führt zur Verletzung des Peritoneums.

Nach Entfernung des Kathethers bei Beendigung der Drainage schließt sich die Punktionsstelle in der Blase spontan und ohne Gefahr einer Urinfistel. Zur Befestigung des Katheters gibt es verschiedene Systeme, die sich bewährt haben (Abb. **20**).

Wechsel der Blasenpunktionsfistel

Der Fistelkatheter läßt sich über einen Draht bzw. einen Mandrin sicher wechseln (Abb. **21**).

Gefahren und Komplikationen

Komplikationen der Blasenfistelung sind Fehlpunktionen, Blutungen, lokale Infektionen, Katheterverstopfung, Abknickung des Katheters sowie Herausgleiten bei ungenügender Befestigung. Diese Komplikationen sind sehr selten.

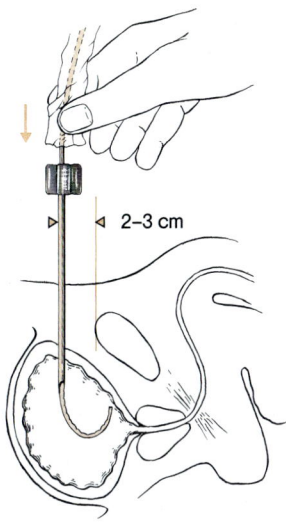

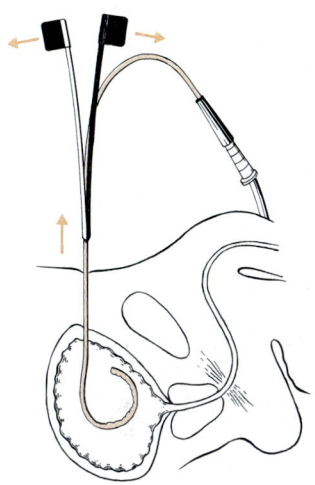

2–3 cm

Abb. 19   Legen eines Cystofix-Katheters

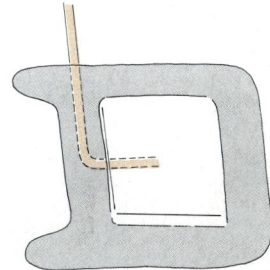

Abb. 20   Befestigen eines Cystofix-Katheters

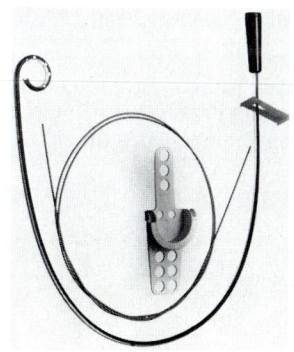

Die Blase muß sicher gefüllt sein: tastbar oder Ultraschallkontrolle. Falls nötig, retrograde Auffüllung.

Abb. 21   Cystofix-Wechselbesteck

Serumuntersuchungen bei urologischen Erkrankungen

Kreatinin und Harnstoff dienen zur Prüfung der Nierenfunktion. Sie sind erhöht beim Nierenversagen.

Der Einfluß der Nahrungsaufnahme ist ohne Bedeutung bei der Bestimmung von Kreatinin, Gesamteiweiß, Bilirubin, Elektrolyten, Amylase, alkalischer Phosphatase und Transaminasen. Konzentrationserhöhungen finden sich abhängig von der Mahlzeit für Harnstoff, Glukose, Blutfette, Harnsäuren und Eisen.

Harnsäure, Kalzium, Phospor, Zitrat und Oxalat sowie Parathormon und Kalzitonin sind von diagnostischer Bedeutung für die Erfassung von Stoffwechselstörungen bei den verschiedenen Formen der Nephrolithiasis. Die Phosphatasen sowie das prostataspezifische Antigen (PSA) geben Aufschluß über die Metastasierung beim Prostatakarzinom und dienen zur Kontrolle der hormonellen Langzeittherapie. Bei Hodentumoren ist die Bestimmung der Tumormarker α-Fetoprotein, β-HCG (LH, FSH, Testosteron) insbesondere für die Verlaufskontrollen wichtig.

Bei hormonellen Störungen ist unter Umständen die Bestimmung von LH, FSH, Prolaktin, Testosteron, Östradiol, ACTH usw. von Bedeutung.

Schnellteste zur Harnuntersuchung

In den letzten Jahren wurden verschiedene klinisch-chemische Schnellteste entwickelt, bei denen Reagenzien in trockener Form oder Testtabletten, Testpulver oder heute bevorzugt als Teststäbchen zur Verfügung stehen (Abb. 22). Als Suchmethoden am Krankenbett und Labor sind die Teststäbchen aufgrund der erheblichen Arbeitsvereinfachung und Arbeitsentlastung mittlerweile zu einem unentbehrlichen Hilfsmittel geworden und haben sich auch bei der Früherkennung krankhafter Zustände bestens bewährt. Es darf jedoch nicht übersehen werden, daß es sich um einen Suchtest handelt.

Mit dem sog. Teststreifensieb (Abb. 23) werden pathologische Befunde ausgelesen, so daß spezielle Untersuchungen quantitativer Art nur dann vorgenommen werden müssen, wenn Teststreifenbefunde einen krankhaften Befund ergeben.

Schnellteste zum Nachweis von:

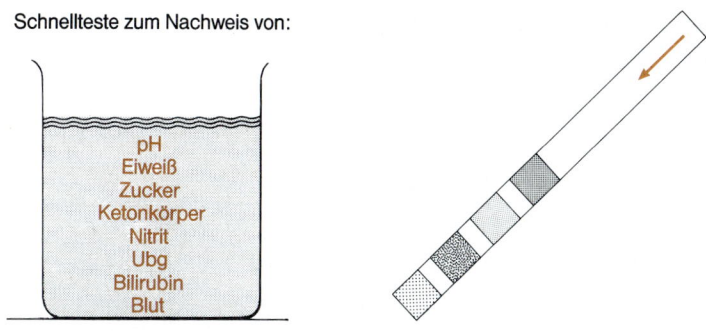

Abb. 22   **Schnellteste:** Untersuchung mit dem Teststreifen

„Aussieben" mikroskopisch interessanter Urinproben

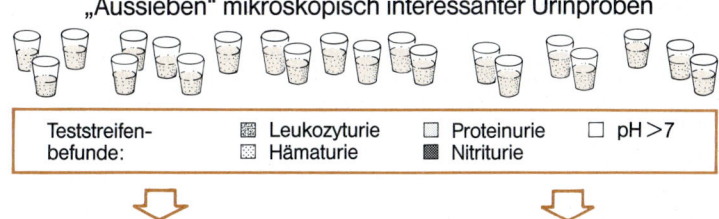

Teststreifen-befunde:	▨ Leukozyturie	☐ Proteinurie	☐ pH > 7
	▧ Hämaturie	▩ Nitriturie	

Alle Teststreifen negativ,
keine anamnestischen oder klinischen
Verdachtsmomente:
keine weiteren Urinuntersuchungen nötig

Ein oder mehrere Teststreifenbefunde
positiv:
Indikation für gezielte mikroskopische
und bakteriologische Untersuchungen

Abb. 23   **Prinzip des Teststreifensiebs**

Merke:

● **Mit dem sog. Teststreifensieb werden die wichtigsten Parameter geprüft: Eiweiß, Blut, Leukozyten, Nitrit, pH-Wert.**

● **Jeder von der Norm abweichende Befund in einem Stäbchentest muß
dem Arzt übermittelt und ggf. mit einer bewährten und geeigneten
quantitativen Labormethode überprüft werden.**

Mikroskopische Harnuntersuchung

Die mikroskopische Harnuntersuchung muß sehr sorgfältig erfolgen, da ihr sonst zahlreiche Fehlerquellen anhaften. Die übliche Sedimentuntersuchung ist lediglich eine Schätzung der tatsächlich vorhandenen Zellelemente (Abb. **24**).

Eine einheitliche Methode der Sedimentuntersuchung (gleiche Harnmenge, einheitliche Bedingungen beim Zentrifugieren und beim Mikroskopieren sowie die Angabe der Zellen als Zahlenwert pro Gesichtsfeld) verbessern die Diagnostik.

Wenn die Zellelemente in mehreren Gesichtsfeldern ausgezählt und als Zahlenwerte angegeben werden, sind 0–2 Leukozyten pro Gesichtsfeld die Norm.

Das gefärbte Ausstrichpräparat mit Methylenblau- oder Löffler-Werten ist eine weitere Ergänzungsmethode. Hier kann man die im Harn vorhandenen Keime erkennen und auszählen.

In jedem Fall sollte bei Infektverdacht der Harn zur bakteriologischen Untersuchung eingesandt werden, um anhand der Austestung der Bakterien gegen Medikamente (Resistenzprüfung) gezielt behandeln zu können.

Chemisch wird der Harn auf seinen Säuregehalt (pH-Wert), auf Zucker, Eiweiß und Gallenfarbstoffe geprüft.

Das standardisierte Harnsediment wird aus 10 ml frischem Mittelstrahlurin gewonnen. Diese 10 ml werden 5 Min. mit 2800 Umdrehungen pro Minute zentrifugiert. Nach Dekantieren von 9 ml wird das Sediment mit dem restlichen 1 ml aufgeschüttelt und diese Suspension unter dem Mikroskop untersucht. Bei einem Objektiv 40 und einem Okular 10 sollen 10 Blickfelder ausgezählt werden; 0–2 Leukozyten, 0–1 Erythrozyten entsprechen der Norm. Ein einheitlicher Untersuchungsgang ist unbedingt notwendig.

Eine besonders exakte Auswertung erlaubt das MD-KOVA-System (Abb. **25a** u. **b**). Hierbei wird mit genormten Zentrifugenröhrchen gearbeitet. Eine Pipette erlaubt ein konstantes Resuspensionsvolumen von 1 ml. In einer Objektträgerkammer werden bei konstantem Volumen die Zellzahlen bestimmt. Grenzwerte für Erythrozyten liegen zwischen 2000 und 3000/ml, für Leukozyten zwischen 4000 und 6000/ml. Der Arbeitsaufwand beider Verfahren ist identisch.

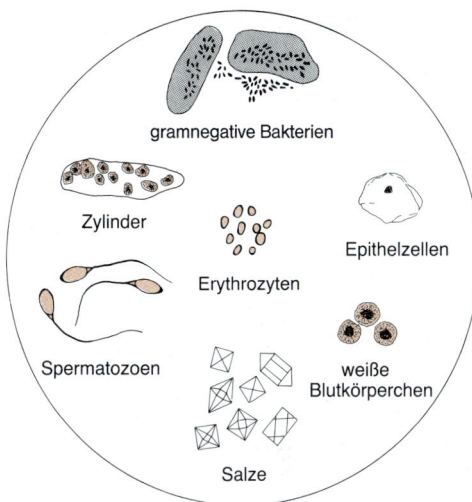

gramnegative Bakterien

Zylinder

Epithelzellen

Erythrozyten

Spermatozoen

weiße
Blutkörperchen

Salze

Abb. 24   Sedimentbefunde

Merke:
- Jeder von der Norm abweichende Befund muß mit einer bewährten und geeigneten quantitativen Labormethode überprüft werden.

MD-KOVA-SYSTEM

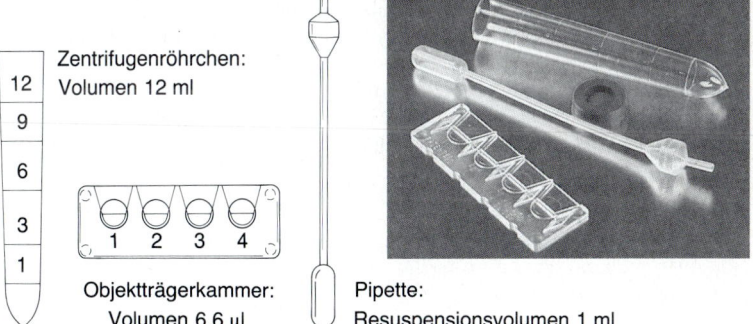

Zentrifugenröhrchen:
Volumen 12 ml

Objektträgerkammer:
Volumen 6,6 µl

Pipette:
Resuspensionsvolumen 1 ml

Abb. 25   **MD-KOVA-System:** Normierte Zentrifugenröhrchen zu 12 ml, Resuspensionspipette und Objektträgerkammern

Bakteriologische Untersuchung

Besteht der Verdacht einer Harninfektion, sollte aus dem Mittelstrahl- oder Katheterharn eine Objektträgerkultur angelegt werden. Der Bakteriengehalt des Harns läßt sich auch mit Hilfe der sog. Objektträgerkultur nachweisen (Abb. 26). Bei diesem Verfahren wird ein mit Agar beschichteter Objektträger in den frisch gelassenen, steril aufgefangenen Harn getaucht und 24 Std. in einem kleinen Inkubator bebrütet. Aus den dort gewachsenen Keimen läßt sich mit Hilfe von Vergleichstabellen die Keimzahl schätzungsweise ermitteln.

Bei Verdacht auf Trichomonaden muß der Harn möglichst noch im warmen Zustand untersucht werden, da die Trichomonaden bei länger stehendem Harn absterben und dann nur noch schwer von Leukozyten zu unterscheiden sind (Tab. 4).

Tabelle 4   Harnuntersuchung

Schnellteste	Chemisch	Mikroskopisch	Bakteriologisch
(Stäbchenteste)	pH	Leukozyten	Objektträgerkultur
pH, Glukose,	Glukose	Erythrozyten	↓
Eiweiß, Keton	Eiweiß	Epithelien	Erregerbestimmung
Erythrozyten/Hb,	Gallen-	Trichomonaden	↓
Nitrit	farbstoffe	Bakterien	Resistenzprüfung
		↓	
		Ausstrichpräparat	

Bei einem massiven Infekt werden über 100000 Keime pro Milliliter Harn gefunden, Keime zwischen 10000 und 100000/ml erfordern eine Kontrolluntersuchung. Keimzahlen unter 10000/ml sprechen für eine Verunreinigung des Harns oder für eine Verschmutzung mit Harnröhrenkeimen.

Nach der Keimzahlbestimmung muß der Erreger identifiziert und eine Empfindlichkeitsbestimmung durchgeführt werden. Dazu wird zunächst ein Verdünnungsabstrich angelegt und von den dort gewonnenen Keimen ein Antibiogramm gewonnen. Die Technik des Verdünnungsstriches erlaubt es, Reinkulturen zu erhalten. Das Material wird so verteilt, daß einzelne Bakterien isoliert auf der Agaroberfläche liegen, wo sie nach Zellteilungen Kolonien bilden (Abb. 27).

Bei jeder Harnuntersuchung muß auf Trichomonaden geachtet werden. Trichomonaden fallen durch bewegliche geißelförmige Fortsätze auf und sind entsprechend der Vergrößerung etwa größeren Leukozyten ähnlich.

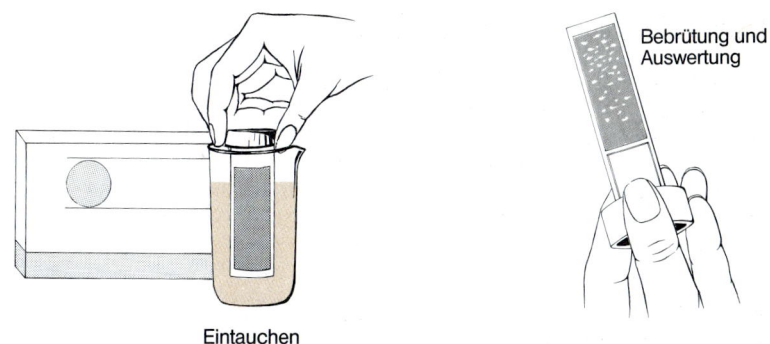

Bebrütung und
Auswertung

Eintauchen

Abb. 26   **Bestimmung der Keimzahl mit der Objektträgerkultur**

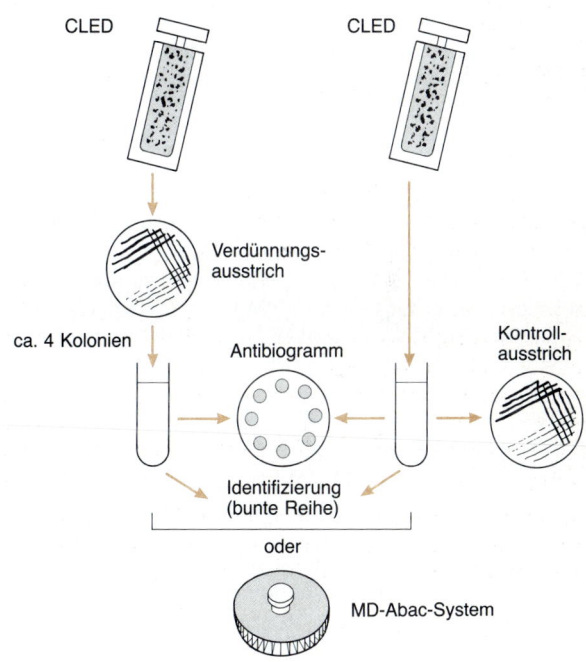

CLED

CLED

Verdünnungs-
ausstrich

ca. 4 Kolonien

Antibiogramm

Kontroll-
ausstrich

Identifizierung
(bunte Reihe)

oder

MD-Abac-System

Abb. 27   **Objektträgerkultur, Verdünnungsausstrich, Antibiogramm**

Untersuchung des Samens

Zur urologischen Laboruntersuchung gehört auch die Untersuchung des Samens (Abb. **28**). Bei der Samenflüssigkeit wird zunächst die Verflüssigungszeit, die nach 15–20 Min. eintritt, geprüft. Außerdem wird das Volumen (2–6 ml) gemessen. In der Zellkammer wird die Menge der Samenfäden ausgezählt. Pro Milliliter sind 80–120 Mill. Samenfäden (Spermien) enthalten. Die Samenfäden bestehen aus Kopf, Mittelstück und Schwanz. Darüber hinaus wird gesondert der Samen untersucht, ob krankhafte Veränderungen am Kopf oder Schwanz vorliegen; über 60% der Samenfäden müssen normal gebaut sein. Daneben wird die Beweglichkeit – über 60% der Samenfäden sollten primär beweglich sein – geprüft. Chemisch wird der Samen auf Fruktosegehalt und Zitronensäuregehalt untersucht.

In diesem Zusammenhang sollte man wissen, daß eine ungewollte Kinderlosigkeit in der Ehe statistisch in 50% durch bei der Frau liegende Ursachen, in 30% durch Veränderungen beim Mann bedingt sein kann sowie in 20% durch beide Partner.

Gewinnung und Untersuchung

Die Beurteilung des Spermabefundes erfordert eine große Spezialerfahrung und soll Angelegenheit des Facharztes sein. Zu einer orientierenden Übersichtsuntersuchung soll das Sperma nach fünftägiger sexueller Abstinenz durch Masturbation in der Sprechstunde des Arztes gewonnen werden. Kondomsperma ist unbrauchbar.

Die Normalmenge des Ejakulats beträgt 2–6 ml. Das zunächst gallertartige, weiße Ejakulat verflüssigt sich beim Stehen in 15–20 Min. Nach guter Durchmischung gibt ein einfaches Nativpräparat Auskunft über Zahl, Beweglichkeit und Morphologie der Spermien. Im normalen Präparat finden sich massenhaft Spermien – über 40 Mill. –, von denen über 60% gut beweglich sein sollen. Ohne aus diesem Befund endgültige Schlüsse ziehen zu können, wäre bei Kinderlosigkeit eine gynäkologische Untersuchung der Frau angebracht. Sind wenig oder keine Spermien vorhanden oder ist die Beweglichkeit gestört, sollte der männliche Partner sich einer eingehenden Spezialuntersuchung unterziehen. Wir unterscheiden die sog. einfache Fertilitätsuntersuchung von der erweiterten Fertilitätsuntersuchung (Tab. **5** u. **6**).

Durch eine Störung der Hodenfunktion, durch Erkrankungen der Samenwege und der Geschlechtsdrüsen kann die Fertilität beeinträchtigt werden. Um die Ursache der Fertilitätsstörung aufzudecken sind folgende Untersuchungen notwendig: Bestimmung der Fruktose, Testosteron, FSH, LH, Prolaktin, Hodenbiopsie u. a. Die Fruktose bildet die Energiequelle der Spermien und wird in den Samenblasen gebildet. Der Normalgehalt im Ejakulat beträgt 1200–4500 µg/ml, der Fruktosespiegel sinkt nach dem 3. Lebensjahrzehnt kontinuierlich ab.

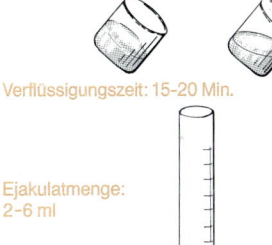

Verflüssigungszeit: 15–20 Min.

Ejakulatmenge:
2–6 ml

Spermienzahl: über 40 Mio./ml

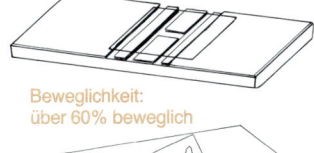

Beweglichkeit:
über 60% beweglich

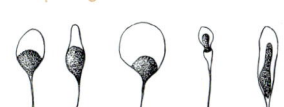

Morphologie: über 60% normal

Tabelle **5** **Fertilitätsuntersuchungen**

Einfache Fertilitätsuntersuchung
1. Anamnese
2. Körperliche Untersuchung
3. Ejakulatuntersuchung
   a) Makroskopische Ejakulatunter-
      suchung
   b) Mikroskopische Ejakulatunter-
      suchung

Erweiterte Fertilitätsuntersuchung
1. Fruktosebestimmung
   – Initialfruktose
   – Fruktosetest
   – Fruktolysetest
2. Zitronensäurebestimmung
3. Hormonuntersuchungen
   – Gonadotropine
   – Androgene
   – Östrogene
   – Schilddrüsenhormone
   – Choriongonadotropintest
4. Chromosomale Geschlechtsdiagnose
5. Immunbiologische Untersuchungen
6. Bestimmung des DNA-Gehaltes der
   Spermien
7. Messung der Fortbewegungsgeschwin-
   digkeit der Spermien
8. Bestimmung der Bewegungsdauer der
   Spermien
9. Hodenbiopsie
10. Durchgängigkeitsprüfung

◀ Abb. **28** **Spermauntersuchungen**

Tabelle **6** **Nomenklatur** (nach Schirren)

Nomenklatur	Spermienzahl (Mill/ml)	Morphologie (% normal)	Motilität (% normal)
Normozoo-spermie	über 40 Mill. Spermien	über 60% normal	über 60% beweglich
Asthenozoo-spermie	über 40 Mill. Spermien	über 60% normal	unter 60% beweglich
Oligozoo-spermie	unter 40 Mill. Spermien	unter 60% normal	unter 60% beweglich
Teratozoo-spermie	über 40 Mill. Spermien	unter 60% normal	unter 60% beweglich
Nekrozoo-spermie	Spermienzahlen unterschiedlich	bei 60% normal	alle Spermien tot
Azoospermie Aspermie	keine Spermien kein Ejakulat		

Prüfung der Nierenfunktion

Die Prüfung der Nierenfunktion ist für die organerhaltende Urologie besonders wichtig, vor allem die seitengetrennten Funktionsmethoden.

Wasserversuch nach Volhard

Von dem Wasserversuch nach Volhard wird heute in der Regel nur noch der Konzentrationsversuch verwandt.

Konzentrationsprobe: Die Flüssigkeitszufuhr wird abends in jeder Form eingestellt. Normalerweise steigt das spezifische Gewicht über Nacht auf 1025–1030.

Farbstoffproben

Farbstoffproben – Indigokarmin-(Blau-), Phenolrotprobe – sind weitgehend durch die Sonographie bzw. Isotopen-Clearance-Verfahren abgelöst.

Isotopendiagnostik

Radioaktiv markierte Substanzen, die harnpflichtig die Niere passieren, werden durch externe Strahlenmessung registriert. Die Isotopendiagnostik gibt Aufschluß über Morphologie und Funktion der Niere (Abb. **29**).

Nierenszintigraphie

Bei der Szintigraphie werden radioaktiv markierte Substanzen verschiedener Art wie Jod-Hippursäure oder ^{99m}Tc zur statischen Szintigraphie, ^{131}J-Hippuran zur Sequenzszintigraphie verwandt.

Isotopennephrographie

Für die Isotopennephrographie wird heute vornehmlich ^{131}J-Hippuran verwendet.

Isotopen-Clearance-Verfahren

Die indirekten Isotopen-Clearance-Verfahren ersetzen wegen ihrer Unabhängigkeit von Urinsammelperioden und wegen ihrer geringen Belastung für den Patienten die direkten klassischen Clearance-Methoden (Abb. **30**).

Die ^{51}Cr-EDTA-Clearance eignet sich zur indirekten Bestimmung der glomerulären Filtrationsrate.

Die ^{131}J-Hippursäure-Clearance ist ein indirektes quantitatives Maß für die tubuläre Sekretionsrate.

Nephrogramm

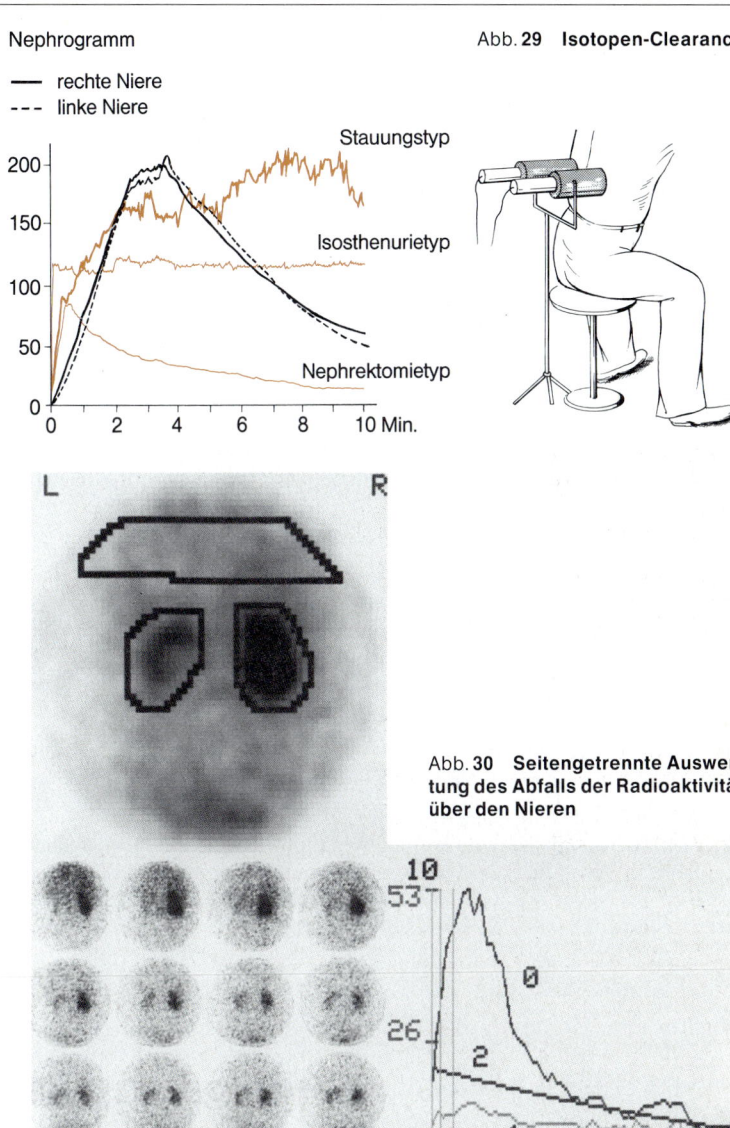

Abb. 29 **Isotopen-Clearance**

— rechte Niere
--- linke Niere

Stauungstyp

Isosthenurietyp

Nephrektomietyp

Abb. 30 **Seitengetrennte Auswertung des Abfalls der Radioaktivität über den Nieren**

Funktionsprüfung der ableitenden Harnwege – urodynamische Untersuchung

(ausschließlich Röntgenuntersuchung)

Uroflowmetrie

Eine einfache Prüfung bei Blasenentleerungsstörungen ist die Harnflußmessung, die Uroflowmetrie. Die Beobachtung der Patienten über den Ablauf des Wasserlassens ist individuell verschieden. Die Beschreibung „starker", „normaler", „dünner" oder „kräftiger Harnstrahl" sowie die Angaben über verzögerten Beginn, veränderte Häufigkeit oder verlängerte Miktionszeit sind recht subjektiv.

Mit der objektiven Messung des Harnstrahles, der Uroflowmetrie, ist dem untersuchenden Arzt heute die Möglichkeit gegeben, die unveränderte Miktion als Zahlenwert zu erfassen (Abb. **31**). Gemessen wird die Durchflußmenge, die Harnmenge in der Zeiteinheit. Der Normalwert für das sog. maximale Sekundenvolumen, d. h. die größte Harnmenge, die die Harnröhre in 1 Sek. durchfließt, liegt bei gesunden Personen über 20 ml/s (Tab. **7**). Alle darunter liegenden Werte sind krankhaft.

Hinweise für den Patienten

Trinken Sie bitte etwa 1 Std. vor der Untersuchung ca. 500–600 ml Flüssigkeit (z. B. Mineralwasser, Kaffee, Limonade, Saft, keinen Alkohol!). Dies entspricht etwa 4 Tassen. Größere Mengen sind nicht nötig, da sonst Ihre Blase überansprucht wäre.

Trinken Sie die gesamte Flüssigkeit in ca. ¼ Std. Melden Sie sich danach zur Harnstrahlmessung, wenn Sie normalen, kräftigen Harndrang verspüren.

Die Messung soll Aufschluß darüber geben, ob der gesamte Vorgang der Blasenentleerung bei Ihnen regelrecht verläuft oder ob eine Einengung der Harnröhre, Prostatavergrößerung, Blasenmuskelschwäche oder Störung des Nervensystems vorliegt. Die weitere Behandlung muß diese Faktoren berücksichtigen.

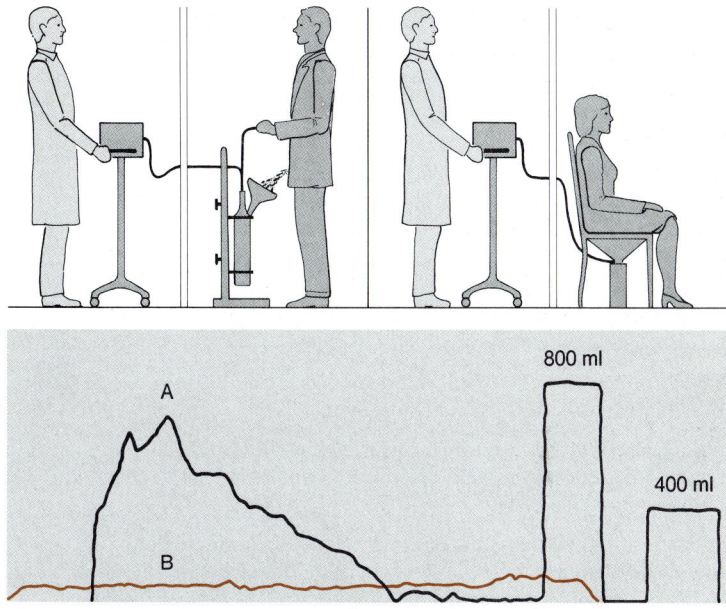

Abb. 31   Uroflowmetrie (Harnflußmessung)
A: Normaler Harnfluß, B: Miktionsverlauf bei Harnröhrenstriktur

Tabelle **7**   **Uroflowmetrie: Definition**

Harnfluß:	Flüssigkeitsvolumen, das in der Zeiteinheit durch die Urethra ausgeschieden wird (ml/s)
Miktionsdauer:	Zeit von Miktionsbeginn bis Miktionsende (s)
Flußzeit:	Zeit des eigentlichen Harnflusses (bei nicht unterbrochener Miktion gleich Miktionsdauer) (s)
Maximaler Harnfluß:	maximal gemessener Harnfluß während Miktion (ml/s)
Mittlerer Harnfluß:	Miktionsvolumen dividiert durch Flußzeit (ml/s)
Flußanstiegszeit:	Zeit von Flußbeginn bis Flußmaximun (s)
Miktionsvolumen:	Gesamtvolumen, das durch die Urethra ausgeschieden wird (ml)

Zystomanometrie, Sphinkterometrie – Blasendruckmessung, Messung des Harnröhrendruckprofils

Mit der Druckmessung in der Blase und am Blasenschließmuskel stehen weitere Methoden zur Prüfung der Blasenfunktion zur Verfügung. Mit diesen Methoden werden der Ruhedruck und der Entleerungsdruck in der Blase sowie die Kraft des Schließmuskels gemessen.

Besonders wichtig sind diese Untersuchungsverfahren bei nervlich bedingten Blasenentleerungsstörungen. Druckmessungen lassen sich über einfache Steigrohrsysteme ohne Schreiber durchführen, außerdem mit Apparaturen, die eine Druckkapsel und einen Schreiber enthalten, sowie schließlich mit komplizierten elektronischen Geräten (Statham-Elemente, Verstärker, Schreiber).

Wie bei endoskopischen Eingriffen muß der Patient abgedeckt sein, der Untersucher sterile Handschuhe anziehen.

Da die Blase und die hintere Harnröhre beim Gesunden keine krankhaften Keime enthalten, dürfen keine Keime von außen her in die Harnröhre und Blase eingebracht werden.

Bei der Blasendruckmessung wird im Regelfall ein doppelläufiger Katheter benutzt, bei dem unter gleichbleibenden Bedingungen die Blase mit physiologischer, warmer Kochsalzlösung aufgefüllt wird und der Druck gemessen werden kann. Gleichzeitig wird zum Aufschluß von Druckanstiegen im Bauchraum der Druck im Rektum, der dem sog. intraperitonealen Druck entspricht, gemessen. Krankhafte Druckanstiege, Druckverluste sowie der Druck beim Wasserlassen können bestimmt werden. Anschließend kann die Reaktion der Blase auf verschiedene Reize (Medikamente, Kälte usw.) getestet werden (Abb. 32).

Bei der Bestimmung des Harnröhrendruckprofils (Abb. 33) werden die Druckwerte in der Harnröhre gemessen, die beim gleichmäßigen Herausziehen des Katheters erhoben werden. Diese Werte sind im Vergleich zum Blasendruck, zur Harnflußmessung, aber auch zur Elektromyographie zu bewerten.

Elektromyographie ist die Messung der elektrischen Ströme im Schließmuskel.

Die Untersuchung der elektromyographischen Aktivitäten des Beckenbodens dienen ebenfalls der Diagnose nervengestörter Blasen. Im wesentlichen reicht es hierbei aus, Aktivitäten der Muskulatur gegenüber Ruhephasen zu unterscheiden.

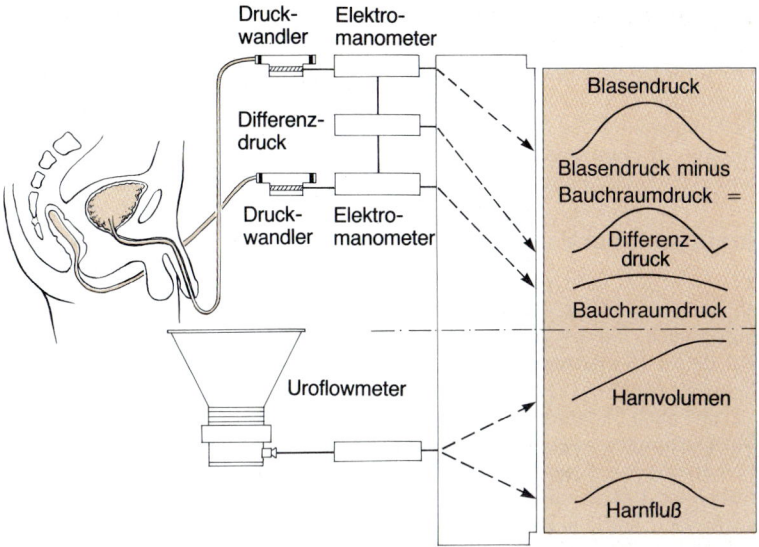

Abb. 32 **Urodynamische Messungen:** Ein Katheter wird in die Blase eingelegt, über den der Blasendruck bestimmt werden kann. Gleichzeitig wird der Druck im Abdominalraum über einen Ballonkatheter im After gemessen. Aus diesen beiden Druckwerten ergibt sich über die Druckdifferenz der echte Blasendruck, d. h. der Druck, der durch die Blasenmuskulatur allein ohne die Bauchpresse erreicht wird

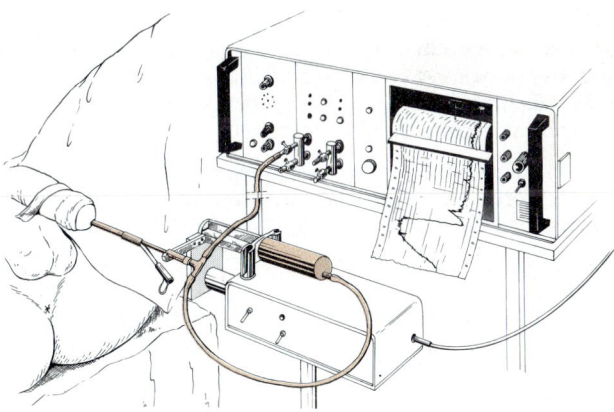

Abb. 33 **Sphinkterometrie:** Messung des Harnröhrendruckes

Röntgenuntersuchung

Die urologische Röntgenuntersuchung ist eine der wichtigsten Grundunter-
suchungen zum Erkennen urologischer Erkrankungen. Die Hauptunter-
suchungen sind die Abdomenübersichtsaufnahme und die Kontrastmittelfüllung der Harnwege, das intravenöse Urogramm, mit dem sich die Nieren
und ableitenden Harnwege darstellen lassen (Abb. **34**).

Abdomenübersichtsaufnahme

Zur Übersicht wird als erstes eine sog. Abdomenübersichtsaufnahme (30 ×
40 cm) angefertigt. Der übliche Ausdruck „Leeraufnahme" besagt dem
Sinne nach, daß es sich um eine Aufnahme ohne Kontrastmittel handelt.
Bei dieser Übersichtsaufnahme können Form, Größe und Lage der Nieren
beurteilt werden, die Schatten des M. psoas lassen sich erkennen, zum Teil
werden auch Skelettveränderungen erfaßt. Außerdem sind steinverdächtige
Verschattungen sowie Lymphknotenverkalkungen oder gelegentlich Gefäß-
verkalkungen erkennbar. Eine Übersichtsaufnahme sollte prinzipiell vor der
Gabe von Kontrastmittel erfolgen. Sind z. B. Gaseinlagerungen im Darm
vorhanden, sollte man auf das folgende Ausscheidungsurogramm verzichten
und den Patienten erneut vorbereiten.

Urogramm

Beim intravenösen Urogramm – auch fälschlich als i. v. Pyelogramm bezeichnet, da nicht nur das Nierenbecken (Pyelon) dargestellt wird – werden
20–30 ml eines jodhaltigen Kontrastmittels intravenös injiziert, das von den
Nieren ausgeschieden wird.

Es ist bekannt, daß es Überempfindlichkeitsreaktionen gegenüber jodhaltigen Kontrastmitteln geben kann. Eine Kontrastmittelprüfung bewahrt
jedoch nicht vor Zwischenfällen, da die Auslösung einer Überempfindlichkeitsreaktion auch von der Menge des Kontrastmittels abhängig ist. Eine
Kontrastmittelvortestung ist daher nicht erforderlich.

In der urologischen Röntgenabteilung müssen jedoch alle Präparate und
Geräte vorhanden sein, um eine schwere Überempfindlichkeitsreaktion
(anaphylaktischer Schock) nach Kontrastmittelinjektion sofort bekämpfen
zu können. Dazu gehören Kreislaufmittel, Kortisonpräparate, Kalzium, ein
Sauerstoffgerät sowie ein Intubations- und Tracheotomiebesteck.

Der Patient muß darauf aufmerksam gemacht werden, Beschwerden sofort
anzugeben; die Schwester, die den Patienten nach der Injektion beobachtet, muß alle Reaktionen sofort dem Arzt mitteilen.

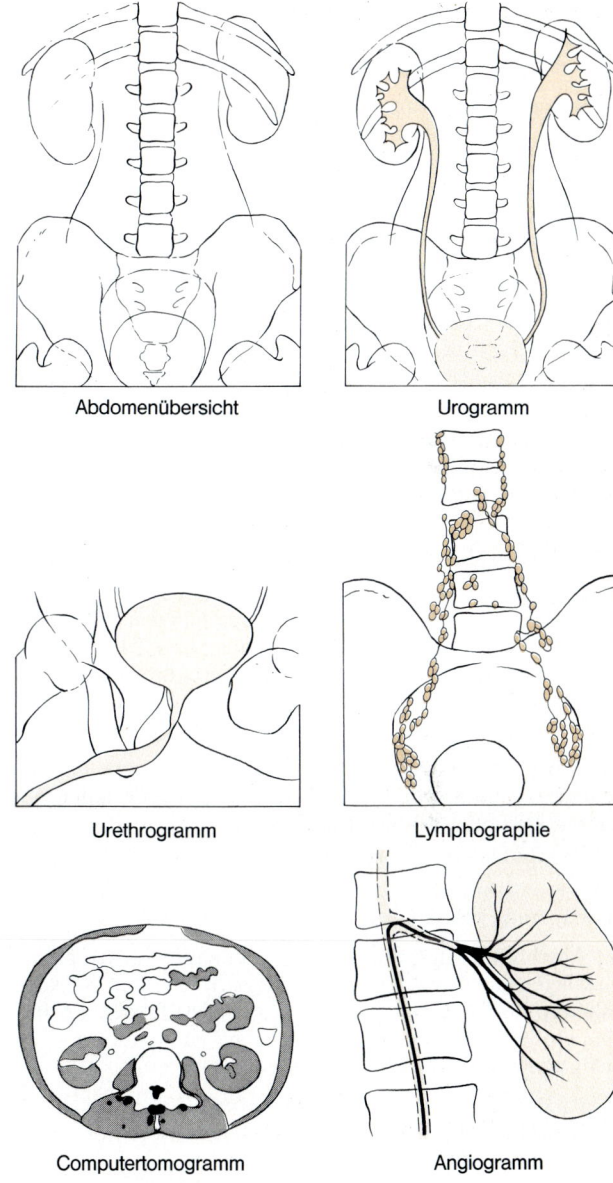

Abdomenübersicht

Urogramm

Urethrogramm

Lymphographie

Computertomogramm

Angiogramm

Abb. 34   **Urologische Röntgenuntersuchungen**

Nach Gabe des Kontrastmittels werden nach 7 und 15 Min. weitere Übersichtsaufnahmen (30 × 40 cm) angefertigt, auf denen sich die Nierenbekkenkelchsysteme, die Harnleiter und die Blase darstellen (Abb. **35**). Kommt es zu einer unzureichenden Füllung des Nierenbeckenhohlsystems, z. B. bei zu schnellem Abfluß des Kontrastmittels, läßt sich durch einen Dauerdruck auf den Harnleiter mit einer sog. Harnleiterkompression (Ureterenkompression) das Nierenbeckenkelchsystem darstellen. Ein Kompressorium der Ureteren besteht aus einer Kunststoffplatte, einer Binde, die am Tisch festgehakt wird und einer Fußballseele, die über ein Manometer aufgepumpt werden kann. Das Kompressorium wird unterhalb des Nabels auf den Unterbauch des Patienten angebracht; die Fußballseele wird bis zu einem Druck von etwa 70 mmHg aufgeblasen. Dadurch werden die Harnleiter oberhalb der Blase zusammengedrückt, der Harn staut sich in den Kelchsystemen auf. Damit wird eine vollständigere Füllung des Nierenbekkenkelchsystems möglich.

Bei verzögerter Kontrastmittelausscheidung und -ausschüttung, z. B. infolge eines Abflußhindernisses (Stein), kann man mit *Spätaufnahmen* nach 30 Min., 1, 6 und 12 Std. die Harnwege oberhalb des Hindernisses noch darstellen.

Das *Infusionsurogramm* – eine Infusion größerer Kontrastmittelmengen – bringt auch leistungsschwächere Nieren noch zur Darstellung. Normalerweise kommt es bis zu einem Serumkreatinin von 180 µmol/l (2 mg/100 ml) noch zu einer verwertbaren Ausscheidung und Ausschüttung des Kontrastmittels, über diesem Wert bis zu einem Serumkreatinin von etwa 440 µmol/l (5 mg/100 ml) läßt sich eine Darstellung der Harnwege noch mit dem Infusionsurogramm erreichen.

Das *Belastungsurogramm* – ein intravenöses Urogramm unter Flüssigkeitsbelastung – deckt verborgene oder nur zeitweise unter Belastung auftretende Entleerungsstörungen auf.

Schichtaufnahmen während des Urogramms dienen u. a. zur Darstellung der Nierenkontur bei Krebsverdacht und sind auch bei starker Darmgasüberlagerung anzuwenden.

Im Anschluß an das intravenöse Urogramm läßt sich ein in der Blase zurückbleibender Restharn röntgenologisch erfassen, indem man eine Aufnahme nach Entleerung der Blase anfertigt. Findet sich im Blasenbereich eine größere Kontrastmittelpfütze, kann man diesen sog. *Röntgenrestharn* mengenmäßig abschätzen.

Bei Kindern kann man mit dem sog. *Miktionszystourethrogramm* – Aufnahmen der Harnröhre und Blase während des Wasserlassens – Veränderungen in diesem Bereich, z. B. Klappen, feststellen.

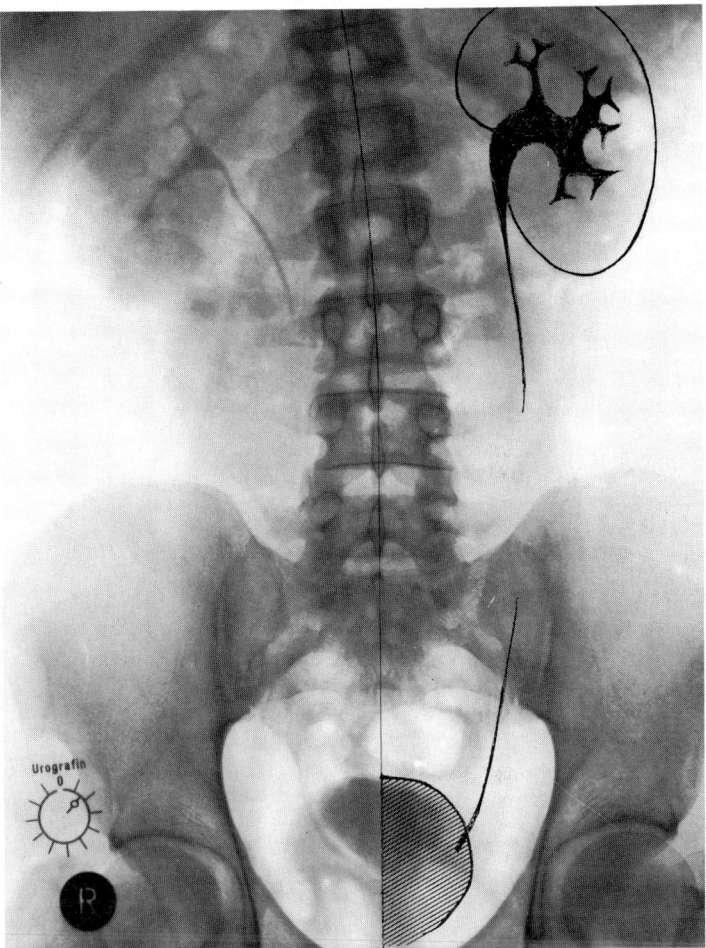

Abb. 35   **Urogramm**

Abdomenübersichtsaufnahme und Urogramm lassen sich ambulant durchführen. Ihre Indikation liegt zum Teil im Arbeitsbereich des praktischen Arztes, der diese aufschlußreichen röntgenologischen Untersuchungsmethoden im Bedarfsfall genauso häufig anordnen soll wie die üblichen ambulanten Herz-, Lungen- oder Magen-Darm-Durchleuchtungen und -aufnahmen.

Röntgenspezialuntersuchungen

Urethrogramm

Die röntgenologische Darstellung der Harnröhre von vorn, das Urethrogramm, ist bei krankhafter Veränderung der Harnröhre und Verengungen (Strikturen, krankhafte Hohlraumbildungen, Kavernen) wichtig.

Bei dieser Untersuchung wird ein Spezialinstrument auf den Penis aufgesetzt und die Harnröhre mit Kontrastmittel gefüllt (Abb. **36–38**). Bereitzustellen sind Gleitmittel, Spezialpenisklemme sowie eine darauf passende Spritze mit 20 ml Kontrastmittel. Die Hände des Untersuchers müssen durch Handschuhe geschützt werden.

Urethraldivertikel der Frau werden mit einem Doppelballonkatheter dargestellt (Abb. **39**)

Es ist auch möglich, die Harnröhre mit einem dünnen Ballonkatheter zu blockieren, um anschließend eine Instillation oder Infusion des Kontrastmittels vorzunehmen.

Retrograde Urographie

Läßt sich mit den verschiedenen Modifikationen des intravenösen Urogramms keine eindeutige Diagnose treffen, sollte unter aseptischen Bedingungen eine retrograde Darstellung des Harnleiters und des Nierenbeckenkelchsystems von der Blase aus durchgeführt werden. Nach vorausgegangener Urethrozystoskopie werden eine (oder zwei) Harnleitersonden (Uretersonden) von etwa 5 Charr. durch das Endoskop über die Blase in den Harnleiter eingeführt. Anschließend wird das Kontrastmittel über den liegenden Katheter in das Nierenbecken und den Harnleiter ohne Druck vorsichtig injiziert. Es kommt zu einer sehr kontrastreichen Darstellung der ableitenden Harnwege.

Wegen der Gefahr von Infektionen wird die retrograde Urographie vorwiegend nur dann eingesetzt, wenn das Urogramm und das Infusionsurogramm keine genügend klaren Befunde liefern.

Zystographie

Die Darstellung der Harnblase nach retrograder Füllung über die Harnröhre mit einem jodhaltigen Kontrastmittel wird als ergänzende Untersuchung zur intravenösen Urographie durchgeführt. Der Patient befindet sich in Rückenlage auf dem Untersuchungstisch. Das Kontrastmittel wird über einen Blasenkatheter instilliert. Anschließend werden Röntgenaufnahmen der Blase in Rücken-, Schräg- und Seitenlage angefertigt. Bei Vorliegen eines vesikourethralen Refluxes wird in Ruhe und unter Miktionsdruck eine Übersichtsaufnahme angefertigt. Eine gleichzeitige Druckmessung dient der Unterscheidung zwischen dem sog. Nieder- bzw. Hochdruckreflux.

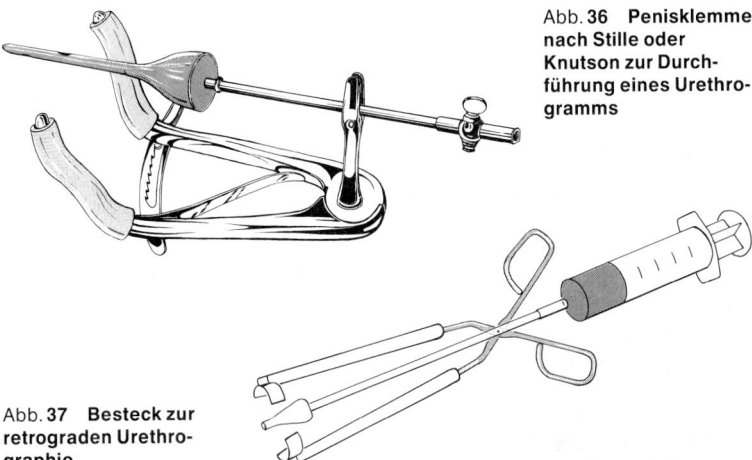

Abb. 36 **Penisklemme nach Stille oder Knutson zur Durchführung eines Urethrogramms**

Abb. 37 **Besteck zur retrograden Urethrographie**

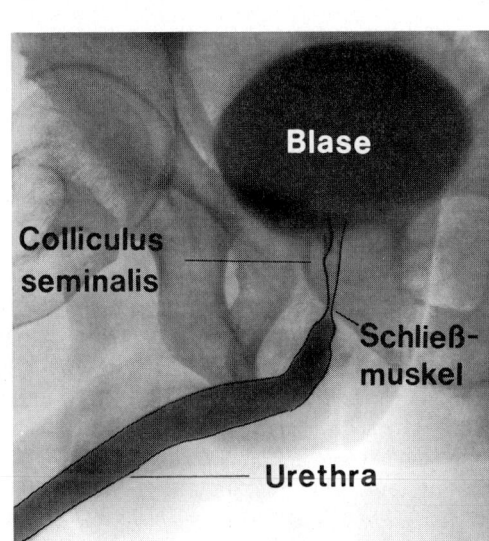

Blase

Colliculus seminalis

Schließmuskel

Urethra

Abb. 38 **Urethrogramm**

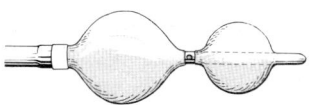

Abb. 39 **Doppelballonkatheter:** Die Harnröhre wird zur Blase und nach außen hin durch den Doppelballon abgedichtet. Über die Öffnung des Zentralkanals wird unter leichtem Überdruck Kontrastmittel in die blockierte Harnröhre gespritzt. Urethraldivertikel der Frau lassen sich mit dieser Methode am besten darstellen

Angiographie, Lymphographie

Weitere Spezialuntersuchungen sind die Nierengefäßdarstellung *(Angiographie)*, die die Beurteilung des Gefäßsystems der Niere erlaubt und bei Nierenkrebsen, Verdacht auf Nierengefäßverengung, unklare Nierenblutungen und Nierenverletzungen angezeigt ist. Nach Punktion der Beinschlagader in der Leistenbeuge werden die Aorta und beide Nierenarterien über einen Katheter mit Kontrastmittel gefüllt (Übersichtsaortogramm). Die Nierenarterie einer Seite läßt sich auch einzeln sondieren (selektive Nierenangiographie).

Die *Lymphographie*, die Lymphknoten- und Lymphgefäßdarstellung im Retroperitonealraum, dient der Erfassung von Metastasen bei Blasenkrebsen, Hodenkrebsen usw.

Computertomographie

Seit ihrer klinischen Einführung durch Hounsfield hat sich die Computertomographie (CT) einen sicheren Platz in der Röntgendiagnostik erobert. Die Computertomographie ist in der Urologie besonders geeignet für die Untersuchung von Organen wie Nebenniere und Niere, aber auch von Prozessen im retroperitonealen Raum; die Harnblase sowie die Prostata sind zuverlässig erfaßbar. Ein Vorteil der Computertomographie ist der gleichzeitige Überblick über den gesamten Körperquerschnitt, so daß man stets den Zusammenhang mit den benachbarten Organen erhält. Unter Ausnutzung von Unterschieden der Röntgenstrahlenabsorption lassen sich Dichteunterschiede feststellen. Eine exakte Größenbestimmung sowie die Beziehung zu Strukturen angrenzender Bezirke ist computertomographisch so gut festzustellen, daß bisherige diagnostische Verfahren (z. B. Angiographie, Lymphographie) entfallen oder viel gezielter angewandt werden können. Raumforderungen von 0,5–2 cm Durchmesser sind zu erkennen. Bei Tumorverdacht zur Stadieneinteilung von Tumoren sowie zur Abgrenzung von Nachbarschaftsprozessen hat sich die Computertomographie in kurzer Zeit einen festen Platz in der Diagnostik erobert (Abb. **40**). Die Computertomographie kann mit und ohne Kontrastmittel durchgeführt werden.

Kernspintomographie (NMR-Tomographie)

Seit Entdeckung der magnetischen Kernresonanz im Jahre 1946 durch Purcel, Torrey und Pound an der Harvard-Universität, unabhängig davon durch Bloch, Hansen und Packard an der Stanford-Universität, hat sich diese Methode – die 1952 mit dem Nobel-Preis für Physik gewürdigt wurde – seit 1980 auch in der Medizin durchgesetzt.

Die sog. Kernspintomographie gibt Informationen über den Bindezustand der Atome und läßt erwarten, daß zunehmend Stoffwechselvorgänge mit dieser Methode untersucht werden können. Die klinischen Erfahrungen belegen eine gute Empfindlichkeit der Kernspintomographie bei urologischen Erkrankungen (Abb. **41**).

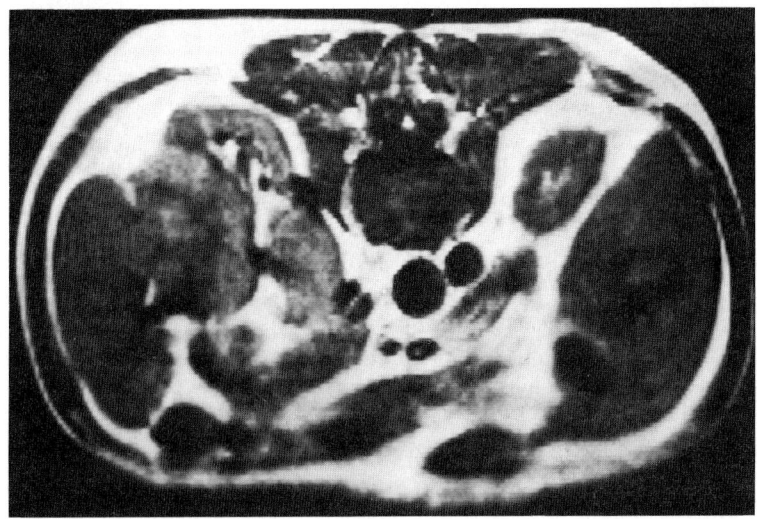

Abb. 40 **Kernspin-Oberbauchtomographie**

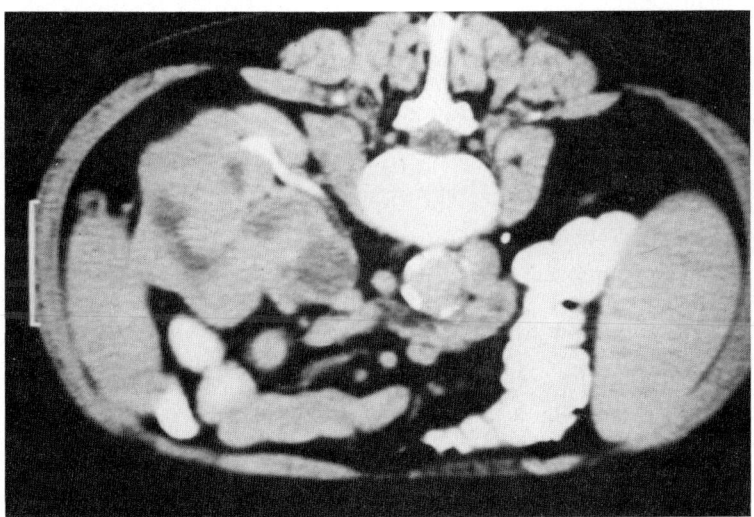

Abb. 41 **Computertomogramm des Oberbauches** beim selben Patienten wie Abb. 40 (nach Beer u. Mitarb.)

Ultraschalldiagnostik in der Urologie

Die Ultraschalldiagnostik ist ein Untersuchungsverfahren, das auch im urologischen Bereich zunehmend angewandt wird.

Ultraschallwellen sind akustische Wellen oberhalb des für den Menschen wahrnehmbaren Hörbereichs. Die Erzeugung dieser Schallwellen beruht auf dem sog. piezoelektrischen Effekt:

Die Gebrüder Curie entdeckten 1880, daß ein Quarzkristall, an dem man eine Wechselspannung anlegt, in seiner Eigenfrequenz schwingt und Schallwellen aussendet.

Bei der Ultraschalluntersuchung treten Schallwellen hoher Frequenz in den Körper ein, werden an den Grenzflächen, z. B. zwischen Knochen und Muskelgewebe, reflektiert und am Sendeort wieder empfangen. Für die Anwendung in der Medizin ist darüber hinaus wichtig, daß bislang keine schädigende Wirkung im Rahmen der diagnostischen Maßnahmen bekannt wurde (Abb. **42**).

Unter den Ultraschalldiagnostikverfahren hat sich im wesentlichen das schnelle Bildverfahren, der sog. Real-time-Scanner, durchgesetzt (Abb. **43**).

Nieren, Harnblase und Prostata lassen sich mit der Ultraschalldiagnostik erfassen.

Folgende Fragestellung kann die Sonographie beantworten (nach Bartels):

1   Liegen normale Nierenanlagen vor?
2. Finden sich Mißbildungen?
3. Veränderungen einer im Röntgenbild „stummen" Niere.
4. Feststellung von Harnstauungen.
5. Nierenuntersuchung in der Schwangerschaft.
6. Veränderungen von transplantierten Nieren.
7. Tumoren.
8. Pararenale Prozesse.
9. Verlaufskontrollen.
10. Restharnprüfung.
11. Prostataveränderungen.

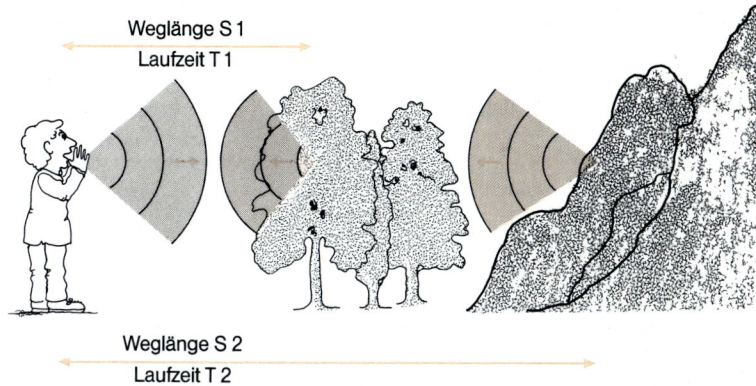

Weglänge S 1
Laufzeit T 1

Weglänge S 2
Laufzeit T 2

Abb. 42 **Echoprinzip der Schallwellen**

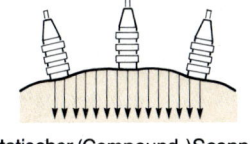

statischer (Compound-)Scanner

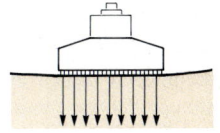

dynamischer Linear-Scanner

Abb. 43 **Verschiedene Schallköpfe, wie sie bei der transabdominalen Sonographie angewandt werden**

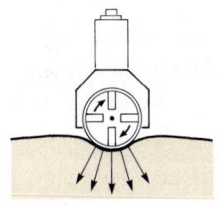

dynamischer Sektor-Scanner

In der Urologie gehört die gesamte Sonographie als integrierter Baustein zur urologischen Diagnostik. Nach der körperlichen Untersuchung ist die Ultraschalldiagnostik sozusagen der „verlängerte Finger" des Urologen.

Ultraschalldiagnostik der Nieren

In der Nierendiagnostik wird im allgemeinen in Bauchlage untersucht. Unter den Bauch wird im allgemeinen eine Rolle gelegt, damit die Krümmung der Wirbelsäule ausgeglichen wird. Zur Darstellung der Nieren werden Längs- wie auch Querschnitte gelegt (Abb. **44**). Diese Bezeichnung bezieht sich auf die Nierenachsen. Die Niere stellt sich als elliptisches Organ dar, das sich scharf gegen die Umgebung absetzt. Beurteilt werden können Größe, Form, Umrisse, Lage sowie Atemverschieblichkeit. In der Niere kann das sog. Mittelecho, bedingt durch Gefäße und das Fettgewebe, beurteilt werden. Die Parenchymstärke wird ausgemessen.

Vor der Untersuchung wird der Rücken des Patienten mit einem entsprechenden Gel versehen, damit der Schall glatt in den Körper eindringen kann.

Bei der Ultraschalldiagnostik der Nieren kann man zwischen Nierenzysten, Zystennieren, Nierentumoren und Harnstauungen unterscheiden. Steine lassen sich ebenfalls gut erkennen (Abb. **45**).

Die Darstellung von Nierenzysten gelingt bei einem Durchmesser von etwa 1 cm. Der flüssigkeitsgefüllte Hohlraum zeigt sich als reflexfreies, glatt begrenztes Areal. Typisch ist die sog. dorsale Schallverstärkung.

Zystennieren zeigen eine unregelmäßige Organbegrenzung, ein fehlendes Mittelecho sowie ein komplexes Echomuster als Ausdruck der vielen kleinen und größeren Zysten.

Nierentumoren geben Innenechos, unregelmäßige Konturüberschreitungen sowie Deformierungen oder Auslöschen des Mittelechos.

Punktionsverfahren unter Ultraschall

Mit Hilfe der sonographisch gesteuerten Punktion lassen sich Nierenzysten bzw. erweiterte Nierenbeckenkelchsysteme gezielt punktieren. Die Lokalisation des geeigneten Punktionsortes ist auf dem kürzesten Wege möglich. Die Punktionstiefe läßt sich ermitteln. Die ultraschallgeführte Zystenpunktion sowie die Punktion von Harnstauungsnieren lassen sich sonographisch gesteuert durchführen.

Perirenale Raumforderungen, z. B. ein perirenaler Abszeß, sind im Ultraschallbild gut zu erkennen.

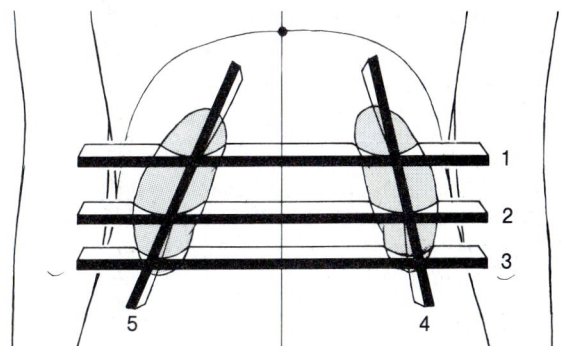

Abb. 44   Schnittführung bei der Ultraschalluntersuchung der Niere

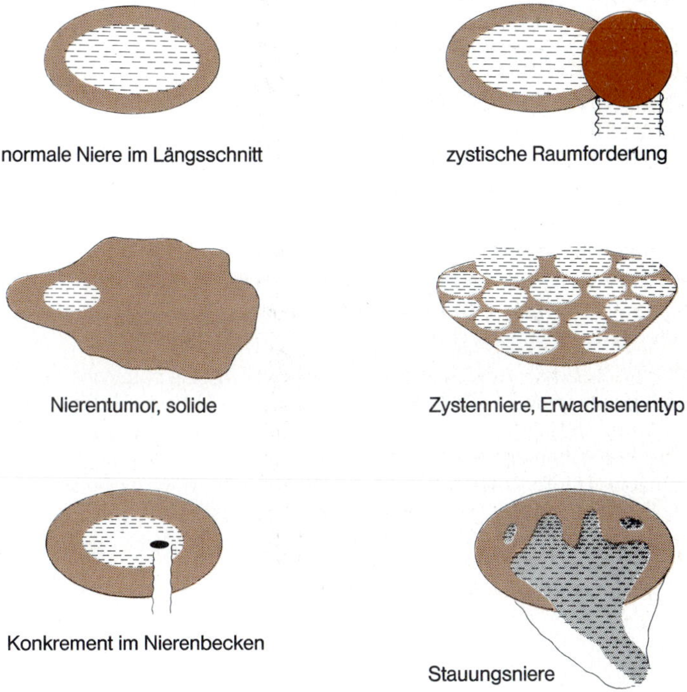

normale Niere im Längsschnitt

zystische Raumforderung

Nierentumor, solide

Zystenniere, Erwachsenentyp

Konkrement im Nierenbecken

Stauungsniere

Abb. 45   Schematische Darstellung der Sonogramme verschiedener Krankheits-bilder der Niere

Ultraschalldiagnostik der Harnblase

Weitere Möglichkeiten der Ultraschalldiagnostik sind die Erfassung der Harnblasenkontur sowie auch die Restharnbestimmung. Sie ist einfach und schnell. Breite, Tiefe und Länge werden mit der Ultraschallmessung bestimmt. Mit Hilfe einer Formel wird der Restharn berechnet (Abb. **46**):

1. Bestimmung der optisch größten Längs- und Querschnittsfläche.
2. Daraus werden entnommen die maximale Breite, maximale Tiefe, maximale Länge.
3. Die Volumenbestimmung erfolgt mit folgender Formel:

   V (ml) = Länge × Breite × Tiefe × 0,52 (Konstante).

Sonographiedarstellung der Prostata

Die normale Prostata ist echoarm und glatt begrenzt. Sonographisch läßt sich die Größenbestimmung einfach durchführen, auch die Samenblasen lassen sich darstellen. Die Prostata wird bei gefüllter Blase untersucht (Abb. **47**). Als pathologische Veränderungen kann man Größenvariationen sowie Abszesse sehen.

Beim Prostatakarzinom sind Organüberschreitungen zu verifizieren.

Eindeutige differentialdiagnostische Kriterien für das Adenom bis Prostatakarzinom konnten noch nicht erarbeitet werden. Bei transrektalen Sonden ist noch eine bessere Darstellung der Vorsteherdrüse möglich.

Sonographie der Hoden

Mit Nahschallköpfen (7,5 Hz) lassen sich das Hodengewebe und der Nebenhoden gut erkennen (Abb. **48**). Veränderungen wie Entzündungen, Tumoren, Hydrozelen usw. geben charakteristische Echobilder.

Die Ultraschalldiagnostik hat die urologischen Untersuchungsmethoden im letzten Jahrzehnt wesentlich erweitert. Wenn die Ultraschalldiagnostik als Baustein im urologischen Gesamtuntersuchungsgang eingebaut wird, kann sie die Röntgendiagnose ergänzen und auch eingreifende Folgeuntersuchungen ersparen helfen. Sie ist für den Patienten wenig belastend, auf der anderen Seite aber arbeitsintensiv und erfahrungsabhängig.

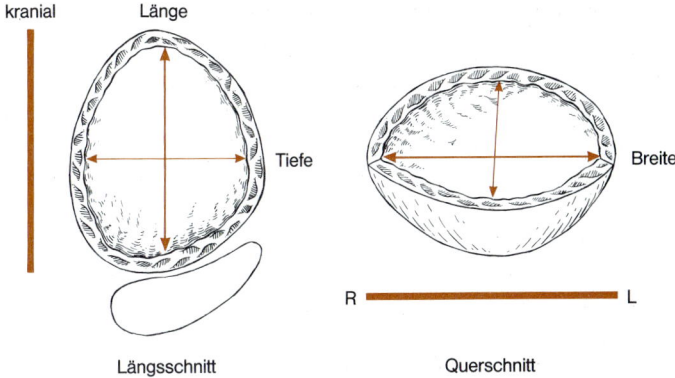

Abb. 46   **Sonographische Restharnbestimmung**

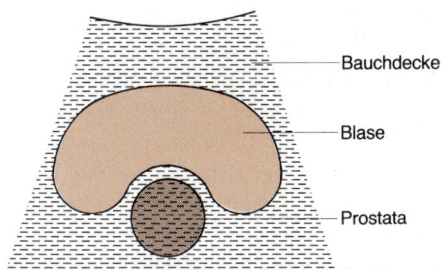

Abb. 47   **Ultraschalluntersuchung von Blase und Prostata**

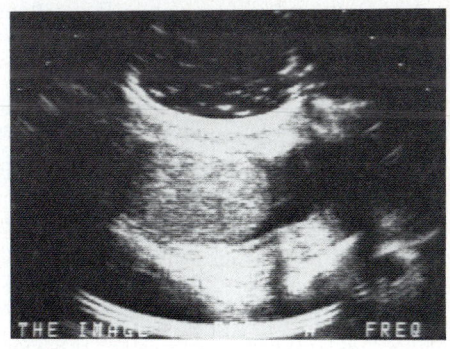

Abb. 48   **Ultraschalluntersuchung des Hodens und Nebenhodens**

Aufgaben der Pflege

Aufklärung, Information und Betreuung des Patienten

Dank der Fortschritte der Medizin und ihrer engen Verbindung mit einer hochentwickelten Medizintechnik ist es gelungen, die Behandlungsmöglichkeiten für unsere Patienten unablässig zu erweitern und die Behandlungsrisiken zu verringern.

Jeder Fortschritt hat seinen Preis. In der Öffentlichkeit wird der Vorwurf erhoben, der Patient werde mehr und mehr zum Objekt einer seelenlosen Apparatemedizin. Die ärztlichen Spezialisten und ihre Mitarbeiter würden sozusagen zu Medizintechnikern. Die Vertrauensbeziehung zwischen Arzt und Patient sei im modernen Krankenhaus nicht mehr gewährleistet, der Patient werde mit seinen Ängsten allein gelassen.

Wir alle sollten diese Probleme mit offenen Augen sehen. Es ist eine unbestreitbare Tatsache, daß die Zuteilung der Planstellen für Ärzte und ihre Mitarbeiter immer deutlicher hinter den Fortschritten der Medizin zurückbleibt, daß sich im Zuge der medizinischen Entwicklung insbesondere auch die Aufgabenbereiche des Pflegepersonals in der Behandlungspflege und bei den assistierenden Leistungen ausweitet und daß damit die für das Gespräch mit den Patienten zur Verfügung stehende Zeitspanne notwendigerweise eingeengt wird.

Dies kann uns aber nicht von der Verpflichtung befreien, den Patienten mit seinen Sorgen und Nöten ernst zu nehmen, ihm darüber hinaus nicht nur das Gefühl zu vermitteln, daß er nicht als „Nummer" behandelt wird.

Gerade weil wir wenig Zeit haben, sollten wir jede Begegnung mit dem Patienten dazu nutzen, ihn zu informieren, um ihm die Eingewöhnung in einer für ihn fremden Umgebung zu erleichtern.

Soweit es um eine eingreifende Behandlung geht, hat der Patient einen Anspruch auf Aufklärung über alle für seine Entscheidung wesentlichen Umstände.

Die Aufklärung ist nach der Rechtsprechung eine Aufgabe des Arztes, die er nicht an Krankenschwestern und Krankenpfleger abgeben kann.

Bei Minderjährigen ist die Einwilligung der Eltern zum Eingriff einzuholen. Jugendliche unter 18 Jahren haben jedoch ausnahmsweise die Befugnis zur Einwilligung, „wenn sie hinreichend reif sind, die Bedeutung und Tragweite des Eingriffes und seine Gestattung zu ermessen". In jedem Fall sind aber auch Kinder und Jugendliche in groben Zügen über den vorgesehenen Eingriff, über dessen Verlauf zu informieren, soweit sie das verstehen können.

Diese Aufklärung über die Erkrankung oder den jeweiligen Eingriff genügt jedoch allein nicht (s. auch „Rechte des Krankenhauspatienten", Tab. **8**).

Tabelle **8**   **EG-Charta des Krankenhauspatienten**

Rechte des Krankenhauspatienten

- Der Patient hat das Recht, Zugang zu den Leistungen des Krankenhauses zu erhalten, die der Art seiner Krankheit oder seines Zustandes angemessen sind.

- Der Krankenhauspatient hat das Recht auf eine rücksichtsvolle Betreuung unter Respektierung seiner menschlichen Würde. Diese Betreuung umfaßt nicht nur medizinische, pflegerische und verwandte Dienstleistungen, sondern auch angemessene Beratung, Unterbringung, Amtshilfe und technische Hilfe.

- Der Krankenhauspatient hat das Recht, der Durchführung erforderlicher Diagnose- oder Behandlungsverfahren zuzustimmen oder sie zu verweigern. In diesen Fällen, in denen der Patient nicht nur teilweise fähig ist, dieses Recht auszuüben, soll es in dem Maße, wie der Patient dazu selbst nicht in der Lage ist, in seinem Namen von seinem Vertreter oder einer vom Gesetz bestimmten Person ausgeübt werden.

- Der Krankenhauspatient hat das Recht auf die Informationen, die entsprechend seiner Lage für ihn von Bedeutung sind.

- Der Krankenhauspatient oder sein Vertreter hat das Recht, vollständig über die mit der Anwendung noch unerprobter Diagnose- und Behandlungsmethoden verbundenen Risiken im voraus informiert zu werden.

- Der Krankenhauspatient hat innerhalb der Möglichkeiten der Umgebung, in der er untergebracht ist, das Recht auf den Schutz seiner Privatsphäre. Die Vertraulichkeit der Informationen und Aufzeichnungen persönlicher, vor allem medizinischer Art, muß gewährleistet werden.

- Der Krankenhauspatient hat das Recht auf Respektierung und Anerkennung seiner religiösen und weltanschaulichen Überzeugungen.

- Der Krankenhauspatient hat das Recht, sich zu beschweren, seine Beschwerde überprüfen zu lassen und über das Ergebnis informiert zu werden.

Der Patient sucht heute im Krankenhaus neben dem Arzt Bezugspersonen, mit denen er seine vielfältigen, zum Teil auch persönlichen Probleme besprechen kann.

Gewöhnlich sind es Krankenschwestern oder der Krankenpfleger und nicht der Arzt, denen der eingewiesene Patient als erster Person begegnet. Im Verlauf des Krankenhausaufenthaltes sieht der Patient die Schwester und den Pfleger mindestens dreimal so häufig wie den Arzt.

Angefangen von den Formalitäten der Aufnahme, über die Eingewöhnung in die neue Umgebung bis hin zur Untersuchung und Behandlung kann der Patient durch eine verständnisvolle Einführung durch Schwestern und Pfleger über manche zwangsläufig ungewohnte Situation im Krankenhaus besser hinweggeführt werden.

Damit werden der Pfleger und die Schwester oft zur Bezugsperson des Patienten. Auch über sie erfährt er, was mit ihm geschieht, wie es ihm geht und wie er sich verhalten muß. Seine Ängste, seine Zweifel und seine Hoffnungen bespricht er häufig mit den Mitarbeitern und nicht allein mit dem Arzt.

Die Strukturen im Krankenhaus sind einem kontinuierlichen Wandel unterworfen (Abb. **49a** u. **b**).

Den Anforderungen der modernen Medizin genügt es nicht, im Patienten einen „Therapieempfänger" zu sehen. Der Behandlungserfolg hängt nicht zuletzt davon ab, ob es uns gelingt, ihn als aktiven Partner in das therapeutische Team einzubeziehen. Dies erfordert psychologisches Einfühlungsvermögen und ein hohes Opfer an Arbeits- und Zeitaufwand.

Wie die meisten Menschen, erwerben auch Arzt, Schwester und Pfleger im Verlauf ihrer Ausbildung eine Fachsprache. Im Umgang mit den Patienten behalten sie häufig diese Fachsprache bei. Die Folge sind Fehldeutungen, Mißverständnisse, Unsicherheiten. Bei den Patienten besteht häufig ein Informationsdefizit über ihre Krankheit, so daß sie von *allen* Personen ihrer Umgebung, insbesondere aber auch von den Schwestern und Pflegern, Informationen über ihren Gesundheitszustand gewinnen möchten.

Schwestern und Pfleger sollten sich – wie natürlich auch die Ärzte – angewöhnen, Gespräche mit dem Patienten in einer ihm verständlichen Sprache zu führen und ihm die in der medizinischen Fachsprache verwendeten Begriffe zu erläutern (Abb. **50**).

Unbedingt wichtig ist es, daß auf Fragen, die gestellt werden, von den Mitarbeitern der Station nicht widersprüchlich geantwortet wird.

Gespräche über den Patienten und über seine Krankheit sollten außerhalb der Krankenzimmer geführt werden; insbesondere bei den Visiten muß beachtet werden, daß die Diskussion über den Patienten nicht am Krankenbett erfolgt.

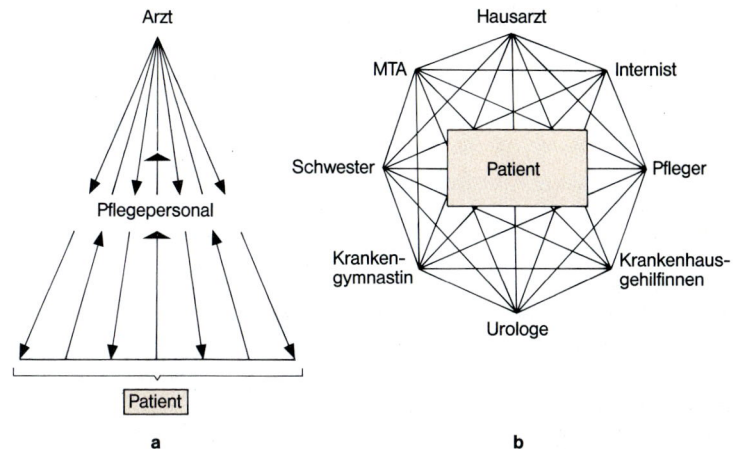

Abb. **49 a und b** **a Frühere Pflegeform:** Geringer personeller und therapeutischer Aufwand, Patient als Therapieempfänger. Arzt und ärztliches Hilfspersonal sprechen *über* den Patienten: keine Rehabilitation, keine Prävention!

b Heutige Pflegeform: Hoher personeller und therapeutischer Aufwand, Patient als aktiver Partner innerhalb der therapeutischen Gemeinschaft. Arzt und therapeutisches Team sprechen *mit* dem Patienten: Rehabilitation, Prävention, Prophylaxe!

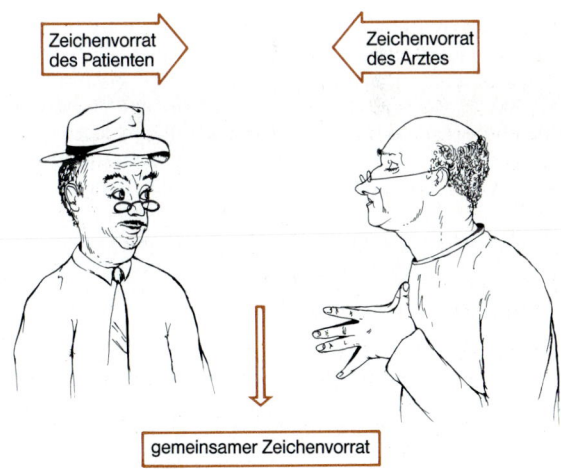

Abb. **50** **Probleme beim Informationsaustausch zwischen Patient und Arzt**

Gespräche am Krankenbett sollten so geführt werden, daß der Patient ihnen folgen kann; seine Persönlichkeit ist zu berücksichtigen.

Der Vorwurf „Arzt und Schwestern kümmern sich um die Krankheit, aber der Kranke – der Patient selbst – findet nicht ihr Interesse" muß entkräftet werden.

Weitere *Wünsche* des Patienten sind zu berücksichtigen:

– Der Patient hat den Wunsch, daß man ihm bei der Umstellung auf den Krankenhausaufenthalt behilflich ist. Hierzu gehört die Information über den Tagesablauf und über alles, was mit dem Patienten passiert.
– Er erwartet von den ihn behandelnden Mitarbeitern des Krankenhauses, daß sie sich bei ihm vorstellen.
– Wenn auch die Eingriffsaufklärung Aufgabe der Ärzte ist, wird er nach dem Aufklärungsgespräch oft noch Fragen haben, die er gerne mit einer „Bezugsperson" besprechen möchte.
– Er erwartet, daß man ihm erklärt, wie er sich verhalten muß, um schneller gesund zu werden.
– Der Patient möchte seine persönlichen Probleme unter vier Augen mitteilen.

Helfen wir dem Patienten, sich in der ungewohnten Umgebung einzuleben, und bemühen wir uns, eine persönliche Beziehung zum Patienten herzustellen und ihn darüber hinaus aktiv in das Behandlungsgeschehen einzubeziehen.

In der Urologie werden mehr ältere Menschen gepflegt als in anderen Disziplinen. Die Pflege betagter Menschen erfordert ein Basiswissen über das Alter und die Altersvorgänge: Oft finden wir Kranke mit Gedächtnisstörungen, mit eingeschränkten Hör- und Sehleistungen, mit schlecht sitzenden Prothesen, mit einer Appetitlosigkeit oder Antriebsarmut, aber auch Störungen des normalen Schlaf- und Wachrhythmus. Besonders wichtig ist neben der fachlichen Behandlung dann die Aktivierung dieser Patienten, da alte Patienten durch eine krankheitsbedingte Bettruhe wesentlich stärker gefährdet sind als junge. Wichtig ist in diesem Zusammenhang die frühzeitige Mobilisierung des Patienten, um Gefährdungen durch Kontrakturen, Dekubitus, Bronchopneumonie und Thrombosen zu vermeiden.

Eine individuelle Pflege ist für den alten Patienten von besonderer Bedeutung.

Die Zeit des Krankseins kann für den Patienten unter diesen Voraussetzungen Gelegenheit sein, nachzudenken, Rechenschaft zu geben, sein Leben neu zu ordnen, so daß diese Zeit der Erkrankung keine verlorene Zeit ist, die der Patient aus seinem Leben streichen kann.

Es stärkt das Vertrauen des Patienten in das Behandlungs-Team:

– wenn die Arbeit auf der Station gut organisiert ist,
– wenn Arzt und Schwestern gut zusammenarbeiten,
– wenn keine unnötigen Doppeluntersuchungen durchgeführt werden,
– wenn die Mitarbeiter der Station sauber und ordentlich gekleidet sind.

Der Patient möchte, daß seine Angehörigen den Arzt, die Schwester oder den Pfleger sprechen können.

Deutlich werden die Erwartungen in der Übersetzung eines afrikanischen Textes der Seligpreisungen eines alten Menschen:

„Selig, die Verständnis zeigen für meinen stolpernden Fuß und meine lahmende Hand.
Selig, die begreifen, daß mein Ohr sich anstrengen muß, um alles aufzunehmen, was man zu mir spricht.
Selig, die zu wissen scheinen, daß meine Augen trüb und meine Gedanken träge geworden sind.
Selig, die mit freundlichem Lachen verweilen, um ein wenig mit mir zu plaudern.
Selig, die niemals sagen: ‚Diese Geschichte haben Sie mir schon zweimal erzählt.'
Selig, die es verstehen, Erinnerungen an frühere Zeiten in mir wachzurufen.
Selig, die mich erfahren lassen, daß ich geliebt, geachtet und nicht allein gelassen bin.
Selig, die in ihrer Güte die Tage erleichtern, die mir noch bleiben auf dem Weg in die ewige Heimat."

(aus Streubelt, M.: Der alte Patient. Schwester/Pfleger 25 [1986])

Merke:

● Patienten nach Information durch den Arzt über Zeitpunkt und Art der Grunduntersuchung unterrichten.

● Sorgfältige Vorbereitung der Laboruntersuchungen: Blutentnahme, Harngewinnung usw.

● Funktionsprüfungen erfordern eine besonders exakte Überwachung der Patienten –
Nierenfunktionsprüfungen: Überwachung der Ein- und Ausfuhr.
Harnflußmessung: ausreichende Blasenfüllung.

Die weit verbreitete Angst der Patienten vor Spezialuntersuchungen kann gemindert werden, wenn nach Erklärungen durch den Arzt, den Pfleger und die Schwester bestätigt wird, daß durch eine entsprechende Vorbereitung (Prämedikation) die Untersuchungen schmerzlos und tragbar sind. Darüber hinaus sollte der Patient erfahren, zu welcher Zeit die Untersuchungen erfolgen, wann er nüchtern zu sein hat und auch wie es sich mit der Einnahme seiner bisher gewohnten Medikamente verhält.

Bei den Laboruntersuchungen sollten Schwestern und Pfleger darauf achten, daß Blutentnahmen in *einem* Arbeitsgang zusammen mit den notwendigen intravenösen Injektionen (z. B. Röntgenuntersuchungen, Infusionen oder anderen i. v. Injektionen) erfolgen können, damit dem Patienten eine zweimalige Venenpunktion erspart bleibt.

Auf die Vorbereitungen von Infusionen und Transfusionen wird in einem entsprechenden Kapitel gesondert eingegangen.

Eine ordnungsgemäße *Harngewinnung* ist nicht gewährleistet, wenn man dem Patienten lediglich ein Harnglas überreicht, um später einen Harn in Empfang zu nehmen, der unter völlig unkontrollierten Bedingungen gelassen wurde (Tab. 9 u. 10).

Die Genitalhygiene ist bei den in der Urologie durchschnittlich älteren Patienten häufig unzureichend. Im Elternhaus wurde früher, aber auch heute noch auf regelmäßiges Zähneputzen, auf das Reinigen der Fingernägel, auf Tischmanieren usw. besonderer Wert gelegt, die Genitalhygiene blieb ausgespart. Die tägliche Reinigung der „Unterwelt" ist genauso wichtig wie die Reinigung der Hände, Fingernägel usw.

Männer müssen – unabhängig von der sozialen Stellung – darauf hingewiesen werden, daß zunächst – nach Zurückziehen der Vorhaut – das Glied, insbesondere die Eichel, die Kranzfurche und die Harnröhrenmündung mit Wasser und Seife gewaschen werden müssen.

Zur Mittelstrahluringewinnung sollte darüber hinaus die Harnröhrenmündung (Meatus urethrae) mit einem Feindesinfektionsmittel, das auf einen Tupfer aufgegeben wird, desinfiziert werden. Anschließend entleert der Patient bei zurückgezogener Vorhaut 15–20 ml Harn in die Toilette; danach wird der Resturin direkt in ein steriles Gefäß gelassen.

Bei der 2-Gläser-Probe wird auch die erste Portion aufgefangen, bei der 3-Gläser-Probe wird der Harn bzw. das Exprimat nach der Prostatamassage gewonnen (Abb. 51).

Vor der Gewinnung des Mittelstrahlurins der Frau müssen die äußeren Genitalien ebenfalls mit Wasser und Seife sorgfältig gereinigt werden.

Tabelle **9**   **Mittelstrahluringewinnung bei der Frau: Anweisungen für die Patienten**

Nur durch richtiges Sammeln des Harns ist eine sichere Unterscheidung zwischen Harnwegsentzündungen und Verunreinigungen möglich.

Vorbereitung:

1. Genitale mit Wasser und Seife ausgiebig waschen (Bidet). Abtrocknen.
2. Hände mit Wasser und Seife waschen und mit Einmalhandtuch abtrocknen.

Ausführung:

1. Unterhose ganz ausziehen.
2. Rittlings auf die Toilette setzen.
3. Beine möglichst weit spreizen. Diese Stellung wird bis zur Beendigung des Sammelns beibehalten. Mit der linken Hand die Schamlippen spreizen. Diese während der ganzen Sammelperiode gespreizt halten.
4. Harnröhreneingang mit einem vorbereiteten, mit Desinfektionsmittel getränkten Tupfer langsam von vorn nach hinten waschen.
5. Lassen Sie eine kleine Harnmenge, welche die Harnröhre reinigt, in die Toilette fließen. Harnstrahl stoppen!
6. Lassen Sie jetzt den weiteren Harnstrahl in den Sammelbehälter fließen. Außen anfassen, die Behälteröffnung nicht mit dem Körper berühren.
7. Sammelbehälter ins Labor geben bzw. abgeben.

Tabelle **10**   **Mittelstrahluringewinnung beim Mann: Anweisungen für die Patienten**

Nur durch richtiges Sammeln des Harns ist eine sichere Unterscheidung zwischen Harnwegsentzündungen und Verunreinigungen möglich.

Vorbereitung:

1. Das Glied ist mit Wasser und Seife zu waschen, die Vorhaut über die Eichel zurückstreifen, anschließend abtrocknen.
2. Hände mit Wasser und Seife waschen und mit Einmalhandtuch abtrocknen.

Ausführung:

1. Unterhose ganz herunterstreifen.
2. Mit gespreizten Beinen über der Toilette stehen.
3. Vorhaut über die Eichel zurückstreifen.
4. Harnröhrenöffnung mit einem Desinfektionsmittel säubern. Nicht abtrocknen, gebrauchte Tupfer in die Toilette fallen lassen.
5. Lassen Sie eine kleine Urinmenge, welche die Harnröhre reinigt, in die Toilette fließen. Harnstrahl stoppen!
6. Sammelbehälter von außen anfassen und unter die Harnröhrenöffnung halten, ohne die Behälterinnenseite zu berühren.
7. Sammelbehälter ins Labor geben bzw. abgeben.

Auf der Untersuchungsliege oder dem Untersuchungsstuhl werden die Schamlippen von der Schwester gespreizt und die äußere Harnröhrenmündung mit einem Feindesinfektionsmittel gereinigt. Während die Schamlippen auseinandergehalten werden, entleert die Patientin den Harn in ein steriles Gefäß.

Bei Kindern werden die äußeren Genitalien mit Wasser und Seife gereinigt und ein Einmalplastikbeutel angeklebt. Der bakteriologische Befund muß bei dieser Art der Harngewinnung natürlich mit Zurückhaltung beurteilt werden.

Der frisch aufgefangene Harn wird sofort zur bakteriologischen Untersuchung weitergeleitet. Eine Aufbewahrung in warmen Räumen, z. B. über der Heizung, im Abstellraum, beeinträchtigt und verfälscht den bakteriologischen Befund.

Nach Untersuchung des Harns sind die Uringläser nach der Reinigung zu desinfizieren.

Bei einer Reihe von Patienten muß ein 24-Std.-Sammelurin gewonnen werden. Bressel gibt dazu folgende Anleitung:

24-Std.-Urinsammlung von 6 Uhr morgens bis zum nächsten Morgen um 6 Uhr. Vorgehen: 6 Uhr Blase entleeren, Urin in die Toilette entleeren (Startpunkt mit leerer Blase!). Danach wird jede Harnportion in das Sammelgefäß gegeben (beim Stuhlgang getrennt Wasserlassen!) und am nächsten Morgen um 6 Uhr (Ende der Sammelperiode) wird die Blase noch einmal willkürlich entleert, dieser Urin kommt selbstverständlich auch in das Sammelgefäß.

Zur Überprüfung der Nierenfunktion dient der *Serumkreatininspiegel*, der abhängig vom Alter und Geschlecht zwischen 0,5–1,2 mg/100 ml schwankt. Wird ein Anstieg des Serumkreatinins bemerkt, muß man ein Nierenversagen annehmen. Ist der Serumkreatininspiegel hoch, erklärt es Verwirrtheitszustände des Patienten. In diesem Fall muß der Patient besonders sorgfältig überwacht werden, damit Unfälle, z. B. aus dem Bett fallen oder Sturz bei dem Gang zur Toilette, vermieden werden.

Zur Beurteilung der Nierenfunktion wird häufig auch der Konzentrationsversuch herangezogen. Der Patient muß vor dieser Untersuchung darauf aufmerksam gemacht werden, daß ein zwischenzeitliches Trinken, auch nachts, die Untersuchung verfälschen kann.

Bei Nierenfunktionsuntersuchungen, z. B. Clearance-Untersuchungen, muß auf eine ausreichende Flüssigkeitszufuhr nach den jeweiligen Vorschriften sowie auf exakte Sammelperioden des Harns geachtet werden.

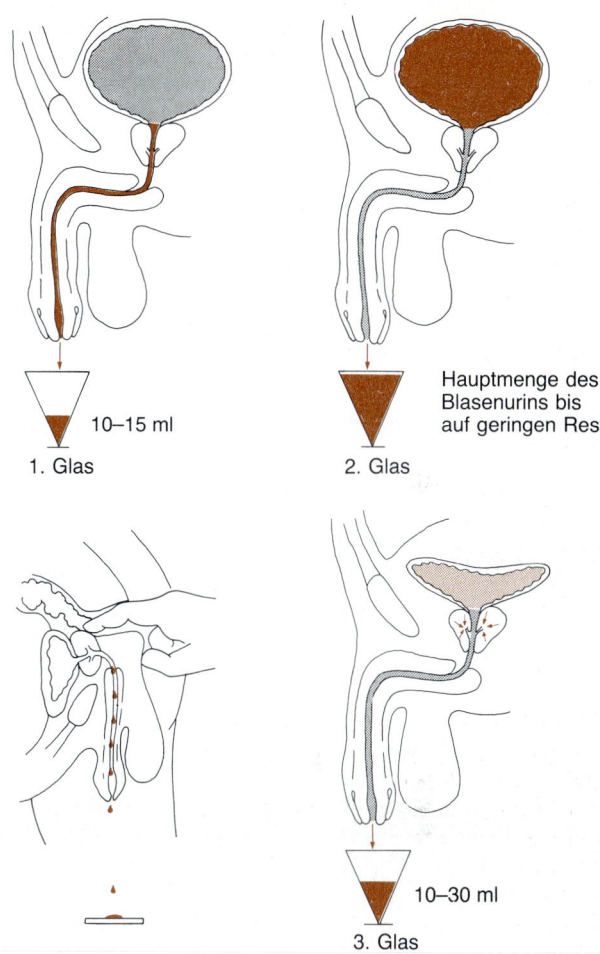

10–15 ml
1. Glas

Hauptmenge des
Blasenurins bis
auf geringen Rest
2. Glas

10–30 ml
3. Glas

Abb. 51 **Harnuntersuchung: 2-Gläser-Probe/3-Gläser-Probe** (Prostatapalpation
und Gewinnung von Exprimat)

Merke:

Die Harngewinnung erfolgt heute in der Regel

- **bei Männern durch den sog. Mittelstrahlurin,**
- **bei Frauen durch Mittelstrahlurin oder Katheterisierung,**
- **bei Kindern durch Einmalplastikklebebeutel.**

Die urologische Röntgenuntersuchung gibt eine gute Bildqualität, wenn der Darm nicht zu viel Luft enthält. Vor der Untersuchung sollten also keine Speisen, die blähen, wie Hülsenfrüchte, frisches Brot usw., gegeben werden. Außerdem sind salinische Abführmittel (Magnesium) zu vermeiden, da sie Gas bilden. Am Morgen vor der Untersuchung sollte der Patient nüchtern bleiben, da trotz allgemein guter Verträglichkeit des Kontrastmittels das Risiko des gelegentlichen Erbrechens nach der intravenösen Injektion besteht.

Untersuchungen des Magen-Darm-Traktes sind nach der Untersuchung der ableitenden Harnwege vorzunehmen, da der Bariumbrei längere Zeit im Magen und Darm verbleibt und eine Beurteilung des Urogramms verhindert.

Schwestern und Pfleger müssen ebenso wie die Ärzte auf Überempfindlichkeitsreaktionen achten und den zuständigen Arzt bei entsprechenden Angaben des Patienten aufmerksam machen. In der Röntgenabteilung sind die entsprechenden Geräte und Medikamente zur Bekämpfung von Überempfindlichkeitsreaktionen bereitzustellen (Tab. **11**).

Bei der Lagerung der Patienten auf dem Röntgentisch muß darauf geachtet werden, daß diese, insbesondere bei älteren Patienten sowie bei Querschnittsgelähmten, besonders sorgsam und bequem erfolgt. Ein Unterlegen von Schaumgummimatten hat sich bewährt. Darüber hinaus sollte der Patient während der Untersuchung zum Schutz vor Zugluft und als Sichtschutz mit Tüchern abgedeckt werden.

Jedes Instrumentieren mit Sondierung der Hohlorgane erfordert peinlichste Asepsis. Das Genitale des Patienten muß mit einer sterilisierenden Lösung unmittelbar vor der Untersuchung abgewaschen werden, der Patient mit sterilen Tüchern abgedeckt werden. Arzt und medizinisches Hilfspersonal legen sterile Kleider und Handschuhe an wie unter Operationsbedingungen.

Eine Kennzeichnung der Röntgenräume schützt vor unerlaubtem Eintritt und ist Vorschrift. Das Assistenzpersonal sollte es sich zur Regel machen, ausschließlich über den Arbeitsflur die Röntgenräume zu betreten. Der Strahlenschutz und die entsprechenden Strahlenschutzbedingungen müssen allen Schwestern und Pflegern, die in Röntgenräumen tätig sind, bekannt sein. In halbjährigen Abständen sind die Belehrungen über die Strahlenschutzvorschriften zu wiederholen.

Die Angst des Patienten vor der Strahlenbelastung wird im allgemeinen durch die Belehrung des Arztes auf ein normales Maß zurückgeführt. Da die Genitalregion des Patienten durch genaues Einblenden der Strahlen ausgespart bleibt und beim Mann die Genitalien durch eine Bleiabdeckung geschützt werden, ist die diagnostische Strahlenbelastung für den einzelnen Patienten relativ gering.

Tabelle 11   Hinweise zur Behandlung von Kontrastmittelzwischenfällen

	Achtung:	
Allergie vorher erfragen	Injektion von Kontrastmitteln	Beobachtung
Hautreaktion: Rötung an der Einstichstelle, Quaddelbildung, Juckreiz, Lidödem ↓		*Leichte allgemeine Nebenwirkungen:* Übelkeit, Brechreiz, Hitzegefühl, Niesen, Husten, Kitzel im Hals ↓
1. Antihistaminika i.v. 2. Kalzium i.v. 3. Kortison i.v.		1. Beruhigung 2. Frischluft – O_2 3. Valium i.v.
	Schwere allgemeine Nebenwirkungen:	
Atmung	Herz-Kreislauf	Gehirn
Beatmung	Kortikoide	Infusionen
	Kreislaufmittel	
	Sedativa	

Instrumente und Medikamente bei Kontrastmittelzwischenfällen

1. Guedel-Tubus
2. Beatmungsbeutel
3. Komplettes Intubationsbesteck
4. Narkoseapparat
5. Medikamente

Antihistaminika:	z. B. Atosil 2 ml, Fenistil, Zantic, Tavegil 2 mg, Kalzium
Kortikoide:	z. B. Solu-Decortin 25, 50, 250 mg
Kreislaufmittel:	Suprarenin 1 mg, Novadral
Sedativa:	Valium 10 mg/Dormicum Fortral 30 mg Vomex A 100 mg Paspertin 10 mg
Infusionen:	z. B. Expafusin Haemaccel Tutofusin

Merke:

- **Die urologische Röntgenuntersuchung ist entscheidend für die Erkennung der Erkrankung und die richtige Behandlung:**
  Sorgsame Vorbereitung.
  Beachtung von Überempfindlichkeitsreaktionen.
  Bequeme Lagerung.
  Abdeckung.

Hinweise für den Patienten

Krankenhausaufenthalt

Ihr Arzt hält eine Krankenhausbehandlung für notwendig.

Im Krankenhaus kommen Sie durch die erforderlichen Maßnahmen und die spezielle Pflege aus Ihrem gewohnten Tagesablauf heraus. Ärzte und ärztliche Mitarbeiter werden sich bemühen, Ihnen die Eingewöhnung in der fremden Umgebung zu erleichtern.

Bitte haben Sie Verständnis für ungewohnte Abläufe, wie z. B. frühes Wekken, ungewohnte Eßzeiten oder auch an feste Zeiten gebundene Besuchsregelung.

Ärzte, Schwestern und Pfleger werden Ihnen Ihre Krankheit sowie die notwendigen Maßnahmen in verständlicher Sprache erkären, soweit es nicht schon vom Hausarzt geschehen ist. Für die Wiederherstellung Ihrer Gesundheit ist es wichtig, daß Sie die gegebenen Anweisungen und Empfehlungen befolgen.

Wir hoffen, daß Sie bald wieder gesund nach Hause zurückkehren können.

Wie bereiten Sie sich am besten auf Ihren Krankenhausaufenthalt vor?

Die folgenden Zeilen sollen Ihnen die Vorbereitung auf die Zeit im Krankenhaus erleichtern. Sie sollen Ihnen die notwendigen Regelungen verständlich machen; außerdem können Sie bei der Entlassung prüfen, ob Sie alles wieder eingepackt haben.

Die Zeit im Krankenhaus sollte keine verlorene Zeit sein, die man aus seinem Leben streichen muß: Die Zeit des Krankseins kann auch für den Patienten Gelegenheit sein, nachzudenken, Rechenschaft zu geben, sein Leben neu zu ordnen, sich zu besinnen.

Noch eine Bitte zum Schluß: Bedenken Sie, daß in einem Krankenhaus viele Menschen Heilung und Linderung suchen. Gegenseitige Rücksichtnahme ist auch eine wichtige Voraussetzung für die Genesung.

Wichtig ist: Wenn Sie etwas wissen wollen oder wenn Ihnen etwas unverständlich ist, so fragen Sie den Arzt oder die Schwester bzw. den Pfleger.

Vorbereitung zum Krankenhausaufenthalt

Woran Sie zu Hause denken müssen:
Licht und Gas abschalten, Wasser abdrehen, Kühlschrank überprüfen, Zeitungen, Post, Telefon, Brötchen, Milch usw. ab- oder umbestellen.
Wer leert den Briefkasten?
Wer zahlt die Miete oder andere laufende Rechnungen?
Wer versorgt den Hund, den Vogel, das Aquarium, die Pflanzen?
Wer bekommt den 2. Hausschlüssel?

Was benötigen Sie im Krankenhaus?

Für die Behandlung:
Alle verfügbaren Unterlagen über Ihre Erkrankung:
Personalausweis, Notfallausweis, Diabetiker-Ausweis usw.

Für Ihre Hygiene:

2 Handtücher, 2 Waschlappen, Seife und Seifenschale, Zahnbürste, Zahnpasta, Kamm, Haarbürste, Nagelschere und -feile, Haarnetz, evtl. ein paar Lockenwickler für die Damen, Rasierapparat für den Herrn, Reinigungstabletten für die Zahnprothese.

Zum Anziehen:

2 Nachthemden oder Schlafanzüge, Morgen- oder Bademantel, Strümpfe (Strumpfhosen unpraktisch), Bettjacke oder Trainingsjacke, Wolljacke, Schal, rutschfeste Hausschuhe.

Sonstiges:
Brillen (Lesebrille), ggf. Hörgerät und Ersatzbatterie, Koffer – mit Namensschild versehen –, Lesestoff, Handarbeit, Schreibpapier, Umschläge, Kugelschreiber, Briefmarken, Flaschenöffner, Korkenzieher, Handtasche oder Brieftasche, Kleingeld (etwa DM 20,– bis 30,–) für Telefon, Zeitungen, Getränke.

Den Gebrauch von Radio, Rekorder und Fernseher sollten Sie mit der Stationsschwester bzw. dem Stationspfleger besprechen.

Das sollten Sie zu Hause lassen:
Wertgegenstände – außer Uhr und Ring –, größere Geldbeträge, Sparbücher und ähnliches, Tabakwaren, alkoholische Getränke, stark duftende Parfüms.

Instrumentelle Untersuchungen

Katheterismus

Kann der Patient kein Wasser lassen, muß der Harn mit einem Katheter entnommen werden.

Ein Katheterismus muß ebenso wie eine Endoskopie, eine Venenpunktion oder eine Venae sectio absolut steril durchgeführt werden.

Einen Katheterismus darf ein Krankenpfleger oder eine Krankenschwester nur dann ausführen, wenn die ausdrückliche Anweisung des Arztes dazu gegeben worden ist und die ausführende Person über die Technik des Katheterismus Bescheid weiß. Außerdem muß er/sie unter Aufsicht eines Arztes oder eines erfahrenen Krankenpflegers oder einer Krankenschwester wiederholt katheterisiert haben.

Vorbereitung

Der Patient liegt auf einer festen geraden Unterlage. Das Gesäß kann durch ein Lagerungskissen etwas erhöht werden. Die zum Katheterismus erforderlichen Geräte sollten in einem bestimmten Set oder auf einem Wagen vorbereitet sein (Abb. **52**).

Vor dem Eingriff werden die Hände gewaschen, nach Vorbereitung des Sets sterile Handschuhe angezogen.

Reinigung

Nach Zurückstreifen der Vorhaut (Präputium) wird die äußere Harnröhrenmündung (Ostium; alte Bezeichnung: Orificium) mit einem Feindesinfektionsmittel gereinigt. Hierzu verwendet man mehrere sterile Wattebäusche oder Tupfer. Zuletzt wird noch einmal mit einem frischen Tupfer über die Harnröhrenmündung gewischt, hierbei muß die wischende Seite des Tupfers steril sein.

Harnröhrenanästhesie und Gleitmittel

Das in Weithalsflaschen üblicherweise vorhandene Katheterpurin ist nicht steril. Außerdem besteht bei Eintauchen des Katheters die Gefahr der Verunreinigung, so daß dieses Verfahren abzulehnen ist.

Die Verwendung eines Einmalgleitmittels, das zusätzlich ein Anästhetikum enthält, ist für den Patienten wesentlich angenehmer (z. B. Instillagel).

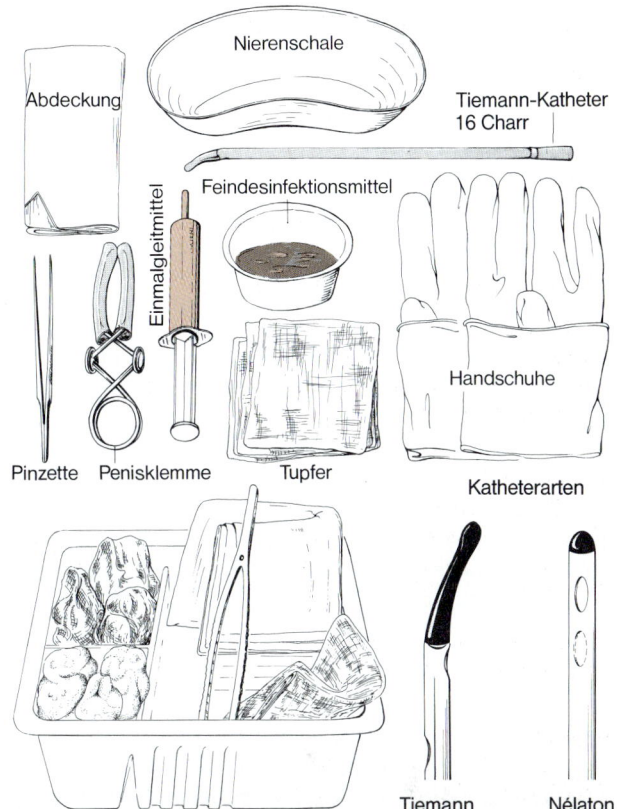

Abb. 52   **Vorbereitung zum Katheterismus** – Bereitstellung der Sets: ein Paar sterile Handschuhe, ein steriles Katheterset, Feindesinfektionsmittel, steriles Gleitmittel (z. B. 10 ml Instillagel), ein steriles Lochtuch, eine sterile Penisklemme, ein Katheter

Merke:

● Jede Katheterisierung hat ohne jegliche Gewaltanwendung zu erfolgen.

● Ein Katheterismus muß ebenso wie eine Endoskopie, eine Venenpunktion oder eine Venae sectio absolut steril durchgeführt werden.

● Besonders wichtig für den Katheterismus ist die vorherige sorgfältige Reinigung, die Versorgung der Harnröhre mit Gleitmittel (z. B. Instillagel), die sterile Abdeckung, die Auswahl des richtigen Katheters.

● In der Praxis sollten nur noch Einmalkatheter und Einmalgleitmittel verwendet werden.

Falls keine Einmalspritze mit Gleitmittel verwandt wird, benötigt man zur Schleimhautanästhesie bzw. zur Versorgung der männlichen Urethra mit Gleitmittel folgende Geräte:

– eine sterile 10-ml-Spritze, diese soll leichtgängig sein;
– einen sterilen Konus (Olive), den man auf den Ansatz der Spritze aufsetzt;
– eine sterile Penisklemme.

Zuerst werden einige Tropfen der Gleitmittellösung auf das Ostium (Orificium) geträufelt, denn dieses ist besonders empfindlich. Danach wird der Konus auf das Ostium aufgesetzt, die Harnröhre leicht gestreckt und die Lösung ohne jeglichen Druck eingespritzt. Anschließend wird die sterile Penisklemme angesetzt, damit das Anästhetikum oder Gleitmittel nicht zurückfließen kann. Nach einer Einwirkzeit von 1–5 Min. kann der Patient katheterisiert werden.

Zum Katheterismus verwendet man am besten Plastik-Einmalkatheter (Tiemann-, Mercier- oder Nélaton-Katheter), 16 oder 18 Charr.

Die heutigen Katheterverpackungen erlauben es, die Katheter in der Plastikhülle zu führen, so daß man keine Pinzette benötigt. Ist der Katheter dagegen in einer festen Plastikhülle verpackt, muß man die Spitze des Katheters mit einer Pinzette fassen und das Ende zwischen kleinem Finger und Ringfinger einklemmen.

Nach der unsterilen Vorbereitung wird unter sterilen Bedingungen katheterisiert (Abb. **53**):

a) Zunächst wird das Glied mit einem sterilen Lochtuch abgedeckt.
b) Zwischen die Oberschenkel wird eine sterile Nierenschale gelegt. Die Penisklemme wird entfernt, der Penis wird mit der linken Hand seitlich in der Sulkuskranzfurche erfaßt. Die Harnröhre läßt sich nach vorn strecken, der Meatus öffnen.
c) Der Katheter wird unter Zuhilfenahme der sterilen Umhüllung oder mit der sterilen Pinzette unter weiterer Streckung des Gliedes in die Harnröhre eingeführt.
   Bei einem Tiemann- oder Mercier-Katheter muß die Spitze nach oben zeigen.

Bei Auftreten eines Widerstandes genügt manchmal eine kleine Drehung der Katheterspitze, um aus einer Schleimhautfalte wieder in die Harnröhre zu kommen. Bei Auftreten von Hindernissen darf die Harnröhrenpassage nicht erzwungen werden.

Zunächst wäre ein erneuter Versuch mit einem dünneren Katheter empfehlenswert. Gelingt auch hier nicht die Sondierung, ist ggf. eine Einführung unter Sicht mit Hilfe der prograden Urethroskopie angezeigt.

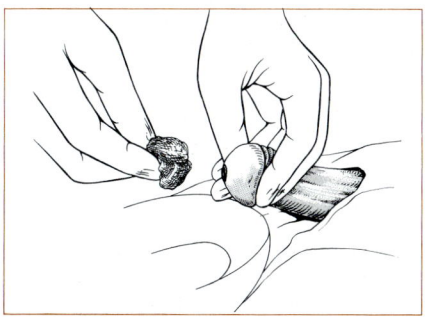

Reinigung und Desinfektion der Glans penis und des Meatus urethrae externus

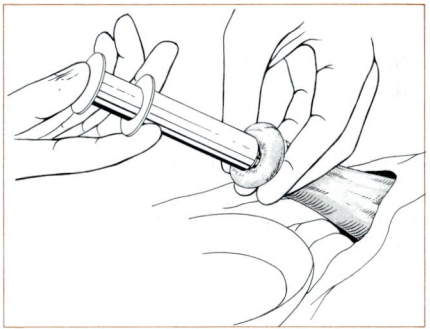

Instillation des Gleitmittels, kombiniert mit Schleimhautanästhesie mittels einer sterilen Einmalspritze (z. B. Instillagel)

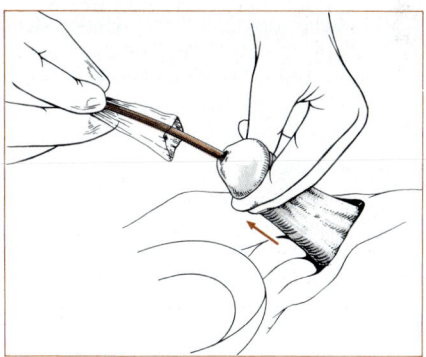

Einführen des Einmalkatheters mit steriler Hülle

Abb. 53   **Sterile Ausführung des Katheterismus**

Dauerkatheter

Gelegentlich ist es notwendig, einen Einmalkatheter als Dauerkatheter zu belassen. Ein derartiger Katheter darf nicht fest in die Harnröhre eingepreßt sein, sondern er muß locker in der Harnröhre liegen, um Harnröhrendruckgeschwüre zu vermeiden. Das Urethralsekret – Absonderungsprodukt der Schleimhaut der Urethra – muß nach vorn abfließen können und wird durch einen Tupfer aufgefangen (Abb. **54**).

Die Befestigung eines Einmalkatheters mit Leukoplast erfolgt folgendermaßen:

a) Rasieren der Schamhaare soweit wie nötig.

b) Penis mit Waschbenzin entfetten, damit das Leukoplast gut haftet. Hierbei ist darauf zu achten, daß nicht zuviel Benzin in die Genitalgegend kommt, sonst besteht die Gefahr einer Hautreizung.

c) Vor der Befestigung des Dauerkatheters muß man sich durch Ausspülen davon überzeugen, ob der Katheter einwandfrei in der Blase liegt. Dazu füllt man die Blase vorsichtig mit sterilem körperwarmem Wasser oder physiologischer Kochsalzlösung und zieht den Katheter vorsichtig so lange zurück, bis kein Harn mehr fließt. Schiebt man ihn anschließend wieder 2 cm zur Blase vor, liegt in der Regel seine Öffnung gerade am Blasenboden.
Ein zu tiefes Einsetzen des Katheters führt zu Blasenwandreizungen und sollte vermieden werden.

d) Direkt vor dem Meatus externus wird eine Sicherheitsnadel um den Katheter gelegt und mit einem Faden an dem Katheter festgebunden. Unter die Sicherheitsnadel kommt ein eingeschnittener steriler Tupfer.

e) Ein 2,5 cm breiter Leukoplaststreifen wird in der Mitte gelocht, der Katheter durch den Schlitz hindurchgezogen und das Leukoplast am Penis befestigt. Zur Sicherung der oberen Enden des Leukoplaststreifens wird um den Penis ebenfalls ein Heftpflasterstreifen gelegt, der jedoch nicht völlig ringförmig abschließen darf, da sonst durch zirkuläre Kompression leicht Ödeme entstehen können.

Ballonkatheter als Dauerkatheter

In der Regel wird ein sog. Ballonkatheter als Dauerkatheter in die Blase eingeführt. Nach Auffüllen des Ballons hält sich der Katheter ohne Außenbefestigung durch den Ballon in der Blase. Die Füllmenge für den Ballon ist auf den Trichter jedes Ballonkatheters aufgestempelt. In der Regel sollte man diese angegebene Füllmenge um 2 ml überschreiten, da das vorgeschaltete Röhrensystem zum Auffüllen des Ballons nicht berücksichtigt ist. Das Auffüllen erfolgt mit einer sterilen Spritze mit Aqua dest. oder steriler Kochsalzlösung.

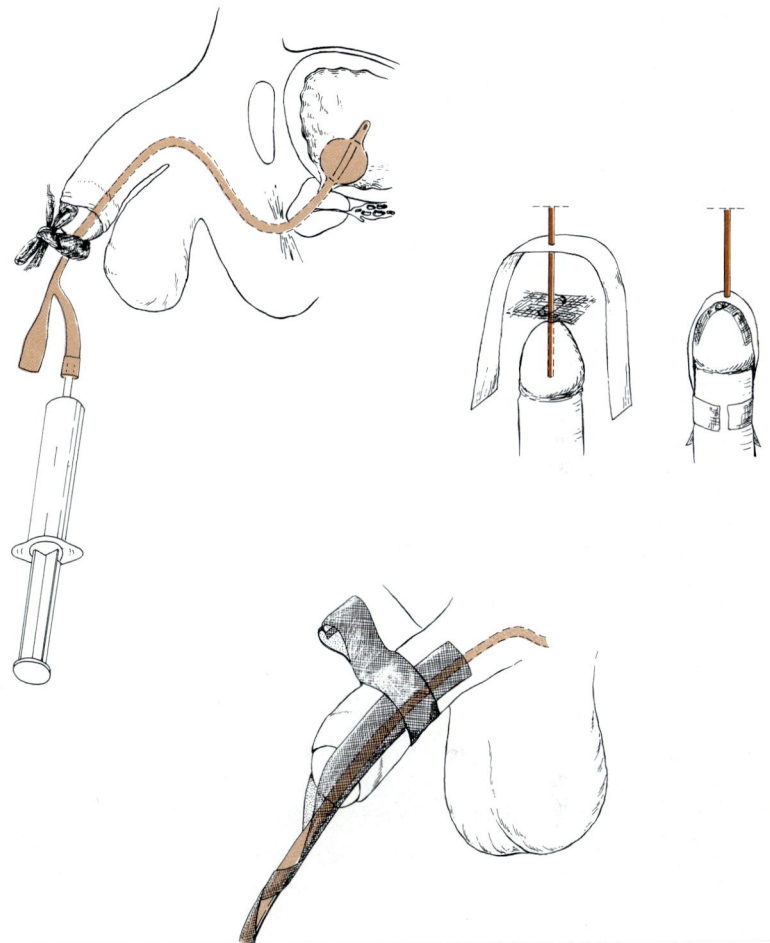

Abb. 54   Befestigen des Katheters

Merke:

● Vor jeden Dauerkatheter sollte ein steriler Tupfer geknotet werden, um das Urethralsekret aufzufangen. Dieser Tupfer wird täglich erneuert.

Gelegentlich kommt es vor, daß ein derartiger Ballonkatheter sich nicht mehr entfernen läßt, da der zum Ballon führende Kanal verstopft ist. In diesen Fällen läßt sich der Kanal mit einem Ureterkathetermandrin (Metall) sondieren bzw. der Ballon perforieren. Anderenfalls kann man durch Eingabe von Äther in das Ventil den Stopp lösen bzw. u. U. den Ballon zum Platzen bringen. Ist dieses Vorgehen erfolglos, läßt sich mit einer suprapubischen Blasenpunktion mit einer dünnen Kanüle bei gefüllter Blase der Ballonkatheter unter sonographischer oder röntgenologischer Sicht anstechen. Anschließend kann der Katheter entfernt werden.

Ein Dauerkatheter wird im Regelfall an einen sterilen Einmalbeutel mit steriler Ableitung angeschlossen. Den Katheter in eine Bettflasche zu legen, führt leicht zu einer aufsteigenden Infektion, da die Bettflaschen häufig nicht steril sind. Wird der Katheter abgestöpselt, ist darauf zu achten, daß der Katheterstöpsel steril ist bzw. steril aufbewahrt wird.

Ein Dauerkatheterwechsel muß in 3- bis 6wöchigen Abständen erfolgen. Die Neigung der Katheter, sich mit Harnsalzen zu inkrustieren, ist – auch abhängig vom Material – unterschiedlich. Die Anwendung häufiger Blasenspülungen ist weitgehend verlassen, zumal auch sie eine Gefährdung der Asepsis darstellen können (Abb. 55).

Bei Einlegen eines Dauerkatheters kommt es innerhalb von 24–48 Std. durch die in der vorderen Harnröhre befindlichen Keime zu einer Blaseninfektion, die sich bislang durch die herkömmlichen Maßnahmen nicht vermeiden läßt. Man muß versuchen, diesen beim Dauerkatheter notwendigerweise auftretenden Harninfekt nicht ausufern zu lassen.

Ein steriler Katheterismus – wie er z. B. auch bei Querschnittsgelähmten gefordert werden muß – läßt sich mit einem Einmalbesteck besonders gut durchführen. Das zwei- bzw. dreimalige Katheterisieren am Tage ist, wenn es kunstgerecht durchgeführt wird, ungefährlicher als der Dauerkatheter.

In jüngster Zeit wird bei Querschnittsgelähmten auch die Ableitung durch einen Cystofix-Katheter propagiert. Ob durch dieses Verfahren oder den sterilen Einmalkatheterismus bessere Ergebnisse erzielt werden, ist noch offen.

Ein Blasenkatheter kann ohne weitere Maßnahmen entfernt werden. Ein sog. Blasentraining – Abklemmen des Katheters über immer längere Zeiträume vor der Entfernung – ist unnötig. Ein bestehender Harnwegsinfekt muß nach Katheterentfernung behandelt werden; ggf. ist ein Restharn mit Ultraschall festzustellen.

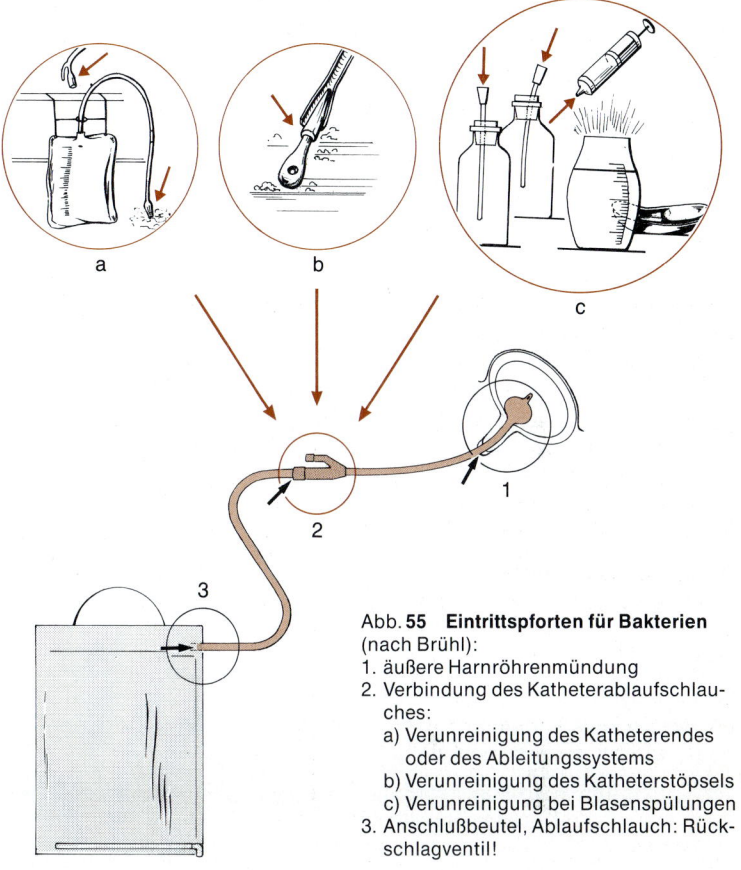

Abb. 55   **Eintrittspforten für Bakterien**
(nach Brühl):
1. äußere Harnröhrenmündung
2. Verbindung des Katheterablaufschlauches:
   a) Verunreinigung des Katheterendes oder des Ableitungssystems
   b) Verunreinigung des Katheterstöpsels
   c) Verunreinigung bei Blasenspülungen
3. Anschlußbeutel, Ablaufschlauch: Rückschlagventil!

Merke:

● **Regeln beim Katheterismus:**
  1. **strenge Sorgfalt zur Verhütung von Keimverschleppung,**
  2. **Händewaschen, sterile Einmalhandschuhe anziehen,**
  3. **reichlich Gleitmittel anwenden,**
  4. **keinerlei Gewaltanwendung,**
  5. **nach jedem Katheterismus Vorhaut über die Eichel zurückschieben: Gefahr der Paraphimose (S. 128f).**

Zystoskopie

Bei der üblichen Blasenspiegelung wird das Zystoskop mit Fingerspitzengefühl nach vorheriger Betäubung der Harnröhre blind in die Harnröhre und Blase eingebracht. Nach Auffüllen der Blase mit sterilem Wasser oder Kochsalz kann man die Blase betrachten. Gegebenenfalls lassen sich dünne Harnleiterkatheter über Spezialeinsätze in die Harnleitermündungen bis zur Niere einführen und das Nierenbeckenkelchsystem röntgenologisch darstellen. Durch diese Instrumente können ebenfalls Schlingen zur Entfernung von Steinen in die Harnleiter eingeführt werden (Abb. **56**).

Prograde Urethrozystoskopie

Im Gegensatz zur einfachen Blasenspiegelung, bei der das Instrument blind in die Blase eingeführt wird, läßt sich bei der sog. prograden Harnröhren-Blasen-Spiegelung das Instrument von der äußeren Harnröhrenmündung *unter Sicht des Auges* durch die ganze Harnröhre bis zur Blase einführen. Voraussetzung ist eine gute Harnröhrenbetäubung sowie ein ausreichender Spülstrahldruck von etwa 1 m Wassersäule, um die Harnröhre vor dem Instrument zu entfalten. Das Instrument wird in die äußere Harnröhrenmündung mit angeschlossener Lichtzufuhr und Wasserspülung eingeführt und unter stetem Anziehen des Gliedes unter Sicht des Auges der Harnröhre nach bis in die Blase geführt. In der Blase wird die Harnröhrenoptik gegen eine Blasenoptik ausgewechselt und die Blase gespiegelt.

Das Verfahren hat den Vorteil, daß insbesondere der Lernende die Harnröhre unter Sicht des Auges kennenlernt sowie keine beim blinden Vorgehen möglichen Verletzungen setzt. Außerdem lassen sich Harnröhrenengen erkennen und unter Sicht passieren bzw. sondieren (s. auch Kapitel „Urologisches Instrumentarium").

Für die Urethrozystoskopie wird das Instrumentarium zweckmäßigerweise als komplettes Set zusammengestellt.

Die Blasenspiegelung in allen ihren Variationen ist eine der wichtigsten Untersuchungsmethoden in der Urologie. In der Hand des erfahrenen Spezialisten ist sie zwar unangenehm, aber schmerzlos und ohne Spätfolgen. Von Ungeübten ausgeführt, wird sie zur Quälerei mit Verletzung der Harnröhre und Blutungen, die bei den Patienten zu einer gewissen Scheu vor dieser Untersuchung führt.

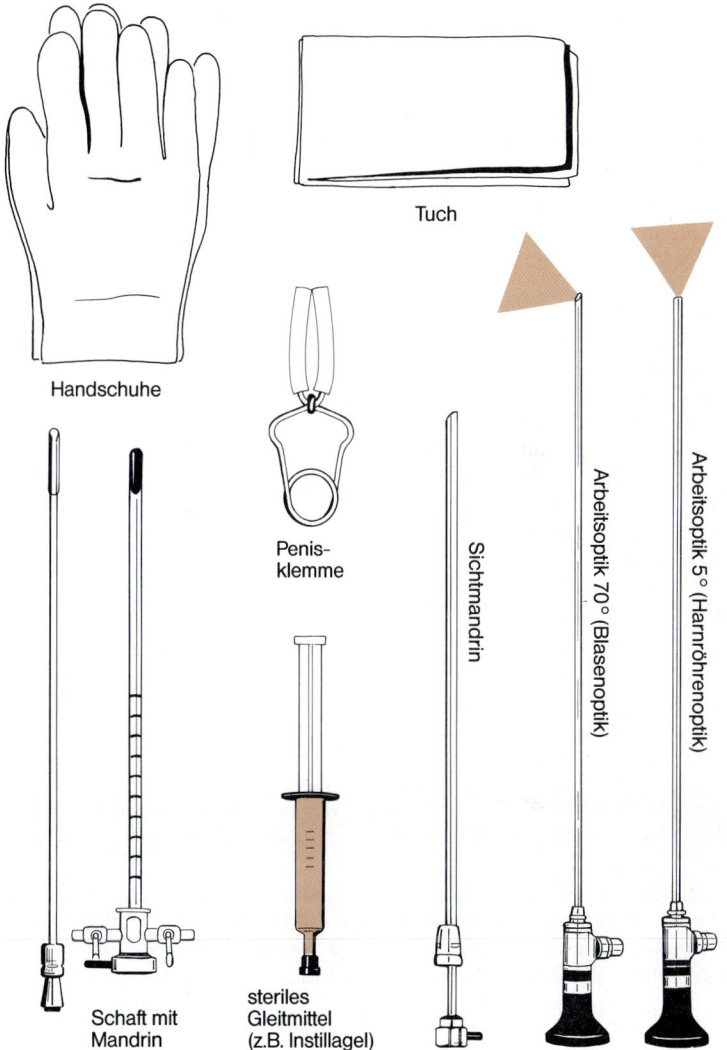

Handschuhe

Tuch

Penis-
klemme

Schaft mit
Mandrin

steriles
Gleitmittel
(z.B. Instillagel)

Sichtmandrin

Arbeitsoptik 70° (Blasenoptik)

Arbeitsoptik 5° (Harnröhrenoptik)

Abb. 56   Instrumentarium für Urethrozystoskopie

Ureterenkatheterismus – Harnleitersondierung

Der Ureterkatheter ist eine Hohlsonde aus Kunststoff von 4–10 Charr. mit Zentimetereinteilung; er ist durch Kontrastmittelimprägnierung im Röntgenbild sichtbar. Unter Leitung des Auges wird er in das Harnleiterostium eingeführt und kann bis in das Nierenbecken vorgeschoben werden (Abb. **57**).

Die durchschnittliche Länge des Harnleiters beträgt 27 cm. Mit Hilfe der Zentimetereinteilung kann die jeweilige Lage der Katheterspitze im Harnleiter genau bestimmt werden.

Die retrograde Pyelographie, die Kontrastmittelfüllung des Nierenbeckens, ist erst durch den Ureterenkatheterismus möglich gemacht worden.

Bei Harnleitersteinen oder Stenosen läßt sich mit seiner Hilfe speziell für die Orientierung zur Operation der Sitz des Hindernisses in Zentimetern gemessen genau festlegen.

Therapeutisch können Schlingen oder sog. innere Splinte – an beiden Enden eingerollte Kunststoffröhrchen (Pigtail-Katheter) – eingelegt werden.

Innere Schienung

Neuerdings können Ureterkatheter aus Plastik zur inneren Schienung – von der Blase bis zum Nierenbecken – eingeführt werden. Es handelt sich um einen Katheter wie der Cystofix-Katheter, der sich aber an beiden Enden einrollen kann (S. 26f) (Abb. **57**).

Die Katheter werden unter Spannung auf einem Seldinger-Draht fixiert und mit einem Zystoskop in den Harnleiter eingeführt. Nach Erreichen des Nierenbeckens wird der Seldinger-Draht zurückgezogen, so daß sich der Katheter im Nierenbecken aufrollen kann. Das andere Ende wird mit einem Spezialansatzstück in die Blase vorgeschoben und dort belassen. Im allgemeinen erfolgt in sechswöchigen Abständen ein Wechsel des Katheters. Die Einsatzbereiche für die innere Schienung sind u. a.: inoperable Tumoren des kleinen Beckens mit Verlegung des Harnleiters, bei Tumoren des Beckens, während der Bestrahlung oder Zellgiftbehandlung, Fisteln nach Nierenbeckenplastik und nach Uretersteinen, stauungsbedingte Pyelonephritis bei Gravidität, Urotuberkulose.

Alle instrumentellen Untersuchungen der Harnröhre und Blase – angefangen vom einfachen Katheterismus über die Urethrozystoskopie, Zystoskopie sowie die Eingriffe in der Blase und am Harnleiter – müssen als sterile Eingriffe durchgeführt werden.

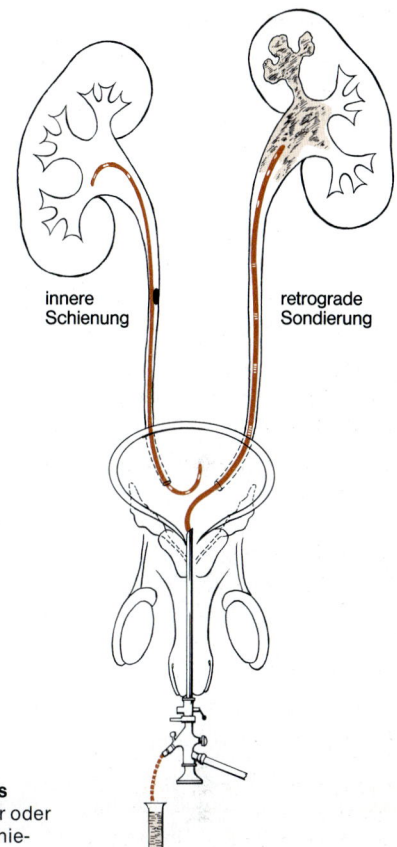

innere
Schienung

retrograde
Sondierung

Abb. 57 **Sondierung und Auffangen des**
Harns der linken Niere mit Ureterkatheter oder
retrograde Darstellung, rechts innere Schienung

Merke:

● **Die Endoskopie steht heute am Ende des urologischen Untersuchungs-**
ganges, wenn die vorausgegangenen Verfahren – Labordiagnostik,
Röntgendiagnostik – keine Klärung des Krankheitsbildes ermöglichen.

● **Die Endoskopie muß ebenso wie der Katheterismus als ein absolut steri-**
ler Eingriff durchgeführt werden.

● **Die routinemäßige Urethrozystoskopie, bei der unter Spülstrahldruck**
die Harnröhre schonend vor dem Endoskop erweitert wird, ermöglicht
die Beurteilung von Harnröhre und Blase im gleichen Arbeitsgang.

Aufgaben der Pflege

Instrumentelle Untersuchungen

Bei Eingriffen im Genitalbereich ist auf die Intimsphäre des Patienten besondere Rücksicht zu nehmen. Durch den täglichen Umgang und den routinemäßigen Ablauf der urologischen Arbeiten sind Ärzten, Schwestern und Pflegern im Laufe der Zeit die natürliche Scheu der Patienten vor Untersuchungen im Genitalbereich oft nicht mehr bewußt, so daß man von Zeit zu Zeit darauf aufmerksam machen muß.

Die Vorbereitung bei instrumentellen Eingriffen muß besonders gewissenhaft erfolgen. Die Patienten werden vom Arzt eingehend über die Art des Vorgehens informiert. Die Wiederholung des Hinweises, daß die Eingriffe zwar unangenehm, aber schmerzlos sind, dient der Beruhigung und fördert einen ruhigen Untersuchungsverlauf.

Zur Vorbereitung der Eingriffe ist eine Minderung der Bakterienzahl im Bereich des äußeren Genitales anzustreben. Einfachste Maßnahme ist die gründliche Anwendung von Wasser und Seife.

Die Anwendung von Polyvidon-Jod-Waschkonzentrat hat sich bewährt.

Darüber hinaus sollte das Genitale mit einer aseptischen Lösung (z. B. Polyvidon-Jod-Waschdesinfiziens-Lösung) desinfiziert werden. Die Oberschenkel sind in den Reinigungsvorgang mit einzubeziehen. Die Desinfektionswirkungen ergeben die bereits erwähnten PVD-Jod-Komplexe (Polyvidon-Jod, Betaisodona); Allergien sind selten (Abb. **58**).

Untersuchung bei der Frau

Vor der Untersuchung werden Schmuck, Schuhe, Kleider soweit wie nötig abgelegt. Der Arzt ist zu fragen, ob die Patientin mit voller oder leerer Blase untersucht werden soll. Bei der Gewinnung von Mittelstrahlurin muß die Patientin entsprechend informiert werden (S. 62f). Bei instrumentellen Untersuchungen sollte die Patientin abgedeckt, die Türen geschlossen und die Schwester anwesend sein: *Wahrung der Intimsphäre beachten!*
Im Rahmen der urologischen Untersuchungen ist ggf. auch eine Spekulumeinstellung der Scheide notwendig: entsprechende Spekula (schmal, breit) werden bereitgestellt. Das Spekulum wird mit Gleitmittel versorgt. Nach der Spekulumuntersuchung erfolgt in der Regel eine beidhändige Austastung des kleinen Beckens, ergänzt durch eine rektale Untersuchung. Im Anschluß an die Untersuchung muß das Gleitmittel vom Genitale entfernt werden.

Bei den hohen urologischen Untersuchungstischen erleichtert ein Fußbänkchen das Aufsteigen des Patienten, insbesondere bei älteren Menschen.

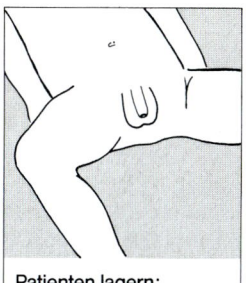

Patienten lagern:
Rückenlage, Knie leicht
angezogen und gespreizt

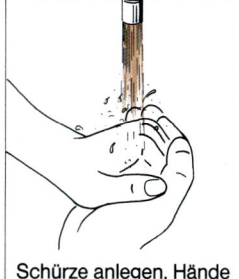

Schürze anlegen, Hände
waschen

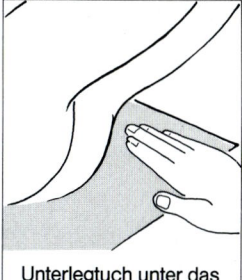

Unterlegtuch unter das
Gesäß des Patienten
schieben

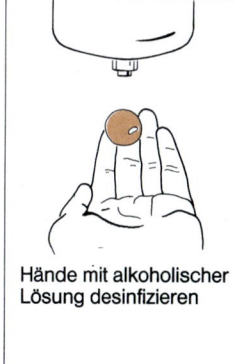

Hände mit alkoholischer
Lösung desinfizieren

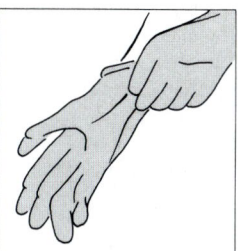

Handschuhe anziehen:
unsterile Hand greift
Innenseite des ersten,
steril behandschuhte
Hand die Außenseite des
zweiten Handschuhs

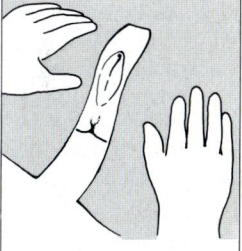

Genitalbereich mit
Schlitztuch abdecken:
Schlitztuchenden bein-
wärts anlegen

Abb. 58   **Vorbereitung zu instrumentellen Untersuchungen**

Merke:

- **Auch im Bereich der Stations- und Ambulanzarbeit hat, bei instrumentellen Eingriffen, eine chirurgische Händedesinfektion (5 Min. waschen)
vorauszugehen.**

- **Bei instrumentellen Untersuchungen ist die Wahrung der Asepsis
Grundvoraussetzung jedes Eingriffes.**

Untersuchung beim Mann

Bei der Untersuchung des Mannes ist es ebenfalls wichtig zu wissen, in welcher Reihenfolge die Untersuchung ablaufen soll. Der Patient ist über die jeweilige Harnuntersuchung, 2- oder 3-Gläser-Probe, entsprechend zu unterrichten (S. 62f). Der Arzt ist zu fragen, ob bei voller oder ob bei leerer Blase untersucht werden soll. Das Genitale ist vor der Untersuchung daraufhin anzusehen, ob eine vorherige Säuberung notwendig ist. Vor dem Auflegen des Patienten auf den Untersuchungstisch sollten die Türen geschlossen und nach dem Aufliegen der Patient entsprechend abgedeckt werden: *Wahrung der Intimsphäre!*

Bei der Untersuchung des Mannes ist häufig eine Prämedikation notwendig, um den unangenehmen Untersuchungsgang (Endoskopie) den Patienten nicht voll bewußt erleben zu lassen. Die Prämedikation muß mit dem Arzt zeitlich genau abgestimmt werden. Der Transport des Patienten hat liegend zu erfolgen. Die Versorgung der Harnröhre mit einem Betäubungsmittel bzw. Gleitmittel muß rechtzeitig erfolgen, damit eine ausreichende Einwirkungszeit gewährleistet ist. Bei besonders empfindlichen Patienten hat es sich bewährt, das Gleitmittel bzw. das lokale Betäubungsmittel (z. B. Instillagel) zweimal im Abstand von 5 Min. zu injizieren. Da die männliche Harnröhre bei der Entfaltung durchschnittlich 11 ml Flüssigkeit faßt, ist die Gleitmittelmenge danach abzustimmen.

Endoskopie

Endoskopische Eingriffe bei Männern werden zunehmend in regionaler oder allgemeiner Betäubung durchgeführt. Daher ist ebenso wie vor Operationen darauf zu achten, daß Schmuck, falsche Zähne usw. auf der Station verbleiben. Der Patient ist anzuhalten, das Genitale sorgfältig zu waschen. Intimhygiene ist leider immer noch keine Selbstverständlichkeit!

Der Patient wird in der Regel in Steinschnittlage auf dem Untersuchungstisch gelagert. Wichtig ist eine bequeme Lagerung zur Vermeidung von Thrombosen sowie eine Berücksichtigung von Behinderungen wie Arthrose usw.; Schaumgummiunterlagen und Kissen können die Lagerung des Patienten wesentlich erleichtern. Diese Maßnahmen sind auch für die Entspannung des Patienten besonders wichtig. Anschließend wird der Patient steril abgedeckt. Vor der Endoskopie muß die Blase entleert sein. Sterilwasser muß auf körpergerechte Temperaturen eingestellt werden (Irrigator vorher einmal ablaufen lassen!). Eine sog. innere Schienung wird heute bei Harnleiterabflußstörungen häufig angewandt (Abb. **59**). Der Eingriff ist sorgfältig vorzubereiten.

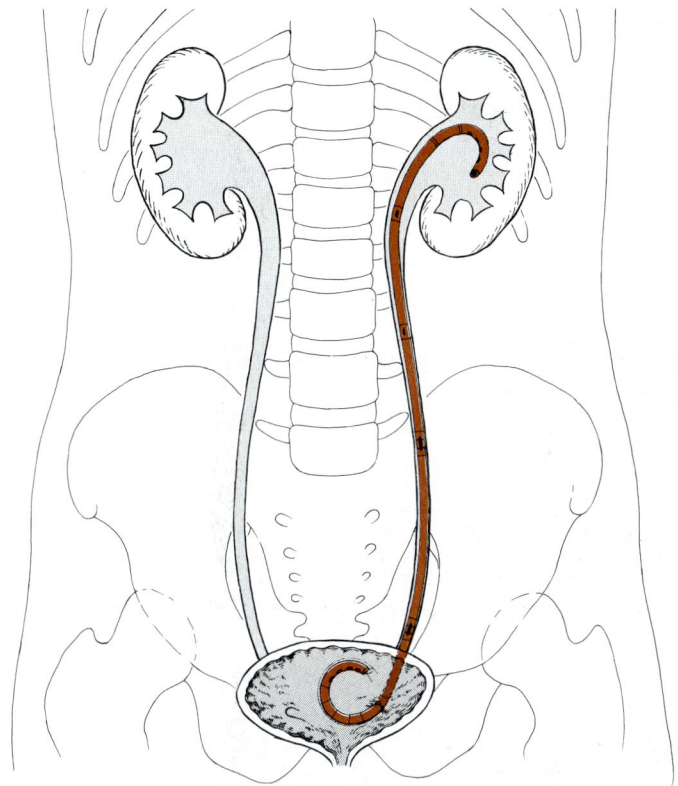

Abb. 59 **Innere Schienung:** Katheter überbrückt den Harnleiter zwischen Nierenbecken und Blase

Merke:

- **Die innere Schienung dient der Überbrückung von Harnleiterengen
  über kürzere oder längere Zeiträume.**

Innere Schienung

Zahlreiche Plastikkatheter wurden zur inneren Schienung des Harnleiters entwickelt. Das Instrumentarium ist in einem Set verpackt, muß aber für den Eingriff sorgfältig unter sterilen Bedingungen zusammengesetzt werden:

Das Set besteht aus dem Spezialkatheter (Pigtail), einem Seldinger-Draht, ein oder zwei Spezialklemmen und dem Schiebeschlauch (Abb. **60–62**).

Vorbereitung:

1. Katheter mit der großen, blasenseitigen Kurve voran auf den Seldinger-Draht aufschieben.
2. Katheter mit Hilfe der Klemme unter Spannung auf dem Seldinger-Draht fixieren.
3. Schiebeschlauch ebenfalls auf den Seldinger-Draht auffädeln und mit der 2. Klemme fixieren.

Ausführung:

1. Zystoskopie.
2. Katheter über den Instrumentierschlauch in das Zystoskop einführen.
3. Das Ostium wird sondiert und der Splint unter Durchleuchtungskontrolle bis in das Nierenbecken hochgeführt.
4. Seldinger-Draht zurückziehen und Splint mit Hilfe des Schiebeschlauches in die Blase versenken.

Ein versenkter Splint sollte in 3- bis 6wöchigen Abständen gewechselt werden. Bei Schmerzen, Fieber usw. muß der Patient sofort den Urologen aufsuchen. Bei der Miktion – durch den höheren Nierenbeckendruck – können Schmerzen oder Druckgefühl im Nierenlager auftreten.

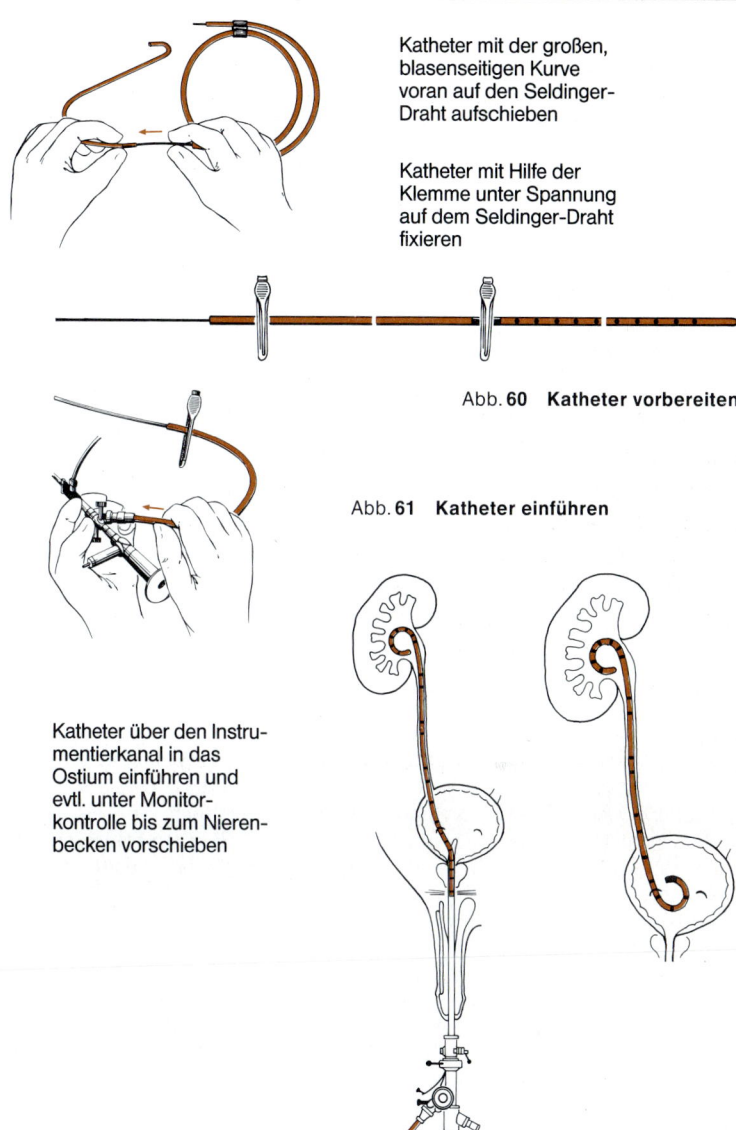

Katheter mit der großen, blasenseitigen Kurve voran auf den Seldinger-Draht aufschieben

Katheter mit Hilfe der Klemme unter Spannung auf dem Seldinger-Draht fixieren

Abb. 60   **Katheter vorbereiten**

Abb. 61   **Katheter einführen**

Katheter über den Instrumentierkanal in das Ostium einführen und evtl. unter Monitorkontrolle bis zum Nierenbecken vorschieben

Abb. 62   **Vorbereitung und Durchführung der inneren Schienung**

Katheterpflege

Bei Dauerkatheterträgern kommt es in der Regel nach etwa 3 Tagen zu einer aufsteigenden Infektion trotz sorgfältigster Katheterpflege. Bei richtiger Handhabung sollten aber bei kurze Zeit liegenden Dauerkathetern innerhalb von 2–3 Tagen keine Bakterien eintreten; auch bei länger liegenden Kathetern darf die Infektion nicht ausufern.

Das Harnableitungssystem bei Dauerkatheterträgern hat drei kritische Punkte (Abb. **63**):

1. die Eintrittsstelle des Katheters in die Harnröhre,
2. die Anschlußstelle des Katheters am Harnbeutel,
3. die Verbindungsstelle zwischen Beutel und Schlauch.

Im ersten Bereich ist eine sorgfältige Pflege des äußeren Genitales mit häufiger mechanischer Reinigung und Desinfektion notwendig. Vor dem Katheter sollte ein Tupfer geknotet werden, um Urethralsekret aufzufangen. Dieser Tupfer kann auch an der Innenseite mit Desinfektionsmittel benetzt werden. Er ist täglich – u. U. mehrmals – zu wechseln.

Eine zweite Infektionsmöglichkeit ergibt sich an der Verbindungsstelle zwischen Katheter und Ableitungssystem. Falls der Katheter abgestöpselt wird, muß für eine sterile Aufbewahrung des Katheterstöpsels gesorgt sein. Der Patient ist darauf aufmerksam zu machen, den Katheterstöpsel nur an dem Handstück anzufassen. Beim Abschalten des Beutels sollte auch das Anschlußstück des Schlauches durch eine sterile Kappe vor Verunreinigung geschützt werden.

Die dritte schwache Stelle des Ableitungssystems ist die Eintrittsstelle des Schlauches in den Beutel. Beutel mit Rückschlagventil sollten bevorzugt werden, damit ein Wiederaufsteigen von Harn in die Blase bzw. ein Wiederaufsteigen von Bakterien verhindert wird. Gelegentlich muß ein Dauerkatheter auf Durchgängigkeit überprüft werden, z. B. nach transurethralen Eingriffen. Die Zeiträume der Überprüfung sind vom Verstopfungsgrad abhängig. Ein bei einer Operation eingesetzter Katheter sollte durchschnittlich alle 15 Min. überprüft werden, bis die Schwester oder der Pfleger sich versichert hat, daß der Abfluß völlig frei ist. Bewährt hat sich die Ankoppelung an ein Y-Stück, mit dem intermittierend ohne Verwendung einer Spritze gespült werden kann. Besteht eine Blutung, so muß die Durchgängigkeit konstant überprüft werden. Eine reichliche Flüssigkeitszufuhr ist in diesen Fällen anzuraten. Gelegentlich bewährt sich eine osmotische Diurese. In Einzelfällen wird sich eine Spülung durch eine Blasenspritze nicht vermeiden lassen (Einmalspritze). Die Spülflüssigkeit sollte möglichst einem geschlossenen System entnommen werden. Für jeden Patienten muß ein steriles Set (Blasenspritze, Schale, Handschuhe, sterile Spüllösung) zur Verfügung stehen. Ein Katheter, der durch keine Blutung oder Gerinnsel verstopft wird, benötigt im allgemeinen keine Spülung.

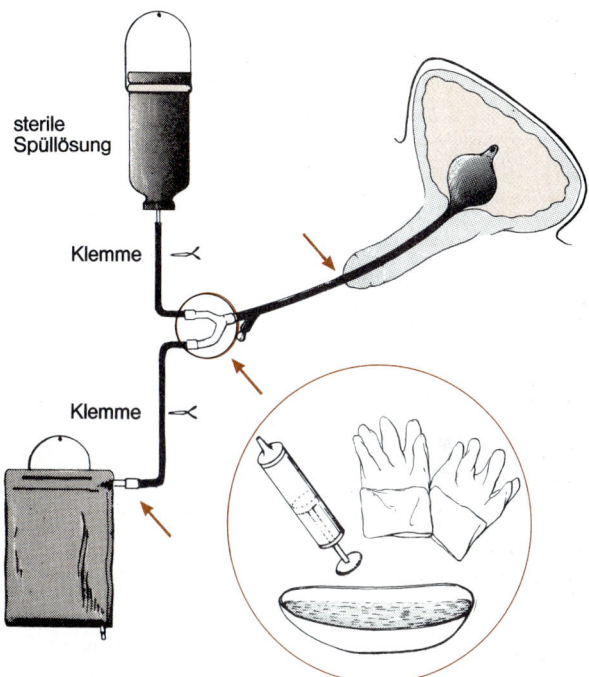

sterile
Spüllösung

Klemme

Klemme

Abb. 63 **Geschlossenes Spülsystem** mit dreiläufigem Katheter zur Dauerspülung oder Y-Zwischenstück zur intermittierenden Spülung bzw. Spülung mit der sterilen Spritze. Bei der intermittierenden Spülung wird der Zulauf- oder Ablaufschlauch wechselweise abgeklemmt

Es gibt keine halbe Asepsis!
Grundvoraussetzung jedes Eingriffs ist absolute Sterilität.
An die Wahrung der Intimsphäre des Patienten ist immer wieder zu denken.
Zur gewissenhaften Vorbereitung von Endoskopien und Röntgenuntersuchungen gehört die Frage nach dem letzten Stuhlgang und der letzten Regel.
Die Prämedikation ist zeitlich mit dem Arzt genau abzustimmen. Eine bequeme Lagerung (Schaumgummi) ist insbesondere für ältere Patienten, Querschnittsgelähmte und Behinderte unabdingbar. Bei den Spülsystemen ist ein geschlossenes System immer zu bevorzugen. Möglich ist eine Spülung über einen dreiläufigen Katheter zur Dauerspülung oder ein Y-Stück zur intermittierenden Spülung (Spülung von Zeit zu Zeit).

Allgemeinpflege in der Urologie

Die Pflege urologischer Patienten unterscheidet sich in verschiedenen Details von chirurgisch oder medizinisch zu versorgenden Patienten.

Durch das Überwiegen älterer Patienten, die vermehrt durch Herz-Kreislauf-Komplikationen gefährdet sind, die Ruhigstellung schlechter vertragen sowie postoperativ mit verschiedenen Drainagen versorgt werden müssen, ist der Aufwand der urologischen Pflege größer als in den anderen Bereichen. Die postoperative Intensivüberwachung ist in der Urologie sehr arbeitsintensiv und umfaßt einen größeren Patientenkreis als in anderen Fachbereichen (über 10% aller Patienten).

Bei arteriosklerotischen und infolge ihres Alters nicht voll orientierten Patienten ist die Grundpflege besonders wichtig.

Körperpflege

Die allgemeine Körperpflege ist auf urologischem Sektor von besonderer Bedeutung, da die Patienten häufig durch Drainagen oder Katheter an ihr Bett gefesselt sind und die Verschmutzungsgefahr größer ist als in anderen Pflegebereichen (Tab. **12**):

1. Waschen: Einmal täglich muß jeder Patient, der sich nicht selbst versorgen kann, vollständig gewaschen werden. Als Waschmittel sollte eine alkalifreie, hautschonende Waschlotion verwendet werden. Nur frische Handtücher und Lappen benutzen. Zur Reinigung des Genitales (s. unten) sowie des Afters gesonderte Waschlappen verwenden. *Einmalhandschuhe anziehen.* Hautfalten sind besonders zu pflegen, da hier ein Keimreservoir besteht.

2. Wäschewechsel: Die Wäsche wird am besten beim Waschen oder Wiegen gewechselt. Schmutzwäsche nur mit Handschuhen anfassen. Schmutzwäsche in den Wäscheabwurf, nicht auf den Fußboden.

3. Kopf- und Haarpflege: Eine Kopfwäsche sollte in zweiwöchigen Abständen durchgeführt werden. Im übrigen werden die Haare täglich gekämmt und gebürstet.

4. Mund-, Nasen- und Ohrenpflege: Bei beatmeten und bewußtlosen Patienten fehlen weitgehend der Sekretabtransport und die Selbstreinigung des Nasen-Rachen-Raumes. Bei offenstehendem Mund ist die Austrocknung der Schleimhäute und der Zungenoberfläche gegeben.

Tabelle **12** **Körperpflege/Betten** (nach Huber u. Mitarb.)

Vorbereitung:

Material:
- frische Bettwäsche, evtl. vorgefaltet
- Wäschesack
- Material zur Körperpflege des Patienten
- evtl. Schutzkittel und Maske

Umgebung:
- Durchzug vermeiden
- Schutz vor Zuschauern
- Zeitpunkt des Bettens sorgfältig planen, vor allem bei schwerkranken, schwachen Patienten

Durchführung:

Patient kann sich drehen:
- Patient dreht sich im Bett auf die Seite, welche für ihn angenehmer ist:
  Einen Unterschenkel des Patienten über den anderen legen in Richtung der zu drehenden Seite. Die Hilfsperson hält den Patienten an Schulter und Hüfte
- Hilfsperson bleibt an der Seite des Patienten, sie führt die Körperpflege an Rücken und Gesäß aus
- Patient zum tiefen Durchatmen anhalten, evtl. abklopfen

Patient kann sich hochheben:
- Patient sitzt im Bett auf, Hilfsperson hält ihn um die Schulter. Sie führt die Körperpflege an Rücken und Gesäß aus. Patient zum tiefen Durchatmen anhalten, evtl. abklopfen

Abschluß:
- Drainagen, Urinableitung, Infusionen u. a. wieder einrichten
- Nachttisch, Krankentisch je nach Wunsch des Patienten hinstellen
- Funktionskontrolle der Glocke
- Zimmer lüften
- Patient nach Wünschen fragen

Komplikationen:
- Schmerzen
- Überanstrengung
- Ausreißen von Ableitungen, Infusionen
- Wunderöffnung
- Sturz

Grobe Verschmutzungen sind immer sofort zu beseitigen.
Nach dem Waschen muß die Haut sorgfältig getrocknet werden.
Feucht gewordene Verbände müssen unabhängig von anderen Maßnahmen *sofort* erneuert werden.

Bei antibiotikabehandelten Patienten mit Resistenzschwäche tritt häufig ein Pilzbefall der Zunge und der Mundschleimhäute auf. Wegen dieser Gefahren muß regelmäßig Sekret aus dem Nasen-Rachen-Raum entfernt werden, der Mund und die Zungenschleimhaut mit Reinigungslösung oder Borglycerin regelmäßig gepflegt werden. Verwendung von Einmalabsaugkathetern, sterilen Tupfern und sterilen Reinigungslösungen sind hygienische Forderungen. Die Nase sollte ebenso wie die äußeren Gehörgänge gereinigt und mit glyzerinhaltigen Lösungen gepflegt werden. Bei Sauerstoffinsufflation wird dies für die Nase sogar häufiger nötig sein.

5. Hand- und Fußpflege: Bei Intensivpatienten ist durch die Ruhigstellung die natürliche Abstoßung der oberen Hornhautschichten an Händen und Füßen unterbrochen. Dadurch kommt es zu einem Schmutzreservoir, insbesondere durch lange Nägel, so daß der Hand- und Fußpflege besondere Aufmerksamkeit gilt.

6. Genitalhygiene: Der Genitalhygiene ist insbesondere bei Dauerkatheterträgern besondere Sorgfalt zu widmen. Tägliche Waschungen der Genitalregion sind notwendig; sie werden durch sanitäre Einrichtungen wie Sitzbadewannen usw. erleichtert. Im einzelnen muß bei besonders pflegebedürftigen und indolenten Patienten auch die Vorhaut zurückgestreift, der Sulcus coronaris gereinigt und das Skrotum nach der Reinigung gepudert werden. Das Hochlagern des Skrotums mit einem täglich erneuerten frischen Hodenbällchen beugt beim Mann einem Skrotalödem nach postoperativen Eingriffen im Genitalbereich bzw. Prostataeingriffen vor. Auf die Pflege des Afters ist ebenfalls zu achten (Hämorrhoidalsalbe), insbesondere natürlich bei Patienten mit Harnleiter-Darm-Umleitungen.

Mobilisierung

Bei älteren Patienten ist eine Aktivierung und körperliche Mobilisierung so früh wie möglich nach Operationen notwendig. Zur Embolie- und Thromboseprophylaxe haben sich das sorgsame Wickeln der Beine, eine frühzeitige Mobilisierung am ersten postoperativen Tag sowie eine entsprechende gymnastische Vorsorge (Atemübungen usw.) bewährt (s. S. 305 ff).

Verbandwechsel

Beim Verbandwechsel müssen Handschuhe getragen werden. Bei infizierten Wunden ist auf Schutz der Umgebung vor kontaminiertem Material zu achten. Aus den vielfältigen Drainagen in der Urologie kann Harn, aber auch Wundsekret austreten, so daß feuchte Verbände rechtzeitig zu wechseln sind. Die Bettwäsche ist durch Moltex- oder Zellstoffabdeckungen zu schützen. Bei Durchtränkung des Verbandes mit Urin muß der Arzt sofort benachrichtigt werden (Tab. **13**).

Tabelle **13   Verbandwechsel nach Operationen** (nach Huber u. Mitarb.)

Zweck:

- Wundinspektion: Farbe, Druckschmerz, Schwellung, Spannung, Überwärmung, Knistern
- Reinigung/Desinfektion der Wunde
- Kürzen/Entfernen von Drains
- Entfernen von Klammern/Fäden
- Zeitpunkt/Häufigkeit: auf ärztliche Verordnung. Bei aseptischen Wunden wird der Verband so lange wie möglich belassen (Verbandwechsel evtl. erst am 7. Tag).
- Zusätzliche Inspektion bei Schmerzen, Temperaturanstieg, starker Sekretion, Blutungszeichen

Vorbereitung:

Material:
- steriles Verbandmaterial und sterile Instrumente
- Desinfektionslösung, sterile Watteträger
- Benzin
- Abfallsack
- Heftpflaster, Schere
- Schale mit Desinfektionslösung für gebrauchte Instrumente

Patient:
- Information
- „Hände weg"
- bequeme Lagerung
- Schmerzmittel ½ Std. vor Verbandwechsel auf Verordnung

Richten des Materials:

- unsterile Fläche: Desinfektionsmittel und Benzin (offen), Heftpflaster, Schere, Schale mit Desinfektionsmittel für gebrauchte Instrumente, Abfallsack
- Händedesinfektion
- sterile Fläche: Verbandmaterial- und Instrumentenverpackung öffnen und z. B. auf Innenseite des Verpackungspapiers genügend notwendiges Material bereit-legen, Kompressen evtl. einschneiden

Durchführung:

- Patient abdecken
- Händedesinfektion
- mit Watteträger und Benzin Heftpflaster lösen
- Plastikhandschuhe anziehen
- Verband sorgfältig wegnehmen, beobachten, in Abfallsack werfen, Handschuhe ausziehen. Wenn der Verband klebt: z. B. mit NaCl 0,9% oder Wundbenzin lösen
- mit Watteträger und Desinfektionsmittel Wunde desinfizieren, Watteträger in Ab-fallsack werfen
- mit Pinzette neuen Verband auflegen, Pinzette in Schale für gebrauchte Instru-mente legen
- Verband mit Heftpflaster befestigen

Katheter und Drainagen

Katheter und Drainagen sind an sterile Einmalplastikbeutel anzuschließen. Wenn häufig Blasenspülungen zur Sicherheit der Durchgängigkeit erforderlich sind, sollte man den Katheter an ein steriles Y-Stück anschließen und eine intermittierende Dauerspülung mit einer Infusionsflasche durchführen (S. 89).

Suprapubische Blasendrainage

Eine wichtige Alternative zum transurethralen Verweilkatheter ist die suprapubische Blasendrainage (Tab. 14 u. 15). Mit ihr können verschiedene Infektprobleme umgangen werden. Zunächst können Läsionen der Harnröhre beim Katheterismus sowie eine Harnröhrenentzündung infolge Schleimhautirritationen und eine narbige Urethraeinengung gerade beim Mann als Folgekomplikation des Verweilkatheters vermieden werden. Der schwache Punkt der Asepsis, die mukopurulente Membran des Urethralschleims zwischen Katheter und Urethralwand, ist bei suprapubischer Blasendrainage nicht mehr vorhanden. Bei jeder Harndrainage, die prospektiv über 48 Std. erforderlich ist, sollte daher immer die perkutan angelegte suprapubische Blasendrainage diskutiert werden. Ein Drainagewechsel sollte alle 3 Wochen erfolgen. Zur kutanen Fixation hat die Industrie immer noch keine befriedigende Lösung anzubieten. Die Fixation des suprapubischen Katheters mit einem monofilen Faden während der ersten 8 Tage ist ein Notbehelf. Neue Entwicklungen sind Drainagen mit Ballonfixation in der Harnblase.

Wasserlassen nach Operationen

Nach urologischen Operationen und nach anderen operativen Eingriffen ist, besonders bei älteren Menschen, gelegentlich das Wasserlassen in der postoperativen Phase erschwert oder unmöglich. Aus Kenntnis dieser Tatsache heraus ist es nicht sinnvoll, dem Patienten einfach eine Bettflasche zu reichen mit dem Hinweis, er möge nun Wasser lassen. Man sollte dem Patienten einige Hilfen für diese ihm ungewohnte Situation geben: Da ein Teil der Patienten im Liegen kein Wasser lassen kann, sollte man den Kopfteil so weit wie möglich (unter Beurteilung der Kreislaufsituation) hochstellen. Dadurch erhöht sich der Druck im Bauchraum, das Wasserlassen wird erleichtert. Gleichzeitig sollte man für die nötige Ruhe sorgen, da auch durch entsprechende Unruhe das Wasserlassen gestört werden kann (Visiten, Besuche usw.). Sollte der Patient auch unter diesen Bedingungen kein Wasser lassen können, kann man ihn, falls es die Kreislaufsituation erlaubt, vor das Bett stellen, damit er versuchen kann, im Stehen Wasser zu lassen. Sollte diese Maßnahme nicht zum Erfolg führen, hat sich gelegentlich auch die Gabe von Doryl zur Unterstützung des Wasserlassens bewährt. Beim Auftreten eines Harnverhalts ist ein steriler Einmalkatheterismus notwendig.

Tabelle 14   **Suprapubische Blasendrainage**

Vorteile	Kontraindikationen
keine Schleimhautläsion der Urethra	unzureichend gefüllte Blase
keine sequentielle Urethrastriktur	Schrumpfblase
keine Urethritis	prävesikale oder suprasymphysäre
	Vernarbung
keine postinfektiöse Urethrastriktur	oder Verbrennungen
keine Epididymitis	Blasentumor
Vermeidung der Blaseninfektion	stärkere Makrohämaturie
Diagnostik, Restharn, Urethrogramm	Darmüberblähung
	Unterbauchtumor, Gravidität

Tabelle 15   **Blasenpunktion: Indikation und Vorbereitung**

Indikation:

Therapeutische Punktion:
- Entlastung bei Harnverhaltung als Alternative zum Einmalkatheterismus (Prostata-adenom, Urethrastriktur sowie bei erfolglosem Katheterismus)
- Injektion von Medikamenten
- nach Operationen im Genitalbereich

Diagnostische Punktion:
- Gewinnung von Blasenurin ohne Keimkontamination
- Injektion von Röntgenkontrastmitteln

Punktionsstelle: in Mittellinie, 2 cm oberhalb der Symphyse

Vorbereitung:

- Orientierung über Vorgehen
- Lagerung: bequeme Rückenlagerung, Oberkörper leicht angezogen, Kissen unter das Gesäß
- kein Wasserlassen vor Punktion (einige Stunden)
- bei wenig gefüllter Blase; evtl. zusätzlich Flüssigkeit trinken lassen oder zuführen, evtl. Diuretikumgabe
- bei starkem Harndrang Arzt benachrichtigen

Material:
- alles zur Rasur, alles zur Desinfektion, alles zur Lokalanästhesie vorbereiten
- Sterilgut: 20-ml-Spritze, 8–10 cm lange, feine Kanüle, Tupfer
- Laborröhrchen (Chemie, Bakteriologie, Zytologie), beschriftet
- evtl. Medikamente
- Auffanggeräte, Abfallsack, Verband

Infusionstherapie

Die Geschichte der Infusionstherapie ist abenteuerlich. Das Ziel, Heilstoffe jeglicher Art direkt in die Blutbahn einzubringen, wurde über Jahrtausende enthusiastisch verfolgt. Erste Berichte über Transfusionen sollen sich bereits in den Tempelschriften altägyptischer Dynastien finden.

Erst die revolutionierende Entdeckung des Blutkreislaufes durch den Londoner Arzt William Harvey im Jahre 1628 brachte die theoretischen Grundlagen für die Infusionstherapie. Damit war ein Meilenstein für das Infundieren von Blut und Lösungen gesetzt. Als schließlich Landerer 1886 über die erfolgreiche Behandlung eines Kreislaufschocks mit Kochsalzlösungen berichtete, war auch in der Chirurgie die Ära der Infusionsbehandlungen angebrochen.

Erst die moderne Technik und das Wissen über die Zusammensetzung und Funktion des Organs Blut und über die verschiedenen Regulationsmechanismen des Stoffwechsels schufen die Voraussetzungen für eine systematische und erfolgreiche Anwendung der Infusionstherapie.

Die Infusionstherapie ist bei Patienten mit urologischen Erkrankungen, nach Operationen und beim Nierenversagen von entscheidender Bedeutung. Grundlage jeglicher Berechnungen einer gezielten Infusionsbehandlung sind die genaue Kenntnis der „Ausfuhr": Harnausscheidung, Ausscheidung von Sekreten, Stuhlgang (Durchfall), Schwitzen usw.

Ein- und Ausfuhr müssen genau aneinander angepaßt werden (Bilanz!) (Abb. **64**).

Ziel der Infusionstherapie ist:

- der Ausgleich von Wasserverlusten,
- die Herstellung und Erhaltung normaler Salzzusammensetzungen,
- Normalisierung oder Erhaltung des Säure-Basen-Haushaltes,
- Deckung des Energie- und Eiweißbedarfes.

Weiter dienen Infusionslösungen als Transportmittel für die Zufuhr von Medikamenten.

Der Wasser- und Salzhaushalt des Körpers sind eng miteinander verknüpft. Eine Verminderung des Wasserbestandes führt zu einer Erhöhung der Salzkonzentration, ebenso wie eine Verminderung der Salzkonzentration zu einer Wasserverschiebung führen kann. Das Kochsalz bzw. das Natrium spielen in diesem Zusammenhang eine entscheidende Rolle. Für diese Verschiebungen im Flüssigkeitshaushalt ist die Kenntnis der verschiedenen Flüssigkeitsräume notwendig.

Die Grundlagen bilden die täglich gemessenen Ausscheidungsmengen von Urin, Körperdrainagen sowie die errechneten Flüssigkeitsverluste über die Haut und über die Lunge. Außerdem sind bei der Festlegung der täglichen Infusionsmengen die Verluste durch Erbrechen, Durchfälle oder andere krankhafte Ausscheidungen zu berücksichtigen. Zur genauen Beurteilung des Bedarfs gehören eine Reihe von Laboruntersuchungen, die bei einer länger dauernden Infusionstherapie regelmäßig durchgeführt werden. Vom Blut muß der Hb-Gehalt, die Erythrozytenzahl, der Hämatokritwert sowie auch die Eiweißkonzentration bekannt sein.

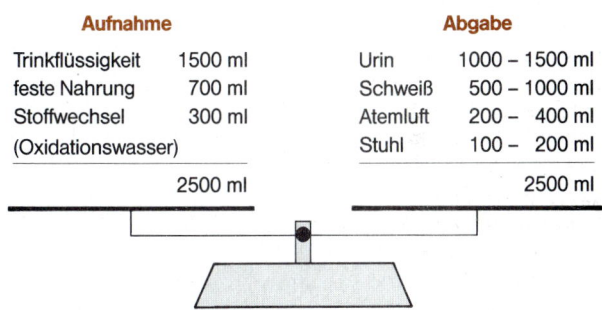

Aufnahme		Abgabe	
Trinkflüssigkeit	1500 ml	Urin	1000 – 1500 ml
feste Nahrung	700 ml	Schweiß	500 – 1000 ml
Stoffwechsel	300 ml	Atemluft	200 – 400 ml
(Oxidationswasser)		Stuhl	100 – 200 ml
	2500 ml		2500 ml

Abb. 64   **Wasserbilanz**

Mit einer unkontrollierten Infusionstherapie kann man einen Patienten nach Belieben „pökeln" (versalzen) oder „ersäufen" (überwässern) (Merz).

Merke:

● **Rasche Gewichtsverluste sind oft die Folge von Flüssigkeitsverlusten.**

● **Gewichtszunahmen unter Infusionstherapie lassen auf eine vermehrte Wassereinlagerung schließen.**

● **Durstgefühl, Hautturgor und Feuchtigkeit der Zungenoberfläche sind wichtige Hinweise über den Zustand des Patienten.**

● **Eine gezielte Therapie, die den Wasser- und Elektrolythaushalt ausgeglichen hält, erfordert eine ständige Laborkontrolle.**

Flüssigkeitsräume

Der menschliche Körper besteht ungefähr zu 60% aus Wasser. Dieses Gesamtkörperwasser findet sich in verschiedenen Räumen.

Man unterscheidet zwei Flüssigkeitsräume (Abb. **65**):

1. den Raum innerhalb der Körperzellen – Intrazellulärraum –, der etwa 40% des Körpergewichtes ausmacht;

2. den Raum außerhalb der Zellen – den sog. Extrazellulärraum –, er umfaßt 20% des Körpergewichtes.

Die extrazelluläre Flüssigkeit ist wiederum auf drei verschiedene Flüssigkeitsräume aufgeteilt.

Man unterscheidet hier:

a) die Flüssigkeit, die sich in den feinen Spalten zwischen den einzelnen Zellen befindet – interstitielle Flüssigkeit macht 14% des gesamten Körpergewichtes aus;

b) den sog. Intravasalraum, er umfaßt die in den Gefäßen befindliche Flüssigkeit, das Blutplasma. Diese Flüssigkeit macht 5% des gesamten Körpergewichtes aus, d. h. etwa 3,5 l;

c) die Verdauungssäfte, die Flüssigkeit im Gehirn und Rückenmark, das Augenkammerwasser und die Flüssigkeit in den Körperhöhlen bezeichnet man als transzelluläre Flüssigkeit (1%). Diese Flüssigkeit kann man bei der Aufstellung einer Infusionstherapie außer Betracht lassen.

Beim Essen und Trinken, also durch den Magen-Darm-Trakt, erfolgt u. a. die Aufnahme von Wasser und Salzen. Über das Gefäßsystem werden Wasser und Salze im ganzen Körper verteilt. Es kommt zu einem Austausch der Stoffe zwischen den Gefäßen und Zellen.

Folgende Regelsysteme dienen der Aufrechterhaltung des Gleichgewichtes im Wasser- und Elektrolythaushalt:

Mit Hilfe der Lunge, Haut und Nieren ist der Mensch in der Lage, ein strenges Gleichgewicht im Wasser- und Salzhaushalt aufrechtzuerhalten. Über die Lungen und über die Haut werden etwa 900 ml Wasser ausgeschieden. Die Niere übernimmt die Feinregulierung von Wasser und Salzen und stellt ein Gleichgewicht zwischen Zufuhr und Ausfuhr her (Abb. **66**).

Die tägliche Wasserausscheidung durch die Niere beträgt etwa 1500 ml. Fieber oder erhöhte Umgebungstemperatur steigern diese Werte erheblich.

Zur kompletten parenteralen Ernährung ist eine tägliche Flüssigkeitszufuhr von 2500–3000 ml bei einem Erwachsenen notwendig. Die Infusionsmenge kann aus dem Körpergewicht und der Körperoberfläche nach Tabellen ermittelt werden. Exakter ist jedoch die genaue Bilanzierung.

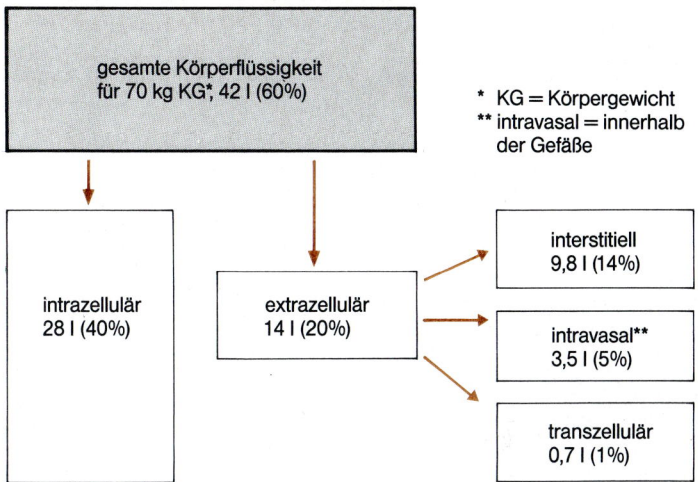

Abb. 65   **Verteilung der Flüssigkeitsräume** (nach Striebel)

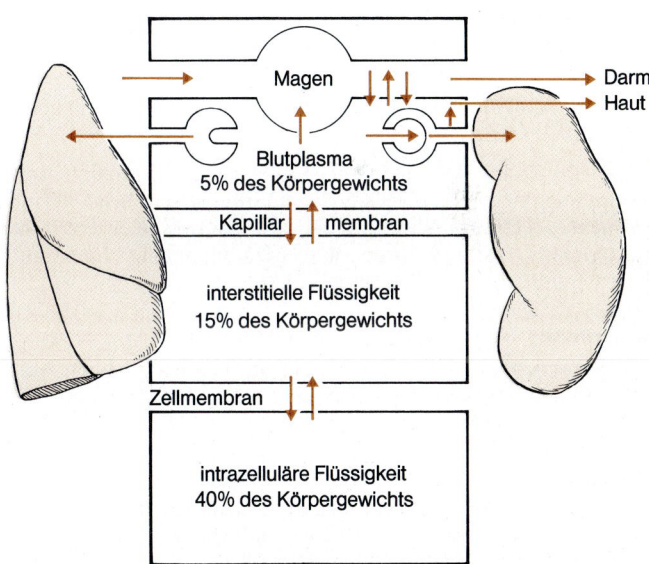

Abb. 66   **Regelsysteme zur Aufrechterhaltung des Gleichgewichts im Wasser- und Elektrolythaushalt** (nach Gamble)

Störungen im Kaliumhaushalt

Das Kalium ist vorwiegend in der Zelle vorhanden und übertrifft den außerhalb der Zelle vorliegenden Kaliumbestand, z. B. das Serumkalium, um das 25- bis 30fache.

Die Funktion des Kaliums ist die Beeinflussung der elektrischen Vorgänge an Nerv und Muskel. Ein Kaliumabfall führt zu einer Störung der Erregungsleitung und der Kontraktionsfähigkeit der Muskeln. Ein Kaliumanstieg behindert die sog. Repolarisation. Daneben spielt das Kalium beim Eiweißaufbau, bei der Kohlenhydratverwertung, bei der Aufrechterhaltung des Zellwassergehaltes und für die Aktivitäten der verschiedenen Enzyme eine Rolle (Abb. **67**).

Hypokaliämie – Kaliummangel

Bei erniedrigten Serumkaliumwerten liegt ein Verlust von Kalium in den Zellen vor, für dessen Ursache die in Tab.**16** genannten Veränderungen in Frage kommen.

Man unterscheidet Kaliumverluste, die nicht durch die Nieren hervorgerufen werden (z. B. Darmhautfisteln), und Verluste, die durch vermehrte Ausscheidung über die Nieren erfolgen, sowie Kaliummangelzustände durch verminderte Zufuhr.

Symptome

Beim Kaliumverlust sind die ersten Beschwerden Müdigkeit, Schwäche, Reizbarkeit sowie Parästhesien.

Beim Absinken des Serumkaliumspiegels unter 3,5 mmol (= mval) wird die Symptomatik typischer. Es finden sich Muskelschwäche, Herzinsuffizienz, vermehrte Harnausscheidung und Verlust der Konzentrationsfähigkeit. Postoperativ am wichtigsten ist die Darmlähmung: Ileus mit Erbrechen durch Tonusverlust der Darmmuskulatur.

Laborwerte

Das Serumkalium gibt zu Beginn der Störung noch keinen Aufschluß über das Ausmaß des Kaliummangels, erst später findet sich eine Erniedrigung des Kaliums im Serum.

Therapie

Bei leichten Fällen kann die Therapie zunächst oral erfolgen, wobei ein Überschuß durch eine intakte Niere sofort ausgeschieden wird:

Postoperativ und bei schweren Mangelzuständen muß Kalium parenteral verabreicht werden. Dabei ist eine rasche intravenöse Infusion zu vermeiden, da ein Herzkammerflimmern hervorgerufen werden kann.

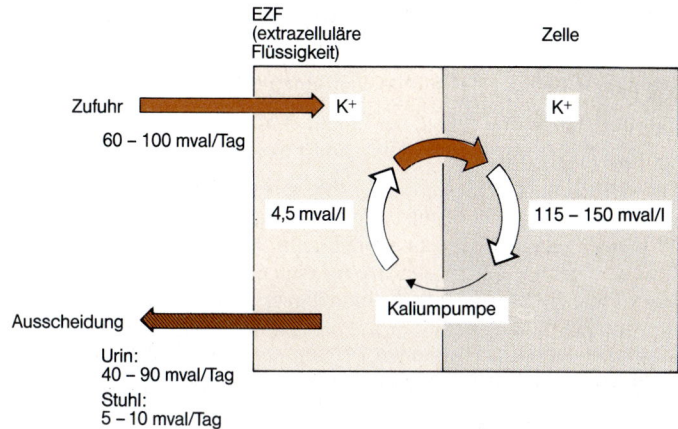

Abb. 67 **Zufuhr, Ausscheidung und Verteilung von Kalium im Organismus** (nach Krück)

Tabelle **16** **Ursachen und Folgen des Kaliummangels**

1. Kaliumverluste ohne Nierenbeteiligung:	– Erbrechen
	– Durchfall
	– Ileus
	– Fisteldrainagen (Galle, Pankreas, Dünndarm)
	– Verbrennungen
2. Kaliumverluste durch die Nieren:	– chronische Nephritis oder Pyelonephritis mit Polyurie
	– Cushing-Syndrom
	– Conn-Syndrom (Hyperaldosteronismus)
	– Leberzirrhose, Coma hepaticum
	– postoperativ
	– Röntgenbestrahlungen
	– ACTH, Steroide, Diuretika, übermäßige Zufuhr kaliumfreier Lösungen
3. Verminderte Kaliumzufuhr:	– Anorexia nervosa, Unterernährung

Merke:

● **Bei postoperativer Darmatonie – Ileus, Erbrechen – ist eine Hypokaliämie durch Bestimmung des Kaliums im Serum auszuschließen.**

● **Bei Nierenversagen immer Serumkaliumspiegel kontrollieren.**

Der Kaliumgehalt von 1 l Apfelsaft beträgt 25 mmol (= mval), von 1 l Orangensaft 50 mmol (= mval), Kalinor-Brausetabletten enthalten 13,4 mmol (= mval) Kalium. Ebenso enthält Trockenobst relativ viel Kalium und insbesondere Fleischbrühe.

Hyperkaliämie – Überschuß von Kalium

Der Anstieg des Kaliums im Serum kann im Gegensatz zum schleichenden Krankheitsbild des Kaliummangels einen dramatischen Verlauf nehmen.

Eine Hyperkaliämie liegt bei einem Anstieg des Serumkaliumwertes auf 5,4 mmol/l (= mval/l) vor. Ursache ist in erster Linie ein Nierenversagen.

Bei der chronischen Niereninsuffizienz tritt die Ausscheidungsminderung für Kalium oft erst im Endstadium ein. Bei akutem Nierenversagen kommt es jedoch gelegentlich sehr schnell zum Anstieg der Serumkaliumkonzentration. Dabei entsteht gleichzeitig eine Säuerung des Organismus (metabolische Azidose), die eine Kaliumabgabe aus den Zellen weiter steigert.

Gefährliche Hyperkaliämien können auch durch allzu schnelle Infusionen mit kaliumhaltigen Lösungen auftreten und bei Transfusionen älterer Blutkonserven.

Symptome

Bei leichteren Kaliumerhöhungen treten uncharakteristische Mißempfindungen an der Haut (Parästhesien), abnormer Mundgeschmack, Abneigungen gegen Rauchwaren, Müdigkeit und Schwäche auf.

Bei Kaliumwerten über 7,5 mmol/l (= mval/l) stellen sich Atemlähmungen und Lähmungen der Extremitäten ein.

Noch gefährlicher sind die Herzrhythmusstörungen, die bei Kaliumwerten von 7–12 mmol/l (= mval/l) mit einem Herzstillstand enden können (Abb. **68**).

Diagnostik

Die Diagnostik stützt sich auf die Bestimmung der Serumkaliumkonzentration und auf das EKG.

Therapie

Therapeutisch muß die Kaliumzufuhr sofort unterbrochen werden. Medikamentös bindet der Ionenaustauscher Resonium A, Sorbistent das Kalium im Darmlumen. Gaben von Ionenaustauschern oral oder als Einlauf unterbinden eine weitere Kaliumresorption. Durch Glukoseinfusionen mit oder ohne Insulin wird Kalium zum Glukoseaufbau in der Zelle festgehalten und somit der Kaliumspiegel gesenkt.

Bei unbeeinflußbarer Hyperkaliämie ist u. U. auch die Indikation zur Dialyse gegeben.

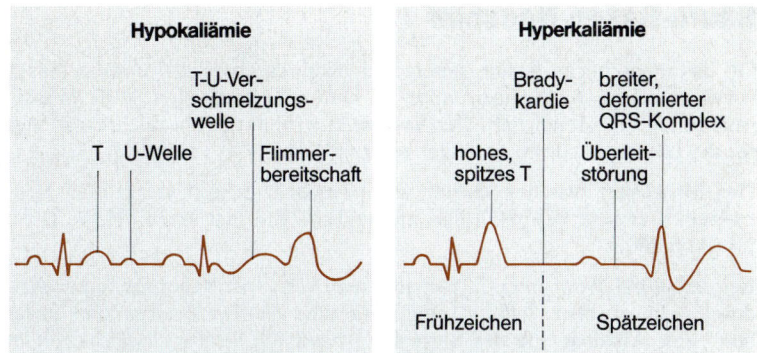

Abb. 68   **EKG-Veränderungen bei Hypokaliämie und Hyperkaliämie**

Symptome des Kaliumüberschusses:

Neurologische Symptome: bei bewußtseinsklaren Patienten Kribbeln und ein Taubheitsgefühl um Mundpartie, Lippen und Zunge sowie Finger und Zehen; Abschwächung und Erlöschen der Eigenreflexe.

Kardiale Zeichen: EKG-Veränderungen, Arrhythmien, Hypotonie, Bradykardie.

Merke:

● **Das Kaliumdefizit bzw. der Kaliumüberschuß errechnet sich nach der Formel:**

k_{Ist}-K_{Soll} × 0,6 × kg KG

● **Praktischer Hinweis: Der Kaliumersatz sollte nur maximal 20 mmol Kalium/Std. erfolgen. Die Infusion bei kaliumhaltigen Lösungen muß immer über den Kavakatheter erfolgen, am besten mit Hilfe eines Perfursors. Bei peripherer Kaliumsubstitution ist immer mit Thrombophlebitis und Thrombose zu rechnen. Bei versehentlicher paravasaler Injektion kann es zu einer Nekrosebildung kommen.**

Säure-Basen-Haushalt

Ob das menschliche Serum sauer oder alkalisch (basisch) reagiert, hängt vorwiegend von der Konzentration an sauren Bestandteilen (z. B. Wasserstoff-Ionen $-H^+$-Ionen) ab. Der Säurewert wird mit pH bezeichnet; je saurer die Lösung ist, desto niedriger ist der pH-Wert.

Den Mittelwert zwischen saurem und basischem Bereich nennt man Neutralpunkt, er liegt bei pH 7. Das menschliche Blut hat einen pH-Wert von 7,4 (Abb. **69**).

Bei einem pH-Wert unter 7,35 spricht man von einer Säuerung, einer Azidose; liegt er über 7,45 ist eine alkalische Stoffwechselreaktion gegeben – eine Alkalose. Für den normalen Ablauf von Stoffwechselreaktion im Organismus ist es wichtig, daß der pH-Wert zwischen 7,35 und 7,45 liegt.

Der Säure-Basen-Haushalt wird vom Körper konstant im Gleichgewicht gehalten. Komplizierte Regelsysteme sorgen für den Ausgleich von Veränderungen.

Stoffwechselentgleisungen nennt man metabolische Störungen (metabolische Azidose oder metabolische Alkalose). Atmungsbedingte Veränderungen, z. B. durch Beeinträchtigung der Lungenfunktion, heißen respiratorische Störungen (respiratorische Azidose oder respiratorische Alkalose).

Prüfungen und Verlaufsüberwachungen des Säure-Basen-Haushaltes ist für Patienten mit urologischen Grundleiden von besonderer Bedeutung, da bei akutem und chronischem Nierenversagen, bei Risikoeingriffen oder nach Operationen an Einzelnieren die Patienten durch Störungen des Säure-Basen-Haushaltes erheblich gefährdet sind. Die Aufrechterhaltung dieses Gleichgewichtes im Körper ist eine schwierige Aufgabe, denn bereits unter normalen Bedingungen ist der Säure-Basen-Haushalt ständig von der sauren Seite her bedroht.

Azidosen – Säuerung des Organismus

In der Urologie sieht man fast ausschließlich metabolische Azidosen infolge Nierenversagens, so daß nur diese hier behandelt werden. Bei Erkrankungen, Operationen und größeren Verletzungen kommt es gelegentlich zur Azidose, wenn sich im Körper zu viel saure Stoffwechselprodukte, d. h. zu viel Wasserstoff-Ionen, ansammeln (metabolische Azidose).

Symptome

Die typischen Azidosesymptome sind Müdigkeit, Appetitlosigkeit, Schwindel sowie eine beträchtliche Atemdyspnoe. Bei einer akuten Azidose treten schon früh derartige Symptome auf. Bei der chronischen Azidose erst bei längerem Bestehen.

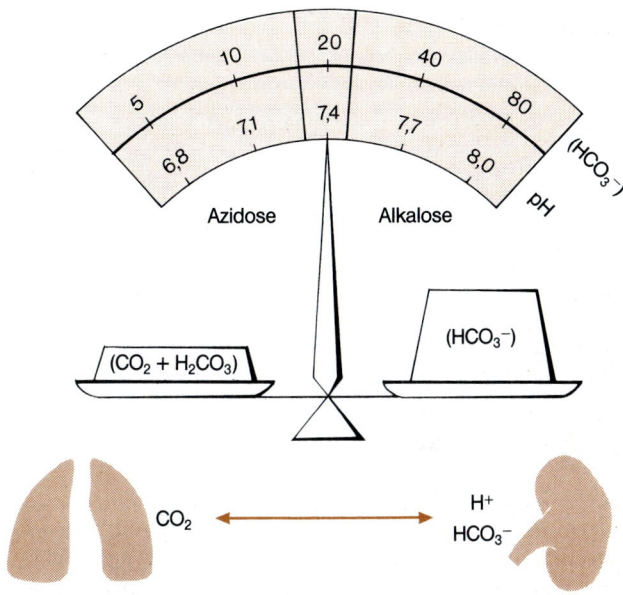

Abb. 69 Regulation des Säure-Basen-Haushaltes

Wasser-, Elektrolyt- und Säure-Basen-Haushalt gehören einschließlich der Nierenfunktion neben Atmung und Herz-Kreislauf-System zu den vitalen Funktionen. Während Störungen im Bereich der Atmung und des Kreislaufes sofort auffällig sind, entstehen Störungen im Wasser-, Elektrolyt- und Säure-Basen-Haushalt häufiger als Zweitkrankheit und sind öfter chronisch; z. B. kann es bei einer fieberhaften Erkrankung zu einem vermehrten Verlust von Wasser und Elektrolyten kommen. Wird in der Behandlung der Flüssigkeitshaushalt nicht berücksichtigt, kann der Krankheitsverlauf ungünstig beeinflußt werden. Auf eine ausreichende geeignete Flüssigkeitssubstitution ist besonders bei Kleinkindern und alten Menschen (mangelndes Durstgefühl) zu achten.

Therapie

Leichtere Grade metabolisch bedingter Azidosen können zunächst durch eine eiweißarme Kost behandelt werden.

Bei stärkerer Azidose, insbesondere nach Operationen, müssen dem Körper genügend Puffersubstanzen zur Verfügung gestellt werden, um überschüssige Wasserstoff-Ionen abzufangen. Hier hat sich die gezielte Infusion von Bikarbonat bewährt.

Eine Sonderform der metabolischen Azidose ist die hyperchlorämische Azidose nach Einpflanzung der Ureteren in den Dickdarm (Abb. **70**).

Wenn der Allgemeinzustand des Patienten einen sofortigen Ausgleich der Azidose erfordert, erfolgt die Verabreichung von Puffersubstanzen wie Natriumbikarbonat intravenös. Die Bedarfsrechnung an Natriumbikarbonat orientiert sich am sog. negativen Basenüberschuß (Tab. **17**).

Parenterale Ernährung

Neben dem Elektrolythaushalt und dem Säure-Basen-Haushalt muß auch zur Aufrechterhaltung biologischer Vorgänge eine vollwertige Ernährung erfolgen. Indikationen zur parenteralen Ernährung sind in der Urologie selten, müssen aber trotzdem berücksichtigt werden. Dabei werden neben Wasser und Salzen auch Aminosäuren als Bausteine einer Proteinsynthese (Wundenheilung, Aufbau von Enzymen) zugeführt. Für den Stoffwechsel notwendige Energieträger lassen sich in Form von Kohlenhydraten (Glukose, Zuckeraustauschstoffe) sowie bei langfristiger parenteraler Ernährung auch als Fett zuführen.

Bei einer kurzfristigen parenteralen Ernährung (Dauer bis zu 4 Tagen) werden niedrig konzentrierte Aminosäurelösungen (Minimaldiät) in Kombination mit Kohlenhydraten als Energieträger verwendet. Diese allerdings unvollständige parenterale Ernährung stärkt die postoperativ geschwächten Abwehrfunktionen des Körpers und verbessert die Rekonvaleszenz. Die Zufuhr dieser Lösungen kann noch über periphere Venen erfolgen!

Bei einer hochkalorischen Versorgung im Rahmen einer kompletten parenteralen Ernährung, z. B. bei Intensivpatienten, kommen hochprozentige Aminosäurelösungen (50 oder 100 g/l bzw. 5- oder 10%ig) und Kohlenhydratlösungen zum Einsatz. Dabei werden häufig Kohlenhydratmischlösungen aus Glukose, Lävulose, Fruktose und Xylit eingesetzt. Beim Einsatz dieser Infusionslösungen müssen zentralvenöse Zugänge (V. subclavia, V. jugularis interna usw.) und entsprechende Katheter verwendet werden, um eine Schädigung der Gefäßwände durch die hohen Konzentrationen (Osmolarität) der zugeführten Stoffe zu vermeiden.

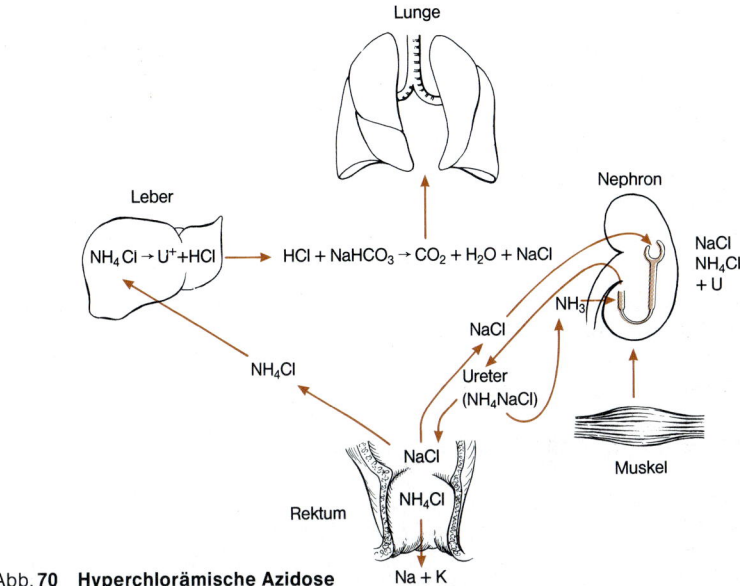

Abb. 70 **Hyperchlorämische Azidose**

Bei der Umleitung von Harn in den Dickdarm werden Ammonium und Kochsalz im Darm resorbiert. Ammoniumchlorid wird in der Leber zu Harnstoff abgebaut. Dadurch wird Salzsäure frei, welche die Alkalireserve verbraucht. Gleichzeitig entsteht überschüssiges Kochsalz.

Tabelle 17 **Berechnung des Basenbedarfs**

Im allgemeinen wird man den Basenbedarf über den negativen Basenüberschuß (nach der ASTRUP-Methode) berechnen:

Basenbedarf nach mmol (= mval) = negativer Basenüberschuß × kg × 0,3

Beispiel:
Negativer Basenüberschuß bei einem Patienten mit 80 kg = 9

$$\text{Basenbedarf} = \frac{9 \times 80}{3} = 240 \text{ mmol Natriumkarbonat}$$

Merke:

- **Exakt einzuhalten ist die angegebene Infusionsgeschwindigkeit, da sonst unerwünschte Nebenwirkungen beim Patienten und eine ungenügende Verwertung im Organismus zu erwarten sind. Eine optimale Verwertung der zugeführten Nährstoffe erreicht man dadurch, daß Aminosäuren und Energieträger (z. B. Glukose) zusammen infundiert werden.**

- **Akut eingetretene Störungen müssen schnell, chronische Störungen langsam korrigiert werden.**

Aufgaben der Pflege

Infusionstherapie

Entgleisungen im Wasser-, Salz- und Säure-Basen-Haushalt können ebenso das Leben des Patienten bedrohen wie Störungen der Atmung oder von seiten des Herzens und des Kreislaufs. Während z. B. ein Kreislaufversagen sofort auffällig ist, entstehen Veränderungen im Wasser- und Elektrolyt- sowie im Säure-Basen-Haushalt häufig langsam, unauffällig und sozusagen als Zweitkrankheit.

Beispiel: Bei einer fieberhaften Erkrankung kann es zu einem vermehrten Verlust von Wasser und Salzen (Schweiß u. a.) kommen. Wird im Verlauf der Behandlung der Flüssigkeitshaushalt nicht berücksichtigt, kann der Krankheitsverlauf ungünstig beeinflußt werden.

Alte Menschen und Kleinkinder weisen gelegentlich ein mangelndes Durstgefühl auf, bei diesen Patienten ist eine ausreichende Flüssigkeitszufuhr besonders wichtig. Da Störungen im Bereich des Wasser- und Salzhaushaltes – im Gegensatz z. B. zu den Herz-Kreislauf-Störungen – wie schon gesagt nicht augenfällig sind, sollte man gerade bei urologischen Patienten an diese Veränderungen denken und Störungen mit Hilfe einer Suchliste – Check-Liste – aufdecken (Tab. 18).

Werden Abweichungen im Wasser-, Elektrolyt- oder Säure-Basen-Haushalt vermutet, kommt der Diagnostik des Labors eine zentrale Bedeutung zu. Bei der Behandlung sei auf die allgemein gültige Regel verwiesen:

Eine sorgfältige Überprüfung der gesamten Ein- und Ausfuhr ist zur Behandlung der genannten Störungen von entscheidender Bedeutung. Ohne die Grundlage dieser Messungen kann keine gezielte Behandlung erfolgen.

Eine sorgfältige Infusionstherapie bewahrt die Patienten vor gefährlicher Austrocknung, die notwendigen Salze werden ersetzt, der Säure-Basen-Haushalt ausgeglichen.

Bei der Infusionstherapie sind folgende Richtlinien zu beachten:

1. Die Infusion muß unmittelbar vor dem Anlegen vorbereitet werden. Längeres Stehenlassen kann zu einer bakteriellen Verunreinigung führen. Fieber und Schüttelfrost während der Infusion kann die Folge sein (Abb. **71**).

2. Das Flaschenetikett mit der vom Arzt verordneten Lösung ist zu vergleichen. Die Infusion ist auf Verunreinigungen, insbesondere bei Zusatz von Medikamenten, Schwebeteilchen und Farbveränderungen zu prüfen.

Tabelle **18** **Suchliste zur Feststellung von Wasser- und Salzhaushaltsstörungen**

1. Flüssigkeitsverluste	ja	nein
Symptome:		
– starker Durst	☐	☐
– Haut in Falten abhebbar	☐	☐
– geringe Urinausscheidung	☐	☐
2. Besondere Wasser- und Elektrolytverluste	ja	nein
Ursachen:		
– hohes Fieber	☐	☐
– Schwitzen	☐	☐
– Katheterentlastung (nach Harnverhalt)	☐	☐
– Magenstenose	☐	☐
– Darmfistel	☐	☐
3. Unzureichende Flüssigkeitszufuhr	ja	nein

Merke:

● **Akut eingetretene Störungen müssen schnell, chronische Störungen langsam korrigiert werden.**

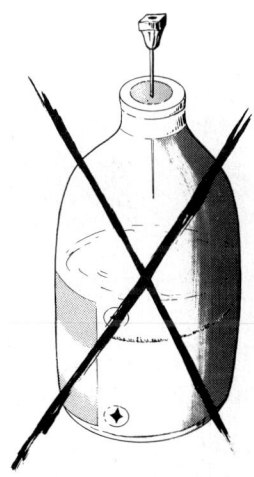

Abb. **71 Flaschen, die mit einer Kanüle angestochen sind, sind so bald wie möglich wegzuwerfen:** Man hat keine Kontrolle darüber, wie lange eine derartige Flasche schon in Gebrauch ist und wofür sie verwendet wurde. Besonders gefährlich kann es sein, wenn diese Flüssigkeit intravenös angewandt wird. Aber auch für Blasenspülungen ist eine unsterile Flüssigkeit nicht zu verwenden.

3. Zum Zeitpunkt des Anlegens sollte die Infusionslösung Raumtemperatur haben.

4. Die Injektionskanüle ist entsprechend der Einlaufgeschwindigkeit zu wählen: Müssen größere Mengen infundiert werden, muß der Durchmesser groß genug sein.

5. Ausführung der Venenpunktion und Anlegen der Infusion ist Aufgabe des Arztes.

6. Die Bewegungsfreiheit des Patienten ist am besten gewährleistet, wenn die Infusion an einer Vene des Unterarmes angelegt wird.

Auf folgende Störungen, die ein richtiges Eintropfen der Infusion verhindern, ist besonders zu achten: Anschwellen des Gewebes in der Umgebung der Einstichstelle, Abwinkelung oder Stauung des Armes, Abknickung des Entlüftungsschlauches.

Spritzen, in denen Medikamente aufgezogen sind, finden sich oft auf Intensivstationen. Dabei kann es sich um Medikamente handeln, die der Patient im Laufe des Tages oder der Nacht bei Bedarf bekommt. Ein derartiges Bereitstellen von Spritzen ist jedoch abzulehnen, da es Verunreinigungen begünstigt. Infusionsflaschen, die angestochen wurden, sind ebenfalls zu verwerfen, da die Sterilität gefährdet wird.

Alle 24 Std. sind die Infusionssysteme zu wechseln.

Besonders wichtig ist ein zweimal täglicher steriler Verbandwechsel im Bereich der Dauerkanüle mit Inspektion der Einstichstelle. Nicht selten sind diese Kanülen durch häufiges Wechseln der Infusionen, durch Einspritzen von Medikamenten und Blutentnahmen infolge eingetrocknetem Blut usw. ungepflegt. Folge einer mangelhaften Pflege kann eine Thrombophlebitis der punktierten Vene mit entsprechender Hautreizung sein. Die Kanülen sind – falls keine Infusion erfolgt – steril abzudecken (Abb. **72**).

Die Pflege zentraler Katheter (V. subclavia, V. saphena usw.) ist noch gewissenhafter und sorgfältiger vorzunehmen. Nach dem Legen eines Subklaviakatheters ist es unerläßlich, eine Lungenaufnahme anzufertigen, um die richtige Position des Venenkatheters erkennen zu können und ggf. sie zu korrigieren. Hinsichtlich der Tropfgeschwindigkeit gelten folgende Merkdaten:

Pro Millimeter werden ca. 20 Tropfen gezählt. Die Regeleinlaufgeschwindigkeit beträgt 40–60 Tropfen/Min. Dies ergibt eine Einlaufzeit von 5 bis 8 Std./l. Ist die Tropfgeschwindigkeit zu schnell, kann es zu Kreislaufbeschwerden bis hin zum Lungenödem kommen, genauer sind Infusionspumpen (Abb. **73**).

Die Beobachtung des Allgemeinzustandes während der Operation ist erforderlich, allergische Reaktionen sind zu beachten. Bei Verdacht auf Störungen muß die Infusion sofort abgebrochen und der Arzt informiert werden.

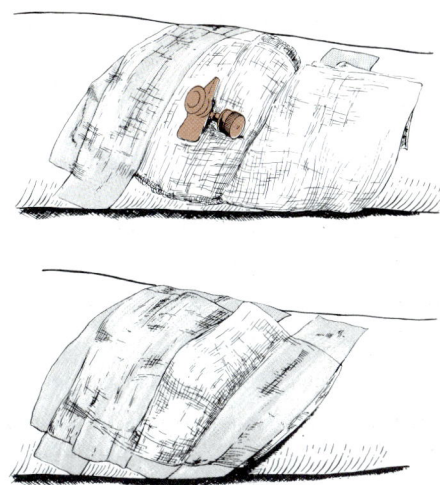

Abb. 72   **Punktionsdauerkanülen müssen steril abgedeckt werden**

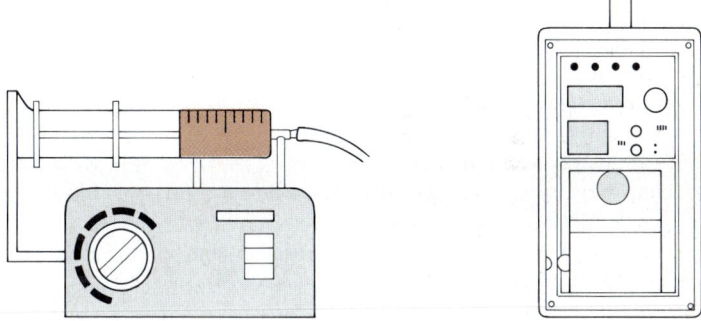

Abb. 73   **Infusionspumpen und Spritzenpumpen**

Basisbedarf von Flüssigkeiten

Normalbedarf

Zur Deckung des Flüssigkeitsbedarfes unter Normalbedingungen beträgt der tägliche Bedarf an Salzen:

Natrium 150 mmol (= mval), Kalium 70 mmol (= mval), Wasser ca. 2 l.

Wasser- und Elektrolythaushalt beim operierten Patienten

Nach einer Operation erhöht sich der Flüssigkeitsbedarf erheblich, da vor der Operation eine unzureichende Flüssigkeitszufuhr erfolgt ist und bei der Operation zusätzlich verlorengeht. Es besteht daher ein zusätzlicher Bedarf an Flüssigkeit und Salzen.

Dieser „korrigierte Basisbedarf" beträgt pro Tag:

Natrium etwa 300 mmol (= mval), Kalium etwa 60 mmol (= mval), Wasser etwa 3 l.

Fieber, Drainagen, Magensonden und andere Flüssigkeitsverluste müssen noch *zusätzlich* mit einbezogen werden.

Der postoperative Flüssigkeitsersatz läßt sich unter bestimmten Bedingungen schematisieren:

1. Diagnostische und kleinere urologische Eingriffe, die einen kurzen Nahrungsverlust erfordern, lassen sich mit einer Infusionslösung decken, die den Basisbedarf an Wasser und Salzen enthält.

   Bei komplikationslosem postoperativen Verlauf erübrigt sich eine Laborkontrolle der Serumelektrolytwerte. Es werden etwa 3 × 1000 ml einer Basislösung verabfolgt.

   Der Zusatz von Fruktose, Sorbit und Xylit in 5%iger Konzentration kann wegen der guten postoperativen Verwertung zumindest in geringem Umfang Energie anbieten.

   Die Dosis beträgt bei regelrechter Ausgangslage und bei Fehlen zusätzlicher Verluste 40 ml/kg KG und Tag (Abb. **74**).

Bilanz

Zu einem festgelegten Zeitpunkt (meist morgens 6 Uhr) wird bilanziert. Zur *Einfuhr* zählen:

– parenterale Zufuhr (Infusionen, Plasmalösungen, Medikamente).
– Oxidationswasser (im Körper entsteht bei der Verbrennung von Energieträgern neben Energie und CO_2 auch Wasser),
– enterale Zufuhr (Nahrungsaufnahme auf oralem Weg, soweit vorhanden).

Zur *Ausfuhr* zählen: Urin, Stuhl, Drainageverluste, Magensaft, Schweiß, Exsudate und Transsudate aus Wunden und Körperhöhlen. Bei kritisch kranken Patienten, insbesondere bei Patienten, die niereninsuffizient sind und einer Dialyse oder einer Ultrafiltration unterzogen werden müssen, sind Zwischenbilanzen zu erstellen.

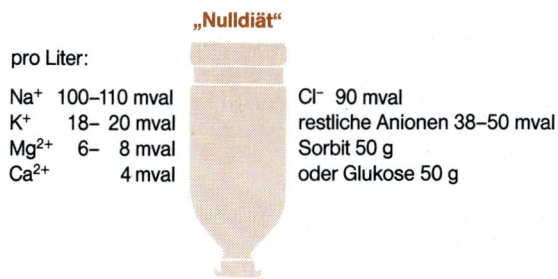

„Nulldiät"

pro Liter:

Na$^+$	100–110 mval	Cl$^-$	90 mval
K$^+$	18– 20 mval	restliche Anionen	38–50 mval
Mg^{2+}	6– 8 mval	Sorbit 50 g	
Ca^{2+}	4 mval	oder Glukose 50 g	

40 ml/kg KG für 1–2 Tage

Nahrungsentzug (Tage)	OP-Art
1 – 2	Zirkumzision
	Orchiektomie
	Palomo
	TUR
	Orchidopexie
	Urethrozystoskopie
	Meatotomie

Abb. 74 **Postoperative Flüssigkeitssubstitution: „Nulldiät".** Wasser- und Elektrolytersatz

2. Eine gezieltere Infusionstherapie ist notwendig, wenn mittelgroße Eingriffe vorgenommen wurden, bei denen eine normale Ernährung über 2 Tage hinaus fehlt. Unter diesen Bedingungen müssen neben dem Wasser- und Salzzusatz Aminosäuren und Kohlenhydrate in ausreichender Menge ersetzt werden.

Die dazu erforderlichen hypertonen Lösungen (über 1000 mmol/l [= mosm/l]) müßten wegen der Venenreizung über einen Kavakatheter zugeführt werden. Dieses Vorgehen verbietet sich aber wegen möglicher Komplikationen als Routinemaßnahme. Aus diesem Grunde sollten Patienten, die sich in einem ausreichenden Allgemeinzustand befinden und deren Erholungszeit absehbar ist, ein Angebot an Stickstoff und Energie im Sinne einer „Minimaldiät" erhalten. Bei einer Infusionsmenge von 40 ml/kg KG und Tag werden pro kg KG 0,6 g Aminosäuren und etwa 105 kJ (25 kcal) substituiert, wobei die Zufuhr über eine normale Vene erfolgen kann (Abb. **75**).

3. Die postoperative parenterale Ernährung ist notwendig, falls eine Nahrungsaufnahme vom 4. postoperativen Tag an nicht möglich erscheint, oder wenn der Patient bereits vor dem Eingriff eine Unterernährung aufweist.

In diesen Fällen ist eine sorgfältige Messung der Ein- und Ausfuhr mit genauer Bilanzierung notwendig. Darüber hinaus müssen täglich im Labor die wichtigsten Elektrolyte sowie der Säure-Basen-Haushalt kontrolliert werden. Als Richtzahlen für die individuell anzupassende Dosierung für die postoperative parenterale Ernährung sind zu nennen: untere Grenze des Stickstoffangebotes von 1 g Aminosäuren/kg KG und Tag (Abb. **76**).

Die Flüssigkeitsmenge liegt wiederum, ohne Beachtung eines evtl. zusätzlichen Korrekturbedarfes, bei 40 ml/kg KG und Tag. Eine vollständige parenterale Ernährung wird erleichtert durch genau dosierbare Infusionsgeräte.

Eine parenterale Ernährung über periphervenöse Zugänge ist möglich, solange die Osmolarität des Infusionsgemisches unter 1000 mosm/l (= mmol/l) liegt. Infusionslösungen mit höherer Osmolarität führen gehäuft zu Thrombophlebitiden. Eine hochkalorische (>1500 kcal/Tag = 6300 kJ) periphervenöse Ernährung ist deshalb nicht möglich. Eine hochkalorische parenterale Ernährung macht einen zentralvenösen Katheter mit allen möglichen Komplikationen erforderlich.

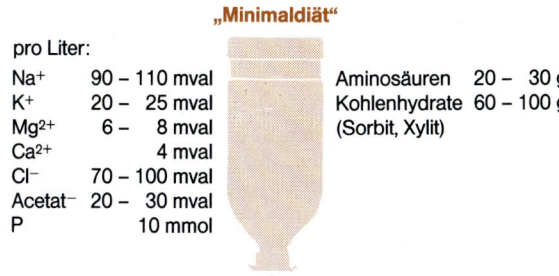

„Minimaldiät"

pro Liter:

Na⁺	90 – 110 mval	
K⁺	20 – 25 mval	
Mg²⁺	6 – 8 mval	
Ca²⁺	4 mval	
Cl⁻	70 – 100 mval	
Acetat⁻	20 – 30 mval	
P	10 mmol	

Aminosäuren 20 – 30 g
Kohlenhydrate 60 – 100 g
(Sorbit, Xylit)

40 ml/kg KG für 1 – 3 Tage
z. B. 3 x 1000 ml tgl. AKE 1100

Nahrungsentzug (Tage)	OP-Art
3 und mehr	Ureterolithotomie
	Nephrektomie
	TU-Nephrektomie
	Nierenbecken- und Harnleiterplastik
	Blasenteilresektion
	Lymphadenektomie

Abb. 75   **Postoperative Flüssigkeitssubstitution: „Minimaldiät".** Periphervenöse Basisernährung

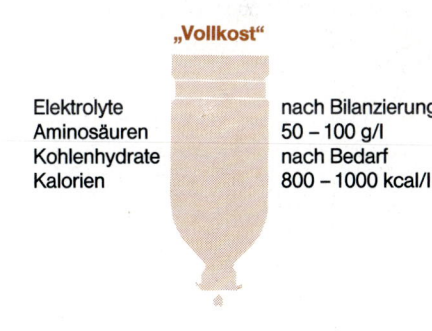

„Vollkost"

Elektrolyte	nach Bilanzierung
Aminosäuren	50 – 100 g/l
Kohlenhydrate	nach Bedarf
Kalorien	800 – 1000 kcal/l

Abb. 76   **Postoperative parenterale Ernährung: „Vollkost".** Standardisierte totale parenterale Ernährung. „Zentraler" Zugang notwendig. Zufuhr über Infusionspumpen bzw. Spritzenpumpen

Nahrungsentzug (Tage)	
länger als 3 postoperativ	postoperative Komplikationen

Praxis der parenteralen Ernährung

Basisbedarf

Der Arzt erstellt, orientiert am Körpergewicht, einen Infusionsplan (Tab. **19**): Er berechnet zuerst den Basisbedarf an Wasser, Kalorien, Elektrolyten und Nahrungsbestandteilen. Bei dicken Patienten wird ein Bilanzgewicht in Rechnung gestellt, das 10% unter dem angegebenen Körpergewicht liegt (Grund: der Wasseranteil im Fettgewebe ist deutlich geringer als in anderen Geweben). Bei schlanken Patienten sollte man dagegen einen Wert in Rechnung stellen, der um 10% über dem angegebenen Gewicht liegt (Grund: der dünne Patient hat wenig Fettgewebe).

Ziel der parenteralen Ernährung ist es, mit möglichst geringem Infusionsvolumen möglichst viele Kalorien zu infundieren. Der Infusionsplan wird nach dem Baukastenprinzip zusammengestellt, die einzelnen Komponenten (Aminosäuren, Kohlenhydrate, Fette, Elektrolyte) werden nach der Berechnung zusammengesetzt.

Infusionspumpen:

Die hochkalorische parenterale Ernährung ist nicht risikoarm: Eine hochkonzentrierte Zuckerlösung, die zu rasch infundiert wird, führt zu Zuckerstoffwechselstörungen, Osmolaritätsveränderungen und Elektrolytverschiebungen. Bewußtseinsstörungen und Kreislaufprobleme können die Folge sein. Daher ist eine exakte Dosierung durch Infusionspumpen notwendig.

Tabelle **19**   **Infusionsvorschläge**

Nr.	Systematik	Energie kcal (kJ)		Menge ml/Tag	Lösung z. B.
I	Wasser- und Elektrolyt-		→	3000	AKE 1100
	substitution –		→	3000	Jonosteril
	Nulldiät				
II	periphervenöse	720		2000	AKE 1100[1]
	Basisernährung –	(3009)	→		mit Glukose
	Minimaldiät				
		1080		3000	AKE 1100[1]
		(4514)	→		mit Glukose
		1270		2000	AKE 1100[1]
		(5308)	→		mit Glukose
				500	Lipovenös 10%
III	standardisierte	2040		2000	AKE 3000[2]
	totale parenterale	(8527)	→		
	Ernährung –				
	Vollkost	2400		2000	AKE 3000[2]
		(10032)	→	1000	AKE 1100
		3040		2000	AKE 3000[2]
		(12707)	→	500	Lipovenös 20%

Der Erwachsene hat folgenden täglichen Bedarf:

- Wasser: 30–40 ml/kg KG,
- Energie: 40 kcal (170 kJ)/kg KG,
- Aminosäuren: 1–2 g/kg KG,
- Kohlenhydrate: 3–4 g/kg KG,
- Fett: 1–2 g/kg KG,
- Elektrolyte:
  Natrium: 1–2 mmol/kg KG,
  Kalium: 1 mmol/kg KG,
  Chlorid: 1–2 mmol/kg KG.

Ersatzbedarf
Kontinuierliche Flüssigkeitsverluste (Magensaft, Drainageverluste, Diarrhö, Schweiß, Aszites) müssen durch Infusionslösungen mit ähnlicher Elektrolytzusammensetzung oder Plasmaeiweißlösungen (z. B. bei Verbrennungen, Aszites) ersetzt werden.

Korrekturbedarf
Liegen bereits vor Beginn der Infusionstherapie Elektrolytverschiebungen oder Volumenmangelzustände vor, so müssen diese Veränderungen und Defizite durch entsprechende Infusionslösungen korrigiert werden.

Mißbildungen der Urogenitalorgane

Von 100 Neugeborenen kommen zwei mit angeborenen (kongenitalen) Mißbildungen (Anomalien) zur Welt. Bei einem Drittel dieser Kinder handelt es sich um Anomalien der Urogenitalorgane.

Entwicklungsgeschichte

Die Häufigkeit der Mißbildungen im Bereich der Urogenitalorgane erklärt sich durch ihre komplizierte Entwicklung. Gründe für die Häufigkeit dieser Mißbildungen sind Wanderungen aus verschiedenen Anlageorten in der Embryonalzeit, die zahlreiche Verschiebungen und umfangreiche Rückbildungen erforderlich machen. Das harnbildende und harnableitende System geht aus zwei verschiedenen Anlagen hervor. Die schichtweise Aufgliederung der Vorniere, Urniere und schließlich der Nachniere bzw. der Dauerniere erklärt die Häufigkeit und Vielzahl der Mißbildungen (Abb. 77).

Vor- und Urniere bilden sich zurück; die im kleinen Becken angelegte Nachniere und Ureteranlage sowie die Anlagen der Geschlechtsorgane kommen erst nach zahlreichen Umschichtungen und Wanderungen zur endgültigen Ausreifung.

Symptomatik

Beim Erwachsenen kann eine rezidivierende Zystitis oder Pyelonephritis auf Mißbildungen der ableitenden Harnwege hindeuten. Abflußstörungen können eine Harninfektion begünstigen, eine sog. sekundäre Pyelonephritis als Zweiterkrankung bei Mißbildungen ist häufig.

Die Symptomatik einer Harnwegsinfektion ist im Kindesalter nicht typisch. Klinisch stehen Gedeihstörungen, Blässe, Inappetenz und auch Brechneigung im Vordergrund; Körperlänge und Körpergewicht sind gegenüber der Altersnorm vermindert.

Auffällig ist die rasche Ermüdbarkeit von „Nierenkindern". Rezidivierende Fieberschübe werden häufig von den Eltern als Zahnfieber angesehen, da ein Kind vom 6. Monat bis zum Ende des 3. Lebensjahres eigentlich ständig zahnt. Bei Ärzten ist die Ansicht noch weit verbreitet, es gäbe eine fieberhafte Blasen-Nierenbecken-Entzündung (Zystopyelitis) ohne Nierenbeteiligung. Wird eine primäre oder sekundäre Nieren-Nierenbecken-Entzündung übersehen und nicht entsprechend behandelt, droht den Kindern chronisches Nierensiechtum.

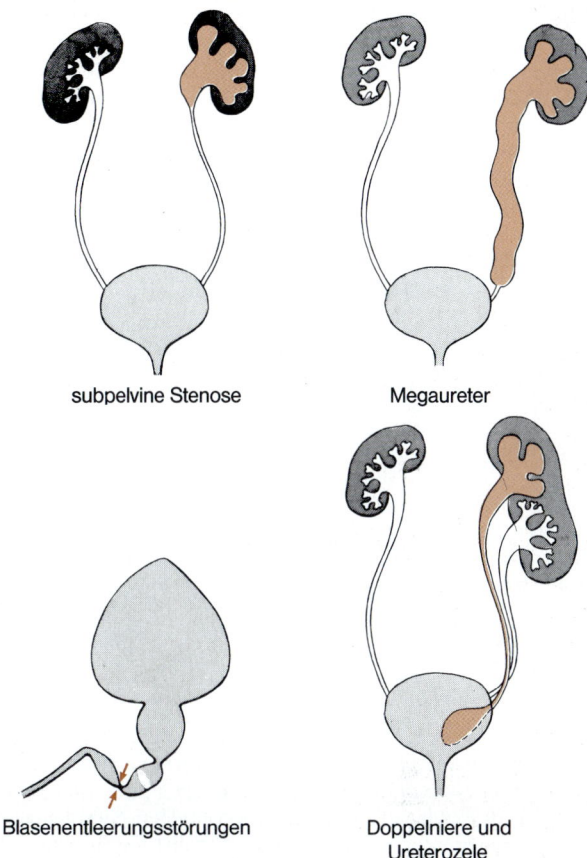

subpelvine Stenose

Megaureter

Blasenentleerungsstörungen

Doppelniere und Ureterozele

Abb. 77 Die häufigsten Anomalien der Urogenitalorgane

Merke:

- Von 100 Neugeborenen kommen zwei mit angeborenen Mißbildungen zur Welt. Bei einem Drittel dieser Kinder handelt es sich um Anomalien der Urogenitalorgane.

- Leitsymptom angeborener Anomalien der ableitenden Harnwege ist der Harninfekt.

- Auch beim Erwachsenen weisen ein Harninfekt oder eine Abflußstörung auf Mißbildungen der Urogenitalorgane hin.

Zystennieren

Eine doppelseitige Wassersackbildung der Nieren (Zystennieren) ist erblich, aber relativ selten. Es handelt sich um eine unzulängliche Vereinigung des harnbildenden und harnableitenden Systems, so daß der Harn nicht normal abfließen kann, sondern in den Wassersäcken (Zysten) im Bereich der Niere liegen bleibt. Die zunehmende Zystenvergrößerung führt zu einer Zerstörung (Atrophie) des funktionstüchtigen Nierengewebes und schließlich zum Tod an Nierenversagen (Niereninsuffizienz). Zystennieren weisen typische Röntgenbilder mit Vergrößerung des Nierenschattens und Ausziehung der Kelchhälse auf.

Bei den Zystennieren kommt es infolge des degenerativen Parenchymschadens nach dem 40. Lebensjahr zu einem zunehmenden Nierenversagen.

Die früher geübte operative Eröffnung der Zysten zur Entlastung des noch funktionstüchtigen Nierengewebes hat sich nicht bewährt und ist gegenüber konservativen Maßnahmen zurückgetreten. Bei sehr großen Zysten mit späterer Vereiterung ist in Einzelfällen die operative Entfernung beider Nieren mit anschließender Nierentransplantation oder Dauerdialyse nötig (Abb. 78).

Nierenzysten

Von den Zystennieren sind die einseitig oder doppelseitig auftretenden einzelnen Nierenwassersäcke (solitäre Nierenzysten) abgrenzbar.

Es handelt sich um angeborene oder erworbene zystische Erweiterungen im Bereich des Nierengewebes, oft am unteren oder oberen Nierenpol, die zu einer Verdrängung des noch funktionsfähigen Nierengewebes führen können und gelegentlich eine Nierengeschwulst vortäuschen. Da diese Zysten allerdings selten bösartig (maligne) entarten können, ist insbesondere bei jungen Patienten eine totale Entfernung samt der Wandbezirke wünschenswert (Abb. 79).

Bei älteren Patienten ist eine Verlaufskontrolle mit Ultraschall angezeigt. In Zweifelsfällen sollte ein Computertomogramm angefertigt werden. Bei großen Zysten ist die perkutane Entlastung und Verödung (Alkohol) möglich.

Zystennieren

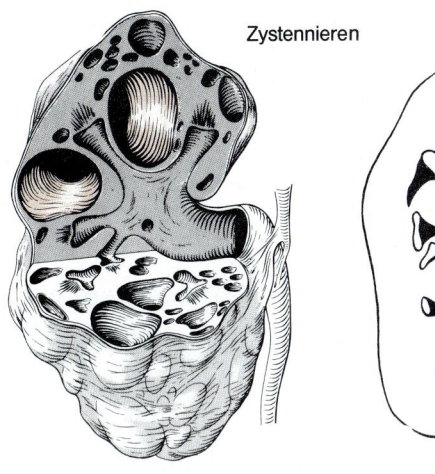

Urogramm

Abb. 78 **Zystenniere**

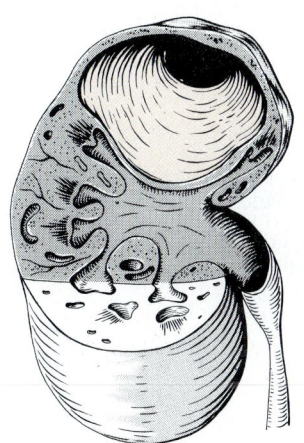

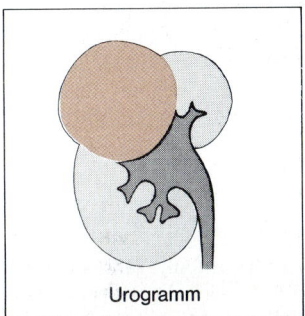

Urogramm

Nierenzyste

Abb. 79 **Nierenzyste**

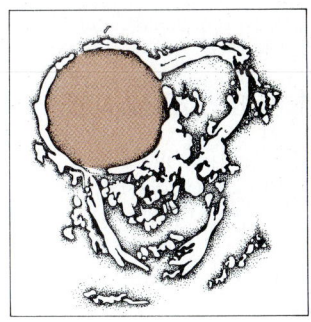

Sonogramm

Hypoplasie – Minderentwicklung einer Niere

Das Fehlen der Anlage einer Niere ist trotz Vorhandensein eines Harnleiters möglich. Beim Fehlen einer Niere oder beim Vorhandensein eines
Nierenrestes bestehen keine wesentlichen Beschwerden. Hypoplastische
Nieren, d. h. kleine, zum Teil fehlgebildete Nieren, die ebenfalls anlage-
bedingt sind, können bei Minderdurchblutung einen nephrogenen, d. h.
nierenbedingten Hochdruck verursachen. In diesem Fall muß die hypoplastische Niere entfernt werden.

Einseitige Nierenaplasie – Fehlen einer Niere

Die Erkennung der Nierenaplasie ist lebenswichtig, wenn nach Unfällen die
vorliegende Einzelniere verletzt wird. In diesem Fall ist eine Nierenverletzung lebensbedrohlich.

Beckenniere, Hufeisenniere, Doppelniere

Bei der selten auftretenden *Beckenniere* ist eine Niere im kleinen Becken
liegengeblieben. Diese Nieren sind häufig funktionell minderwertig, infekt-
anfällig und neigen zu Abflußhinderungen und Steinbildungen. Es findet
sich in diesen Fällen auch gelegentlich eine sog. gekreuzte Dystopie, d. h.
eine Niere liegt auf der falschen Seite, der Harnleiter mündet jedoch durch
Überkreuzung der Mittellinie an normaler Stelle.

Beckennieren können bei Frauen ein Geburtshindernis verursachen.

Bei der *Hufeisenniere* sind beide Nieren in der Körpermitte durch eine
bindegewebige oder Nierengewebsbrücke miteinander verbunden.

Der Harnleiter läuft über das Nierenparenchym, die Gefäßversorgung ist
oft atypisch. Diese Nieren sind besonders anfällig für Harninfekte und Abflußstörungen (Abb. **80**).

Bei *Doppelnieren* finden sich ein doppelt angelegtes Nierenbecken bzw.
zwei Harnleiter. Bei fehlender Abflußstörung besteht kein Krankheitswert.

Nephroptose – Senkniere

Bei der Senkniere liegt eine Bindegewebsschwäche vor, die überwiegend
bei Frauen beobachtet wird. In den seltensten Fällen ist der Befund an der
Niere so schwer, daß eine Operation notwendig wird. Bei starken Beschwerden und nachweisbarer Abflußstörung wird die Niere in normaler
Lage festgenäht (Nephropexie).

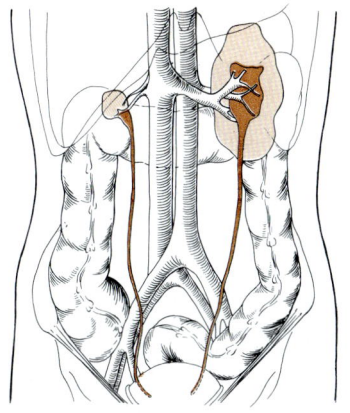

Nierenaplasie rechts, Kuchenniere links

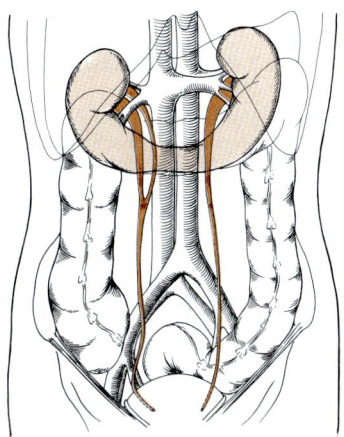

Hufeisenniere mit Spaltureter rechts

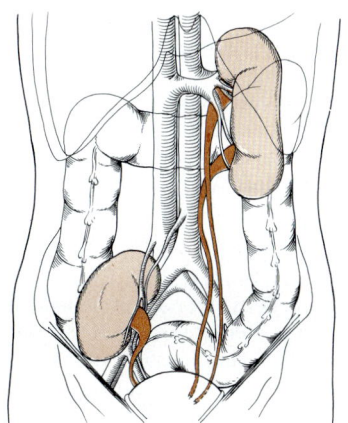

Beckenniere rechts,
Doppelniere, Doppelureter links

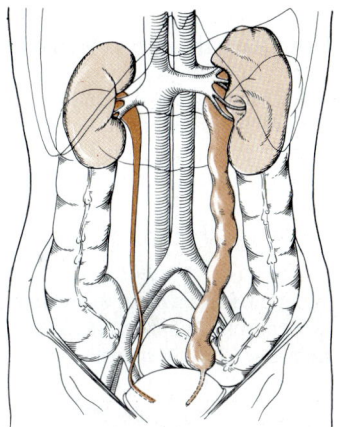

Pyelonephrose
und Megaureter links

Abb. 80   Verschiedene Mißbildungen der ableitenden Harnwege

Merke:

● **Mißbildungen haben nur eine krankmachende Bedeutung, wenn Infektionen, Abflußstörungen oder entsprechende Beschwerden auftreten.**

Subpelvine Stenosen
Engen am Nierenbeckenausgang

Am Abgang des Harnleiters vom Nierenbecken führen angeborene Gefäß-
verlagerungen oder Narbenbildungen zu einer Verengung des Harnleiters.
Infolge der Druckerhöhung im übergeordneten System kommt es schließlich zum funktionellen Untergang der Niere. Wird der Abfluß nicht rechtzeitig gesichert, d. h. die Verengung nicht operativ beseitigt, kommt es zum
Teil zu erheblichen Nierenbecken- und Kelcherweiterungen. Der Druck im
Nierenbeckenkelchsystem steigt an, es kommt auf lange Sicht zur Druck-
zerstörung der Niere, zur Hydronephrose – Wassersackniere. Wird dagegen
der Abfluß rechtzeitig beseitigt, kann die Niere sich erholen und eine ggf.
bestehende Entzündung unter medikamentöser Behandlung ausheilen
(Abb. 81). Zur Wiederherstellung freier Abflußverhältnisse wird der erweiterte Teil des Nierenbeckens mit dem verengten Teil des Harnleiters zusammen entfernt und eine breite seitliche Verbindung – Anastomose – zur
Erzielung freier Abflußverhältnisse geschaffen.

Megaureteren – Harnleitererweiterungen

Beim Megaureter handelt es sich um eine Systemerkrankung, bei der ein
Abflußhindernis entweder am Blasenausgang oder an der Harnleitermün-
dung zur Blase liegen kann. Es kommt zur Harnrückstauung im jeweils
übergeordneten harnableitenden System. Der Harnleiter und das Nierenbecken sind maximal erweitert, bei nicht rechtzeitiger Behandlung kommt
es zum Funktionsverlust der Niere.

In der Regel besteht zusätzlich ein schwerer Harninfekt. Die Erholungs-
fähigkeit der Niere ist weitgehend abhängig von der Dauer des bestehenden
Leidens bzw. von der rechtzeitigen Erkennung. Bei operativer Korrektur
wird das Abflußhindernis beseitigt, der Harnleiter verschmälert und neu in
die Blase eingepflanzt. Bei frühzeitiger Operation ist das postoperative
Ergebnis in der Regel befriedigend.

Doppelnieren und Ureterozelen

Die häufigsten Arten von Mißbildungen des Urogenitalsystems sind die
Doppelbildungen: Doppelnieren, Doppelureter mit oder ohne Aussackung
des Harnleiters in die Blase (Ureterozele). Es handelt sich um Fehlbildungen, die in einer Vielzahl von Variationen vorkommen (Abb. 82).

Einen Krankheitswert gewinnen diese Mißbildungen jedoch erst dann,
wenn eine Infektion oder Abflußstörung hinzukommt.

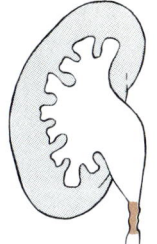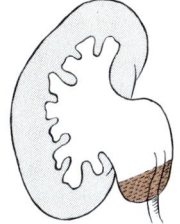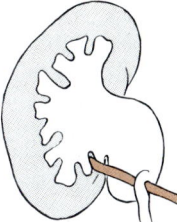

Abb. 81 **Subpelvine Stenosen – Engen am Harnleiterabgang:** Engen unterhalb des Nierenbeckens am Übergang zum Harnleiter können durch echte Narbenbildungen, durch einen hohen Harnleiterabgang am Nierenbecken bei gleichzeitig bestehenden bindegewebigen Strängen sowie durch Gefäßeinengungen oder atypisch verlaufende Gefäße bedingt sein

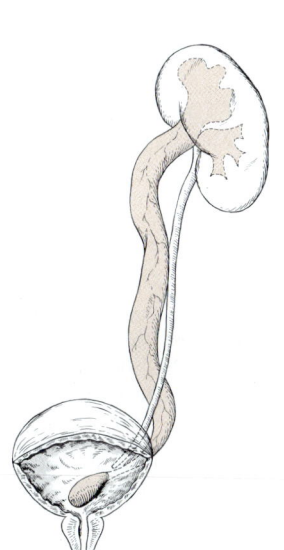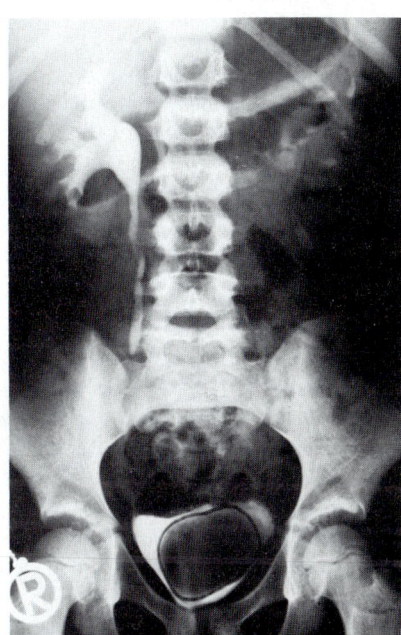

Abb. 82 **Doppelniere – Ureterozele**

Die Ureterozelen erreichen oft beträchtliche Größe, können die ganze Blase ausfüllen und verursachen einen Harnaufstau im zugehörigen Hohlsystem. Durch Kompression des gegenseitigen Harnleiterostiums können sie zu einem lebensbedrohlichen Zustand führen.

Eine Ureterozele beim Kind zeigt sich als runde Luftaussparung im Blasenbereich und wird häufig als Darmgasüberlagerung übersehen. Beim Erwachsenen ist röntgenologisch das typische Schlangenkopfphänomen, eine
Aussparung im Bereich der Blase, die einem Schlangenkopf entspricht,
sichtbar. Beim Kind fehlt dieses typische Zeichen. Bei einem großen Teil
der Fälle muß man die Erweiterung des Harnleiters und den dazugehören-
den Nierenanteil entfernen. Bei rechtzeitiger Diagnostik und Erkennung
dieser Mißbildung läßt sich eine Nierenteilentfernung vermeiden:
Die Ureterozele wird abgetragen, der Harnleiter neu in die Blase eingepflanzt.

Blasenentleerungsstörungen

Die Blasenentleerungsstörung sowie eine Narbenbildung des Blasenhalses
oder der Harnröhrenklappen führen zu schweren Rückstauungserscheinun-
gen der unteren und oberen Harnwege. Die Erkennung ist gerade im Frühstadium wesentlich, um schwere Schäden der Nieren zu vermeiden. Es
kommt zur Überdehnung der Blase und Restharnbildung, der Harnstrahl
wird kraftlos, später staut sich der Harn bis zu den Nieren auf. Die Folge ist
eine fortschreitende Niereninsuffizienz.

Eine bestehende Überlaufblase kann verkannt werden. Die Operation besteht in einer transurethralen Elektroresektion der Narbenbildung oder
Klappe zur Beseitigung der Blasenentleerungsstörung.

Vesikoureteraler Reflux

Beim vesikoureteralen Reflux kommt es zum Rückfluß von Harn aus der
Blase in den Harnleiter und das Nierenbecken. Man unterscheidet den
Niederdruckreflux, bei dem der Harn schon bei normalem Ruhedruck der
Blase in den Harnleiter eintritt, sowie den Hochdruckreflux, bei dem der
Harn nur während des Wasserlassens unter hohem Druck zurückfließt
(Abb. 83 u. 84).

Man unterscheidet außerdem den primären und sekundären Reflux. Beim
primären ureteralen Reflux handelt es sich um eine angeborene Mißbildung
der Einmündung vom Harnleiter zur Blase (nach oben verlagertes – ekto-
pes – Ostium, kurzer in der Blasenwand verlaufender Harnleiterabschnitt,
Doppelureter usw.). Der sekundäre ureterale Reflux ist durch Infekt, Rük-
kenmarksveränderungen, Abflußhindernisse usw. bedingt.

Durch den zwischen Blase und Harnleiter hin und her pendelnden Harn
kann ein Infekt so lange nicht ausheilen, bis der Reflux beseitigt ist. Bei der
Operation wird der Harnleiter durch einen langen (submukösen) Schleim-
hauttunnel neu in die Blase eingepflanzt, um einen Ventilmechanismus an
der Harnleiter-Blasen-Verbindung zu erzielen.

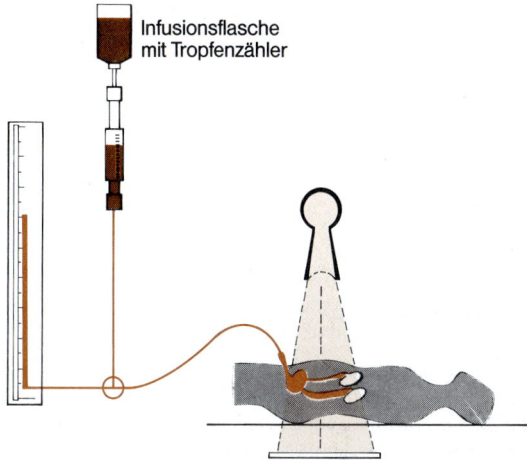

Abb. 83 **Refluxprüfung mit Füllung der Blase unter gleichzeitiger Druckmessung**

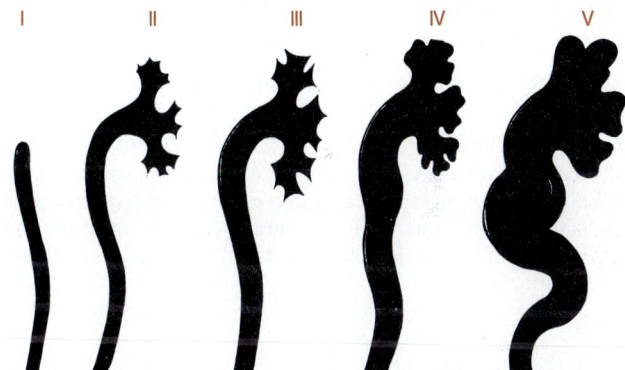

Abb. 84 **Internationale Klassifikation des vesikoureterorenalen Refluxes** (nach Parkuleinen). I: Reflux nur bis in den Ureter. II: Reflux bis in Nierenbecken und Nierenkelche. Keine Dilatation. Fornizes normal. III: Mäßige oder leichte Dilatation und/oder Schlängelung des Ureters. Leichte oder mäßige Dilatation des Nierenbeckens, aber keine oder nur geringe Blähung oder Fornizes. IV: Mäßige Dilatation und/oder Schlängelung des Ureters. Mäßige Dilatation des Nierenbeckens und der Kelche. Scharfe Fornixwinkel komplett aufgehoben, aber Bestehenbleiben der Papillenimpressionen in der Mehrzahl der Kelche. V: Starke Dilatation und Schlängelung des Ureters. Starke Dilatation von Nierenbecken und Kelchen. Papillenimpressionen in der Mehrzahl der Kelche sind nicht mehr sichtbar

Angeborene Anomalien des Genitales

Angeborene Fehlbildungen des äußeren Genitales und des Hodens sind im Gegensatz zu den Anomalien der oberen Harnwege sichtbar und damit leicht zu diagnostizieren.

Die sichtbaren Mißbildungen des Genitales und des Hodens veranlassen die Eltern relativ früh, mit den Kindern zum Kinderarzt zu gehen. Sie erwarten von ihm Aufklärung über Art und Ausmaß der Mißbildung sowie über die Möglichkeit und den Zeitpunkt der Korrektur.

Diese Fehlbildungen können durch zum Teil neuentwickelte Operationsmethoden korrigiert werden, so daß ein gutes funktionelles Ergebnis erzielt wird. Voraussetzung ist, daß die Behandlung zum richtigen Zeitpunkt erfolgt.

Angeborene Anomalien des Urogenitalsystems sollten so früh wie möglich beseitigt werden. Spätestens bei der Einschulung müssen die sog. plastischen Operationen abgeschlossen sein. Das kindliche Gewebe ist elastisch und hat ein gutes Heilungsvermögen. Die Verträglichkeit der Operation ist bei einer modernen Anästhesie gerade im Kleinkind- und Säuglingsalter erstaunlich groß.

Meatusstenose – Enge der Harnröhrenmündung – und Phimose – Vorhautenge

Die angeborene Enge der äußeren Harnröhrenmündung, die Meatusstenose, und die Enge der Vorhaut, die Phimose, können zu Miktionsstörungen führen. Sie müssen daher operativ beseitigt werden. Instrumentelle und manuelle Dehnungen sind erfolglos und führen nur zu weiterer Verengung.

Die rüsselförmig verlängerte Vorhaut, die sog. normale Enge in den ersten 2 Lebensjahren, ist von der Phimose streng zu trennen. Sie bedarf keiner Behandlung. Instrumentelle Dehnungsversuche sollten vermieden werden. Schleimhauteinrisse führen zu Entzündungen und späterer Vernarbung. Die Phimose wird durch Entfernung der Vorhautenge (Zirkumzision) beseitigt. Bei der Meatusstenose wird die Enge aufgeschnitten (Meatotomie).

Paraphimose

Eine zu enge Vorhaut kann zurückgestreift hinter der Eichel einen Schnürring bilden. Es entsteht dann der sog. „spanische Kragen": Der oberflächliche Blutdurchfluß wird unterbrochen. Es kommt zur Ausbildung einer schmerzhaften Wasseransammlung im Vorhautblatt (Ödem), die sich nicht mehr von selbst zurückbildet.

Therapie: Ausdrücken der Wasseransammlung und Zurückstreifen der Vorhaut. Bei längerem Bestehen Durchtrennung des Schnürringes: später Zirkumzision (Abb. **85**).

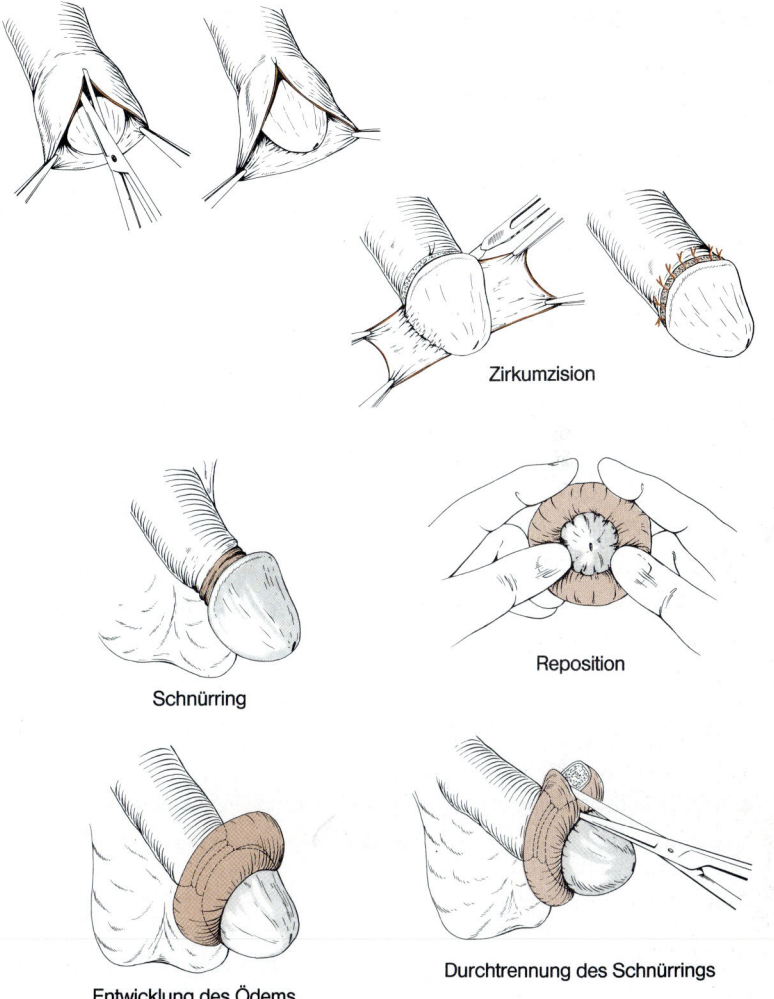

Zirkumzision

Schnürring

Reposition

Entwicklung des Ödems

Durchtrennung des Schnürrings

Abb. 85 **Phimose und Paraphimose**

Merke:

- **Eine Paraphimose muß so früh wie möglich zurückgestreift (reponiert) werden. Im Frühstadium gelingt diese Reposition nach Ausdrücken der Wasseransammlung (Ödem) leichter.**

Hypospadie – Untere Harnröhrenspalte

Eine relativ häufige und schwerwiegende Mißbildung ist die untere Harnröhrenspalte, die Hypospadie. Dabei ist die Harnröhre unvollständig ausge-
bildet. Nach Lage der Harnröhrenmündung zum Damm unterscheidet man
die Hypospadia glandis, Hypospadia penis, Hypospadia penoscrotalis und
Hypospadia perinealis (Abb. **86**).

Die Harnröhre ist mehr oder weniger weit zurückverlagert, anstelle der
Harnröhre und hinter ihr besteht ein bindegewebiger Strang (Chorda). Dieser verursacht eine Krümmung, die bei der Gliedsteifung (Erektion) noch
zunimmt. Die Harnentleerung ist in den meisten Fällen nicht behindert.
Dagegen ist die Einführung des Gliedes (Imissio penis) beim Geschlechtsverkehr erschwert oder sogar unmöglich. Der Samen gelangt nicht in den
hinteren Scheidenabschnitt. Diese Hypospadieformen müssen in jedem Fall
operativ behandelt werden. Die optimale Zeit für die Behandlung der Hypospadie ist das 3.–6. Lebensjahr.

Durch die Ausschneidung (Exzision) des derben Gewebestranges, der
Chorda, wird das Glied aufgerichtet. Die Harnröhrenneubildung schließt
sich an. Neuere plastische Operationsverfahren erstreben einen einseitigen
Eingriff.

Epispadie – obere Harnröhrenspalte – und
Ekstrophie – Spaltblase

Die Harnröhren- und Blasenspalte (Epispadie- und Blasenekstrophie) sind
entwicklungsgeschichtlich verwandte Mißbildungen verschiedenen Aus-
maßes (Abb. **87**). Bei ihnen besteht ein unvollständiger Verschluß der dor-
salen Harnröhrenwand bis zu der fehlenden Blasenvorderwand, der Geni-
talhöcker und der Symphyse. Die Symphyse ist nicht geschlossen.

Bei der vorderen Harnröhrenspalte, der Epispadie, kann die Mündung an
jeder Stelle des Gliedrückens liegen. Die vollständige Epispadie mit fehlendem Blasenschließmuskel bildet das Übergangsstadium zur Spaltblase (Blasenekstrophie), bei der die Blase frei auf der Bauchdeckenwand liegt.

Die Spaltblase ist selten. Knaben sind häufiger betroffen als Mädchen. Nur
etwa 10% der Kinder erreichen ohne Behandlung das Erwachsenenalter.
Durch die ständige Benetzung mit Harn kommt es zur flächenhaften Entzündung der umgebenden Haut. Aufsteigende Harninfektionen führen bei
wenig widerstandsfähigen Kindern zum Tode. Später ist die Entwicklung
eines Krebses (Adenokarzinoms) der Blase häufig. Die Behandlung der
Spaltblase ist auch heute noch problematisch. Die Neubildung der Blase ist
technisch möglich, das Ergebnis ist jedoch unbefriedigend, da es selten
gelingt, einen funktionsfähigen Verschlußapparat herzustellen. Aus diesem
Grund werden eher Harnumleitungen durchgeführt.

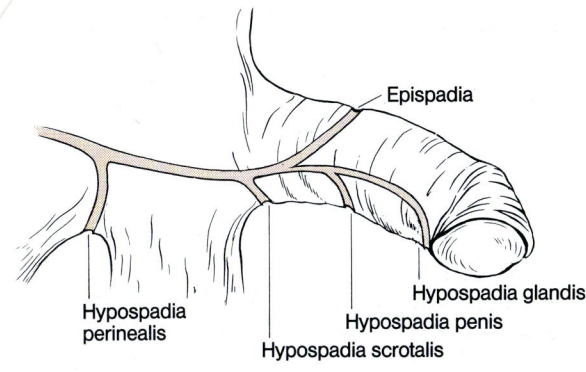

Epispadia

Hypospadia glandis

Hypospadia penis

Hypospadia scrotalis

Hypospadia perinealis

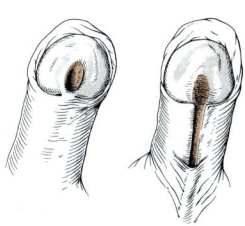

glanduläre Hypospadie

penile Hypospadie

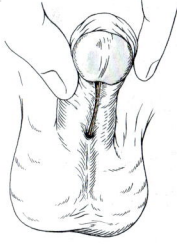

penoskrotale Hypospadie (mit Krümmung)

Abb. 86   **Hypospadie**

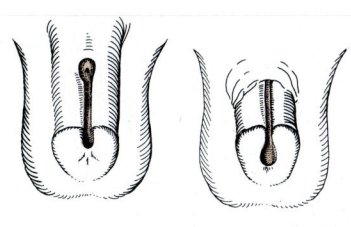

penile Epispadie

komplette Epispadie

Blasenplatte

Colliculus seminalis

Spaltblase

Abb. 87   **Epispadie und Blasenekstrophie**

Meningomyelozele – Rückenmarksvorfall

Bei Meningomyelozelen (Heraustreten von Rückenmark und -häuten aus dem Wirbelkanal) besteht in der Regel eine nervlich bedingte (neurogene) Blasenentleerungsstörung. Zusätzlich liegen häufig ein vesikoureteraler Reflux, ein Harninfekt oder eine Megaureterenbildung vor. Unbehandelt führt das Krankheitsbild über eine zunehmende Niereninsuffizienz zum Tode.

Plastische Operationen zur Wiederherstellung der normalen Blasenfunktion mit Beseitigung des vesikoureteralen Refluxes sind in der Regel nicht erfolgversprechend, so daß primär eine Harnableitung, Cystofix-Drainage, Harnleiterhautfistel oder Einpflanzung der Harnleiter in ein Dünndarmsegment in Frage kommt. Der Selbstkatheterismus hat sich bei älteren Kindern bewährt.

Retentio testis – Lagemißbildung der Hoden

Die häufigste Mißbildung der Hoden ist die Lageanomalie, die Retentio testis, ein Krankheitsbild, das relativ häufig ist. Bei der Geburt, spätestens jedoch am Ende des 1. Lebensjahres, sollen die Hoden an normaler Stelle liegen (deszendiert sein). In fast 1 % erfolgt der Abstieg jedoch nicht spontan.

In der Embryonalzeit liegt die Anlage der Hoden im 6. Brustsegment bis 2. Sakralsegment. Ende des 3. Schwangerschaftsmonats liegt der Hoden vor dem Leistenring und bleibt hier bis zum 7. Monat liegen. Die Lage des Hodens im Hodensack ist Voraussetzung für den normalen Ablauf von Wachstum und Reifung und damit für die spätere Geschlechtsfunktion der männlichen Keimdrüsen.

Während man früher der Auffassung war, daß sich bis zum Einsetzen der Reife verschiedene Stadien der Hodenentwicklungen finden, wird heute die Meinung vertreten, daß eine kontinuierliche Entwicklung mit Zunahme der Spermatogonien, der Tubulusdurchmesser und der Hodengewichte stattfindet. Histologisch ist festzustellen, daß sowohl die Tubuli als auch das Keimepithel in den ersten beiden Lebensjahren noch keine morphologisch faßbaren Schädigungen erfahren. Daraus ergibt sich die Konsequenz einer Behandlung im 2. Lebensjahr.

Man unterscheidet bei der Retentio testis vier Formen (Abb. **88** u. Tab. **20**):

- – Ectopia testis – ein ungewöhnlich verlagerter Hoden,
- – Retentio testis abdominalis – der Bauchhoden,
- – Retentio testis inguinalis – der Leistenhoden,
- – Testis mobilis – der Gleithoden.

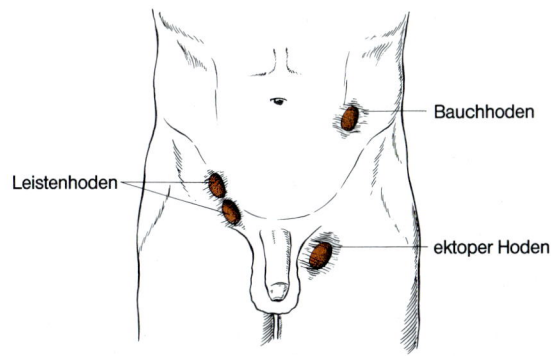

Bauchhoden

Leistenhoden

ektoper Hoden

Abb. 88   Retentio testis

Tabelle 20   Anatomische Lagebezeichnung des retinierten Hodens

Maldeszensus:	Alle Abweichungen von der skrotalen Lagerung des Hodens
Retentio testis abdominalis:	Kryptorchismus oder Bauchhoden Hoden nicht palpabel Hodenhochstand
Retentio testis inguinalis:	Leistenhoden Hoden im oder vor dem Leistenkanal palpabel
Testis mobilis:	Gleithoden, Hoden gleitet nach zeitweiliger Skrotalverlagerung sofort in den Leistenkanal zurück Pendelhoden, skrotaler Hoden pendelt nur gelegentlich in den Leistenkanal zurück
Ectopia testis:	Hodenektopie, Verlagerung des Hodens außerhalb des physiologischen Deszensusweges, z. B. perineal, skrotaltern
Hodenaplasie:	Hoden entwicklungsgeschichtlich nicht angelegt
Anorchie:	Hodenverlust

Merke:

● **Für die Behandlung der Hodenanomalien gelten folgende Prinzipien:**

1. **Die Lageanomalie des Hodens soll im 2. Lebensjahr korrigiert werden.**

2. **Vor jeder operativen Verlagerung des Hodens ist eine Behandlung mit Gonadotropin durchzuführen.**

3. **Männliches Keimdrüsenhormon ist kontraindiziert.**

4. **Nach Erfolglosigkeit zweier Hormonkuren müssen die Hoden operativ verlagert werden.**

Der Ausdruck Kryptorchismus (verborgener Hoden) sollte vermieden werden, da er nichts über die Lokalisation des Hodens aussagt.

Der *Bauchhoden* ist bei der klinischen Untersuchung nicht zu tasten. Bei Doppelseitigkeit ist eine Abgrenzung von einer fehlenden Hodenanlage nur durch spezielle Hormonuntersuchungen, durch Computertomographie, evtl. durch Operation möglich. In Zweifelsfällen müssen chromosomale Geschlechtsbestimmungen durchgeführt werden, da es sich um eine Zwitterbildung (intersexuelle Entwicklung) handeln kann. Dieser Verdacht besteht, wenn gleichzeitig andere Genitalmißbildungen vorhanden sind.

Der *Leistenhoden* liegt im Leistenkanal oder vor dem äußeren Leistenring. Er läßt sich nicht ins Skrotum herabziehen, wodurch er vom Gleithoden abzugrenzen ist (Abb. 88).

Der *Gleithoden* ist in der Regel normal entwickelt. Man erkennt ihn daran, daß seine Lage bei wiederholten Untersuchungen verändert ist. In der Regel ist keine besondere Therapie erforderlich. Liegt der Hoden jedoch nach dem 5. Lebensjahr außerhalb des Skrotums, sollte seine Lage nach entsprechender Hormonbehandlung operativ korrigiert werden.

Enuresis – Bettnässen

Man spricht vom Bettnässen (Enuresis), wenn ein Kind nach dem 4. Lebensjahr weiter einnäßt.

Von 100 Kindern, die zur ärztlichen Untersuchung kommen, nässen durchschnittlich 10 Kinder zumindest zwischenzeitlich ein. Das Einnässen kann eine seelische (psychogene) funktionelle Ursache haben oder aber bei einer organischen Erkrankung auftreten. Eine Erkrankung der Harnwege muß daher in jedem Fall ausgeschlossen werden (Abb. **89** u. Tab. **21**).

In der Reihenfolge der Häufigkeit kann das Einnässen bei Harnwegsentzündungen, Blasenentleerungsstörungen und bei an falscher Stelle außerhalb der Blase mündenden Harnleitern auftreten. Der außerhalb der Blase (ektop) mündende Harnleiter findet sich bei Mädchen; er mündet in der äußeren Harnröhrenmündung oder der Scheide und ist schwer zu erkennen. Jedes unbeeinflußbare Einnässen muß daher zunächst als Symptom einer Erkrankung der Harnorgane angesehen werden und erfordert eine entsprechende Diagnostik.

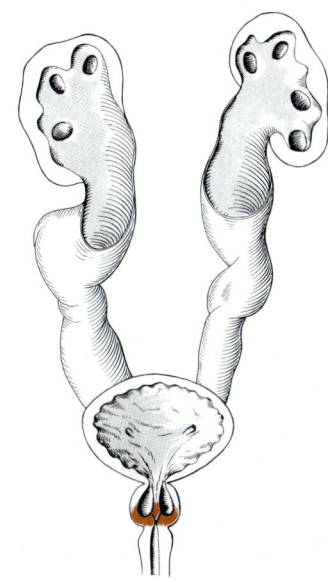

Abb. **89**   **Rückstau bei subvesikalen Abflußhindernissen**

Tabelle **21**   **Abflußstörungen**

1. Subvesikale Obstruktionen
  – Phimose
  – Meatusstenose
  – Harnröhrenstriktur
  – angeborene Harnröhren-
    klappen
  – Sphinktersklerose
 	
2. Intravesikale Obstruktionen
  – Blasendivertikel
	3. Supravesikale Hindernisse
	  – Ureterozelen
	  – intramurale Ureterstenosen
	    (angeboren, neurogene
	    Blase, Stein)
	  – pelvine sakrale lumbale Ureter-
	    stenosen
	  – subpelvine Stenosen
	4. Vesikoureteraler Reflux

Merke:
● **Bei Enuresis müssen Abflußstörungen ausgeschlossen werden.**

Aufgaben der Pflege

Mißbildungen der Urogenitalorgane

Fehlbildungen von Nieren und ableitenden Harnwegen haben nur dann einen Krankheitswert, wenn zusätzlich Harnabflußstörungen, Steinbildungen oder Harninfektionen hinzukommen. Nur eine rechtzeitige Behandlung kann in diesen Fällen die volle Nierenleistung erhalten.

Nierenmißbildungen, z. B. Zystennieren, können erblich sein, so daß eine genetische Beratung notwendig werden kann.

Mit Hilfe von speziellen Operationen – sog. plastischen Eingriffen – werden Fehlbildungen korrigiert.

Der Harn muß bei diesen Operationen oft durch Drainagen abgeleitet werden, damit er die Wundheilung nicht stört. Vier Punkte müssen beachtet werden (Abb. **90**):

1. Die Drainagen bedingen einen etwas längeren Krankenhausaufenthalt, da sich nach Entfernung der Drainagen der natürliche Harnablauf erst wieder einstellen muß.

2. Die Überwachung dieser Drainagen, die Prüfung der Durchgängigkeit und die exakte Versorgung mit Hilfe spezieller Verbände erfordert eine besondere Aufmerksamkeit. Für das Gelingen der plastischen Operation haben diese Maßnahmen eine entscheidende Bedeutung: sickert Harn in das Gewebe, kommt es zu einer narbigen Entzündung, einer sog. Harnphlegmone. Diese narbige Entzündung kann das Ergebnis der Operation gefährden oder gar zunichte machen.

3. Auf dem „Kanalweg" oder auch entlang den Drainagen können Infektionen entstehen oder unterhalten werden. Ein steriles Arbeiten beim Wechsel der Verbände bzw. Austauschen der Harnbeutel ist Vorbedingung für ein Gelingen der Operation. Die Ausheilung der Entzündungen fördert eine sorgsame medikamentöse Behandlung nach der Erreger-Resistenz-Prüfung.

4. Bei einer reichlichen Flüssigkeitszufuhr läßt sich ein Verstopfen der Drainagen leichter verhindern. Gelegentlich ist sogar eine sog. forcierte Diurese – die Gabe von ausscheidungssteigernden Substanzen (Mannit, Diuretika) – notwendig, um einen reichlichen Urinfluß zu erreichen. In diesen Fällen muß natürlich die Ein- und Ausfuhr besonders sorgfältig überwacht werden.

Nach dem stationären Aufenthalt wird den Patienten eine urologische Überwachung dringend empfohlen, um durch regelmäßige Kontrolluntersuchungen sicherzustellen, daß Störungen der Ausheilung unterbleiben und bestehende Restinfekte ausheilen können.

Bei Drainagen unterscheidet man:

1. Drainagen ohne Sogsystem,
   Urinbeutel,
   Coloplastsack,
   Verband.

2. Drainagen mit Sogsystem,
   Redon-Flasche,
   Heberdrainage (Robinson),
   Wasserstrahlpumpe,
   Saugapparate.

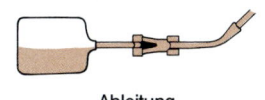

Ableitung

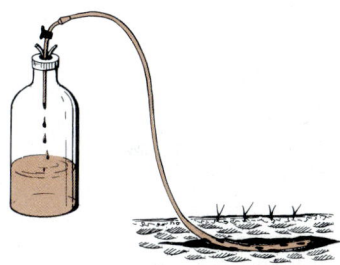

Prinzip der Redon-Saugdrainage

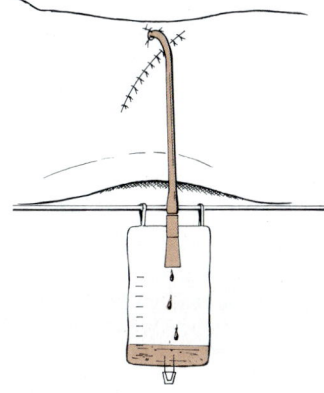

geschlossenes Wund-
drainagesystem
nach Robinson

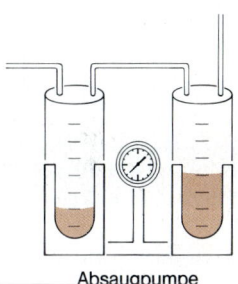

Absaugpumpe

Abb. 90 **Drainagesysteme**

Merke:

● **Anomalien der ableitenden Harnwege und des Genitales sollten im frühen Kindesalter erkannt und ggf. operativ behandelt werden.**

● **Bei plastischen Operationen sind den jeweiligen Drainagen, der Ein- und Ausfuhr besondere Aufmerksamkeit zu widmen.**

● **Häufig bestehende Harninfektionen müssen im Anschluß an die operative Therapie gezielt und sorgfältig behandelt werden.**

Hinweise für den Patienten

Mißbildungen der Urogenitalorgane

Fehlbildungen der Nieren, ableitenden Harnwege (Harnleiter, Blase, Harnröhre) und der Geschlechtsorgane sind häufig, aber nicht regelmäßig behandlungsbedürftig. Notwendige Korrekturen werden mit Hilfe sog. „plastischer Operationen" durchgeführt.

Der Ausdruck „Plastik" bezeichnet nicht den Einbau von künstlichem Material, sondern bedeutet, daß versucht wird, das Gewebe zu einem normalen Organ plastisch umzuformen.

Das Vorgehen des Arztes entspricht einer Reparatur, deren Erfolgsquote verständlicherweise nicht immer hundertprozentig ist.

„Nierenbeckenplastik"

Bei einer Verengung des Nierenbeckenausganges ist der Abfluß des Harns aus der Niere erheblich behindert. Der Harn staut sich in das Nierenhohlsystem zurück. Beläßt man diesen Zustand, kommt es zu einem zunehmenden Funktionsverlust der Niere, ggf. zu Entzündungen und Steinbildungen. Bei der notwendigen Operation wird die Engstelle am Nierenbeckenausgang beseitigt und der Harnleiter mit dem Nierenbecken breit vernäht.

Um Wundheilungsstörungen zu vermeiden, wird der Harn vorübergehend mit speziellen Drainagen aus der Niere abgeleitet. Diese Drainagen werden nach 1 oder 2 Wochen – wenn die Heilung abgeschlossen ist – entfernt.

Wird bei der Operation festgestellt, daß die Niere schon sehr geschädigt ist und sich nicht erholt, muß sie entfernt werden. In wenigen Ausnahmefällen kommt es nach der operativen Beseitigung der Nierenbeckenenge durch überschießende Narbenbildung nicht zu einem freien Abfluß. In diesen Fällen muß eine andere Harnableitung verwandt werden.

Harnrückfluß in die Niere – Reflux

Normalerweise fließt der Harn von der Niere über den Harnleiter zur Blase und nicht zurück. Beim Wasserlassen sorgt ein Ventilmechanismus dafür, daß der Harn nicht bei erhöhtem Blasendruck in den Harnleiter oder die Niere zurückströmt. Wenn diese „Ventile" defekt sind, kommt es zum sog. Rückstrom des Harns in die Niere, zum Reflux. In diesen Fällen muß operativ versucht werden, einen neuen Ventilmechanismus zu schaffen. Die verschiedenen Operationsmethoden haben das Prinzip, den Harnleiter unter die Schleimhaut zu verlagern, damit bei zunehmender Blasenfüllung der steigende Blasendruck den Harnleiter komprimiert.

Bei den plastischen Operationen an den ableitenden Harnwegen muß der Harn gelegentlich durch besondere Drainagen nach außen abgeleitet werden, damit er die Wundheilung nicht stört. Die dazu in das Wundgebiet eingelegten Schläuche haben gewissermaßen Ventilfunktion. Sie werden im Verlauf des Heilprozesses entfernt. Zur Beurteilung des Erfolges der Operation ist die Erhaltung der Leistungsfähigkeit (Funktion) des Organs der wichtigste Gesichtspunkt.

Bettnässen

Bettnässen ist eine Krankheit und keine Schande. In der Harnblasenwand und in der Harnröhre befinden sich Nerven, die das Signal – volle Blase – an das Gehirn weitergeben. Das Kind lernt bis zum 4. Lebensjahr auf diese Signale hin aufzuwachen, der Bettnässer dagegen nicht. Bei der sog. Blasenkonditionierung lernt das Kind in Schritten, sich von der vollen Blase wecken zu lassen. Ein sog. Tiefschläfer braucht dabei die Hilfe des Erwachsenen. Die Heilungsquote der Blasenkonditionierung beträgt etwa 90 % in 2 Monaten.

Phimose

Vorhautverengungen begünstigen Entzündungen. Die Behandlung mit Salben sowie Dehnungsversuche bringen keine Heilung, allerdings wird in den ersten beiden Lebensjahren nur dann operiert, wenn immer wiederkehrende Entzündungen auftreten oder das Wasserlassen deutlich erschwert ist. Bei den Operationsverfahren wird das verengte Vorhautblatt entfernt. Ist das Vorhautbändchen verkürzt, so wird es bei diesem Eingriff verlängert. In extrem seltenen Fällen kann wegen einer erneuten narbigen Verengung der gekürzten Vorhaut eine Zweitoperation notwendig werden.

Leistenhoden

Da schon vom 3. Lebensjahr an mit zunehmender Schädigung eines falsch liegenden Hodens zu rechnen ist, sollte der Hoden bis zum 2. Lebensjahr im Hodensack verankert werden. Zunächst wird im allgemeinen durch eine Hormonkur (Gonadotropin) versucht, den Hodenabstieg zu erreichen. Dies gelingt jedoch nur in einem Teil der Fälle. Als Vorbereitung zur Operation ist aber auch eine derartige Hormonkur sinnvoll, da sich der Hoden vergrößert und die Gefäße sich verlängern. Bei der Operation werden der Hoden und der Samenstrang aus ihren Verwachsungen gelöst, ggf. ein gleichzeitig bestehender Leistenbruch beseitigt und der Hoden an der vorgesehenen Stelle im Hodensack befestigt. In seltenen Fällen ist eine Korrektur nicht möglich, z. B. wenn der Hoden schon sehr stark geschädigt ist, so daß er entfernt werden muß.

Harnwegsinfektionen

Harnwegsinfektionen sind alle durch Bakterien hervorgerufenen Infektionen im Bereich der Harnwege, und zwar die der oberen ebenso wie die der unteren Harnwege, z. B. die Entzündung der Nieren (Pyelonephritis), Entzündung der Blase (Zystitis), Entzündung der Harnröhre (Urethritis) usw.

Für die Diagnostik und Therapie ist die Unterscheidung zwischen Entzündungen der parenchymatösen Organe, d. h. Entzündungen des Organgewebes selbst, nämlich von Niere, Prostata und Hoden, und Entzündungen der Hohlkörper, z. B. Blase, wichtig.

Die Entzündungen der Hohlorgane verlaufen in der Regel ohne Fieber (Blasenentzündung) und können auch ohne spezielle Behandlung spontan ausheilen. Sie werden seltener chronisch und sind mit einfachen Behandlungsmethoden relativ gut zu beeinflussen. Dagegen verursachen Entzündungen der parenchymatösen Organe in der Regel hohes Fieber, stärkere Allgemeinerscheinungen und werden leichter chronisch.

Auch die Unterscheidung in Harnwegsinfektionen der oberen und unteren Harnwege hat sich bewährt. Die Infektion der unteren Harnwege – mit Ausnahme der Entzündungen der Vorsteherdrüse (Prostatitis) – sind im Regelfall mit einfacheren Mitteln zu behandeln, als z. B. die Nieren-Nierenbecken-Entzündung.

Pyelonephritis – Nieren-Nierenbecken-Entzündung

Die häufigste Form entzündlicher Nierenerkrankungen ist die Nieren-Nierenbecken-Entzündung, die Pyelonephritis.

Man unterscheidet die primäre und die sekundäre Pyelonephritis (Abb. 91).

Die primäre Pyelonephritis (Pyelonephritis als Ersterkrankung) entsteht durch Streuung von Bakterien auf dem Blutwege (hämatogen), ausgehend von einem Entzündungsherd außerhalb der Urogenitalorgane oder auch von Schleimhautverletzungen der Harnröhre und der Blase ausgehend (aszendierend). Bei der primären Entzündung sind die ableitenden Harnwege zunächst anatomisch und funktionell intakt. Bei der sekundären Pyelonephritis ist die bakterielle Infektion Zweiterkrankung bei einem anderen urologischen Grundleiden, z. B. einer Harnabflußstörung, eines Steinleidens, einer Blasenentleerungsstörung usw.

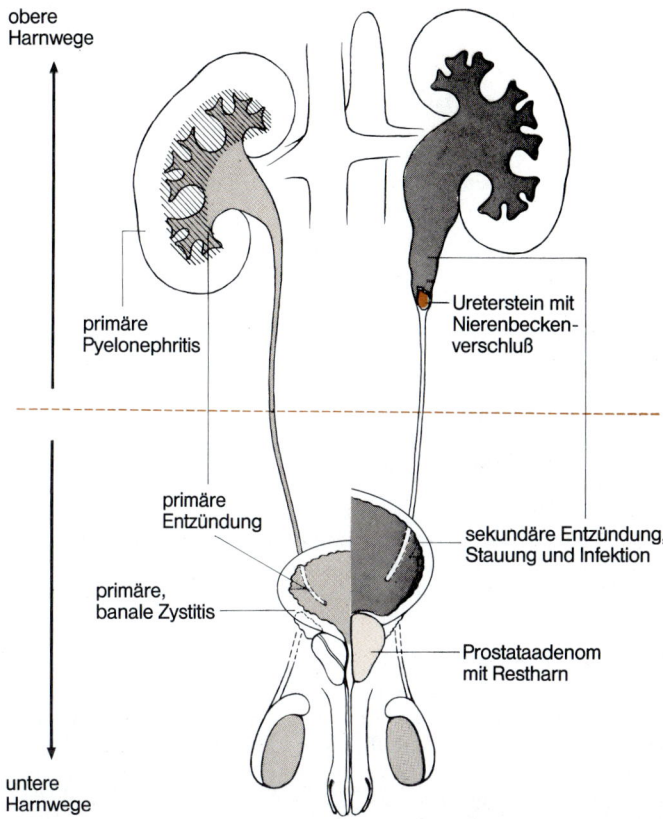

obere
Harnwege

primäre
Pyelonephritis

Ureterstein mit
Nierenbecken-
verschluß

primäre
Entzündung

sekundäre Entzündung,
Stauung und Infektion

primäre,
banale Zystitis

Prostataadenom
mit Restharn

untere
Harnwege

Abb. 91   Primäre und sekundäre Pyelonephritis

Merke:

- **Primäre Pyelonephritis: Nieren-Nierenbecken-Entzündung als Erst-erkrankung.**

- **Sekundäre Pyelonephritis: Nieren-Nierenbecken-Entzündung als Zweiterkrankung bei einem urologischen Grundleiden, z. B. Abfluß-störung durch Steinleiden oder Prostatavergrößerung.**

- **Entzündungsbegünstigende Faktoren wie Diabetes mellitus, Medika-mentenverbrauch. Mißbildungen der ableitenden Harnwege können die Entstehung einer Pyelonephritis unterstützen.**

- **Die Unterscheidung von Harnwegsinfektionen der oberen oder der unteren Harnwege hat sich bewährt.**

Infektionswege bei Pyelonephritis

Hämatogener Infektionsweg

Auf dem Blutwege (hämatogen) werden meist die parenchymatösen Organe, Nieren, Prostata, Hoden, befallen. Wichtigste Beispiele einer hämatogenen Niereninfektion sind die Nierentuberkulose oder der Nierenkarbunkel, der von einer Hautinfektion herrühren kann. Unabhängig davon kann auch bei einer akuten Infektion der Nieren und Vorsteherdrüse eine Ausschwemmung von Bakterien im Blut (Bakteriämie) erfolgen.

Aufsteigende Infektion

Die aufsteigende Infektion (Harnröhre, Blase, Harnleiter, Nierenbecken) findet sich relativ häufig bis zum 12. Lebensjahr, wobei 80 % der Fälle dieser Infektionswege das weibliche Geschlecht betrifft. Nach dem 20. Lebensjahr beobachtet man wiederum ein Ansteigen der Infektionsrate, in der Mehrzahl bei Frauen. Die meisten dieser Infektionen führen nur zur Zystitis, was man zum Teil auf die Kürze der weiblichen Harnröhre zurückführt.

Nach dem 60. Lebensjahr sind dagegen häufiger Männer betroffen infolge der Zunahme von Vorsteherdrüsenerkrankungen. Da der Harn ein guter Nährboden für Bakterien ist, kann in allen Fällen, in denen der Harn nicht restlos entleert wird, sehr leicht eine Entzündung entstehen.

Lymphogener Infektionsweg

Infektionen auf lymphogenem Weg können vom Dickdarm aus über Lymphbahnen auf die Harnwege übergreifen. Auch bei Entzündungen des weiblichen Genitales werden gelegentlich Nieren- und Blaseninfektionen hervorgerufen.

Direktes Übergreifen von einem anderen Organ aus

Abszesse im Bauchraum (perityphlitischer Abszeß, Divertikulitis) können auf die Harnorgane übergreifen und sie infizieren.

Symptomatik

Bei der akuten Pyelonephritis besteht hohes Fieber mit Schüttelfrösten, Klopfschmerz des Nierenlagers, häufig Beschwerden beim Wasserlassen (Dysurie) sowie häufiges Wasserlassen (Pollakisurie). Außerdem besteht ein starkes Durstgefühl, die Zunge ist borkig belegt und trocken.

Bei der chronischen Pyelonephritis ist der Verlauf symptomarmer, schleichender. Zeitweilig ist ein dumpfer Schmerz im Nierenlager feststellbar. Allgemeines Krankheitsgefühl, rasche Ermüdbarkeit, Durst, Anämie sowie gastrointestinale Symptome können vordergründig sein (Abb. 92).

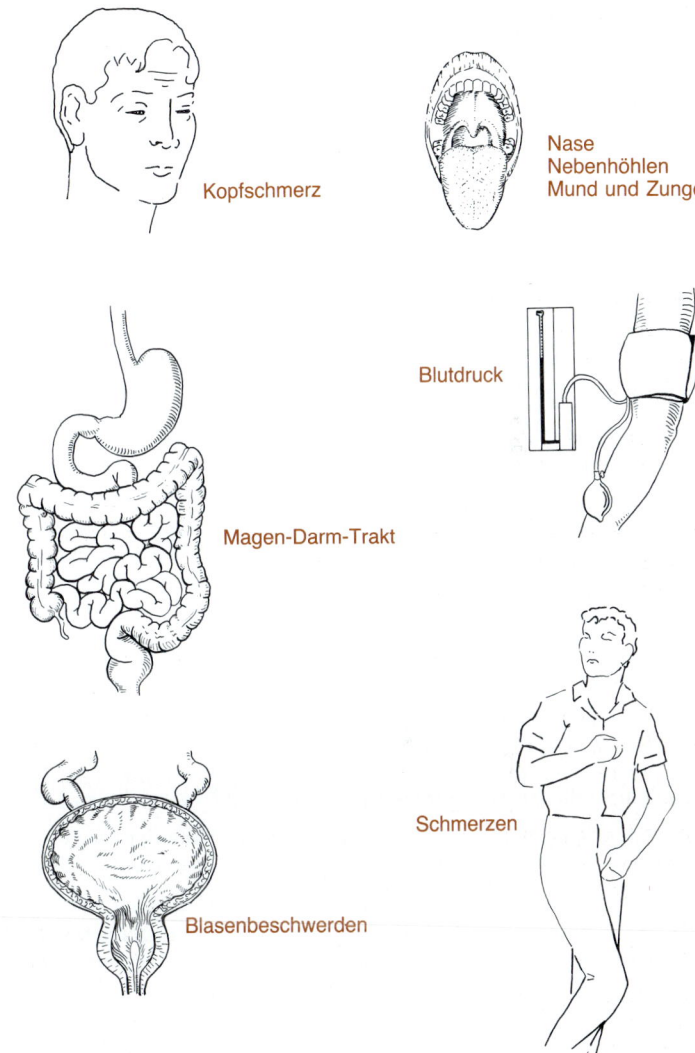

Kopfschmerz

Nase
Nebenhöhlen
Mund und Zunge

Blutdruck

Magen-Darm-Trakt

Schmerzen

Blasenbeschwerden

Abb. 92   Befunde bei Pyelonephritis

Merke:

● **Bei entzündlichen Erkrankungen der ableitenden Harnwege müssen
zum Ausschluß einer Harnabflußstörung – sekundäre Pyelonephritis –
eine Abdomenübersicht und ein Urogramm angefertigt werden.**

Diagnostik

Die Erkennung einer akuten Pyelonephritis ist nicht schwierig: Die Befunde Eiter- und Bakterienausscheidung (Leukozyturie, Bakteriurie) sowie Beschleunigung der Blutsenkungsgeschwindigkeit stehen im Vordergrund. Bei der chronischen Verlaufsform finden sich eine geringe Eiweißausscheidung (Proteinurie), eine geringe Pyurie und Bakteriurie.

Bei Verdacht einer Entzündung des Urogenitalsystems erfolgt die Uringewinnung (Tab. **22**):

bei Männern durch Mittelstrahlurin,
bei Frauen durch Katheterisierung oder Mittelstrahlurin,
bei Kindern durch Einmalplastik-Klebebeutel,
durch Blasenpunktion (in Einzelfällen).

Beim Mann kann dabei zusätzlich die 2-Gläser-Probe vorgenommen werden.

Von Patienten mitgebrachter Urin ist wegen der möglichen Verunreinigungen nicht verwertbar.

Die Blasenpunktion oberhalb des Schambeins, die in der letzten Zeit immer wieder empfohlen wird, sollte nur dann herangezogen werden, wenn die üblichen Methoden keine sichere Beurteilung erlauben. Sie gehört mehr in die Klinik oder in die spezielle Pyelonephritis-Ambulanz.

Das gefärbte Ausstrichpräparat ist eine weitere Ergänzungsmethode. Mehr als 10 Keime pro Gesichtsfeld bei 500facher Vergrößerung des gefärbten Harnsediments entsprechen einer sicheren Bakterienausscheidung.

In jedem Fall muß bei Infektverdacht der Harn zur bakteriologischen Untersuchung eingesandt werden, um die Bakterien zu züchten und anhand der Resistenzprüfung (Bestimmung der Widerstandsfähigkeit der Bakterien gegen die üblichen Medikamente) gezielt behandeln zu können (Abb. **93**).

Der Bakteriengehalt im Urin läßt sich auch mit Hilfe der Objektträgerkultur nachweisen (s. Kapitel „Untersuchungsmethoden in der Urologie").

Bei Entzündungen im Bereich der Urogenitalorgane sind mit Ausnahme der Enterokokken und Staphylokokken praktisch nur gramnegative Bakterien nachweisbar. Die überwiegenden Infektionen werden durch Kolibakterien verursacht. Bei lange bettlägerigen Patienten und Katheterträgern überwiegen Bakterien aus der Familie Proteus und Pseudomas aeruginosa (Pyocyaneus). Eine Mischinfektion findet sich häufig bei chronisch komplizierten Prozessen und bei Katheterträgern.

Tabelle 22   **Untersuchungsgang bei Patienten mit Verdacht auf Harnwegsinfekt**

1. Tag:	*Untersuchung:*
	U-Status, quantitative Leukozytenzählung, Trichomonadennachweis, Objektträgerkultur, unspezifische Kultur- und Resistenzprüfung, Mykoplasmennachweis
2. Tag:	*Laboruntersuchung:*
	– BSG
	– Kreatinin
	– Gesamteiweiß, Elektrophorese
	– Elektrolyte
	Ultraschalluntersuchung
	Röntgenuntersuchung:
	– Röntgenthorax
	– Abdomenübersicht
	– Urogramm
3. Tag:	*Nierenfunktionsprüfung:*
	– Kreatinin-Clearance
	– Isotopenuntersuchung, z. B. Clearance
	Instrumentelle Untersuchungen:
	Urethrozystoskopie
	Röntgenspezialuntersuchung (Refluxprüfung usw.)

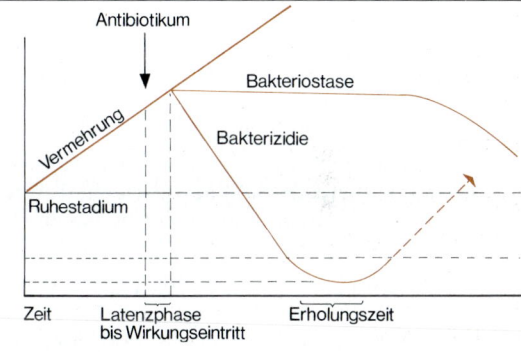

Abb. 93   **Bakterizidie – Bakteriostase**

Bakteriostatische Medikamente verhindern eine Vermehrung der Keime. Die vorhandenen „ruhenden" Keime werden durch diese Medikamente nicht geschädigt.

Bakterizide Medikamente dagegen sind besonders gut wirksam während der Vermehrungsphase der Erreger, können aber auch Keime in der Ruhepause angreifen.

Behandlung

Eine sinnvolle Behandlung erfordert neben der genauen Untersuchung die Feststellung der ursächlichen Erreger sowie ihre Empfindlichkeit gegenüber den Medikamenten.

Die Allgemeinbehandlung besteht aus Bettruhe und physikalisch-diätetischen Maßnahmen wie feuchter Wärme, obst- und gemüsereicher Kost sowie einer reichlichen Flüssigkeitszufuhr von etwa 2 l/Tag eines gut verträglichen Getränkes (Tee, Mineralwässer oder Obstsäfte). Sinn dieses Vorgehens ist eine gute Durchspülung der Harnwege zur Ausschwemmung von Bakterien.

Vor der Behandlung mit Medikamenten muß man eine Abflußstörung der ableitenden Harnwege ausschließen. Bei Bestehen einer Abflußstörung liegt eine sekundäre Pyelonephritis vor. Die Infektion läßt sich so lange nicht ausheilen, bis die Abflußstörung (z. B. Stein, angeborene Mißbildung usw.) beseitigt ist. Die Behandlung des akuten, unkomplizierten Infektes der unteren Harnwege kann heute einmal durch die hochdosierte Einmalgabe eines Antibiotikums oder einer Sulfonamid-Kombination, andererseits durch die Kurzzeittherapie – 3–10 Tage – mit entsprechenden Medikamenten erfolgen (Tab. **23** u. **24**).

Bei der Therapie des chronischen Harninfektes stehen uns 2 Behandlungsformen zu Verfügung:

1. Einleitende antibiotische Stoßtherapie mit einem gegen vorwiegend gramnegative Keime wirkenden Medikament. Anschließend kontinuierliche Therapie oder Langzeittherapie, die durchgehend mit einem Sulfonamid, mit Nitrofurantoin oder anderen Medikamenten bzw. im Wechsel zwischen diesen Medikamenten durchgeführt wird.
2. Die intermittierende Stoßtherapie, d. h. 1 Woche pro Monat gezielte antibiotische Therapie wie bei einem akuten Harninfekt nach Antibiogramm. In der Zwischenzeit Medikamentenpause.

Bei der chronischen Pyelonephritis muß sich nach Normalisierung des Harnbefundes eine mehrmonatige Infektüberwachung zur Vermeidung eines Aufflackerns der Erkrankung (Rezidiv) anschließen.

Auch die Prognose der chronischen Pyelonephritis ist bei noch ausreichender Nierenfunktion günstig. Allerdings erfordern Krankheiten mit chronischem Verlauf eine chronische Behandlung. Auch die sekundären Pyelonephritiden zeigen, wenn die Abflußstörung beseitigt wurde, eine gute Ausheilungstendenz.

Tabelle 23   **Drei Therapieschemata bei Harnwegsinfektionen**

1. Ungezielte Chemotherapie

Entsprechende Harnwegsinfektion wird ungezielt, jedoch unter Berücksichtigung des typischen Erregerspektrums, aber auch der Pharmakokinetik und der klinischen Effektivität mit dem hierfür optimalen Antibiotikum behandelt

2. Gezielte Chemotherapie

Nach dem Erregernachweis mit Antibiogramm erfolgt eine Therapie mit einem Antibiotikum mit besonders günstiger Effektivität

3. Breitband-Chemotherapie

Lückenlose Kombinationstherapie bei schweren Infektionen, um möglichst alle Keime zu erfassen

Tabelle 24   **Gezielte Antibiotikatherapie von Harnwegsinfektionen** (je nach Antibiogramm)

Erreger	Oral	Parenteral	Antibiotika der Reserve	Harnwegsdesinfizienzien
Escherichia coli	Ampicillin, Co-trimoxazol	Cefazolin, Mezlocillin, Cefamandol, Cefotiam	Cefotaxim, Aminoglykoside	Cinoxacin, Nitrofurantoin
Klebsiella	Co-trimoxazol, Norfloxacin	Aminoglykosid, Cefamandol, Cefoxitin	Mezlocillin, Amikacin, neue Zephalosporine	Cinoxacin, Nitrofurantoin
Enterobacter cloacae	Co-trimoxazol, Norfloxacin	Gentamicin, Aminoglykosid	Cefotaxim, Amikacin	Cinoxacin, Nitrofurantoin
Serratia marcescens	Co-trimoxazol, Norfloxacin	Latamoxef, Gentamicin	Amikacin, Mezlocillin	Cinoxacin, Nitrofurantoin
Proteus mirabilis	Ampicillin, Co-trimoxazol	Cefamandol, Cefoxitin, Aminoglykosid	Amikacin, Mezlocillin	Cinoxacin, Nalidixinsäure
Proteus vulgaris, morganii, rettgeri	Co-trimoxazol, Norfloxacin	Piperacillin, Gentamicin, Cefotaxim	Amikacin, Mezlocillin	Cinoxacin, Nalidixinsäure
Pseudomonas aeruginosa	Norfloxacin	Azlocillin, Piperacillin, Tobramycin	Ceftazidim, Cefsulodin, Amikacin	Cinoxacin, Carindacillin
Enterokokken	Amoxicillin	Mezlocillin	Erythromycin, Tetracyclin, Vancomycin	Nitrofurantoin

Pyonephrose – Eiterniere

Auf dem Boden einer Pyelonephritis und auch einer angeborenen Mißbildung, z. B. einer Hydronephrose, ist die Ausbildung einer eitrigen Nierenentzündung möglich. Hierbei ist die Niere mit Eiter gefüllt. Hinweise gibt ein dumpfer Druckschmerz im Nierenlager. Ein septischer Verlauf mit Fieber und Schüttelfrösten deutet auf das Vorliegen einer Pyonephrose hin. Die Behandlung besteht in einer Ableitung des Harns durch Nierenfistel, ggf. bei gesunder anderer Niere die Entfernung der Eiterniere.

Paranephritischer Abszeß – Abszeß neben der Niere

Im Rahmen einer Nierenerkrankung kann es zu einer Abszeßbildung im Nierenlager kommen. Diese Abszeßbildung kann entweder von der Niere selbst ausgehen oder auf dem Blutwege hervorgerufen werden.

Ein fieberhafter Allgemeinzustand mit schwerer Beeinträchtigung des Allgemeinbefindens, Druckschmerz im Nierenlager, Vorwölbung der Weichteile in diesem Bereich, Schwellung und Rötung sind verdächtig auf einen Nierenlagerabszeß. Die Patienten liegen mit angezogenen Beinen im Bett (Psoasreizung).

Durch die massive Gabe von Antibiotika ist heute allerdings das „klassische Bild" eines paranephritischen Abszesses seltener geworden. Eine Klärung bringt oft die Sonographie bzw. Computertomographie. Da der Eiterherd keinen Anschluß an die ableitenden Harnwege hat, ist der Sedimentbefund oft unauffällig. Die Therapie besteht in einer Ableitung des Eiters unter Schonung der Niere.

Zystitis – Blasenentzündung

Eine der häufigsten urologischen Infektionen, insbesondere bei Frauen, ist die Blasenentzündung (Zystitis). Blasenentzündungen werden in der Regel durch bakterielle Infektionen verursacht. Man unterscheidet akute und chronische Verlaufsformen. Da man heute weiß, daß jeder dieser akuten Infekte chronisch werden und über eine Pyelonephritis zum Nierensiechtum führen kann, sollte auch die einfache Zystitis sorgfältig behandelt werden. Heilt die Zystitis nicht aus, muß man an andere Grundleiden oder Ursachen denken (Blasenentleerungsstörungen, Trichomonaden usw.).

Beschwerden bei der Zystitis sind gehäufter Harndrang, schmerzhaftes Wasserlassen, besonders am Ende, Pyurie und Hämaturie. Eine einfache Entzündung des Blasenhohlkörpers verursacht kein Fieber. Bei Fieberschüben ist folglich an eine Pyelonephritis zu denken (Abb. **94**).

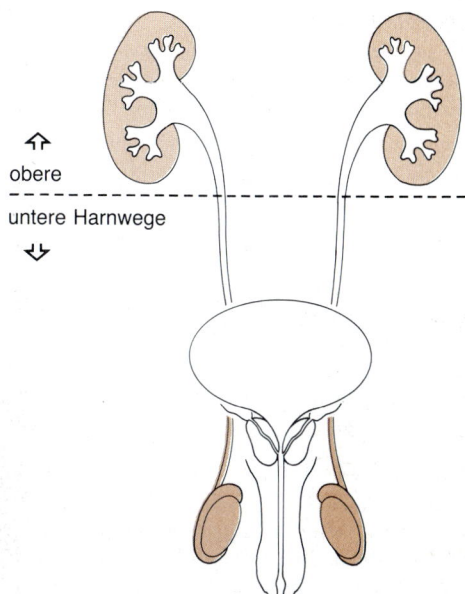

obere

untere Harnwege

Abb. 94   Infektionen der unteren Harnwege beim Mann

Merke:

- Im Gegensatz zu Frauen ist die unkomplizierte Harnwegsinfektion beim Mann seltener. Häufig finden sich Abflußstörungen; die Häufigkeit der Harnwegsinfektionen nimmt mit dem Alter zu. Eine Geschlechtserkrankung muß bei jüngeren Patienten ausgeschlossen werden; häufiger sind Infektionen im Anschluß an iatrogene Eingriffe (Katheterismus, Bougierungen usw.).

- Während bei Frauen eine forcierte Diagnostik nicht sinnvoll erscheint, muß bei Männern in jedem Fall eine Ausschlußdiagnostik auf Abflußstörungen durchgeführt werden.

Therapie:

Reichliche Flüssigkeitszufuhr, gezielte Infektbehandlung, Schmerzbekämpfung. Wiederholt auftretende (rezidivierende) Blasenentzündungen sollten einer fachärztlichen Untersuchung zugeführt werden.

Bei der Reizblase der Frau handelt es sich um einen vegetativen Symptomenkomplex. Betroffen sind vorwiegend ältere Frauen, bei denen u. a. die verminderte Östrogenbildung die Störungen verursachen soll. Die objektiven Befunde sind spärlich, die subjektiven Beschwerden wie Dysurie, Pollakisurie und Nykturie erheblich. Die Behandlung besteht in Psychopharmaka, lokaler Behandlung und Östrogensubstitution.

Interstitielle Zystitis

Die Ätiologie der sog. interstitiellen Zystitis ist nicht bekannt. Man vermutet als Ursache eine Antikörperbildung gegen das Blasengewebe. Die Beschwerden werden durch häufiges und schmerzhaftes Wasserlassen, Blutungen sowie den chronischen Verlauf gekennzeichnet. Differentialdiagnostisch muß eine Tuberkulose ausgeschlossen werden. Zystoskopisch finden sich eine geringe Blasenkapazität und leicht blutende Schleimhautgeschwüre, die vorwiegend im Blasendachbereich liegen. Die Probeexzision ergibt meist ein eosinophiles Infiltrat. Eine erfolgversprechende Behandlung der interstitiellen Zystitis gibt es zur Zeit nicht. Als äußerste Maßnahme kommt eine Einpflanzung der Harnleiter in den Darm und eine Ausschaltung der Blase in Betracht. Zuvor müssen die konservativen Maßnahmen ausgeschöpft werden.

Prostatitis – Entzündung der Prostata, vegetatives Urogenitalsyndrom

Bei der sog. Prostatitis unterscheiden wir zwei Formen:

1. Die echte Entzündung, die „itis", bei der in der Vorgeschichte oder bei der Untersuchung ein entzündliches Geschehen festgestellt werden konnte.

2. Das vegetative Urogenitalsyndrom, bei dem zu keinem Zeitpunkt ein entzündliches Geschehen nachweisbar ist. Hier handelt es sich um ein vegetatives Grundleiden, gewissermaßen mit einem schwachen Punkt im Bereich der Prostata. Die Beschwerden bestehen in Ziehen und Druckgefühl am Damm, wechselnden Beschwerden bei der Miktion, in beiden Leisten sowie in sexuellen Störungen.

Die Behandlung besteht bei der echten Entzündung in einer antiinfektiösen Behandlung, unterstützt durch lokale Maßnahmen wie Moorbäder, Ichthyolpräparate und Umstimmungstherapie. Bei dem vegetativen Urogenitalsyndrom sind Allgemeinmaßnahmen wie Psychopharmaka und auch lokale Behandlungsformen, jedoch keine Infekttherapie angezeigt (Abb. **95** u. **96**).

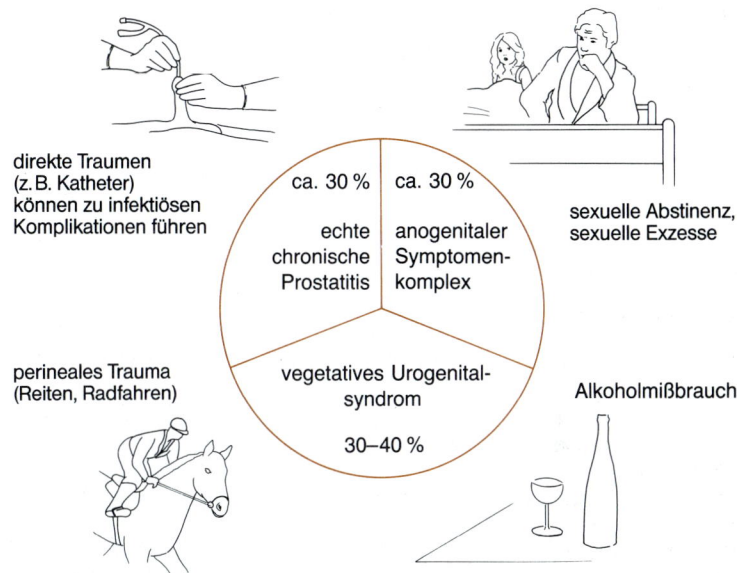

direkte Traumen
(z. B. Katheter)
können zu infektiösen
Komplikationen führen

ca. 30 %

echte
chronische
Prostatitis

ca. 30 %

anogenitaler
Symptomen-
komplex

sexuelle Abstinenz,
sexuelle Exzesse

perineales Trauma
(Reiten, Radfahren)

vegetatives Urogenital-
syndrom

30–40 %

Alkoholmißbrauch

Abb. 95 **Ursache der chronischen Prostatitis des vegetativen Urogenitalsyn-
droms sowie des anogenitalen Symptomenkomplexes**

Regel:

Bei prostatischen Beschwerden der Männer zwischen 25 und 40 Jahren handelt es
sich in etwa 30 % der Fälle um eine echte
Prostatitis, in 30 % um ein Genitoanalsyn-
drom und bei dem Rest um Prostatopa-
thien. Durch die Gleichartigkeit der Symptome ist die Abgrenzung der einzelnen
Krankheitsbilder auch für den Spezialisten
schwierig. Auf keinen Fall kann die Diagnose nur durch eine einfache rektale Untersuchung gestellt werden. Die Bezeichnung Prostatitis gilt nur für die echte Entzündung.

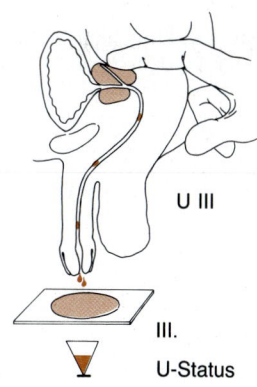

U III

III.

U-Status

Abb. 96 **Chronische
Prostatitis:** 3-Gläser-Probe
nach Prostatamassage

Urethritis – Harnröhrenentzündung

Die unspezifischen Urethritiden sind neben der gonorrhoischen Urethritis selten. Sie werden hervorgerufen durch grampositive und gramnegative Bakterien, Mykoplasmen oder Trichomonaden. In seltenen Fällen kann ein Pilzbefall vorliegen.

Die häufigste Ursache einer unspezifischen Urethritis sind instrumentelle Eingriffe. Symptomatisch sind ein beständiges Jucken und Brennen in der Harnröhre, ein brennender Schmerz beim Wasserlassen und ein Ausfluß aus der Harnröhre. Die Diagnostik umfaßt die Untersuchung des frisch gelassenen Harns (Trichomonadennachweis), die Anfertigung von Ausstrichpräparaten (Methylenblau und Gramfärbung: Ausschluß einer Gonorrhö) und die kulturelle Untersuchung auf Mykoplasmen, die einem Speziallabor vorbehalten bleibt.

Typisch ist die chronische Verlaufsform mit geringem Ausfluß, mäßigem Brennen beim Wasserlassen sowie einem suprapubischen Druckschmerz. Die Behandlung hat sich nach dem ursächlichen Erreger zu richten. Neuerdings werden auch Chlamydien als Erreger in Betracht gezogen (Tab. 25).

Relativ häufig ist auch die Trichomonadenurethritis, die durch die Trichomonas vaginalis verursacht wird. Typisch ist die chronische Verlaufsform mit geringem Ausfluß, mäßigem Brennen bei der Miktion sowie einem suprapubischen Dauerschmerz. Im frisch untersuchten Harn finden sich die typischen Trichomonaden. Bei der Behandlung muß die Partnerin des Patienten mitbehandelt werden (Tab. 26).

Orchitis – Hodenentzündung

Auf hämatogenem Wege kann es, z.B. nach einer Mumpserkrankung, zu einer Hodenentzündung kommen. Dabei schwillt die betroffene Skrotalhälfte an, der Hoden zeigt eine deutliche Druckempfindlichkeit, es kann zu einer eitrigen Einschmelzung kommen.

Therapeutisch wird der Hoden hochgelagert, bei starken Schmerzen kann man den Samenstrang mit Novocain infiltrieren, hochdosierte Infekttherapie soll das Hodengewebe schützen.

Tabelle 25 Differentialdiagnose der infektiösen Urethritis beim Mann

Erreger	Diagnostiktest
Neisseria gonorrhoeae	Gram-Färbung, Gonozyme, Kultur, Penicillin-Sensitivitäts-Test (β-Lactamase)
Chlamydia trachomatis	Kultur, manchmal Giemsa-Färbung (nicht zuverlässig), Fluoreszenztechniken mit Antikörpern, die spezifisch an Fluoresceinisothiocyanat (FITC) gebunden werden, Serologie (gepaarte Seren), Chlamydiazyme
Trichomonas vaginalis	Urinsediment, Nativprobe, Kultur
Herpes simplex	Kultur
Candida albicans	Gram-Färbung, Kultur
übliche Bakterienflora (E. coli usw.)	gewöhnlich Kultur

Tabelle 26 Therapie der Entzündungen der Harnröhre (nach Schmiedt)

Erreger	Präparat	Applikationsart	
Trichomonaden	Tinidazol	Einzeittherapie (2 g)	
	Nimorazol	Eintagsbehandlung (3 × 1 g)	
	Metronidazol	6-Tage-Behandlung (2 × 1 Tbl. zu 250 mg oral/Tag)	
Hefen	Amphotericin-B-Lösung plus Nystatin	Instillationsbehandlung 10–14 Tage plus 3 × tägl. 2 Dragees	
Mykoplasmen und Chlamydien	Tetrazykline:		
	– Doxycyclin	2 × tägl. 100 mg	
	– Minocyclin	2 × tägl. 200 mg	jeweils 2–3 Wochen
	– Tetracyclin	2 × tägl. 500 mg	
Ureaplasmen	Erythromycin	2 × tägl. 500 mg	
Herpesviren	Infektion klingt nach 7–12 Tagen meist spontan ab! Bei Läsionen am Ostium urethrae und in der Fossa navicularis Lokalbehandlung Evtl. Desensibilisierung mit monovalentem Herpes-simplex-Serum Ultima ratio: Autovakzine		

Merke:

● **Bei Trichomonaden-, Chlamydien- oder Mykoplasmeninfektion ist der Partner mit zu behandeln, da es sonst immer wieder zu Rezidiven kommt: sog. „Ping-Pong-Infektion".**

Epididymitis – Nebenhodenentzündung

Der Nebenhoden ist durch den Samenstrang und durch Lymphbahnen direkt mit der Prostata und den Harnwegen verbunden. Daher entstehen Nebenhodenentzündungen meist fortgeleitet von einer Harnröhrenentzündung, einer Prostatitis oder nach instrumentellen Eingriffen (Katheterismus, Zystoskopie). Plötzliche Schmerzen im Samenstrangbereich, Vergrößerung des Skrotums mit Rötung und Schwellung der Haut und ein heftiger Druckschmerz, hohes Fieber und schwere Beeinträchtigung des Allgemeinbefindens sind die akuten Symptome.

Differentialdiagnostisch muß eine Hodentorsion vor Einleiten der Therapie eine Gonorrhö oder Trichomoniasis ausgeschlossen werden. Therapeutisch wird der Hoden hochgelagert (Abb. 97). Eine hochdosierte Infektbehandlung wird eingeleitet, bei Schmerzen des Samenstranges muß mit Novocain infiltriert werden.

Bei alten Patienten ist zu überlegen, ob man nicht durch rechtzeitige Wegnahme des entzündeten Hodens und Nebenhodens dem Patienten ein längeres Krankenlager ersparen kann.

Leitsätze zur Behandlung der unspezifischen Infektion der Niere und der ableitenden Harnwege:

1. Die antibakterielle Chemotherapie erfaßt primär die vorhandenen Bakterien und behandelt erst sekundär den Patienten.

2. Vor allem chronische Harninfekte sind daher nur gezielt, d. h. in Kenntnis der Erreger und der Empfindlichkeit, zu therapieren.

3. Vorsicht bei Nierenfunktionsstörungen: Gefahr toxischer Nebenwirkungen und unzureichender Medikamentenkonzentration im Urin.

4. War nach 2–3 Wochen keine Beseitigung der Pyurie und Bakteriurie zu erzielen, so sind eine Überprüfung der Behandlungsindikation (Stein-Abflußhindernis), eine erneute Resistenzbestimmung und eine Umstellung der Therapie erforderlich.

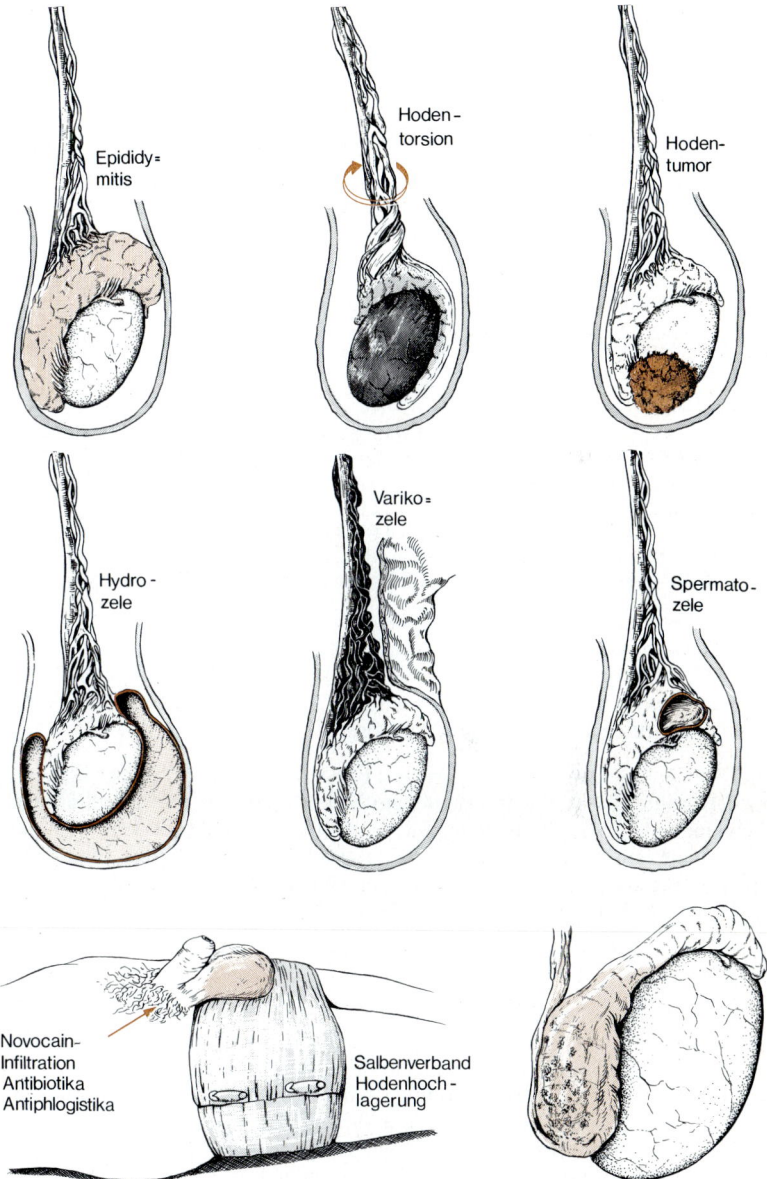

Abb. 97 **Nebenhodenentzündungen, Differentialdiagnostik**

Parasitäre Erkrankungen der Harnwege

Durch den immer mehr zunehmenden Tourismus, die Entsendung deutscher Industriegruppen im Rahmen der Entwicklungshilfe in tropische Länder und nicht zuletzt durch die Gastarbeiter treten vermehrt Erkrankungen auf, die in tropischen Ländern oder im Fernen und Nahen Osten anzutreffen sind. Es handelt sich vorwiegend um Wurmerkrankungen, die Filariosen, die Bilharziose sowie die Echinokokkenerkrankung im Bereich des Urogenitalsystems.

Bilharziose

Die Bilharziose ist wahrscheinlich eine der ältesten überlieferten medizinischen Erkrankungen.

Die Parasiten, Zerkarien, dringen in die Haut ein und wandern auf dem Blutweg über das rechte Herz in die Lunge und von hier über den großen Kreislauf an ihren endgültigen Sitz, die *Venengeflechte im Beckenboden* (Abb. **98**). Während diese Wanderung des Parasiten etwa 10 Tage beansprucht, vergehen bis zum Auftreten der ersten klinischen Symptome, rheumatische Gliederschmerzen, Abgeschlagenheit, Fieber, 5–7 Wochen, bis zur Ausscheidung der ersten Parasiteneier 6–10 Wochen. Weit mehr als die im Venenblut lebenden 10–15 cm langen Würmer sind die in den Blutkapillaren deponierten Eier für die klinischen Beschwerden verantwortlich.

Im Gewebe verursachen die Eier eine chronisch-rezidivierende Schleimhautläsion mit beginnender Infektion. Auf dem Boden einer chronischen Entzündung kommt es in der Harnblase, dem Harnleiter und Nierenbekken, zu Narbenbildungen, Engen und, bei jahrzehntelangem Bestehen, schließlich zur Ausbildung eines Krebses.

Im Frühstadium finden sich typische „Bilharziosetuberkel" in der Blasenschleimhaut. Sie sind gelblich mit geröteter Randzone und unauffälliger Schleimhaut. Später kommt es zur Vergrößerung der Tuberkel. Weitere Symptome sind eine Eosinophilie, eine erhebliche Leukozytose, eine Hämaturie bei Blasenbeteiligung, differentialdiagnostisch ist eine Tuberkulose bzw. sind Blasentumoren auszuschließen.

Therapie

Für die Massenbehandlung in endemischen Gebieten hat sich die intramuskuläre Verabreichung von Mycanthon (z. B. Etrenol) und in letzter Zeit auch die orale Therapie mit Metrifonat (z. B. Bilharzil) bewährt. Ferner bietet sich für die orale Behandlung Niridazol (z. B. Ambilhar) an. Bei Kindern hat sich die Behandlung mit diesem Präparat schon bewährt, es traten weniger unerwünschte Nebenwirkungen auf als bei Erwachsenen. Das in letzter Zeit entwickelte Biltricide ist ein gut wirksames 1-Tag-Therapeutikum.

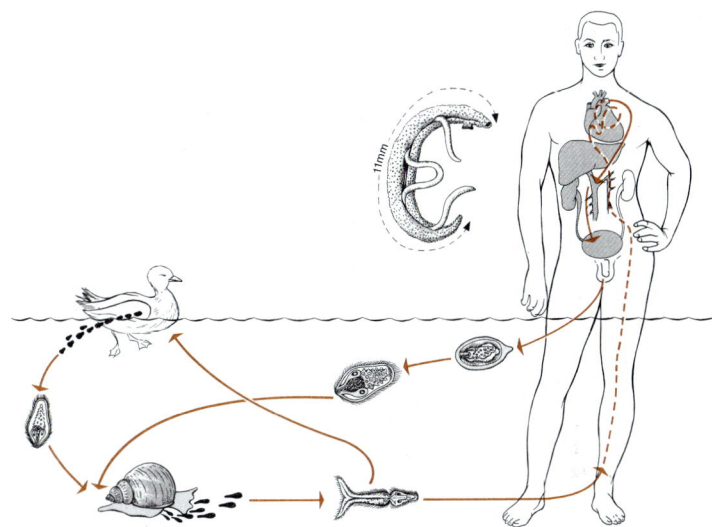

Abb. 98 **Infektionsweg der Bilharziose**

Schnecken mit ausgereifter Infektion stoßen die den Menschen befallenden Larvenstadien, die gabelschwänzigen, Halbmillimeter großen Zerkarien ins Wasser aus. Diese Invasionsstadien, die in freiliegender Phase eine maximale Lebensdauer von etwa 60 Std. haben, befallen den Menschen aktiv und perkutan. Auch kurzfristiger Kontakt mit verseuchtem Wasser kann zur Invasion führen.

Die in den Eiern sich entwickelnde nächste Larvengeneration, die Mirazidien, sondern geschwürerzeugende Substanzen durch die Eierschale hindurch ins Wirtsgewebe ab. Infolge der auf diese Weise provozierten Entzündungsherde fallen die embryonierten Eier schließlich in das Lumen der Harnwege und gelangen somit wieder in die Außenwelt. Oftmals werden aber auch die Eier in größerer Zahl mit dem Blutstrom in die verschiedenen Organe verschleppt, wodurch mancherlei Komplikationen im klinischen Bild der Krankheit entstehen können. Die Schistosomen können im befallenen Menschen 10 Jahre lang, möglicherweise noch länger, am Leben bleiben und Eier produzieren.

Echinokokkenerkrankungen

Ein weiterer Parasitenbefall ist die Echinokokkenerkrankung im Bereich der Urogenitalorgane. Häufigste Lokalisation des Echinokokkus sind allerdings Leber und Lunge. In einem geringen Prozentsatz werden jedoch auch die Niere und der paravesikale Bereich befallen. Ausgangspunkt der Infektion ist der Hundebandwurm, der sich im Darm von Hunden und Füchsen findet (Abb. **99**).

Im Blutbild findet sich eine Eosinophilie, röntgenologisch ein ringförmiger Kalkschatten durch Einlagerung von Kalk in die Echinokokkuszyste sowie Veränderungen, die auf einen raumfordernden Prozeß hindeuten. Differentialdiagnostisch kommen alle Tumoren der Nieren in Frage. Als diagnostische Maßnahmen kommen Komplementbindungsreaktionen und Hauttests zur Anwendung, z. B. der Casoni-Intrakutan-Test.

Therapeutisch kommt eine Entfernung der Echinokokkuszyste in Frage.

Filariose

Filarien sind weißliche, fadenförmige Würmer, die vornehmlich im Lymphsystem schmarotzen.

Filariosen sind in den meisten tropischen Ländern anzutreffen, bevorzugt werden Küstengebiete mit feuchtwarmen Klima. Die Gesamtzahl der verseuchten Weltbevölkerung wird auf ungefähr 200 Mill. geschätzt. Es sind sieben Filarienarten bekannt, die den Menschen befallen können.

Im Gewebe kommt es rein mechanisch oder durch die begleitende Entzündung zur Verödung von Lymphgefäßabschnitten. Die Folgen sind chronische Abflußbehinderungen der Lymphe aus dem Skrotum im Sinne einer grotesken Hodensackvergrößerung. Die Skrotalhaut und der Penis sind teigig angeschwollen und verdickt.

Typisch ist eine Chylurie (milchiger Urin mit Filarienbeimischung, „Milchpisser") durch eine Verbindung der Lymphbahnen mit dem Harntrakt. Es kommt zu rezidivierenden, akuten und chronischen Samenstrangentzündungen, Epididymitis, Orchitis, Hydrozele, Elephantiasis des Skrotums. Als Laborbefund findet sich eine hochgradige Eosinophilie, eine Leukozytose. Ein allgemeines Krankheitsgefühl fehlt in der Regel.

Die Behandlung besteht in einer operativen Ausschneidung des infizierten Bezirks mit anschließender plastischer Deckung. Medikamentös hat sich ein Piperazinderivat bewährt.

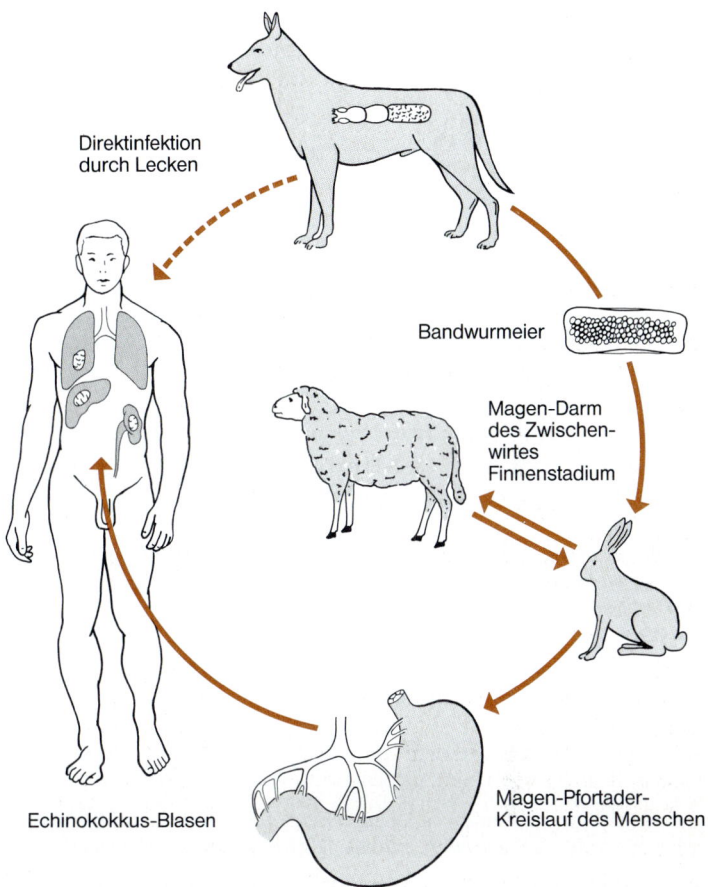

Abb. 99 **Infektionsweg des Hundebandwurms zum Menschen:** Der Werdegang dieses Parasiten – Echinococcus multilocularis – verläuft in dem Fuchs als Endwirt mit verschiedenen Nagern – Hase, Schaf – als Zwischenwirte. Der Mensch kann als „Fehlzwischenwirt" und somit als Träger des Larvenstadiums befallen werden. Zur Infektion kommt es durch Aufnahme der Bandwurmeier

Merke:

● **Ausgangspunkt der Infektion ist der Hundebandwurm, der sich im Darm von Hunden und Füchsen findet.**

● **Als diagnostische Maßnahmen kommen Komplementbindungsreaktionen und Hauttests zur Anwendung, z. B. der Casoni-Intrakutan-Test.**

Aufgaben der Pflege

Harnwegsentzündungen

Entzündliche Erkrankungen der Nieren und ableitenden Harnwege sind eine der häufigsten Krankheiten des Menschen.

Pyelonephritis

Die chronische Nieren-Nierenbecken-Entzündung, Pyelonephritis, wird wegen ihrer uncharakteristischen Beschwerden häufig übersehen. Unklare Kopfschmerzen, Hochdruck und Blutarmut sind oft die ersten Hinweise.

Für die Pflege ist entscheidend, wieweit die Nieren bereits geschädigt sind. Bei eingeschränkter Nierenfunktion (Kreatinin 1,5 mg) sind folgende Punkte zu beachten:

1. auf Anweisungen des Arztes abgestimmte Diät (Eiweißeinschränkung),
2. Überwachung des Salzhaushaltes (Ausschluß von Störungen im Kalium- und Natriumhaushalt) und entsprechende Berücksichtigung bei der Ernährung,
3. Überwachung des Säure-Basen-Haushaltes (Azidose), ggf. medikamentöse Behandlung.

Merke:

● **Die sorgsame und dauernde Überwachung der Ein- und Ausfuhr gehört zu den wichtigsten Aufgaben bei der Nierenfunktionseinschränkung.**

In fortgeschrittenen Stadien (Urämie) führt die Vernachlässigung der Grundpflege leicht zu zusätzlichen Erkrankungen (Pilze, Rhagaden usw.).

Im allgemeinen ist eine reichliche Flüssigkeitszufuhr – nach Abstimmung mit dem Arzt – anzustreben, um die Harnwege gut zu durchspülen.

Regelmäßige Blutdruckkontrollen, Beobachtungen eines Medikamentenmißbrauchs (Phenacetin) sind wichtige Merkpunkte.

Zystitis

Die einfache Blasenentzündung bei Frauen ist häufig mit einfachen Mitteln zu behandeln. Lokale Wärmeanwendung lindert die Beschwerden der Patientinnen, reichliche Flüssigkeitsgabe führt zum Ausschwemmen von Bakterien und ist trotz der Pollakisurie anzuraten (Abb. **100**). Eine ausreichende Schmerzbekämpfung im akuten Stadium ist besonders wichtig.

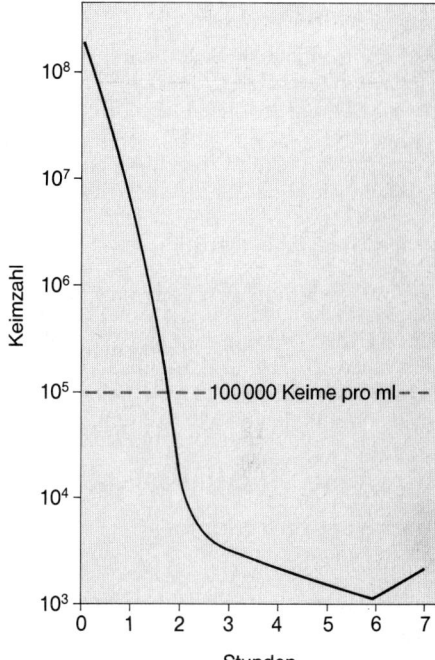

Abb. 100   **Keimzahlabfall nach Gabe von 3 l Flüssigkeit** (Tee, Mineralwasser) **im Blasenharn**

Merke:

● **Grundregeln zur Behandlung von Entzündungen sind:**

reichliche Flüssigkeit,
körperliche Schonung,
Wärmeanwendung,
gezielte und ausreichend lange Behandlung.

Eine Pyelonephritis ist langdauernd. Sie erfordert eine langdauernde Behandlung.

Epididymitis

Nebenhodenentzündungen gehen mit schweren Allgemeinerscheinungen einher (hohes Fieber, starke Beeinträchtigung des Allgemeinbefindens usw.). Eine sorgfältige Hochlagerung, die sich besser mit einem Handtuchverband als z. B. mit einem Hodenbällchen durchführen läßt – Gefahr des Verrutschens – führt zur Linderung der Beschwerden. Salbenverbände, z. B. mit Hirudoid, haben die frühere Blutegelbehandlung verdrängt. Bei hohem Fieber sollte auch an eine Fiebersenkung mit Hilfe von Wadenwikkeln usw. gedacht werden.

Alle frisch aufflackernden Entzündungen erfordern zur Ruhigstellung des Körpers Schonung und Bettruhe. Der Entlastung des Körpers dienen eine leichte Kost sowie zur Reinigung der Harnwege eine gute Durchspülung mit Tee oder schwach kohlensäurehaltigem Mineralwasser. Man sollte darauf achten, daß gerade die Flüssigkeitszufuhr abwechslungsreich ist, damit der Magen des Patienten nicht zu sehr belastet wird.

Hinweise für den Patienten

Harnwegsentzündung

Jede Harnwegsentzündung bedarf einer sorgfältigen Überwachung und Behandlung, damit keine langwierige – chronische – Entzündung entsteht. Fieber ist einmal ein Alarmsignal des Körpers, das auf eine schwere Erkrankung hinweist. Andererseits führt die hohe Körpertemperatur sozusagen zu einer allgemeinen Mobilmachung der Körperabwehr. Fieber ist also zunächst eine gesunde Abwehrreaktion des Körpers. Bettruhe kann diese Abwehr unterstützen, damit alle Körperkräfte für die Bakterienabwehr zur Verfügung stehen.

Bei Harninfektion ist die Ausschwemmung der Bakterien aus den Harnwegen besonders wichtig. Eine reichliche Durchspülung reinigt sozusagen die kleinen und großen Kanäle der Harnwege und schwemmt die Bakterien aus. Eine reichliche Flüssigkeitszufuhr unterstützt die Heilung. Die Medikamente greifen entweder die Bakterien direkt an oder verhindern ihre Vermehrung. Darüber hinaus muß aber der Körper selbst mit den eingedrungenen Bakterien fertig werden. Unterstützende Maßnahmen sind: Vermeidung von Anstrengungen, lokale Wärme, Alkoholverbot, leichte Kost u. a.

Die Laienmeinung „salzarme Kost sei bei jeder Nierenerkrankung gut", ist falsch. Jedes Übermaß von Salz ist allerdings schädlich. Auch eine Eiweißeinschränkung sollte erst nach Anweisung des Arztes erfolgen.

Manche Medikamente – z. B. Kopfschmerztabletten – können die Niere schädigen. Fragen Sie daher Ihren Arzt, die Schwester oder den Krankenpfleger.

Blasenentzündung

Die häufigste Harninfektion bei der Frau ist die Blasenentzündung. Der äußere Teil des Ausführungsganges der Blase – die Harnröhre – ist normalerweise mit Bakterien besiedelt. Die Frau hat eine kurze Harnröhre. Bei ihr gelangen die Keime leichter in die Blase als beim Mann, so daß eine Blasenentzündung entstehen kann.

Beim normalen Geschlechtsverkehr können Bakterien von der Harnröhre aus in die Blase „einmassiert" werden. Diese Keime werden durch körpereigene Abwehrkräfte wieder entfernt. Beim Zusammenbruch dieser Abwehr bekommt die betroffene Frau eine Blasenentzündung. Blasenentzündungen entstehen öfter in Zeiten erhöhter sexueller Aktivität (Flitterwochen, Urlaub). Dagegen sind Blasenentzündungen durch Abkühlung (Sitzen auf kalter Bank, feuchten Badeanzug, kalte Füße u. a.) seltener. Es gibt noch andere Gründe, die die Gefahr einer Blasenentzündung erhöhen. Dazu gehören eine enge Harnröhre, die Erschlaffung des Blasenmuskels oder eine Senkung der Beckenbodenmuskeln nach mehreren Geburten und im Alter.

Da die Bakterien aus der Blase über die Harnleiter in die Nieren aufsteigen können, ist eine rechtzeitige und sorgfältige Behandlung und Ausheilung besonders wichtig.

Eine sorgfältige Genitalhygiene vermindert die Bakterien im Bereich der Harnröhre. Eine gewissenhafte Genitalhygiene verhütet daher auch eine Blasenentzündung.

Ein Ausfluß aus der Scheide kann die Bakterienbesiedlung im Genitalbereich begünstigen. Bei Ausfluß sollte daher stets ein Gynäkologe um Rat gefragt werden.

Keime, die beim Geschlechtsverkehr in die Blase gelangen, können durch das Wasserlassen „danach" wieder entfernt werden.

Kommt es trotz dieser Empfehlung zu häufigen Blasenentzündungen, sollte der Urologe befragt werden, ob vielleicht durch vorbeugende Maßnahmen (Medikamente) eine Besserung möglich ist.

Urogenitaltuberkulose

Die Urogenitaltuberkulose ist in der Regel eine Zweiterkrankung der vorher bestehenden Lungentuberkulose, d. h. von einem tuberkulösen Herd, z. B. der Lunge, streuen die Bakterien und führen zur beginnenden Nierentuberkulose.

Die sog. Zwischenzeit – Latenzzeit – für das Auftreten einer Nierentuberkulose nach einer anderen Organtuberkulose (Lungentuberkulose, Darmtuberkulose) liegt durchschnittlich zwischen 4 und 12 Jahren. Es gibt aber auch Intervalle bis zu 20 und mehr Jahren. Die Sterblichkeit an Urogenitaltuberkulose nimmt ab.

Die Frühsymptome der Urogenitaltuberkulose sind in vielen Fällen uncharakteristisch und gering. Voraussetzung für eine rechtzeitige Diagnose und Früherfassung ist die Kenntnis des klinischen Bildes sowie der einzelnen Stadien der Nierentuberkulose.

Folgende drei Stadien werden unterschieden (Abb. **101**):

I.   der Anfangsbefall im Gewebe – das parenchymatöse Initialstadium;

II.   das Stadium der Geschwüre und Verfallshöhlen – das ulzerokavernöse Stadium;

III.   das Spätstadium der Tuberkulose – das Stadium der zerstörten Niere, in dem schwere zerstörende Veränderungen, Strikturen und Hohlraumbildungen auftreten, die schließlich auch die tuberkulöse Eitersackniere oder die tuberkulöse Kittniere verursachen.

Stadium I

Im Stadium I spricht man von einer Anfangsform oder Parenchymform der Nierentuberkulose, wenn weder röntgenologisch noch zystoskopisch ein Anhalt für tuberkulöse Veränderungen der Harnwege besteht. Das einzige Symptom, welches in diesem Stadium für das Vorliegen einer Nierentuberkulose spricht, ist das ein- oder mehrmalige Ausscheiden von Tuberkelbakterien mit oder ohne krankhaften Harnbefund. Die tuberkulösen Herde liegen noch im Nierengewebe und haben keine krankhaften Veränderungen am Nierenbeckenkelchsystem, am Harnleiter oder der Blase hervorgerufen. Das parenchymatöse Anfangsstadium ist für den Urologen weitgehend symptomlos. Aus diesem Grunde wird es selten erfaßt. Eine leichte Eiweißausscheidung oder Bakterienausscheidung werden gelegentlich bei Routineuntersuchungen in Heilstätten oder als Zufallsbefund bei der Allgemeinuntersuchung festgestellt.

I. Parenchymatöses Stadium

Pathologisch-anatomischer Befund: Infiltrat innerhalb des Parenchyms ohne Beteiligung des Hohlsystems

Diagnose: Nachweis von Tuberkelbakterien (selten)

Röntgenbefund: negativ

Therapie: konservative medikamentöse Behandlung

II. Ulzerokavernöses Stadium

Pathologisch-anatomischer Befund: in das Nierenhohlsystem eingebrochene ulzerokavernöse Tuberkulose (Tbc +)

Röntgenbefund: Papillendestruktionen und Kavernen an 2–3 Kelchgruppen

Therapie: primär-konservative medikamentöse Behandlung, u. U. organerhaltende Operation (z. B. Polresektion)

III. Destruierendes Stadium

Pathologisch-anatomischer Befund: tuberkulöse Pyonephrose, Kittniere (Tbc +)

Röntgenbefund: ausgedehnte Destruktionen an 2–3 Kelchgruppen, funktionslose Niere

Therapie: Nephrektomie nach Vorbehandlung

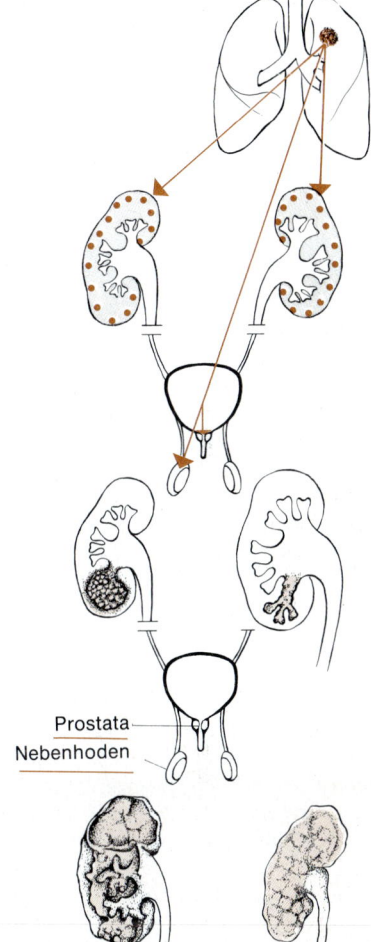

Prostata
Nebenhoden

Abb. 101 **Entwicklungsstadien der Urogenitaltuberkulose**

Symptome: subfebrile Temperaturen, „Zystitis", Hämaturie.
Diagnose: abakterielle Pyurie, Ziehl-Neelsen-Färbung positiv, positive Kultur und Tierversuch.
Röntgenveränderungen: NBK-System, Ureter, Prostata, Nebenhoden-Tbc.
Therapie: Triple drug.

Es besteht allerdings eine gewisse Parallele zum Frühinfiltrat der Lungentuberkulose: die Patienten sind ebenfalls leichter ermüdbar, unlustig und klagen über Appetitmangel. Sie leiden unter Transpiration.

In der Diagnostik der Frühfälle kommt zunächst die einfache Ziehl-Neelsen-Färbung (Nachweis von säurefesten Stäbchen: z. B. Tbc-Bakterien) des Sediments in Frage. Der Nachweis verstärkt zwar die Verdachtsdiagnose, ein positives Ziehl-Neelsen-Präparat berechtigt jedoch nicht zur Diagnose einer Urogenitaltuberkulose. Atypische Stäbchenbakterien, Smegmabakterien, sind ebenfalls säurefeste Stäbchen und können einen Tuberkulosebefall vortäuschen.

Die Verdachtsdiagnose wird ausschließlich durch den positiven Bakteriennachweis gesichert. Besteht der Verdacht einer Urogenitaltuberkulose, muß vom frisch gelassenen, konzentrierten Morgenurin Kultur- und Tierversuch bei dem nächsten medizinischen Untersuchungsamt abgegeben werden. Der früher übliche 24-Std.-Sammelurin ist für diesen Zweck weniger geeignet, da einmal die Ausbeute an positiven Befunden vom konzentrierten Morgenurin größer ist, zum anderen die Bakterienvermehrung im Sammelurin erheblich sein kann. Fällt ein spezifischer Kulturversuch positiv aus, muß in jedem Fall eine Resistenzbestimmung durchgeführt werden. Genauso wie in der Behandlung eines unspezifischen Harninfektes ist die Ermittlung der Empfindlichkeit der Keime gegenüber bestimmten Mitteln gegen die Tuberkulose für eine gezielte Behandlung besonders wichtig (Tab. 27).

Stadium II

Im Stadium II, der ulzerokavernösen Nierentuberkulose, sind charakteristische Veränderungen an der Schleimhaut des Nierenbeckenkelchsystems und Harnleiters oder auch an der Blase feststellbar. Im Röntgenbild findet man leichte Veränderungen an den Papillen wie unscharfe Begrenzung, leichte Auffaserung im Papillenwinkel, beginnende Geschwüre und Nekrosen. Es entsteht ein Bild der offenen Urogenitaltuberkulose, d. h. der tuberkulöse Zerfallsherd steht direkt mit dem Hohlsystem der ableitenden Harnwege in Verbindung, so daß jetzt reichlich Bakterien und Leukozyten im Harn erscheinen. Gleichzeitig beginnt die absteigende Infektion der Harnwege sowie des inneren und äußeren Genitales. Das Ergebnis ist die Urogenitaltuberkulose als klassische Form einer urologischen Systemerkrankung. Aus dieser Tuberkulose kann sich abhängig vom Alter des Patienten, der Abwehrlage und der Stärke der einzelnen Bakterien jede bekannte Form der Urogenitaltuberkulose entwickeln (Nierenbecken- und Harnleitertuberkulose, Ureterstenose, Pyonephrose, Kittniere, isolierte Blasenulzera, diffuse tuberkulöse Zystitis, Schrumpfblase, Harnröhrenstriktur, Prostata- und Samenblasentuberkulose, Nebenhoden- und Hodentuberkulose) (Abb. **101**).

Bei einer Lungentuberkulose in der Vorgeschichte sollte bei leisestem Verdacht auf Urogenitaltuberkulose eine Harnuntersuchung vorgenommen werden.

Tabelle 27   **Untersuchungsgang bei Tuberkulosepatienten**

1. Tag:	*Untersuchung:*
	U-Status
	Bakteriologische Untersuchung
	(Kultur- und Resistenzprüfung sowie Kultur- und Tierversuch)
2. Tag:	*Laboruntersuchung:*
	– BSG
	– Kreatinin
	– Gesamteiweiß, Elektrophorese
	Ultraschalluntersuchung
	Röntgenuntersuchung:
	– Thorax
	– Abdomenübersicht
	– Urogramm (die zweite Aufnahme mit Kompression)
	– Urethrogramm
	Bakteriologische Untersuchung:
	Kultur- und Tierversuch
3. Tag:	*Nierenfunktionsprüfung:*
	– Kreatinin-Clearance
	– Isotopendiagnostik
	Bakteriologische Untersuchung:
	Kultur- und Tierversuch
	Instrumentelle Untersuchung
	Zystourethrogramm, Urethrozystoskopie

Merke:

● **Jede chronische Harnwegsentzündung, die ohne andere erkennbare Ursache nicht zurückgeht oder häufig wieder auftritt, ist so lange tuberkuloseverdächtig, bis eine Tuberkulose mit Sicherheit ausgeschlossen werden kann.**

Im Stadium II ist die Symptomatik schon charakteristisch. Im Vordergrund stehen Miktionsbeschwerden, Leukozyturie sowie Mikrohämaturie. Die Urinreaktion ist in der Regel sauer.

In der Blase sieht man kleine gelbliche Knötchen oder Ulzera in der Blasenschleimhaut. Charakteristisch für dieses Stadium sind jedoch die oft sehr flüchtigen Veränderungen. Unter der Behandlung heilen sie schon in kurzer Frist aus. Vernarbungen am unerwünschten Ort – Kelchhals, Harnleiter – führen zu Stauungen, die u. U. operativ beseitigt werden müssen (Abb. 102).

Stadium III

Die dritte Form der Nierentuberkulose ist das nicht heilbare Endstadium der Nierentuberkulose mit schweren Zerstörungen an verschiedenen Kelchgruppen, funktionslose Organe durch die tuberkulösen Veränderungen, Eitersäcke, Verkalkungen. Für die klinische Betrachtung ist eine weitere Unterscheidung unwesentlich, da die vollständig zerstörte Niere ohne Bedeutung für die Funktion ist und entfernt werden muß.

Genitaltuberkulose

Zu jedem Zeitpunkt der Urotuberkulose kann sekundär eine Genitaltuberkulose entstehen. In den meisten Fällen ist zunächst die Prostata befallen, später greift die Tuberkulose auf die Samenblasen und Nebenhoden über. Diese sog. tuberkulöse Adnexitis – Anhangserkrankung – ist oft symptomlos. Die Prostata- und Samenblasentuberkulose wird erst dann aufgedeckt, wenn bei einer Urotuberkulose oder Nebenhodentuberkulose rektal untersucht wird. Die Prostata ist derb höckrig und knotig, jedoch nicht so hart wie beim Prostatakrebs. Die Samenblasen sind verdickt und wallartig begrenzt. Bei der Nebenhodentuberkulose unterscheidet man zwei Verlaufsformen:

1. die exsudative mit Ödemen und Schwellung der entsprechenden Hodensackhälfte; differentialdiagnostisch ist die unspezifische akute Nebenhodenentzündung abzugrenzen;

2. die primär vernarbte Form mit Verhärtung und Knotenbildung im Nebenhodenkopf und -schwanz.

Die erste, exsudative Form ist nie so akut und schmerzhaft wie bei einer unspezifischen Entzündung. Bei der zirrhotischen, vernarbenden Form bilden sich sehr langsam tuberkulöse Knötchen in Samenstrang und Nebenhoden aus. Liegen derartige Veränderungen vor, ist eine Untersuchung des gesamten Harnsystems erforderlich, um weitere tuberkulöse Erkrankungen aufzudecken.

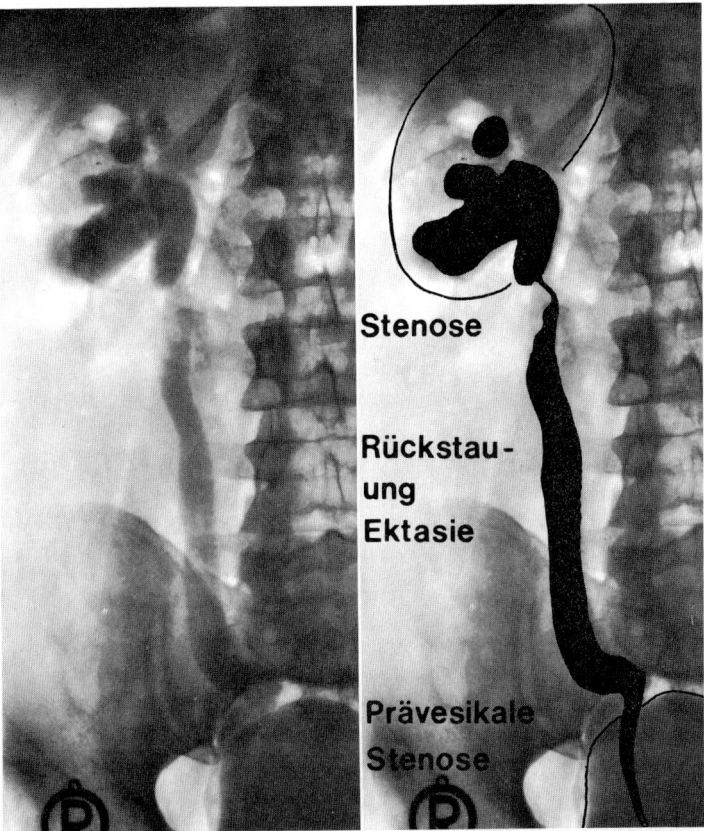

Abb. 102 **Urotuberkulose:** Tuberkulöse Veränderungen im Nierenbecken-Kelch-system und am Harnleiter. Narbenbildungen am Harnleiter und den Kelchen. Kavernen: erwünschte Vernarbung am unerwünschten Ort

Merke:

● **Als Basisbehandlung der Tuberkulose hat sich eine gleichzeitige Behandlung mit drei Mitteln (Dreifachbehandlung – Triple drug) seit Jahren bewährt.**

● **Chemotherapie und Skalpell ergänzen sich gegenseitig.**

Therapie der Urogenitaltuberkulose

Die Therapie der Urogenitaltuberkulose stützt sich im wesentlichen auf drei Behandlungsverfahren:

- klimatische Heilbehandlung,
- spezifische Chemotherapie,
- chirurgische Behandlung.

Mit der Diagnose muß ein langfristiger Heilplan aufgestellt werden, der regelmäßig kontrolliert und immer wieder dem jeweiligen Befund angepaßt wird. Folgendes Vorgehen hat sich bei der Behandlung der Urogenitaltuberkulose bewährt:

1. stationäre Behandlung von mindestens 4 Wochen Dauer zur Einstellung der medikamentösen Therapie;
2. klimatisches Heilverfahren über etwa maximal 3 Monate mit intensiver Chemotherapie;
3. kurzfristige ambulante Kontrolluntersuchungen im Abstand von 3 Monaten, Behandlung über 2 Jahre;
4. langfristige ambulante Kontrolluntersuchungen im Abstand von mindestens 1 Jahr über weitere 8 Jahre.

Die Chemotherapie unterstützt und beschleunigt den normalen Heilverlauf. Bei der häufigen Resistenz der Tuberkelbakterien gegen die Haupttuberkulostatika ist es unbedingt erforderlich, in jedem Fall die wirksamste Dosierung zu wählen (Abb. **103**). Eine unterschwellige Dosierung führt zu einer schnellen Abwehrbildung der Bakterien. Die sog. Triple-drug-Therapie – Dreifachtherapie (Lattimer 1955) –, d. h. die kombinierte Anwendung von mindestens 3 Tuberkulostatika, ist seit Jahren die Methode der Wahl. Verschiedene Mehrfachkombinationen kommen für diese tuberkulotische Behandlung in Frage. Auf die Nebenwirkungen der Präparate ist zu achten. Besonders wichtig ist die Aufklärung des Patienten, unter tuberkulostatischer Behandlung eine strenge Alkohol- und Koffeinabstinenz einzuhalten. Bei einzelnen Präparaten ist die Alkoholempfindlichkeit wesentlich herabgesetzt. Bei Verordnung dieser Medikamente muß der Patient auf diese Gefahr aufmerksam gemacht werden. Die operative Behandlung ist in der Regel nur notwendig, um zerstörtes Gewebe zu entfernen oder den Harnabfluß wiederherzustellen. Die Entfernung des Nebenhodens wird dann vorgenommen, wenn die Anschwellung nach einer einjährigen, intensiven Therapie nicht zurückgeht und man den Verdacht haben muß, daß abgekapselte Verkäsungsherde oder Abszesse vorliegen. Bei Prostatabeteiligung einer Urogenitaltuberkulose wird bei stark verzweigter Höhlenbildung eine Elektroresektion durchgeführt.

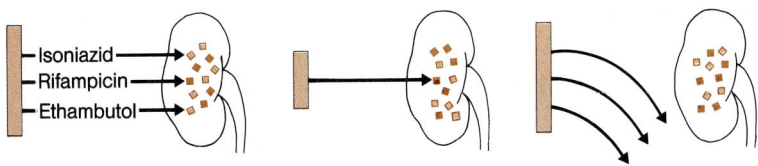

Abb. 103 Kombinationstherapie der Urogenitaltuberkulose: Nur die Mehrfachtherapie in voller Dosierung trifft alle Erreger. Die einfache – Monotherapie – trifft nur einen Erreger, die unterschwellige Dosierung ist nutzlos (nach König)

In der Initialphase ist eine stationäre Behandlung der Urogenitaltuberkulose notwendig. Hier wird stets eine **Dreifach-Kombination** eingesetzt: Die Kombination von

Isoniazid (INH), Ethambutol (EMB) sowie Rifampicin (RMP)

hat sich bewährt. Unter den führenden Medikamenten sind aber auch andere Therapieformen möglich, z. B. mit

Isoniazid	(INH),		Isoniazid	(INH),
Capreomycin	(CM),		Streptomycin	(SM),
Ethambutol	(EMB);		Ethambutol	(EMB).

Auswahl der Medikamente erfolgt nach der Erregerresistenzprüfung. Nach 4–6 Monaten ist die Stabilisierungsphase erreicht. Anschließend erfolgt ambulant die Behandlung über 10–12 Monate in einer **Zweifach-Kombination,** z. B. mit

Isoniazid (INH) und Ethambutol (EMB).

Danach ist eine **Monotherapie** bis zu 2 Jahren nach Beginn der Chemotherapie als Sicherungsphase notwendig. Die angewandten Medikamente sind Isoniazid (INH) oder Ethambutol (EMB).

Zur Erzielung ausreichender Serum- und Gewebskonzentration ist die Verwendung voller Tages- und Einzeldosen jedes Medikamentes außerordentlich wichtig. Die Dosierung ist vom Körpergewicht abhängig. Dabei müssen auch Gewichtszunahmen berücksichtigt werden. Die Verteilung der Tagesdosis auf möglichst wenige Einzeldosen und eine gleichzeitige Verabreichung der Mittel im Rahmen der Kombinationsbehandlung gibt praktische Vorteile, ist nicht schlechter verträglich und führt zu besseren Behandlungsergebnissen. Eine Medikamentenverabreichung an 6 Tagen der Woche mit Sonntagspause ist ebenso wirksam wie eine durchlaufende Behandlung.

Aufgaben der Pflege

Urogenitaltuberkulose

Die Tuberkulose galt lange Zeit als unheilbar. Die Ansteckungsgefahr wird bei der Urogenitaltuberkulose häufig überschätzt. Patienten, bei denen eine Tuberkulose bekannt wurde, werden gelegentlich von ihren Mitpatienten gemieden. Diese Gesichtspunkte sind im Gespräch mit Patienten, die in demselben Zimmer liegen, zu berücksichtigen. Ärzte umschreiben eine tuberkulöse Erkrankung gerne mit dem Ausdruck Morbus (Krankheit) Koch (Robert Koch, war der Entdecker des Tbc-Bakteriums).

Bei der Urogenitaltuberkulose handelt es sich um ein langdauerndes Leiden, das nur durch eine langdauernde Behandlung beseitigt werden kann.

Die Patientenführung ist in diesem Fall besonders wichtig. Ein Patient, der über mehrere Jahre 3 Medikamente einnehmen muß, neigt dazu, einen Teil dieser Medikamente, zumindest wenn es ihm gut geht, wegzulassen. Darüber hinaus belasten diese Medikamente natürlich auch den Magen-Darm-Trakt und führen dort zu Störungen. Hier ist eine unterstützende Aufklärung notwendig.

Bei längerer Behandlung ist es durchaus möglich, sonntags, später auch samstags/sonntags, sozusagen am Wochenende, eine Medikamentenpause einzuschalten, um eine gewisse Erholung zu ermöglichen.

Eine absolute Isolierung der Patienten mit Urogenitaltuberkulose ist im Regelfall nicht mehr notwendig. Die früher eingefahrenen Therapieformen mit Heilstättenbehandlung, stationärer Therapie und nur selten durchgeführter ambulanter Behandlung, müssen heute abgewandelt werden.

Freerksen hat dazu die Sätze formuliert:

„Die Heilstätte ist als Idee überholt,
die stationäre Therapie nur eine Episode,
die ambulante Therapie die Regel."

Langfristig werden neuere Kombinationsmedikamente kürzere Behandlungszeiten ermöglichen.

Hinweise für den Patienten

Tuberkulose der Nieren und ableitenden Harnwege

Eine Tuberkulose ist zwar eine schwere Erkrankung, aber heutzutage fast immer heilbar. Wie rasch und wie gründlich das geschieht, hängt wesentlich von Ihnen selbst ab. Die Heilung kann allerdings relativ langwierig sein. Dank der modernen Tuberkulosebehandlung mit mehreren Tuberkulosemitteln können die Bakterien völlig vernichtet werden. Selbstverständlich müssen die Medikamente regelmäßig eingenommen werden, sonst gibt man den Bakterien Gelegenheit, sich wieder zu erholen. Dann können sich Widerstandsfähigkeiten gegen ein Medikament entwickeln, so daß man andere Medikamente einsetzen muß. Im allgemeinen werden drei Medikamente zusammen gegeben. Diesem ununterbrochenen „Dreifach-Angriff" sind auch die hartnäckigsten Erreger auf die Dauer nicht gewachsen.

Wer dagegen unkontrolliert Einnahmepausen einlegt oder gelegentlich „mal ein paar Tabletten fortläßt", der härtet seine Tuberkulosebakterien förmlich gegen die Medikamente ab.

Die Tuberkulose ist ansteckend, hauptsächlich jedoch die Lungentuberkulose. Tuberkulös erkrankte Organe wie die Nieren scheiden auch Erreger aus, doch das führt nur selten zur Ansteckung. Bei richtiger Behandlung wird die Ansteckungsgefahr heute rasch beseitigt. Für Patienten mit einer Tuberkulose der Nieren und ableitenden Harnwege sollten über die Grundregeln der Sauberkeit hinaus auch folgende Gesichtspunkte gelten:

1. das Bett am besten selbst machen,

2. Kopfkissen, Matratze, Bettzeug und Kleidung immer wieder an der Sonne lüften,

3. häufig Bett- und Leibwäsche wechseln,

4. Wäsche vor dem Waschen in einer Desinfektionslösung einweichen.

Natürlich wird eine Tuberkulose durch unzureichende Ernährung gefördert. Halten Sie sich an mageres Fleisch, Milchprodukte und überhaupt an eiweißhaltige Nahrung sowie an viel Obst und Gemüse. Alkoholische Getränke belasten den Körper und vermindern die Widerstandskraft. Darüber hinaus vertragen sich die wenigsten Tuberkulosemittel mit Alkohol. Tuberkulosemittel können die Fahrtüchtigkeit einschränken. Fragen Sie Ihren Arzt, ob das bei Ihren Medikamenten der Fall ist.

Die Medikamente sind so wirksam, daß Kuren und Krankenhausaufenthalt wesentlich verkürzt werden können. Im Regelfall dauert es 1–2 Jahre, bis die Tuberkulose endgültig ausgeheilt ist.

Wer an Tuberkulose erkrankt war, hat einen Rechtsanspruch auf die nötigen Rehabilitationsmaßnahmen. Wenden Sie sich bitte hierzu an Ihren Arzt.

Tumoren des Urogenitalsystems

Für die Diagnostik und Behandlung bösartiger Geschwülste des Urogenitalsystems gelten die klassischen Regeln der Krebsbehandlung.

Der Erfolg der Behandlung hängt von der sorgfältigen Frühdiagnostik und
von der richtigen Wahl des jeweiligen Behandlungsverfahrens ab. So haben
z. B. bei Blasenkrebs das offene operative Vorgehen und die Operationen
durch die Harnröhre ihre ganz bestimmten Einsatzmöglichkeiten.

Das Krebsproblem kann sicher nicht „auf des Messers Schneide" gelöst
werden. Mit der schrittweisen Einführung einer gezielten Frühdiagnostik
und Einschaltung des gesamten klinischen Apparates sind die therapeutischen Erfolge besser geworden. Vor allem kann man mit zunehmender
Sicherheit vorher entscheiden, ob ein großer Radikaleingriff überhaupt
noch einen Sinn hat, ob Hilfseingriffe angebracht sind oder ob man bewußt
auf alle operativen Maßnahmen verzichten soll.

Die Einteilung der Geschwülste in bestimmte Stadien mit Festlegung regionaler und Fernmetastasen durch das sog. TNM-System ermöglicht eine
genaue Einordnung des Ausgangsbefundes. Darüber hinaus spielen im Behandlungsplan auch der Malignitätsgrad und natürlich das Alter und der
Allgemeinzustand des Patienten eine Rolle.

Tumoren der Niere

Die modernen Forschungsergebnisse haben die mannigfaltige feingeweb-
liche Struktur dieser Geschwülste sowie die Schwierigkeiten ihrer Deutung
aufgedeckt. Für die klinische Betrachtungsweise bietet sich jedoch nach wie
vor eine Einteilung in gutartige und bösartige Geschwülste an.

Unter den gutartigen Geschwülsten der Niere sind die Blutgeschwülste, die
Hämangiome, zu nennen, die in der Diagnostik erhebliche Schwierigkeiten
bereiten können. Sie zwingen trotz ihrer Gutartigkeit infolge massiver Blutungen u. U. zu Noteingriffen. Zu den gutartigen Geschwülsten gehören
auch die Adenome, die sich meist als Nebenbefund bei Sektionen finden,
einzeln oder mehrfach auftretend, ein- oder doppelseitig. Sie entwickeln
sich solid oder zystisch in kapselnahem Nierengewebe und ähneln in ihrer
Struktur dem Gewebe der Nebennierenrinde, so daß man sie auch als sog.
Nierenstrumen bezeichnet hat. Da bei ihnen die Möglichkeit besteht, daß
sie bösartig werden können, müssen sie wie Krebse behandelt und entfernt
werden.

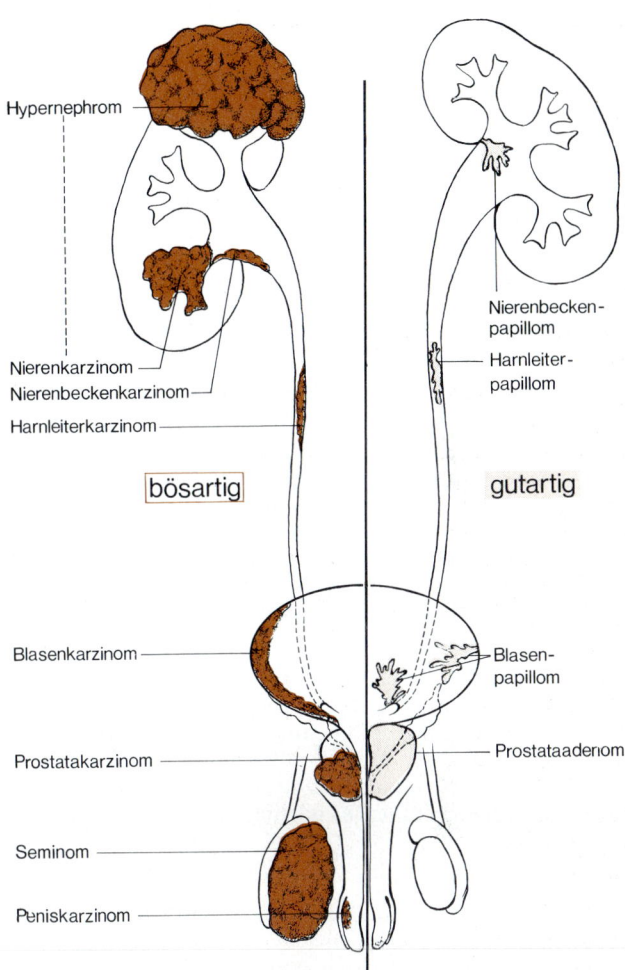

Abb. 104   Tumoren der Urogenitalorgane

Merke:

- Jede unklare Hämaturie ist so lange tumorverdächtig, bis eine Geschwulst mit Sicherheit ausgeschlossen werden kann.

Zu den bösartigen Geschwülsten gehören die Bindegewebstumoren, Sarkome, die jedoch nur 2,5 % der Nierengeschwülste ausmachen. Die häufigsten bösartigen Geschwülste sind das Nierenkarzinom und das sog. Hypernephrom, nach seinem Entdecker auch Grawitz-Tumor genannt (Abb. **104**).

Früher glaubte man aufgrund des histologischen Bildes, daß diese Tumoren versprengte Nebennierengeschwülste seien. Die Geschwülste zeigen einen knotigen Aufbau und können von jedem Bezirk des Nierengewebes ausgehen. Im Beginn sind sie bisweilen von einer kapselartigen Membran umgeben, die sie gegen das übrige Nierengewebe abgrenzt. Später brechen sie in die Umgebung ein und wachsen in das Nachbargewebe.

Eine maßgerechte auf den einzelnen Patienten zugeschnittene Behandlung ist erfolgversprechender als ein schematisiertes, therapeutisches Vorgehen.

Die Ausbildung von Tochtergeschwülsten (Metastasen) erfolgt zu 95 % auf dem Blutwege. Der erste Filter nach der Ausschüttung von Tochtergeschwülsten ist die Lunge, die bei einer Metastasierung in 56 % betroffen ist. Es folgen die örtlichen Lymphknoten, die Leber, das Knochenmark sowie das Gehirn. Tochtergeschwülste von Nierentumoren können schnell wachsen, es können aber auch zwischen dem klinischen Erscheinungsbild der Tochtergeschwülste Jahre vergehen. Die Wachstumstendenz der Tochtergeschwülste ist unabhängig von der Ausgangsgeschwulst. Der Nachweis von Tochtergeschwülsten bedeutet keine absolute Gegenanzeige zur Entfernung der Hauptgeschwulst.

Leitsymptom aller Geschwülste der Harnorgane ist die schmerzlose Blutung, die in den meisten Fällen auch das erste Symptom ist. Die Frühdiagnose der kindlichen Wilms-Tumoren wird dagegen durch die fehlende Hämaturie erschwert. Wichtig ist es also, den Patienten bei der ersten Blutung sofort dem Facharzt zuzuleiten, damit die Frühdiagnostik in Gang gesetzt werden kann (Tab. **28** und Abb. **105**).

Diagnostik

Neben der schmerzlosen Blutung sind Schmerzen in den Nierenlagern, Kreuzschmerzen, Gewichtsabnahme in der Reihenfolge ihrer Häufigkeit weitere Symptome von Nierentumoren. Große Geschülste lassen sich gelegentlich tasten. Bei schlanken Patienten oder bei starker Abmagerung sind am ehesten Tumoren des unteren Pols als Resistenz tastbar. Bei der relativen Zunahme adipöser Patienten ist jedoch die Austastung eines Tumors, der Geschwulst, in der Regel nicht möglich, es sei denn, es handelt sich um einen sehr ausgedehnten Tumor. Eine Erhöhung der Blutsenkung ist bei den meisten bösartigen Geschwülsten der Nieren nachweisbar. Niedrige Werte schließen jedoch einen Krebs nicht aus.

Abb. 105 **TNM-System der Niere**

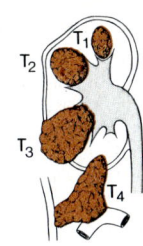

Niere

TX Primärtumor kann nicht beurteilt werden

T0 Kein Anhalt für Primärtumor

T1 Tumor 2,5 cm oder weniger im größten Durchmesser, begrenzt auf die Niere

T2 Tumor mehr als 2,5 cm im größten Durchmesser, begrenzt auf die Niere

T3 Tumor breitet sich in größeren Venen aus oder infiltriert innerhalb der Gerotaschen Faszie

> T3a Tumor infiltriert perirenales Gewebe oder Nebenniere innerhalb der Gerotaschen Faszie

> T3b Tumor mit makroskopischer Ausbreitung in Nierenvene(n) oder V. cava

T4 Tumor infiltriert jenseits der Gerotaschen Faszie

Die Einteilung der Nierentumoren, wie auch der übrigen Tumoren des Urogenitalsystems, sollte nach der internationalen üblichen Stadieneinteilung, nach dem TNM-System, erfolgen (Abb. **105**).

Unklare Fieberschübe in der Vorgeschichte können ebenfalls auf einen Nierentumor hinweisen. Der Nachweis von Tumorzellen im Blut und Harn ist für die Diagnostik der Urogenitaltumoren nur von ergänzendem Wert. Die Methode ist an eine geeignete Laboreinrichtung gebunden und erfordert bei der Vielfalt der Zellbilder eine besonders kritische Bewertung des Präparates.

Die Verdachtsdiagnose einer Nierengeschwulst kann durch die Ultraschalldiagnostik und Röntgenuntersuchung gesichert werden.

Auf der Übersichtsaufnahme kann ein großer Weichteilschatten mit abnormen Konturen den Verdacht auf eine Neubildung erwecken. Bei Überlagerung des Psoasrandes durch den Tumor ist die sonst scharfe Begrenzung verwaschen und nicht erkennbar.

Das Urogramm als Basisuntersuchung gibt zugleich über die Gestalt und Leistung der Niere der Gegenseite Auskunft. Charakteristische röntgenologische Tumorzeichen sind die Aussparung von Kelchen und Nierenbeckenanteilen, eine Gefäßfüllung, das Fehlen von einem oder mehreren Kelchen, Eindellung am Nierenbecken, Verdrängung von Kelchsystemen, Auftreibungen der Kelchenden sowie Abplattung oder Ausziehung der Kelche (Abb. 106). Eine Kippung oder Achsendrehung der Niere kann zu Verwechslungen mit Mißbildungen führen; vor dieser Fehldiagnose sichert manchmal der Seitenvergleich. Gibt das Urogramm keinen eindeutigen Befund, kann es durch retrograde Füllung und Durchleuchtung ergänzt werden. Bleibt trotz Urogramm die Diagnose ungeklärt, ist die Computertomographie der nächste Schritt. Die Gefäßdarstellung der Nieren kann bei der Differentialdiagnose Zyste oder Tumor und bei dem Verdacht auf ein Hämangiom weiterführen. Sie hilft bei unklaren Blutungen eine Geschwulst sichern oder ausschließen. Andererseits erfaßt sie auch kleine Geschwülste, die keine direkte Verbindung zum Nierenbeckenkelchsystem besitzen. In der arteriellen Phase lassen sich gefäßreiche und gefäßarme Tumoren mit genauer Form, Größe und Lage unterscheiden.

Zysten werden durch bogenförmig ausgespannte Gefäße charakterisiert. Für das operative Vorgehen gibt die Angiographie durch exakte Lokalisation des zuführenden Gefäßes wichtige Hinweise.

Die Computertomographie ersetzt heute zum Teil die Angiographie.

Therapie

Bei den Nierenparenchymtumoren verfolgt der Heilplan gewöhnlich alle drei Behandlungsverfahren: Operation, Bestrahlung und zellhemmende Medikamente (Zytostatika). Der Schwerpunkt liegt auch heute noch auf den chirurgischen Verfahren. Nur in Ausnahmefällen wird eine Bestrahlung oder zytostatische Behandlung allein eingesetzt.

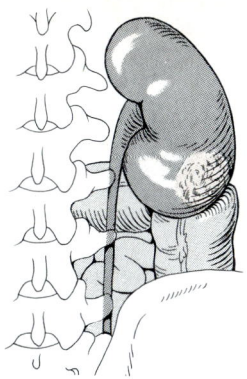

Unterer Nierenpol vergrößert:
Raumverdrängung

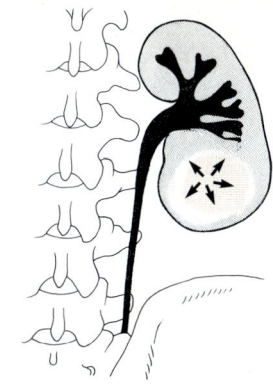

Urogramm: Kelchverdrängung

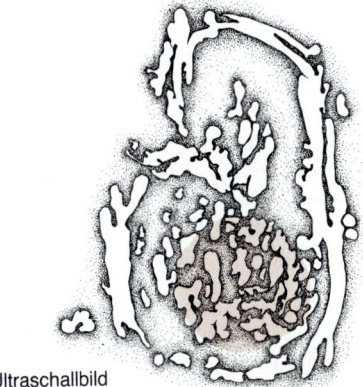

Ultraschallbild

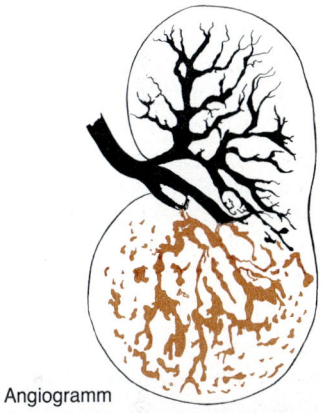

Angiogramm

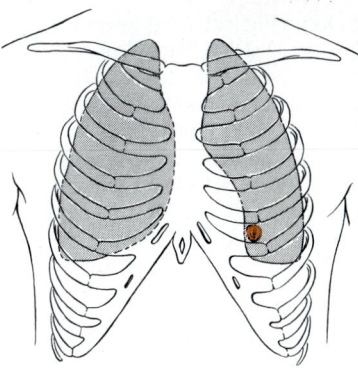

Thoraxaufnahme, Metastasenausschluß

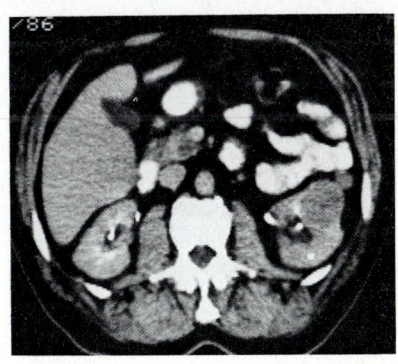

Abb. **106** **Nierentumoren**

Nierenbecken- und Harnleitertumoren

Nierenbeckengeschwülste können wegen des gemeinsamen Ursprungs mit den Tumoren des Harnleiters zusammen abgehandelt werden. In der Reihenfolge der Häufigkeit der einzelnen Geschwülste finden sich Unterschiede. Papilläre Karzinome sind mit 45 % im Nierenbecken wesentlich häufiger als im Harnleiter. Bei den Zottengeschwülsten (Papillomen) ist das Verhältnis genau umgekehrt. Nierenbecken- und Harnleiterkarzinome führen relativ früh zu Metastasen, was auf die dünne Wandbegrenzung sowie auf die engen Beziehungen zum Lymphsystem bezogen wird. Papillome neigen zur Ausbreitung an mehreren Orten in den ableitenden Harnwegen, wobei die Ausbreitungsart noch nicht bekannt ist. Alle Geschwülste des Nierenbeckens und des Harnleiters müssen als bösartig behandelt werden, da sie jederzeit entarten können.

Nierenbecken- und Harnleitertumoren bleiben bis auf einzelne Frühsymptome lange Zeit symptomlos, so daß der speziellen Diagnostik besondere Aufmerksamkeit gewidmet werden muß. Die bösartigen Tumoren stehen rein zahlenmäßig gegenüber den gutartigen weit im Vordergrund.

Hinweise auf Nierenbecken- und Harnleitertumoren sind Blutungen und kolikartige Schmerzen. Beim Urogramm kann eine Aussparung schon den Verdacht auf eine Geschwulst der Hohlorgane lenken. Bei Harnleitertumoren ist die zugehörige Niere häufig bereits funktionslos, so daß erst die Darstellung über einen Ureterkatheter die Diagnose sichert. Dabei muß auch ein Steinleiden ausgeschlossen werden. Die verschiedenen Formen der röntgenologischen Darstellung sind Harnleiterveränderungen mit unscharfer Randbegrenzung mit zapfenförmiger oder halbmondartiger Aussparung sowie rundlich zottige Kontrastmitteldefekte (Abb. **107–109**).

Bei Nierenbecken- und Harnleitergeschwülsten gilt als operative Methode der Wahl die Entfernung von Nieren und Harnleiter mit Umschneidung des Blasenostiums. Ein organerhaltendes Vorgehen ist bei Papillomen nur in Einzelfällen möglich, da sie oft an verschiedenen Orten zugleich auftreten und kleinere Papillome schwer nachweisbar sind. Hinzu kommt, daß primär gutartige Papillome bösartig werden können. Voraussetzung für die Entfernung der Niere ist natürlich die normale Funktion der Gegenseite. Bei Einzelnieren oder Nierenfunktionseinschränkung muß organerhaltend vorgegangen werden. In diesen Fällen wird man jeweils nach Sitz des Tumors versuchen, mit einer Nierenteilresektion, einer Nierenbecken- oder Ureterresektion auszukommen.

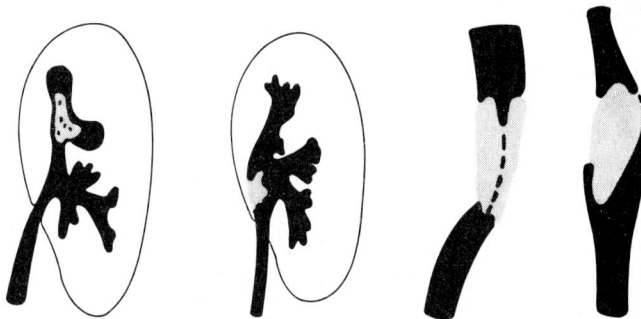

Abb. 107 **Röntgenologische Zeichen der Harnleitertumoren**

Symptome: Hämaturie und bereits im Initialstadium kolikartige Beschwerden, da eine kleine Geschwulst in der relativ engen Harnleiterlichtung schon früh zu Abflußstörungen führen kann. Die Beschwerden strahlen im Harnleiterverlauf aus.

Diagnose: Differentialdiagnostisch kommen Harnleitersteine in Frage. Wenn die ambulante Übersichtsaufnahme keinen Steinschatten ergibt, soll bei Blutung mit gleichzeitiger Kolik immer an eine Geschwulstbildung gedacht werden. Endgültige Diagnose durch Urogramm, Ureteropyelogramm und CT.

Therapie: Ureteronephrektomie mit Ausräumung der regionalen Lymphknoten.

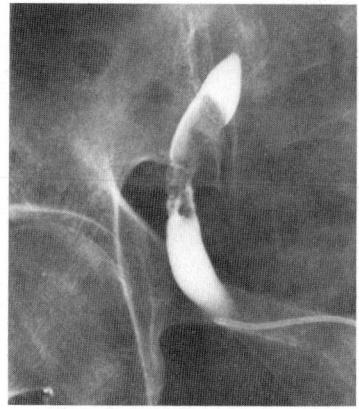

Abb. 108 **Harnleitertumor im Röntgenbild**

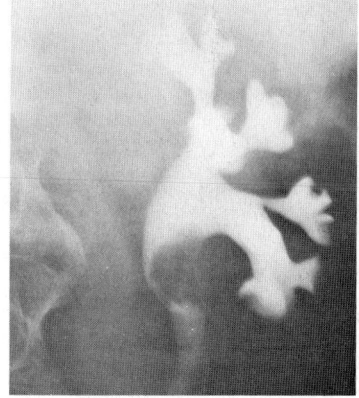

Abb. 109 **Nierenbeckentumor im Röntgenbild**

Blasentumoren

Das wichtigste Krankheitszeichen der Blasentumoren ist wiederum die Blutung. Da sie leider kein Frühhinweis ist, zeichnen sich die behandlungsmäßig noch günstig zu beeinflussenden Anfangsstadien durch hochgradige Symptomlosigkeit aus. Empfindliche Blasenbeschwerden treten erst wesentlich später auf. Ein am Blasenausgang wachsender Tumor kann zu einer Harnverhaltung führen, was bei gleichzeitig bestehendem Prostataadenom zu verhängnisvollen Fehlschlüssen führen kann.

Unter den Blasengeschwülsten stehen die sog. Papillome – Zottengeschwülste – an erster Stelle. Die Papillome kommen unter Bevorzugung des Trigonums der Blase sowie der Seitenwand in der gesamten Harnblase oder auch der hinteren Harnblase oft multipel vor.

Die wichtigste diagnostische Maßnahme ist nach wie vor die Harnröhren-Blasen-Spiegelung. Die einzeln oder häufig multipel auftretenden weichen und gestielten Papillome sind im Regelfall papilläre Karzinome.

Bei den Tumoren ist die Entscheidung, ob es sich um ein Papillom oder bereits ein bösartiges papilläres Karzinom handelt, aufgrund des optischen Befundes allein nicht zu treffen. Neben einer Probeausscheidung (Probeexzision) mit der Zange oder dem Resektionsinstrument kann man in gleicher Sitzung den in das Blasenlumen einwachsenden Tumor durch die Harnröhre entfernen. Ergibt die histologische Untersuchung den seltenen Befund einer Gutartigkeit, dann ist die Therapie bis auf die sich anschließenden Verlaufskontrollen beendet. Liegt dagegen feingeweblich ein bösartiger Tumor vor, sind weitere Behandlungsmaßnahmen erforderlich (Abb. **110** u. **111**).

Behandlungsmöglichkeiten des Blasenkarzinoms:
1. Elektroresektion,
2. lokale Chemotherapie mit Zytostatika,
3. Strahlenbehandlung,
4. systemische Chemotherapie,
5. Zystektomie und Harnumleitung.

Ein solid in das Blasenlumen wachsender Tumor ist leicht als bösartig zu erkennen. Neben dem Tastbefund und dem histologischen Untersuchungsergebnis hängen Therapie und Verlauf von der Ausdehnung des Tumors und dem Einwachsen in die Umgebung ab. Außerdem ist wichtig zu erkennen, ob schon Tochtergeschwülste vorliegen. Mit der Computertomographie lassen sich die Lymphknoten des Beckens und entlang der Wirbelsäule darstellen.

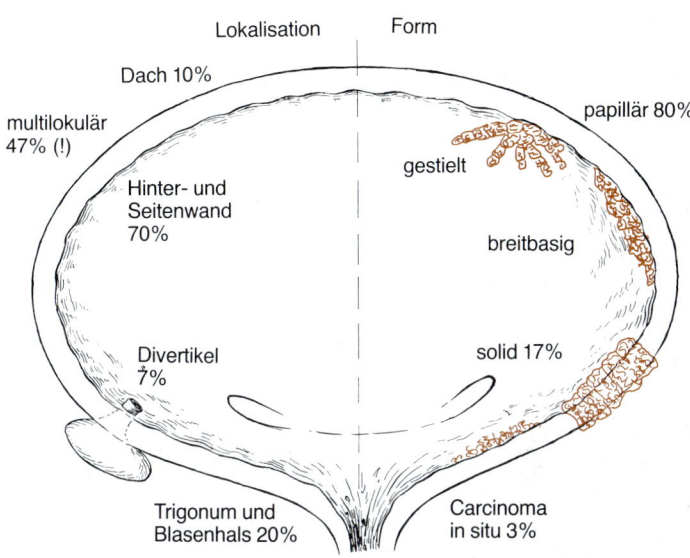

Abb. 110 **Lokalisation und Form der Blasentumoren** (nach Altwein)

Blase
TX Primärtumor kann nicht beurteilt werden
T0 Kein Anhalt für Primärtumor
Tis Carcinoma in situ
Ta Papilläres nicht invasives Karzinom
T1 Tumor infiltriert subepitheliales Bindegewebe
T2 Tumor infiltriert oberflächliche Muskulatur
T3 Tumor infiltriert tiefe Muskulatur oder perivesi-
     kales Fettgewebe
     T3a Tumor infiltriert tiefe Muskulatur
     T3b Tumor infiltriert perivesikales Fettgewebe
T4 Tumor infiltriert Prostata oder Uterus oder
     Vagina oder Becken- oder Bauchwand

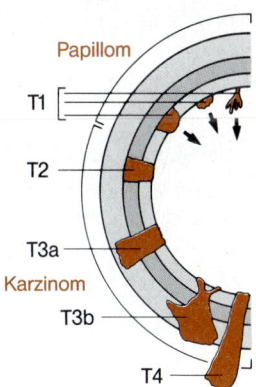

Abb. 111 **TNM-System: Blasenkarzinom**

Therapeutisch ergeben sich nach der Größe des Eingriffs geordnet folgende Möglichkeiten (Abb. 112):

1. Durch die Elektroresektion können die in die Blase wachsenden, nicht in die Tiefe vordringenden Karzinome entfernt werden. Voraussetzung ist die Beherrschung der Technik, wobei die Basis der Geschwulst und die oberflächlichen Muskelschichten mit entfernt werden müssen.

2. Bei örtlich begrenzten Blasengeschwülsten können die tumortragenden Wandabschnitte durch Teilresektion im Gesunden offen chirurgisch entfernt werden. Für dieses Vorgehen kommen nur sehr selten einzelne Geschwülste am Blasendach oder an den Seitenwänden in Betracht. Muß dabei eine Uretermündung mit entfernt werden, läßt sich der Harnleiter in den Blasenrest neu einpflanzen.

3. Alle ausgedehnten Tumoren sowie Geschwülste im Bereich des Blasenausganges, bei denen keine Metastasen nachweisbar sind, kommen für die Blasenentfernung in Frage. Wegen des ausgedehnten Eingriffs sollte der Allgemeinzustand des Patienten ausreichend, das 70. Lebensjahr nicht wesentlich überschritten sein.

Die Harnableitung konnte durch korrekte Indikation, gezielten Einsatz von Antibiotika, neuer Nahtmaterialien sowie neuer Techniken verbessert werden.

Die Ileum-Neoblase mit Anschluß an die Harnröhre scheint der beste Kompromiß zu sein.

Die Probleme der „Pouches" (zu deutsch: Taschen) – sog. kontinente Ersatzblasen – sind die hohe Zahl von Folgeoperationen, die schwierige Technik, lange Operationszeiten usw.

Wichtig bei allen diesen Operationen ist die Darmvorbereitung: Die Darmspülung mit 6–8 l kaliumreicher Elektrolytlösung hat sich bewährt.

Vorsicht ist bei älteren Patienten mit kardiopulmonalen Vorerkrankungen geboten.

„Astronautenkost" sollte mindestens 6 Tage gegeben werden.

Behandlungsmöglichkeiten des Blasenkarzinoms:

1. Elektroresektion,
2. lokale Chemotherapie mit Zytostatika,
3. Strahlenbehandlung mit Kobalt 60 und ultraharte Röntgenbestrahlung mit Elektronenschleuder,
4. Blasenteilresektion (in Ausnahmefällen),
5. Zystektomie und Harnableitung in den Darm.

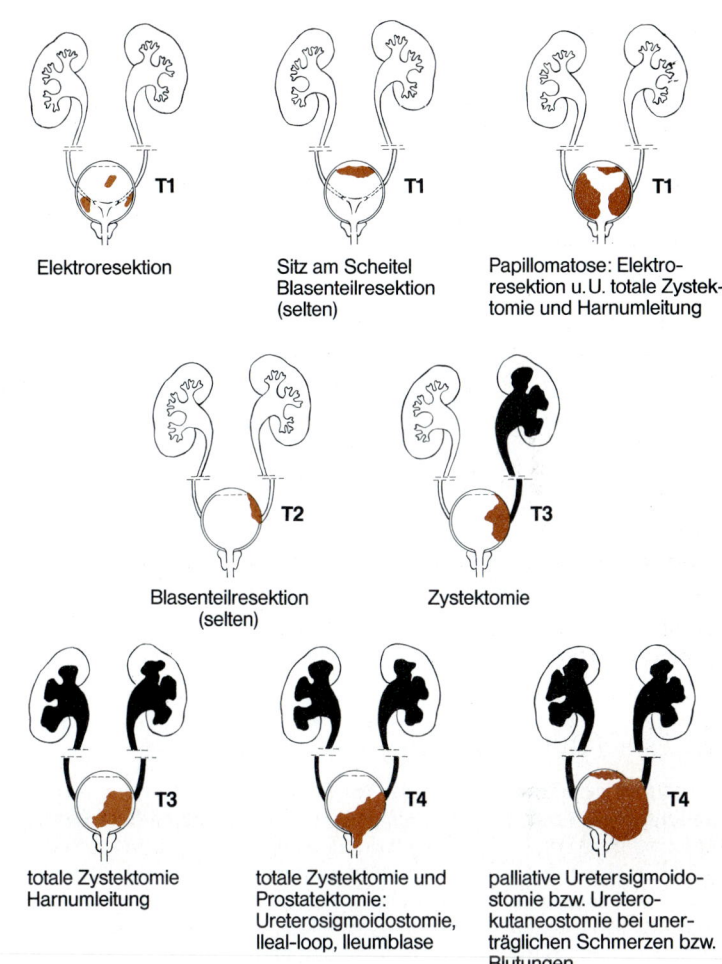

Elektroresektion

Sitz am Scheitel
Blasenteilresektion
(selten)

Papillomatose: Elektro-
resektion u.U. totale Zystektomie und Harnumleitung

Blasenteilresektion
(selten)

Zystektomie

totale Zystektomie
Harnumleitung

totale Zystektomie und
Prostatektomie:
Ureterosigmoidostomie,
Ileal-loop, Ileumblase

palliative Uretersigmoido-
stomie bzw. Uretero-
kutaneostomie bei uner-
träglichen Schmerzen bzw.
Blutungen

Abb. 112 **Chirurgische Eingriffe bei Blasentumoren** (nach Alken)

Hodentumoren

Unter den bösartigen Geschwülsten des männlichen Urogenitalsystems finden sich zu 7% bösartige Hodentumoren. Die Vorgeschichte ist oft uncharakteristisch. In einem gewissen Prozentsatz wird aus einem Klärungsbedürfnis heraus eine Verletzung der Hoden in der Vorgeschichte angegeben. Eine derbe, meist schmerzlose Schwellung, ein Gefühl der Schwere des Organs kennzeichnet die Hodentumoren. Der Krebshoden ist steinhart. Hodentumoren treten zumeist bei 20- bis 40jährigen Männern auf, die sonst eine hohe Lebenserwartung haben. Differentialdiagnostisch müssen eine Nebenhodenentzündung und eine Hydrozele ausgeschlossen werden.

Man unterscheidet im wesentlichen folgende Arten von Hodentumoren: Seminome, Teratokarzinome, Embryonalkarzinome und Chorionkarzinome. Vor der Behandlung müssen die sog. Tumormarker – α-Fetoprotein und β-HCG – abgenommen werden, da diese Laborwerte für die Prognose wichtig und für die Verlaufskontrolle unentbehrlich sind (Abb. **113**).

Die Behandlung besteht beim Seminom in einer Semikastration sowie in der Nachbestrahlung der paraaortalen Lymphknotenfelder.

Beim Teratokarzinom und Embryonalkarzinom müssen zusätzlich die Lymphknoten ausgeräumt werden. Eine zytostatische Behandlung schließt sich an.

Beim Chorionkarzinom steht die zytostatische Behandlung ganz im Vordergrund.

Peniskarzinom

Der Krebs des Gliedes tritt in der Regel nur unter schlechten hygienischen Bedingungen auf. Infolge der frühzeitigen Beschneidung bei Moslems und Juden ist er bei den Angehörigen dieser Religionen selten. Der Boden wird offenbar durch den chronischen Reiz des Smegmas bereitet, einer chronischen Vorhautentzündung. Falsche Scham führt die Patienten häufig erst zu spät zum Arzt, so daß schon eine Ansiedlung der Tochtergeschwülste in den Lymphknoten erfolgt ist. Zur Behandlung muß man das Glied amputieren, die Leistenlymphknoten ausräumen und ggf. nachbestrahlen (Abb. **114**).

Bei den Tumoren der Urogenitalorgane ist das Fernziel, durch eine Organisation der Vorsorgeuntersuchungen die Frühdiagnostik weiter zu verbessern und in enger Zusammenarbeit zwischen Hausarzt, Facharzt und Strahlentherapeuten sowie Pathologen zu einem individuellen Heilplan zu kommen, der dem jeweiligen kranken Patienten am besten gerecht wird.

Hoden
TX Primärtumor kann nicht beurteilt werden
T0 Histologische Narbe oder kein Anhalt für Primärtumor
Tis Intratubulärer Tumor: präinvasiver Krebs
T1 Tumor begrenzt auf den Hoden (einschl. Rete testis)
T2 Tumor infiltriert jenseits der Tunica albuginea oder in den Nebenhoden
T3 Tumor infiltriert Samenstrang
T4 Tumor infiltriert Skrotum

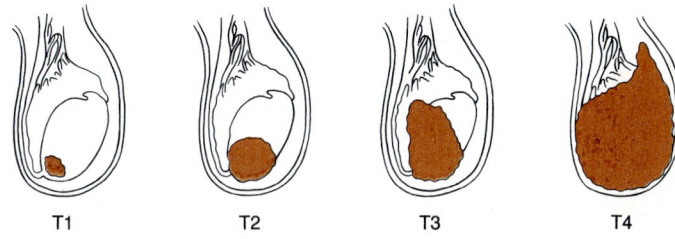

Abb. 113   **TNM-System: Hodenkarzinom**

Penis
TX Primärtumor kann nicht beurteilt werden
T0 Kein Anhalt für Primärtumor
Tis Carcinoma in situ
Ta Nicht invasives verruköses Karzinom
T1 Tumor infiltriert subepitheliales Bindegewebe
T2 Tumor infiltriert Corpus spongiosum oder cavernosum
T3 Tumor infiltriert Urethra oder Prostata
T4 Tumor infiltriert andere Nachbarstrukturen

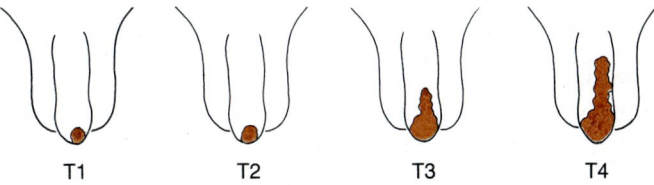

Abb. 114   **TNM-System: Peniskarzinom**

Prostatahyperplasie, Vorsteherdrüsenvergrößerung

Mit der Zunahme höherer Altersgruppen in der Bevölkerung gewinnt die häufigste Erkrankung der Vorsteherdrüse, die Vergrößerung der Prostata, immer mehr an Bedeutung. Eine sog. Prostatahyperplasie beginnt bei den meisten Männern im Alter von 45 Jahren. Zwischen dem 60. und 70. Lebensjahr werden bei 75 % aller Männer Vergrößerungen der Vorsteherdrüse gefunden (Abb. **115**). Es handelt sich hierbei um eine Wucherung der um die Harnröhre liegenden (paraurethralen) Drüsen (Abb. **116**).

Die Pathologen bezeichnen die Vergrößerung der Vorsteherdrüse nach dem mikroskopischen Bild als Prostatahyperplasie. In der Klinik ist der Ausdruck Prostataadenom eingeführt. Die Bezeichnung Prostatahypertrophie ist noch üblich, aber falsch.

Ursache der Wucherung ist eine Änderung des Hormonstoffwechsels in der Prostata selbst. Nicht alle Patienten mit vergrößerter Vorsteherdrüse haben die Beschwerden einer Blasenentleerungsstörung, ein großer Teil ist jedoch behandlungsbedürftig.

Die Zeichen einer beginnenden Blasenentleerungsstörung infolge eines Prostataadenoms sind vielgestaltig: die Abnahme der Stärke des Harnstrahls wird von den Patienten meist erst spät bemerkt, da sie langsam erfolgt. Die Patienten müssen häufiger Wasser lassen, besonders nachts. Die Zeit, die die Patienten zum Wasserlassen benötigen (Miktionszeit), ist verlängert (über 30 Sek.). Die Patienten müssen beim Wasserlassen vermehrt pressen. Schmerzhaft wird das Wasserlassen erst bei Hinzutreten einer Harninfektion. Nach dem Wasserlassen kann ein Rest von Harn in der Blase verbleiben, der sog. Restharn.

Den klinischen Symptomen entsprechen verschiedene Veränderungen der Blase, so daß man drei Stadien unterscheidet:

Stadium I – Reizstadium –: Beschwerden beim Wasserlassen unterschiedlichen Grades, häufiges Wasserlassen, keine Restharnbildung. Stärkere Muskelarbeit der Blase, zystoskopisch erkennbar an der muskulösen Balkenblase.

Stadium II – Restharnstadium –: Beginnende Erlahmung der Blasenmuskulatur mit zunehmender Restharnbildung. Es entstehen Aussackungen der Blasenschleimhaut (Pseudodivertikel), die sich mangels eigener Muskulatur nicht mehr entleeren können und dadurch zusätzlich einen Harninfekt begünstigen.

Stadium III – Rückstauungsstadium –: Bei Erschöpfung der Muskulatur kommt es infolge Überdehnung zur sog. Überlaufblase. Bei der Überlaufblase ist die Blase ständig prall gefüllt, lediglich der Harn, der noch zusätzlich in die volle Blase gelangt, wird gewissermaßen als Überlauf abgepreßt, so daß ein ständiges Harnträufeln besteht.

%
90
70
50
30
10
PH-Träger
PH-
Kranke
30
50
70
90
Alter

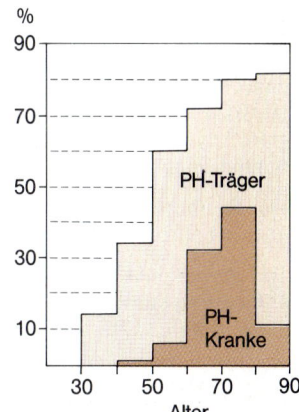

Abb. **115** **Zahlen der Prostatahyperplasieträger im Vergleich mit Prostatahyperplasiekranken**

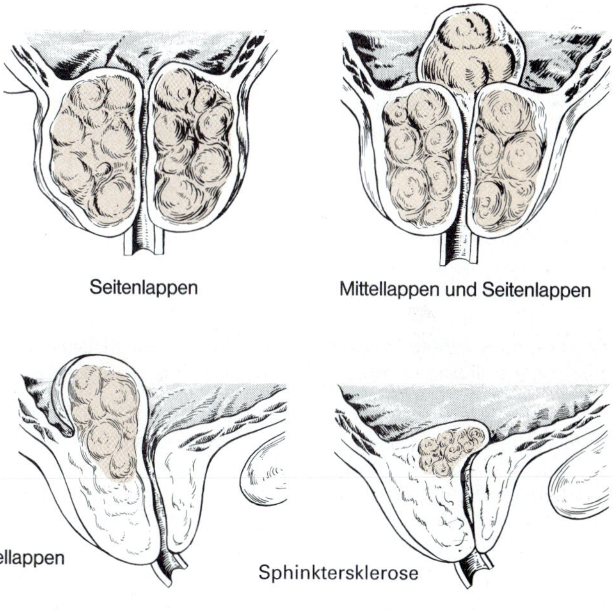

Seitenlappen
Mittellappen und Seitenlappen
Mittellappen
Sphinktersklerose

Abb. **116** **Entwicklung der Prostatahyperplasie – Prostataadenom**

Merke:

- **Die Größe des Prostataadenoms bei der rektalen Betastung (Palpation) ist unabhängig vom jeweiligen Stadium.**

Untersuchung

Bei der Untersuchung (Tab. **29**) vom After aus (rektale Untersuchung) wird zunächst die Größe und die Gewebsdichte (weich, hart, knotig) der Vorsteherdrüse festgestellt. Hinzu kommt die Methode der Harnstrahlmessung (Uroflowmetrie), die eine wesentliche Aussage über den Grad der Abflußbehinderung zuläßt.

Die Restharnbestimmung mit dem Katheter sollte zugunsten der einfachen Ultraschallrestharnbestimmung verlassen werden.

Bei der rektalen Untersuchung muß man berücksichtigen, daß der Grad der Entleerungsstörung nicht abhängig ist von der Größe der zu tastenden Drüse (Abb. **117**).

Auch eine kleine Vorsteherdrüse, die die Harnröhre verlegt (wie ein Ventilverschluß), oder eine narbige Enge des Blasenhalses (Sphinktersklerose) kann Ursache einer schweren Blasenentleerungsstörung sein. Umgekehrt kann eine große Vorsteherdrüse bei Schwellung (Kongestion) der Prostata vorgetäuscht werden. Ist der Tastbefund unauffällig, muß man auch eine nervlich bedingte Entleerungsstörung der Blase (neurogene Blase) ausschließen.

Die Röntgenuntersuchung gibt Auskunft, ob schon eine Abflußstörung der oberen Harnwege besteht. Die Harnleiter verlaufen bei länger bestehendem Prostataadenom vor der Blase häufig henkeltopfartig. Das Adenom ist gelegentlich durch Anhebung des Blasenbodens oder durch Aussparung in der Mitte der Blasenkontur zu erkennen. Bei Prostatikern wird das Urogramm mit der Bestimmung des sog. Röntgenrestharns abgeschlossen. Der Patient wird nach dem Urogramm aufgefordert, Wasser zu lassen. Unmittelbar danach wird die Blase mit dem verbliebenen Kontrastmittel-Harn-Gemisch geröntgt. Die Schätzung des Röntgenrestharns ist bei einiger Erfahrung recht genau. Dieser Untersuchungsgang erspart die Harnröhrenkatheterisierung und verhindert das Risiko einer präoperativen Infektion.

Die Spiegelung von Harnröhre und Blase (Urethrozystoskopie) ist in der Diagnostik einer Blasenentleerungsstörung besonders wichtig. Der Tastbefund der Prostata wird durch den Sichtbefund der Harnröhre ergänzt. Bei der Spiegelung der Harnröhre lassen sich Veränderungen des prostatischen Bereiches der Harnröhre sowie auch eine Vergrößerung der Prostata im Bereich der Seiten- und Mittellappen gut erkennen. Narbige Veränderungen, wie z. B. die Sphinktersklerose oder Harnröhrenengen (Strikturen), können erkannt werden. Die Größe der Vorsteherdrüse wird ausgemessen. Dabei bestimmt man die Länge der Harnröhre vom Blasenhals bis zum Colliculus seminalis mit Hilfe des Endoskopes.

Die endoskopische Diagnostik muß absolut steril durchgeführt werden.

Tabelle 29 **Untersuchungsgang bei Prostataerkrankungen** (Prostatitis, Prostata-adenom, Prostatakarzinom)

1. Tag:	*Untersuchung:* U-Status (2- oder 3-Gläser-Probe)
2. Tag:	*Laboruntersuchung:* – BSG – Kreatinin – Phosphatase (saure, alkalische, Prostata) – PSA *Ultraschalluntersuchung* *Röntgenübersicht:* – Thorax – Abdomenübersicht – Urogramm – Ultraschalluntersuchung – Beckenübersicht und Lendenwirbelsäule (LWS) seitlich (bei Verdacht auf Prostatakarzinom), bei Infektverdacht unspezifische Kultur- und Resistenzprüfung
3. Tag:	Instrumentelle und funktionelle Untersuchungen (Katheterismus, Urethro-zystoskopie, Harnstrahlmessung [Uroflowmetrie], Blasen- und Schließmus-keldruckmessung [Zystometrie und Sphinkterometrie], Biopsie) Spezielle Röntgendiagnostik Nierenfunktionsprüfungen

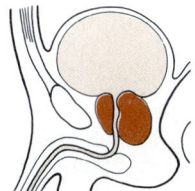 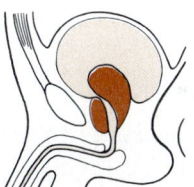 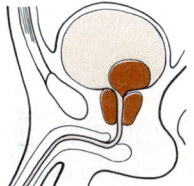

Prostatavergrößerung unterhalb der Blase (subvesikal)

in die Blase hereinragend (intravesikal)

Mittellappenbildung: ein gesonderter Prostatalappen ragt von unten in die Blase hinein

Abb. 117 **Die verschiedenen Formen der Prostatahyperplasie**

Merke:

● **In allen Stadien kann eine ungewohnt große Flüssigkeitszufuhr einen Spannungsverlust der Harnblasenmuskulatur auslösen und zu einem Harnverhalt führen: die Blase ist überfüllt, die Muskulatur überdehnt, der Harn kann nicht mehr entfernt werden.**

Therapie

Ist als Ursache der Blasenentleerungsstörung ein Prostataadenom gefunden, stellt sich die Frage nach der Therapie. Nur im Stadium I erscheinen konservative Maßnahmen gerechtfertigt, da es bisher keine eindeutige, in jedem Fall nachweisbare Rückbildung eines Prostataadenoms nach medikamentöser Behandlung gibt.

Damit hat die konservative Behandlungsmethode vornehmlich mildernden Charakter, sie ist also geeignet, die Beschwerden zu lindern.

Neben einer Therapie mit Spasmolytika und Wärmeapplikation ist die Behandlung mit Präparaten auf pflanzlicher Basis möglich:

Mit Hilfe der sog. Phytotherapie lassen sich die Beschwerden deutlich lindern. Insbesondere die Schwellung der Prostata – die Kongestion – geht zurück.

Im Stadium II und III des Prostataadenoms sollte unbedingt operativ behandelt werden, um die in diesem Stadium möglichen Komplikationen zu vermeiden.

Die Indikationen für die operative Behandlung werden heute wesentlich weiter gestellt als früher. Mit höherem Lebensalter steigt das Operationsrisiko. In Anbetracht der geringen Operationssterblichkeit der jüngeren Altersgruppen wird in steigendem Maße die Frühoperation ausgeführt. Auf diese Weise werden Komplikationen wie Harninfekt, Harnstauung mit Erfolg vermieden. Alle Operationsverfahren haben die radikale Entfernung des Prostatagewebes zum Ziel. Der Unterschied besteht lediglich im Zugangsweg.

Je nach Art des Eingriffs unterscheidet man:

1. die transurethrale Elektroresektion (Abb. **118**),

2. die offen chirurgischen Operationsverfahren (Abb. **119**).

Die Entscheidung für die Wahl der einen oder anderen Operationstechnik wird zum Teil von den pathologisch-anatomischen Gegebenheiten sowie von der persönlichen Einstellung des Operateurs abhängen. Die am häufigsten ausgeübte Methode ist dabei die sicherste. Meistens wird heute die transurethrale Resektion (TUR) durchgeführt.

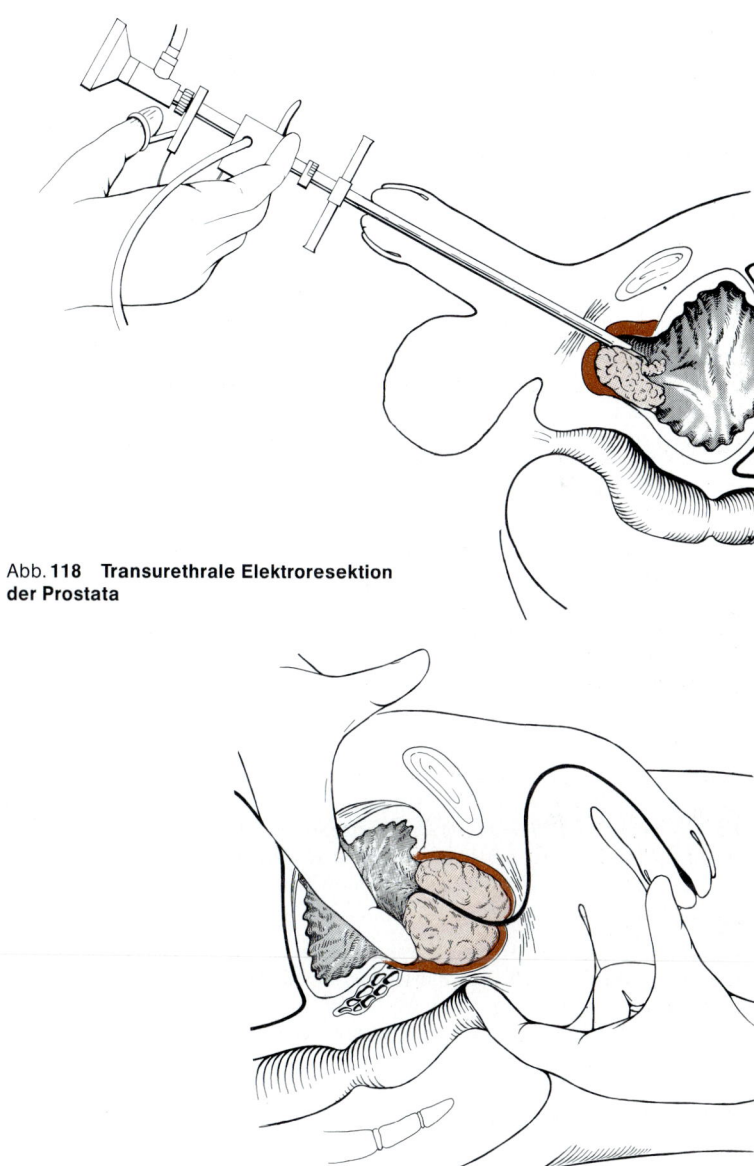

Abb. 118   **Transurethrale Elektroresektion der Prostata**

Abb. 119   **Transvesikale Prostatektomie** (nach Freyer)

Prostatakarzinom

Der Krebs der Vorsteherdrüse nimmt unter den bösartigen Geschwülsten eine Sonderstellung ein. Er ist das einzige Gewächs, das nach dem Stand der Erfahrungen einer konservativen medikamentösen Therapie zugänglich ist. Der Prostatakrebs ist eine Erkrankung des Alters. Er nimmt bei Männern mit 7,7 % die dritte Stelle in der Statistik über die Krebshäufigkeit ein. Im Gegensatz zum Prostataadenom liegt das Prostatakarzinom peripher in der sog. chirurgischen Kapsel des Prostataadenoms. Der Krebs kann die Organgrenze schnell überschreiten. Prostatakrebse setzen unabhängig von ihrer Ausdehnung Tochtergeschwülste. Erbsgroße Tumoren können bereits eine erhebliche Aussaat nach sich ziehen. Beckenring, Wirbelsäule und die langen Röhrenknochen sind bevorzugte Absiedlungsorte. Frühbeschwerden sind äußerst selten. Ist der kleine Geschwulstknoten noch auf das Organ beschränkt, bewirkt er weder Schmerz noch Entleerungsstörung. Ein ausgedehntes Wachstum des Krebses führt zu Beschwerden, die auch beim Prostataadenom geläufig sind: Abschwächung des Harnstrahles, Beschwerden beim Wasserlassen.

Die Ausbreitung des Prostatakrebses entlang der Nervenbahn führt in einem Drittel der Fälle zu Schmerzen in der Sakralregion. Diese Kreuzschmerzen können durch Metastasen in der Wirbelsäule, den Beckenknochen oder den Röhrenknochen entstehen. Kreuzschmerzen und Ischialgien bei Männern über 45 Jahren sind daher krebsverdächtig, so daß ein Prostatakrebs ausgeschlossen werden muß. Nach den Vorschlägen der Bundesärztekammer soll die rektale Untersuchung als Vorsorgeuntersuchung bei Männern über 45 Jahre durchgeführt werden, und zwar unabhängig davon, ob Beschwerden vorliegen oder nicht. Der Prostatakrebs tritt als höckerige harte Geschwulst in Erscheinung. Findet man einen derart verdächtigen Knoten, muß eine Biopsie, am besten in Kurznarkose, erfolgen (Abb. **120** und **121** sowie Tab. **30**). Die gezielte Entnahme eines Gewebepartikels unter Fingerkontrolle ist am gebräuchlichsten. Die Trefferquote der Nadelbiopsie liegt bei ausreichenden Erfahrungen bei über 80 %. Nur positive Krebsbefunde sind beweisend.

Die Bestimmung der Serumphosphatasen ist eine weitere diagnostische Maßnahme bei Verdacht auf Prostatakrebs. Diese Werte sind aber in der Regel erst bei Knochenmetastasen erhöht. Knochenmetastasen kommen am ehesten bei der Knochenszintigraphie, später auf Röntgenaufnahmen des Beckens und der Wirbelsäule zur Darstellung. Sie können röntgenologisch zu Knochendefekten, aber auch zu einer Verdichtung der Knochenstruktur führen.

Das prostataspezifische Antigen (PSA) ist ein sehr sensitiver Marker beim Prostatakarzinom. Für Verlaufskontrollen sehr wichtig.

Prostata

TX Primärtumor kann nicht beurteilt werden

T0 Kein Anhalt für Primärtumor

T1 Tumor ist zufälliger histologischer Befund (inzident)
    T1a Nicht mehr als 3 mikroskopische Karzinomherde
    T1b Mehr als 3 mikroskopische Karzinomherde

T2 Tumor klinisch oder makroskopisch vorhanden
    T2a Tumor 1,5 cm oder weniger im größten Durchmesser, mit normalem Gewebe an zumindest 3 Seiten
    T2b Tumor mehr als 1,5 cm im größten Durchmesser oder in mehr als einem Lappen

T3 Tumor infiltriert in Apex der Prostata oder in oder jenseits der Prostatakapsel oder in Blasenhals oder Samenblasen, ist jedoch nicht fixiert

T4 Tumor ist fixiert oder infiltriert Nachbarstrukturen, die bei T3 nicht aufgeführt sind

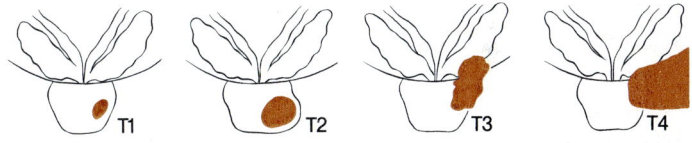

Abb. 120   **TNM-System: Prostatakarzinom**

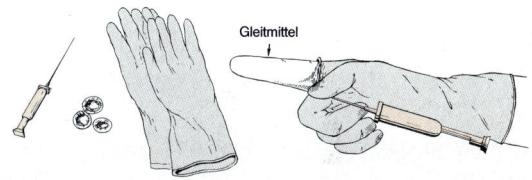

Abb. 121   **Notwendige Geräte für die Stanzbiopsie der Prostata:** Biopsienadel, Handschuhe, Fingerlinge, Gleitmittel

Tabelle 30   **Vorbereitung zur Biopsie**

Vortag:	Antibiotikagabe, Reinigungseinlauf
Biopsietag:	Eingeben eines mit Nebacetin getränkten Streifens in das Rektum
Postoperative Tage:	Antibiotikagabe über 3–5 Tage

Therapie

Der Behandlungsplan richtet sich nach der Stadieneinteilung, dem Bösartigkeitsgrad des Karzinoms, sowie nach dem Alter und Allgemeinzustand des Patienten. Folgende Therapieformen kommen in Betracht:

1. radikale Prostatektomie,
2. Strahlenbehandlung,
3. Orchiektomie (Kastration),
4. Hormonbehandlung.

Im Frühstadium kann die radikale Entfernung der Vorsteherdrüse zur Heilung führen. Die meisten Prostatakarzinome sind jedoch bereits zum Zeitpunkt der Diagnose nicht mehr operabel. Die transurethrale Elektroresektion ist nur ein Hilfseingriff zur Beseitigung von Restharn und dient zur Behebung einer Harnverhaltung. Auch die Bestrahlung wurde in den Therapieplan des Prostatakarzinoms aufgenommen. Ein sorgfältiger Bestrahlungsplan nach genauer computerunterstützter Herdeinstellung ist Voraussetzung.

Die Orchiektomie und die Hormonbehandlung haben ein gemeinsames Ziel: die Wirkung der wachstumsfördernden männlichen Hormone auf das Prostatakarzinom zu verhindern. Es handelt sich also um eine operative oder medikamentöse Kastration.

Die Behandlung stützt sich auf die Untersuchungen von Huggins (1941), der erstmalig die Beeinflussung des Prostatakrebses durch gegengeschlechtliche Hormonbehandlung nachwies; Huggins erhielt dafür den Nobel-Preis. Die Vorsteherdrüse bildet sich nach der Kastration sowie auch unter Verabreichung von Hormonen zurück. Eine echte Heilung ist mit dieser Behandlung nicht möglich, weil sich der Prostatakrebs und seine Metastasen nur zurückbilden, aber nicht völlig verschwinden. Die Patienten leben praktisch mit ihrem Krebs und erholen sich.

Bei der Behandlung sind folgende Formen geläufig: die Gabe von Hypophysenhormonen (LH-RH-Analoga), die Behandlung mit weiblichen Hormonen sowie die Verwendung von Anti-Androgenen (Gegenhormonen).

Man kann Hormone als Depotpräparate spritzen oder als tägliche Tablettenbehandlung verabreichen. Die Anschwellung der Brustdrüsen unter der Behandlung mit weiblichen Hormonen läßt sich durch eine Vorbestrahlung der Brustdrüsen verhindern. Bei Metastasenschmerzen hat sich die Anwendung radioaktiver Isotopen (Phosphor 32, Strontium 89) bewährt. Darüber hinaus lassen sich spezielle Zellgifte – Zytostatika (z. B. Estracyt) – einsetzen (Abb. **122**). Vorsorgemaßnahmen, differenzierte Therapie und eine kontinuierliche Überwachung haben die Überlebenschancen bei Patienten mit Prostatakarzinomen gebessert, so daß selbst bei Vorliegen von Metastasen den Patienten hinsichtlich der Lebensqualität (Beseitigung von Schmerzen usw.) geholfen werden kann. Die Überlebenszeit ist um so größer, je kleiner der Prostatakrebs bei Behandlungsbeginn war.

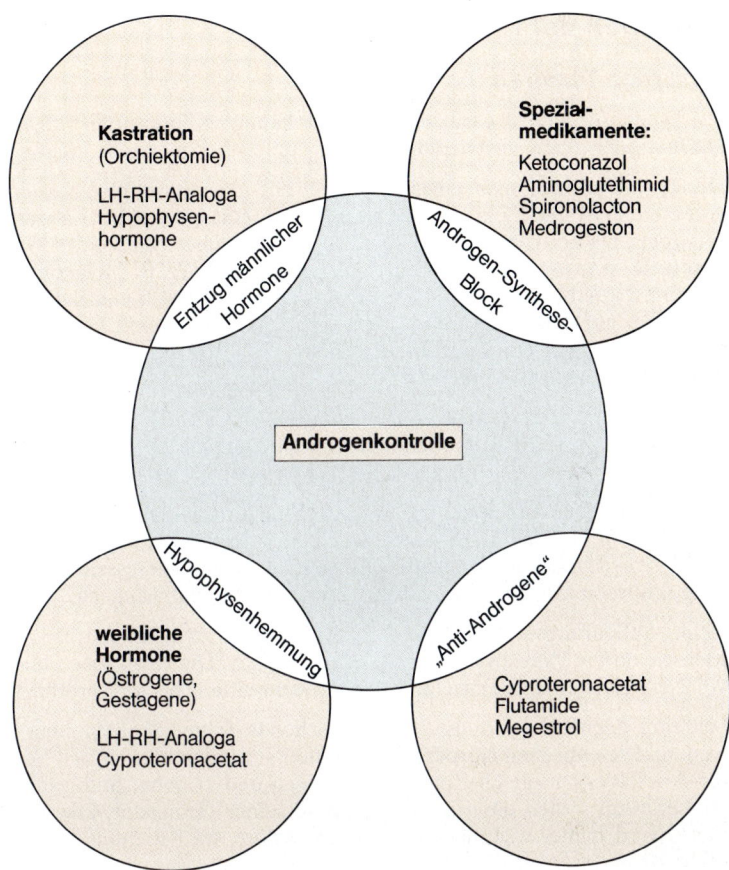

Abb. **122** **Hormonbeeinflussung des Prostatakarzinoms:** Die wichtigsten Möglichkeiten der Kontrolle des männlichen Hormons

Die Orchiektomie (Kastration) führt am sichersten zum Androgenentzug. Wird die Anregung der Produktion von männlichen Hormonen im Hoden gebremst (LH-RH-Analoga), ist der Effekt derselbe.

Die Anti-Androgene blockieren die männlichen Hormone direkt.

Aufgaben der Pflege

Bösartige Tumoren

Die Diagnose „Krebs" wird vom Patienten häufig als Todesurteil aufgefaßt. Hoffnungslosigkeit, Verzweiflung, Untätigkeit usw. können die Folge sein. Die Form, mit der man einen Patienten auf eine bösartige Erkrankung vorbereitet, ist entscheidend. Die nackte Wahrheit kann jeden Lebensmut zerstören. Da der Übergang vom gutartigen, aber überschießenden Wachstum (z. B. eine Hautwarze) bis zum bösartigen Krebs (z. B. Melanom) fließend sein kann, wird man dem Patienten sagen, daß sich einzelne Zellen sozusagen auf dem Wege zum Krebs befinden. Aus diesem Grunde muß man operativ, mit Hilfe der Strahlentherapie oder medikamentös eingreifen, um das überschießende Wachstum abzustoppen.

Die Aufklärung des Patienten ist auch darauf abzustimmen, um das Verständnis für zum Teil eingreifende oder weitreichende Maßnahmen einzuholen.

Bei jungen Patienten mit einem Hodenkrebs, der nur durch Entfernung des betreffenden Hodens, u. U. durch anschließende Bestrahlung oder ergänzende Zellgiftbehandlung geheilt werden kann, ist eine umfassende Aufklärung, insbesondere über die Risiken und Gefahren unumgänglich.

Beim Aufklärungsgespräch ist darauf Rücksicht zu nehmen, daß jeder Mensch auf die Diagnose „Krebs" anders reagiert. Die Reaktionen reichen von Nichtglauben über Entsetzen, Angst, Verzweiflung bis zur Verdrängung.

Schreitet der Krebs fort, ist eine ausreichende Schmerzbekämpfung notwendig. Die einfachen Körpergrundfunktionen werden im weiteren Verlauf für den Patienten oft überaus wichtig: Essen und Trinken, Stuhlgang und Wasserlassen stehen dann im Vordergrund seiner Gedanken. Die Grundpflege wird immer wichtiger, je mehr die Kräfte des Patienten schwinden (Tab. 31).

Ein großes Maß an Hinwendung – von Angehörigen, Schwestern, Pflegern und Ärzten – ist für die von ihrer Krankheit psychisch und physisch gekennzeichneten Menschen notwendig.

Zeit muß man für sie haben.

Der Krebs gilt als eine schwere Erkrankung, die häufig zum Tode führt. Daher fällt es vielen schwer, offen über eine Krebserkrankung zu sprechen. Das Leben mit dem Krebs muß vom Patienten erst bewältigt werden. Der Arzt, die Schwester und der Pfleger sollten ihm dazu Hilfestellung geben.

Tabelle **28** **Untersuchungsgang bei Prostataerkrankung (Prostatitis, Prostata-adenom, Prostatakarzinom)**

1. Tag: *Untersuchung:*

    U-Status (2- oder 3-Gläser-Probe)
    „17-Uhr-Konzentrationsversuch"

2. Tag: *Laboruntersuchung:*

    – BSG
    – Kreatinin
    – Phosphatase (saure, alkalische, Prostata)

    Ultraschalluntersuchung

    Röntgenübersicht:

    – Thorax
    – Abdomenübersicht
    – Urogramm
    – Röntgenrestharn bzw. Ultraschallrestharn
    – Beckenübersicht und Lendenwirbelsäule (LWS) seitlich (bei Verdacht auf Prostatakarzinom), bei Infektverdacht unspezifische Kultur- und Resistenzprüfung

3. Tag: Instrumentelle und funktionelle Untersuchungen (Katheterismus, Urethro-zystoskopie, Harnstrahlmessung [Uroflowmetrie], Blasen- und Schließ-muskeldruckmessung [Zystometrie und Sphinkterometrie], Biopsie)
    Spezielle Röntgendiagnostik
    Nierenfunktionsprüfungen

Tabelle **31** **Karnofsky-Leistungsindex** (nach Karnofsky 1948)

Allgemeine Einteilung	Index	Spezifische Leistung
normale Leistungsfähigkeit	100	normale Aktivität; keine Beschwerden
keine Betreuung notwendig	90	noch normale Aktivität bei ersten Krankheitssymptomen
arbeitsfähig	80	normale Aktivität nur unter Anstrengung
Selbstversorgung zu Hause möglich	70	unfähig zu normaler Aktivität, kann sich aber selbst versorgen
gelegentliche Unterstützung erforderlich	60	gelegentliche Assistenz von anderen notwendig
Arbeitsunfähig	50	ständige Hilfe und Pflege notwendig; häufige ärztliche Betreuung erforderlich
Krankenhauspflege notwendig	40	pflegebedürftig, Schmerzen, überwiegend bettlägerig
schnell fortschreitende Erkrankung	30	Krankenhausbehandlung notwendig, jedoch nicht moribund
	20	schwerster Krankheitszustand, aktive supportive Therapie
	10	moribund
	0	Exitus letalis

Alle Patienten mit bösartigen Tumoren sollten über die Natur ihrer Erkrankung unterrichtet werden. Das gilt auch für den Fall, daß die Heilungschancen nur sehr gering sind. Immer sollte dem Patienten jedoch – auch bei bekannter schlechter Prognose – die Hoffnung auf eine Besserung seines Leidens belassen werden. Der Arzt sollte keine Angaben über einen möglichen Todeszeitpunkt machen.

Die Behandlung und Aufklärung sollte die Leistungsfähigkeit und Beschwerden des Patienten berücksichtigen (s. auch Karnofsky-Index Tab. 31).

Vorsteherdrüsenvergrößerung

Zur Vermeidung von Komplikationen wie Harnverhalt, Rückstauungsschäden auf die Nieren, Steinbildung oder Harninfektionen muß die vergrößerte Vorsteherdrüse häufig entfernt werden. Nur bei nicht operationsfähigen Patienten wird der Harn mit einem Dauerkatheter abgeleitet. Die Dauerkatheterbehandlung ist nur eine Notlösung. Durch eine dem Befund angepaßte Operationstechnik, durch schonende Betäubungsverfahren und eine sorgfältige Nachbehandlung kann man auch im hohen Alter und bei schlechtem Allgemeinzustand der Patienten eine Entfernung der Vorsteherdrüse vornehmen.

Dem Patienten, der an der Vorsteherdrüse operiert werden soll, müssen die im Anschluß an die Operation notwendigen Drainagen erklärt werden, damit die zahlreichen Schläuche ihren Schrecken für ihn verlieren. Da das Blut den Harn stark färbt – 1 Tropfen Blut färbt 1 l Wasser „rosé" – ist auch eine minimale Rotfärbung für den Patienten schon ein Sinnbild des Schreckens.

Beim Ballonkatheter muß man die im Grundsatz unterschiedlichen Operationsverfahren – die transurethralen Methoden und die sozusagen offenen chirurgischen Verfahren – entsprechend berücksichtigen.

Nach den Operationen durch die Harnröhre liegt in der Regel ein Ballonkatheter unterschiedlicher Stärke in der Blase. Dieser Ballonkatheter muß ständig laufen, er darf nicht durch Blutgerinnsel verstopft werden. Zwar kann es nicht, wie bei den offenen chirurgischen Verfahren, zu einem Aufplatzen der Blase kommen. Ein Verstopfen des Katheters hat aber ebenfalls für den Patienten unangenehme Folgen: Die Vorsteherdrüsenkapsel, die bei der Operation nicht mit entfernt wird, wird überdehnt, die Blutgefäße können wieder anfangen zu bluten, und es kommt zur sog. Blasentamponade, die u. U. im Operationssaal ausgeräumt werden muß.

Eine kontinuierliche Überwachung des Katheters ist daher notwendig. Eine Spülung über ein Y-Stück in regelmäßigen Abständen läßt ein Verstopfen des Katheters nicht zu. Bei stärkeren Blutungen ist der Arzt zu benachrichtigen, insbesondere bevor ein Ausspülen der Blase mit der Blasenspritze erfolgt.

Bei den sog. offenen Operationen liegt in der Blase ebenfalls im Regelfall ein Ballonkatheter. Durch die Wunde wird Wundsekret außerhalb der Blase durch eine Drainage (Redon-Drainage, Kurz- oder Langdrain) abgeleitet. Darüber hinaus ist das Einlegen eines Spülkatheters von oben durch die Wunde möglich. Bei Verstopfung eines der Katheter kann es zu einer Überdehnung der Blase und zu einem Austritt von Harn oder Spülflüssigkeit in den Raum um die Blase kommen. Eine Verzögerung des Heilverfahrens mit Wundheilungsstörungen ist die Folge. Ein frühzeitiges Erkennen und eine Vermeidung dieser Störungen ist daher für den Patienten besonders wichtig. Die regelmäßige Kontrolle der jeweiligen Drainagen ist deshalb für den Heilverlauf entscheidend.

Zur Nachbehandlung werden die Drainagen entsprechend dem Heilverlauf entfernt. Vor Entfernung des Dauerkatheters sollte man den Patienten auf die möglichen Störungen hinweisen:

Brennen beim ersten Wasserlassen nach der Katheterentfernung ist häufig. Auch eine Schmerzempfindung am Schluß des Wasserlassens.

Schwierigkeiten, das Wasser zu halten – „Bremsen ziehen noch nicht" – bzw. der sofortige Drang, Wasser lassen zu müssen (imperativer Harndrang), verlieren sich im allgemeinen bald.

Nachblutungen lassen sich durch die Abstoßung von „Schorf" aus der Prostatawundhöhle erklären. Im allgemeinen wird durch eine etwas reichlichere Flüssigkeitszufuhr auch ein etwas blutiger Harn gut abgeleitet, ohne daß es zur Gerinnselbildung kommt. Um Nachblutungen nicht zu fördern, sollte man den Patienten anfangs nicht zu viel körperliche Bewegung empfehlen.

Eine reichliche Flüssigkeitszufuhr – wie schon gesagt – unterstützt in diesen Fällen den Heilverlauf.

Eine besonders gewissenhafte Nachsorge ist der Ausheilung des Harninfektes zu widmen. Nach einer Katheterbehandlung von 2–3 Tagen kommt es in jedem Fall zu einer Besiedlung der Harnröhre mit Keimen, so daß nach Entfernung des Katheters eine Ausheilung dieses Infektes für die völlige Gesundung des Patienten besonders wichtig ist. Vor der Infektbehandlung wird eine Austestung des Harns nach den vorhandenen Erregern vorgenommen. Es schließt sich eine Erreger-Resistenz-Prüfung zur Feststellung der besten Medikamente für den jeweiligen Patienten an. Nach der Krankenhausentlassung muß der Harn des Patienten wiederholt untersucht werden, bis eine völlige Normalisierung eingetreten ist.

Hinweise für den Patienten

Krebs ist nicht gleich Krebs. Diese Tatsache ist nicht allgemein bekannt. Unterschiedliche Bösartigkeitsgrade lassen sich bei fast allen Krebsen feststellen. Die Behandlung muß danach ausgerichtet werden!

Die gutartige Warze an der Haut ist z. B. schon ein Gewebe, das ein überschießendes, aber völlig gutartiges Wachstum zeigt.

Verdrängt die Warze das umgebende Gewebe, ist ihr Bösartigkeitsgrad schon höher. Man kann sagen, es handelt sich um ein Gewebe, das auf dem Wege zum Krebs ist. Schwarze Hautwarzen (Melanome), die das angrenzende Gewebe zerstören und Tochtergeschwülste setzen, sind die bösartigsten Krebse, die man kennt.

Die Übergänge vom gutartigen zum bösartigen Gewebe können fließend sein, so daß man eine Bösartigkeitstabelle von 0–100 % aufstellen könnte. Nach dem jeweiligen Bösartigkeitsgrad, aber auch nach der Empfindlichkeit des Gewebes auf die verschiedenen Behandlungsformen sowie nach der Größe und Ausdehnung richtet sich die Behandlung. Dabei geht der Arzt davon aus, mit den angewandten Verfahren die größtmögliche Sicherheit für den Patienten zu erreichen.

Geschwülste der Nieren, des Harnleiters und der Blase

Ein Warnzeichen für alle Geschwülste der Nieren, des Harnleiters und der Blase ist die schmerzlose Blutung, die ständig, aber häufig auch nur zeitweilig, auftreten kann.

Die Frühdiagnostik ist bei diesen Krebsen besonders wichtig, da in Frühfällen das bösartige Gewebe restlos entfernt werden kann, so daß eine Heilung möglich ist. Aber auch in fortgeschrittenen Fällen kann noch geholfen werden, wenn die Krebsgeschwulst einschließlich der bereits von Krebszellen befallenen Lymphknoten operativ entfernt wird. Die Nachbehandlung schließt dann zur Sicherheit eine Nachbestrahlung mit ein. Durch diese erweiterten Operationen mit der entsprechenden Nachbehandlung wurde der Heilerfolg auch in fortgeschrittenen Fällen bereits deutlich verbessert.

Der Blasenkrebs kommt bei Männern dreimal so häufig vor wie bei Frauen. Wahrscheinlich sind hier berufsbedingte Einwirkungen, aber auch der Zigarettenverbrauch mit verantwortlich. Im Frühstadium ist auch der Blasenkrebs heilbar. Leider wird noch viel zuwenig auf Blutbeimengungen im Harn geachtet.

Bei gutartigen Blasengeschwülsten sind regelmäßige Kontrolluntersuchungen notwendig, um ein neues Wachstum dieser Geschwülste rechtzeitig zu erkennen. Aus diesen zunächst völlig gutartigen Gewächsen kann im Laufe der Jahre ein bösartiger Krebs entstehen.

Merke:

- **Die Früherkennung von Krebserkrankungen ist nur durch regelmäßige ärztliche Vorsorgeuntersuchungen möglich: Frühzeichen der Erkrankungen müssen erfaßt und entsprechende Behandlungsmaßnahmen eingeleitet werden.**

- **Jede Blutung aus den ableitenden Harnwegen ist daher so lange krebsverdächtig, bis eine Geschwulst einwandfrei ausgeschlossen werden kann.**

Tabelle 32   **Soziale Hilfen für Patienten mit Malignom**

I. *Prothetische Versorgung:*
Stomaträger (für Urin, Stuhl)

II. *Schwerbehinderten-Ausweis* (jeder Malignompatient hat Anspruch):
Auskunft beim zuständigen Sozialamt
Beantragung beim Versorgungsamt des Regierungsbezirks
steuerrechtliche Vorteile
Sonderurlaub

III. *Erwerbsunfähigkeitsrente (EUR) und Berufsunfähigkeitsrente (BUR)* (bezüglich der Berentung wird jeweils im Einzelfall vom Rententräger entschieden, als Hinweis kann gelten):
Gruppe 1: Karzinom mit relativ günstiger Prognose: EUR 1 Jahr
Gruppe 2: Karzinom mit relativ ungünstiger Prognose: EUR unbestimmte Zeit
oder EUR 2–3 Jahre

IV. *Nach- und Festigungskuren durch:*
1. Rentenversicherungsträger für Versicherte und deren Angehörige
   a) Landesversicherungsanstalt (LVA): innerhalb der ersten 5 Jahre nach der Behandlung 3 Kuren von jeweils 4–6 Wochen Dauer
   b) Bundesversicherungsanstalt für Angestellte (BfA): innerhalb der ersten 3 Jahre nach der Behandlung 3 Kuren von jeweils 4–6 Wochen Dauer.
2. Karitative Verbände (sind LVA und BfA nicht zuständig, so treten z. B. folgende Verbände ein, die für das Müttergenesungswerk vermitteln):
   a) Deutsches Rotes Kreuz   d) Arbeiterwohlfahrt
   b) Diakonisches Werk   e) Paritätischer Wohlfahrtsverband
   c) Caritasverband
3. Landwirtschaftliche Krankenkassen   5. Bundesknappschaft
4. Bundesbahn-Sozialwerk   6. Verband der Kriegsopfer

V. *Leistungen nach dem Bundessozialhilfegesetz (BSHG):*
Hilfe wird in besonderen Lebenslagen und bei wirtschaftlichem Notstand gewährt
1. Krankenhilfe gemäß § 37 BSHG: bei nicht bestehendem Versicherungsschutz Kostenübernahme für ärztliche Behandlung, Krankenhausaufenthalt, Sanatoriumsaufenthalt, Diätzulagen
2. Hilfe zur Pflege gemäß § 68 und § 69 BSHG: angemessene Aufwendung für eine Pflegekraft je nach Schwere der Krankheit
3. Hilfe zur Weiterführung des Haushaltes gemäß § 70 BSHG: vorübergehende Hilfe zur Betreuung von Haushaltsangehörigen oder Aufrechterhaltung eines Haushaltes durch hauswirtschaftliche Hilfskräfte bei Erkrankung der Hausfrau, Mutter
4. Sonstige Leistungen gemäß § 37 BSHG: z. B. Wäschezulage, Brennstoffbeihilfe, Kleiderbeihilfe

Hodenkrebs

Beim Hodenkrebs sind Veränderungen durch Selbstuntersuchung, z. B. durch wöchentliches Abtasten, zu erkennen. Der Hoden läßt Schwellungen und Knoten rechtzeitig erkennen. Die eiförmigen Hoden mit den Nebenhoden an ihrer Hinterseite und die Samenstränge sind gut voneinander abzugrenzen.

Hinweise für die Erkennung des Hodenkrebses bzw. der Hodengeschwülste sind:

1. Häufiges Auftreten zwischen dem 20. und 40. Lebensjahr.
2. Anschwellung bzw. Knotenbildungen, die schmerzlos sind.
3. Bei hormonbildenden Hodengeschwülsten kann es zur Anschwellung der Brustdrüsen und zu Potenzverlusten kommen.

Im Frühstadium können Hodenkrebse in den meisten Fällen geheilt werden. Aus diesem Grunde wird empfohlen, daß junge Männer allwöchentlich einmal ihre Hoden auf Verhärtungen und Knotenbildungen abtasten und im Zweifelsfall sofort einen Arzt aufsuchen. Durch eine verbesserte Aufklärung sollten diese Zusammenhänge jedem Laien klarwerden (Abb. **123**).

Der Krebs der Vorsteherdrüse

Der Krebs der Vorsteherdrüse ist relativ häufig. Bei der Ertastung der Vorsteherdrüse durch den Mastdarm läßt sich ein Vorsteherdrüsenkrebs vermuten (Abb. **124**). Gesichert wird der Verdacht durch Entnahme einer kleinen Gewebsprobe aus der Prostata. An dieser Entnahme kann man erkennen, ob ein gutartiges Gewebe oder Entzündungen vorliegen bzw. ob sich die Zellen vielleicht schon auf dem Wege zum Krebs befinden oder ob vielleicht schon ein ausgedehnter Krebs vorliegt. Diese Gewebsentnahme ist völlig ungefährlich, eine Aussaat von Krebszellen ist nicht belegt.

Zur Behandlung gibt es verschiedene Möglichkeiten:

1. radikale Entfernung der Vorsteherdrüse,
2. Reduzierung der männlichen Hormone im Körper:
   a) durch Wegnahme der Produktionsstätten (Hodengewebe),
   b) durch Hormonbehandlung,
3. Bestrahlung.

Welche Behandlungsverfahren angewandt werden, hängt vom Alter, Allgemeinzustand, Lokalbefund und dem Bösartigkeitsgrad des Krebses ab.

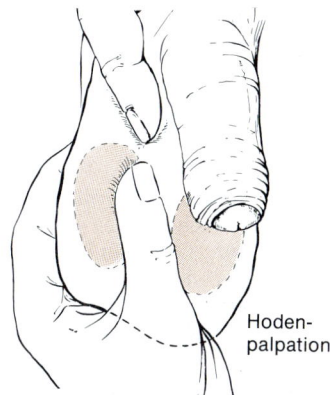

Hoden-
palpation

Abb. 123   **Abtasten des Hodens mit beiden Händen**

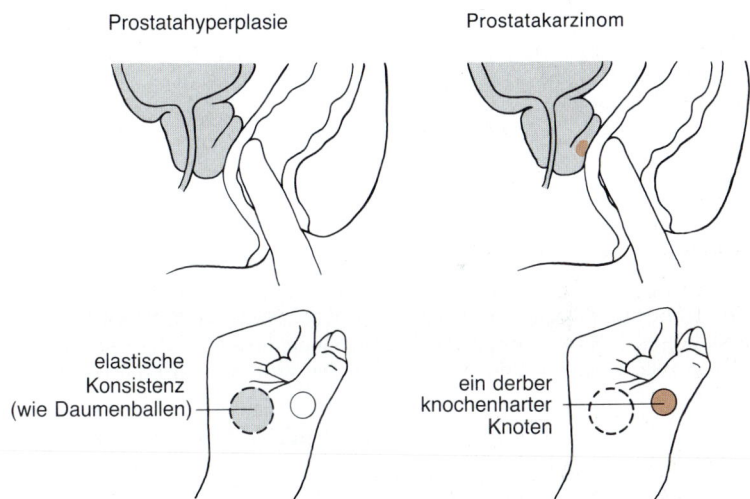

Prostatahyperplasie   Prostatakarzinom

elastische
Konsistenz
(wie Daumenballen)

ein derber
knochenharter
Knoten

Abb. 124   **Unterschied zwischen Prostatahyperplasie und Prostatakarzinom**

Merke:

● **Da man in jedem Stadium die Weiterentwicklung eines Krebswachstums
abblocken kann, ist eine frühzeitige Erkennung der krebsartigen Veränderungen im Bereich der Vorsteherdrüse für das Leben des Patienten
entscheidend.**

Allerdings muß bei allen Verfahren mit einer Abnahme der Potenz gerechnet werden, gewissermaßen als Preis für die verbesserte Lebenserwartung.

1. Die radikale Entfernung der Vorsteherdrüse ist bei jüngeren Patienten angezeigt. Komplikationsmöglichkeiten sind in Einzelfällen Verengung der Harnröhre sowie Verletzungen des Schließmuskels. Der Vorteil des Verfahrens ist die endgültige Heilung vom Krebs.

2. Durch die Reduzierung der männlichen Hormone im Körper schrumpft die Vorsteherdrüse, so daß sich das gestörte Wasserlassen wieder normalisiert. Gibt man Hormone, muß diese Behandlung allerdings bis zum Lebensende durchgeführt werden, damit die Prostatazellen nicht erneut zu wuchern beginnen.

3. Die Bestrahlung ist eine andere Möglichkeit der Behandlung. Eine sorgfältige, computergesteuerte Einstellung ist allerdings erforderlich. Der Behandlungserfolg ist abhängig vom Bösartigkeitsgrad und von der Ausdehnung des Krebses.

Je früher der Vorsteherdrüsenkrebs erkannt wird, desto besser kann die Lebenserwartung sein.

Bei Geschwülsten der Nieren, ableitenden Harnwege und Geschlechtsorgane ist das Fernziel, durch eine verbesserte Vorsorgeuntersuchung die Frühdiagnostik auszubauen und in enger Zusammenarbeit zwischen Hausarzt, Urologen und Strahlentherapeuten zu einem auf den Einzelfall abgestimmten Heilplan zu kommen, der dem jeweiligen Kranken am besten gerecht wird.

Kontrolluntersuchungen

Am wichtigsten für jeden Patienten, der an Krebs erkrankt war oder ist, sind Kontrolluntersuchungen durch den Arzt. Nach jeder abgeschlossenen Behandlung – Operation, Bestrahlung, medikamentöse Behandlung – ist es aus zwei Gründen unbedingt notwendig, sich ärztlich kontrollieren zu lassen:

1. Es muß bestätigt werden, daß die Krankheit beseitigt ist. Sollte das wider Erwarten nicht der Fall sein, lassen sich die Symptome durch die Kontrollen in einem Frühstadium erkennen und sofort behandeln.

2. Die Behandlung selbst kann Folgen haben, die die Gesundheit des Patienten beeinträchtigen können und deren frühzeitige Erkennung deshalb wichtig ist. Bei diesen Kontrollen muß man zwei Untersuchungsgruppen unterscheiden:
   – Routineuntersuchung in regelmäßigen Abständen auch bei Wohlbefinden und
   – Sofortuntersuchungen bei Störungen oder Änderungen im Befinden.
   Warnzeichen, bei denen eine sofortige Kontrolle notwendig ist, sind

Gewichtsabnahme, zunehmende Appetitlosigkeit und Übelkeit, Erbrechen, plötzliche oder zunehmende Schwierigkeiten bei der Darmentleerung, Durchfall, Schwellung eines Beines, Auftreiben des Bauches, plötzlich auftretender hartnäckiger Husten, Heiserkeit, Atemnot bei körperlicher Belastung, Schwierigkeiten beim Wasserlassen, Blutabgang aus den Harnwegen, Kreuzschmerzen, Rückenschmerzen oder andere Schmerzen.

Bei der Anwendung von Medikamenten, z. B. von Zellgiften, ist ebenfalls eine strenge regelmäßige Kontrolle durch den Arzt unerläßlich.

Wichtig für den Betroffenen ist auch die Bereitschaft, seine Abwehrkraft durch entsprechendes Verhalten zu steuern. Ungesunde Lebensweise wie Alkoholmißbrauch und unsinniger Medikamentenverbrauch sind schädlich. In der Lebensführung sind Aktivitäten durchaus möglich, Überanstrengungen sollte man jedoch vermeiden.

Alle Beteiligten – Patient, Familie, Ärzte, Schwestern und Pfleger – werden sich um die Erhaltung der Vertrauensbasis bemühen, da die Betreuung eines Krebskranken sowie die eines von Krebs oder von einem wiederauftretenden Krebs Bedrohten langfristig eine Gemeinschaftsaufgabe darstellt.

Die gutartige Vorsteherdrüsenvergrößerung

Bei der gutartigen Entleerungsstörung der Harnblase, die durch eine Vergrößerung der Vorsteherdrüse bedingt ist, wird die Harnröhre von der Vorsteherdrüse wie von einem Schraubstock eingeengt. Dadurch entstehen Beschwerden und Schwierigkeiten beim Wasserlassen. Bei der Entfernung der Vorsteherdrüse wird der normale Abfluß durch die Harnröhre wieder hergestellt, die vergrößerte Drüse wird entfernt. Als Verbindung zwischen Harnblase und Harnröhre bleibt die sog. Prostatakapsel erhalten.

Bei der Entfernung der Vorsteherdrüse von der Harnröhre aus – transurethrale Elektroresektion der Prostata – wird mit Hilfe einer elektrischen Schneidschlinge die Prostata in kleine Stücke zerlegt und durch die Harnröhre entfernt. Die Hauptrisiken sind Blutung und Verletzung der Blase oder der Kapsel der Vorsteherdrüse. Seltene Folgeerscheinungen oder Komplikationen sind Inkontinenz (gewöhnlich vorübergehend), Harnröhrenenge, Infektion.

Die jährlichen Vorsorgeuntersuchungen zur Krebsfrüherkennung sind auch nach der Prostataoperation notwendig, da sich in der Vorsteherdrüsenkapsel in seltenen Fällen ein Krebs entwickeln kann.

Im Normalfall bleibt die Fähigkeit, Geschlechtsverkehr auszuüben, ungestört. Bei der überwiegenden Zahl der Patienten entleert sich nach der Operation beim Verkehr keine typische Samenflüssigkeit mehr aus der Harnröhre, da entweder die Samenleiter narbig verschlossen sind oder ein Samenerguß in die Harnblase erfolgt.

Entleerungsstörungen der oberen Harnwege

Störungen des Harntransportes und der Harnentleerung stehen im Mittelpunkt vieler Erkrankungen der Urogenitalorgane. Angeborene Mißbildungen, Steine, Entzündungen, Geschwülste, Blasen- und Harnröhrenerkrankungen sowie Verletzungen können Abflußstörungen verursachen. Da jede Harnstauung, abhängig von ihrem Ausmaß und ihrer Dauer, zur Zerstörung der Niere führen kann, gehört ihre Beseitigung zu den Hauptaufgaben in der Urologie.

Die ableitenden Harnwege sind ein einheitliches Organsystem, das für den Transport des Harns sowie für die zeitweilige Speicherung (Blase) verantwortlich ist. Erkrankungen einzelner Abschnitte haben Rückwirkungen auf das Gesamtsystem.

Jede Abflußstörung im Bereich des Hohlsystems kann zur Rückstauung des Harns im höher gelegenen Gebiet führen. Liegt das Hindernis z. B. in der Harnröhre oder im Blasenhalsgebiet, werden Blase, beide Harnleiter und Nieren betroffen.

Bei Harnstauung kommt es zu einer zunächst rückbildungsfähigen Erweiterung (Ektasie). Später wird das Gewebe zerstört, und es bilden sich Narben aus. Es entstehen nicht rückbildungsfähige Endzustände, wie z. B. Wassersackniere. Die Entstehungsursachen von Harnabflußstörungen sind in Abb. 125 dargestellt: Der Verschluß des Hohlsystems kann im Hohlraum selbst durch Veränderungen der Wand oder durch Druck von außen erfolgen.

Angeborene Mißbildungen als Ursache von Abflußstörungen sind relativ häufig. Die Engen am Nierenbecken-Harnleiter-Abgang sind am häufigsten und werden entweder durch eine narbige Enge, durch einen hohen Harnleiterabgang oder durch einen nicht normalen Gefäßverlauf, die alle den Abfluß im Harnleiter behindern, verursacht.

Entzündliche Veränderungen können infolge unerwünschter Vernarbung ebenfalls zu Harnabflußstörungen führen. Tumoren verursachen Abflußhindernisse oder führen zu einer Kompression des Hohlsystems von außen. Hier handelt es sich in erster Linie um gynäkologische Tumoren (Eierstockgeschwülste, Gebärmutterkrebse). Diese Geschwülste können den Harnleiter verdrängen, ummauern oder in die Harnleiter einwachsen. Erkrankungen der unteren Harnwege, z. B. Blasenkrebs, das Prostataadenom oder der Prostatakrebs, können im Sinne einer Systemerkrankung ebenfalls Rückstauungen verursachen.

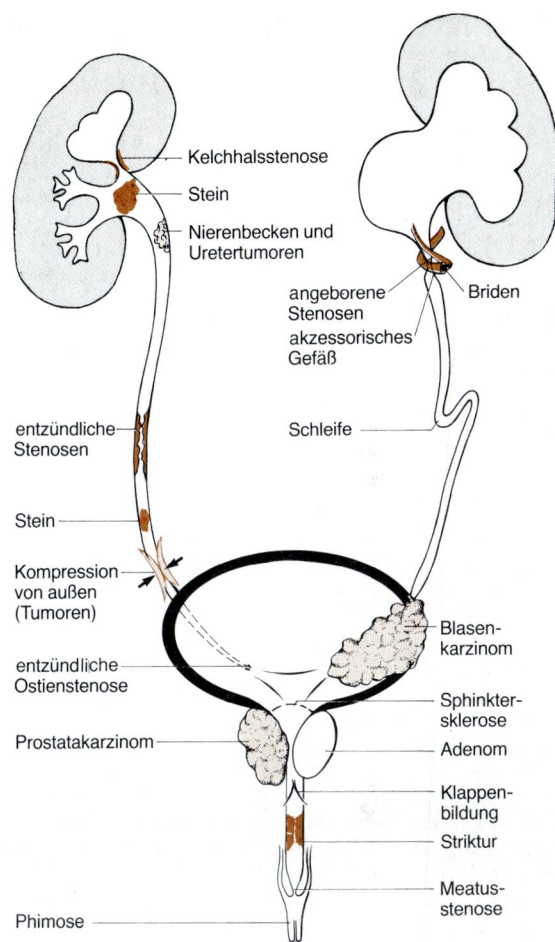

Kelchhalsstenose

Stein

Nierenbecken und
Uretertumoren

angeborene
Stenosen

Briden

akzessorisches
Gefäß

entzündliche
Stenosen

Schleife

Stein

Kompression
von außen
(Tumoren)

Blasen-
karzinom

entzündliche
Ostienstenose

Sphinkter-
sklerose

Prostatakarzinom

Adenom

Klappen-
bildung

Striktur

Meatus-
stenose

Phimose

Abb. 125   **Die verschiedenen Möglichkeiten der Harnabflußstörung**

Merke:

● **Wird die Ursache einer Harnabflußstörung nicht rechtzeitig behoben,
kommt es zu einer fortschreitenden Nierenschädigung. Eine zerstörte
Niere muß entfernt werden (Nephrektomie). Bei rechtzeitigem Erkennen
wird die Abflußstörung beseitigt, die Niere kann erhalten werden.**

Koliken oder massive Flankenschmerzen sind die sichersten Leitsymptome einer plötzlich auftretenden Harnabflußstörung. Diese Beschwerden sind jedoch keineswegs immer konstant. Bisweilen führt die Patienten ein unklarer Druckschmerz oder eine Blutung zum Arzt.

Die Grundlagen der urologischen Diagnostik bei Harnstauungsnieren sind die Ultraschalluntersuchung und Röntgenuntersuchung mit Urogramm, insbesondere mit Spätaufnahmen (s. Kapitel „Untersuchungsmethoden in der Urologie"). Die Röntgendiagnostik wird sinnvoll durch eine Nierenfunktionsprüfung in Form des Isotopennephrogramms bzw. einer Isotopen-Clearance ergänzt.

Prinzipiell ist bei der Behandlung von Harnstauungsnieren das Grundleiden zu berücksichtigen, die Organerhaltung steht heute immer mehr im Vordergrund. Die Leistungsfähigkeit der erkrankten Niere ist allein ausschlaggebend für die Art des operativen Vorgehens. Zur Beseitigung von Abflußstörungen kommen je nach Grundleiden die Nierenbeckenplastik (Abb. **126**), Harnleiterersatz durch Blasenlappen usw. in Betracht.

Aufgaben der Pflege

Entleerungsstörungen der oberen Harnwege

Entleerungsstörungen der oberen Harnwege können nach den verschiedensten Erkrankungen auftreten. Bei beidseitigem Bestehen oder bei Einzelnieren kommt es nach Beseitigung der Entleerungsstörung zu einer überschießenden Harnausscheidung, die zu einer Gefährdung des Patienten führen kann. Zur Entlastung einer Harnstauung können in 24 Std. 12 l und mehr Wasserharn ausgeschieden werden. Bei Ausscheidung derartiger Flüssigkeitsmengen werden für die Körperfunktion notwendige Salze (Elektrolyte), z. B. Natrium und Kalium, überschießend ausgeschieden, so daß es zu einer Verarmung an den entsprechenden Elektrolyten kommen kann. Eine genaue Bilanzierung der Flüssigkeitsmengen mit gezieltem Ersatz, d. h. eine exakte Überwachung des Salz-, aber auch des Säure-Basen-Haushaltes ist notwendig, um keine zusätzlichen Störungen aufkommen zu lassen.

Großkalibrige Kanülen sind für die entsprechende Flüssigkeitsnachfuhr notwendig. Die Elektrolyte müssen entsprechend den Laborwerten ersetzt werden. Die entsprechenden Drainagen zur Harnableitung (Nierenfistel, Harnleitersplint, Blasenkatheter) sind entsprechend dem Bewußtseinszustand des Patienten sicher zu befestigen und die Ausscheidung aus diesen Drainagen sorgfältig zu überwachen. Ein Nierenfistelkatheter, der herausrutscht, muß sofort – zu jeder Tages- und Nachtzeit – wieder eingelegt werden, da es in kurzer Zeit durch Verschiebung der Muskelschichten zu einer Verlegung des ursprünglich bestehenden Kanals kommt. Abwarten kann hier für den Patienten eine erneute Operation bedeuten.

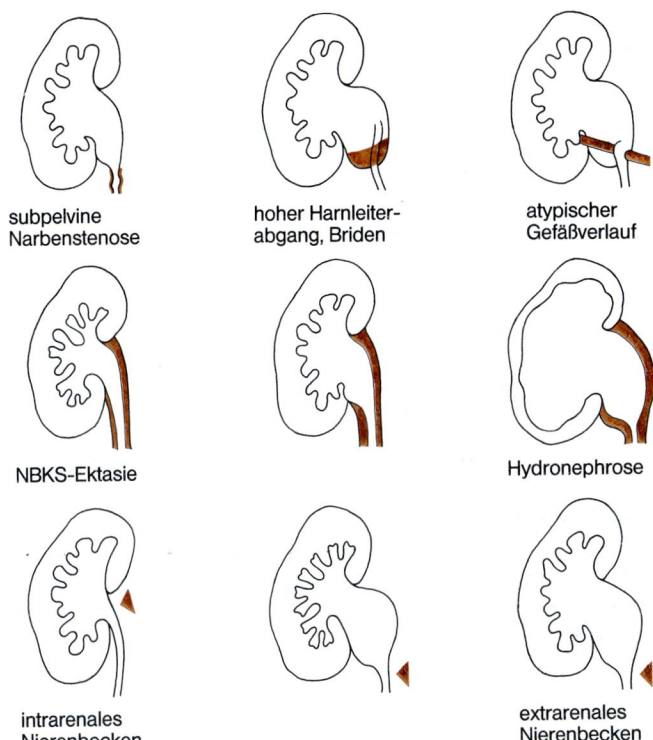

subpelvine Narbenstenose	hoher Harnleiter-abgang, Briden	atypischer Gefäßverlauf
NBKS-Ektasie		Hydronephrose
intrarenales Nierenbecken		extrarenales Nierenbecken

Abb. 126 Ursachen und Entwicklung der Hydronephrose

Regel:

Koliken sind Ausdruck einer Abflußstörung der Harnwege und haben fast immer eine organische Ursache. Wird diese Ursache nicht behoben, so kommt es früher oder später zur irreparablen Nierenschädigung und – als therapeutische Konsequenz – zur Nephrektomie. Bei rechtzeitiger Diagnose kann die Niere durch plastische Operationen erhalten werden. In der Praxis wird das Symptom Kolik symptomatisch behandelt. In jedem Falle ist später, auch bei völliger Beschwerdefreiheit, eine Röntgenuntersuchung mit Abdomenübersichtsaufnahme und Urogramm erforderlich.

Steinleiden

Das Harnsteinleiden ist so alt wie die Menschheit selbst. Seine Beschreibung gehört zu den ältesten Dokumenten der Medizin. Nieren- und Blasensteine wurden schon in Mumien Ägyptens aus der Zeit um 4800 v. Chr. nachgewiesen und sind als Leiden aus dem indischen Schrifttum seit 3000–2000 v. Chr. bekannt.

Die Eingriffe, insbesondere der Steinschnitt, waren seit jeher Aufgabe der Spezialisten.

Schon im Eid des Hippokrates heißt es:

„Ich werde niemals an einem Steinleiden den Steinschnitt selbst vornehmen, sondern solches Tun denen überlassen, die besondere Übung darin besitzen."

Im Mittelalter finden sich zahlreiche Darstellungen von Steinleiden und Steinoperationen.

Die Stoffwechselstörungen des Steinleidens sind noch nicht in allen Einzelheiten geklärt. Der Stein soll sich aus einer Grundsubstanz zusammensetzen, die in den Tubuli der Nieren (intratubulär) entsteht und später zur Anlagerung von kristallinen Substanzen führt. So kommt es zu mikroskopisch kleinen Steinchen (Mikrolithen), die in die Nierenkelche ausgeschieden werden und in ihren Hohlraumsystemen durch Anlagerung von weiteren Kristallen mehr oder weniger schnell zu größeren Steinen heranwachsen. Begünstigende Faktoren sind Harnstauungen, Infektionen, Abflußstörungen, Innervationsstörungen und Stoffwechselveränderungen (Abb. 127).

Man unterscheidet im wesentlichen drei Arten von Steinen:

1. Kalziumoxalatsteine,
2. Kalziumammoniumphosphatsteine,
3. Harnsäuresteine.

Seltene Steinarten sind Zystinsteine und Xanthinsteine. Bei allen Steinarten gibt es natürlich auch Mischsteine.

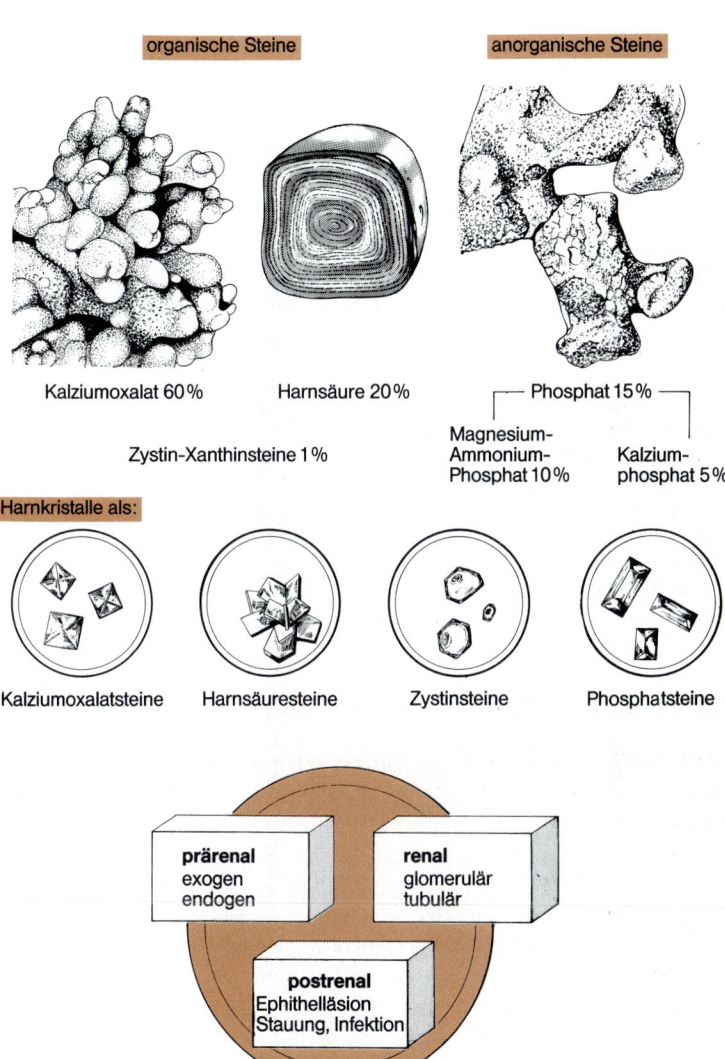

Harnsteinhäufigkeit: 2-4% der Bevölkerung

organische Steine

anorganische Steine

Kalziumoxalat 60%

Harnsäure 20%

Phosphat 15%

Zystin-Xanthinsteine 1%

Magnesium-
Ammonium-
Phosphat 10%

Kalzium-
phosphat 5%

Harnkristalle als:

Kalziumoxalatsteine

Harnsäuresteine

Zystinsteine

Phosphatsteine

prärenal
exogen
endogen

renal
glomerulär
tubulär

postrenal
Ephithelläsion
Stauung, Infektion

Abb. 127 **Harnsteinarten und Harnsteinentstehung**

Einzelne Stoffwechselstörungen, die zur Steinbildung führen, sind heute genau bekannt:

1. die Vergrößerung (Adenom) der Nebenschilddrüse (Hyperparathyreoidismus) führt zu einer Erhöhung des Kalziumspiegels im Blut und Erniedrigung des Phosphatspiegels. Dabei kommt es an den Nieren zu einer allgemeinen Verkalkung oder zu isolierter Kalziumsteinbildung;
2. Störungen im Eiweißstoffwechsel können zu einer vermehrten Harnsäureausscheidung (z. B. bei Gicht) führen und damit Harnsäuresteine hervorrufen. Hier sind auch nahrungsmittelbedingte (alimentäre) Faktoren mit im Spiel (Harnsäurestein-Diathese).

Diagnostik

Kalziumsteine sind schattendicht, Harnsäuresteine geben im Röntgenbild keinen Schatten, so daß sie lediglich als Aussparung im Urogramm erkennbar sind.

Der Patient kommt wegen kolikartiger Schmerzen, plötzlicher Blutung, wegen Flanken- und Rückenschmerzen oder nach einem spontan abgegangenen Steinchen zum Arzt. Die Kolik ist in der Regel typisch: anfallsweise auftretende Schmerzen im Harnleiterverlauf oder, bei tiefem Sitz, in den Oberschenkel ausstrahlende krampfartige Schmerzen, begleitet von Erbrechen und Blähbauch (Meteorismus). Das Nierenlager der betroffenen Seite ist klopf- und druckempfindlich. Die Diagnose des klassischen Syndroms ist leicht zu stellen. Ein Stein im rechten Harnleiter kann allerdings zu Verwechslungen mit einer Appendizitis oder mit Gallensteinen führen.

Die Steinkolik erfordert eine sofortige Behandlung mit krampf- und schmerzlösenden Mitteln und Analgetika (Spasmolytika). Nach Abklingen der Schmerzen muß die Verdachtsdiagnose „Steinleiden" durch folgende Untersuchungen gesichert werden:

1. Harnuntersuchungen (Feststellen einer Harnblutung),
2. Abdomenübersichtsaufnahme mit Urogramm.

Im Harn findet man eine Makro- oder Mikrohämaturie.

Die Übersichtsaufnahme zeigt konkrementverdächtige Schatten, soweit es sich nicht um Harnsäuresteine handelt. Das Urogramm gibt Auskunft über die Lokalisation des Steines und erlaubt zusätzlich Hinweise auf die Nierenfunktion. Der nichtschattengebende Harnsäurestein fällt im Urogramm als Aussparung auf.

Mit Hilfe des Röntgenbefundes kann meist entschieden werden, ob der Stein spontan abgangsfähig ist und abgewartet werden darf, oder ob andere Maßnahmen in Betracht kommen.

Man unterscheidet: Kelchsteine, Nierenbeckensteine und Nierenbeckenausgußsteine, Harnleitersteine, Blasensteine, Prostatasteine und Harnröhrensteine (Tab. **33** u. Abb. **128**).

Tabelle 33   **Untersuchungsgang bei Patienten mit Steinleiden**

1. Tag:	*Untersuchung:*
	U-Status mit Harn-pH-Wert-Messung und spezifischem Gewicht
	Objektträgerkultur
2. Tag:	*Laboruntersuchung:*
	– BSG
	– Kreatinin
	– Harnstoff
	– Harnsäure
	– Kalzium, Phosphat
	– bei Infektverdacht, Einschicken des Harnes und Untersuchung auf Erreger und Resistenz
	Röntgenuntersuchung:
	– Abdomenübersicht
	– Urogramm
	– Spätaufnahme bei Harnstauung (mit entleerter Blase)
	– Isotopen-Clearance
	Sonographie
3. Tag:	*Instrumentelle Untersuchung*

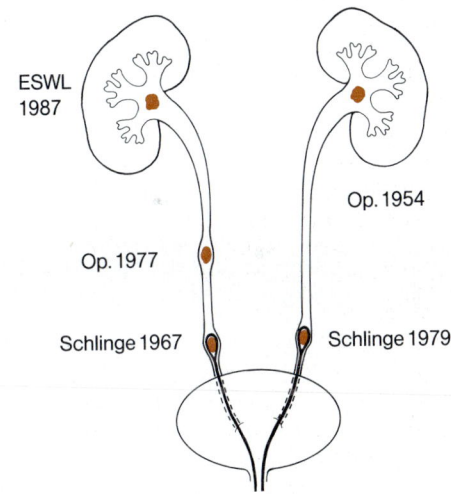

Bestimmung des Kalziums
Ca_{total}>2,6 mmol/l
    (>10,4 mg/dl)

Bestimmung des Phosphats
<0,81 mmol/l
(<2,5 mg/dl)

alkalische Phosphatase

Röntgenaufnahmen
Schädel
Hände

Bestimmung des Parathormons

Bestimmung des Kalziums
(24-Std.-Urin)
>6 mmol/24 Std.
(>240 mg/24 Std.)

Bestimmung des Phosphats
(24-Std.-Urin)
>45 mmol/24 Std.
(>1400 mg/24 Std.)

ESWL 1987

Op. 1954

Op. 1977

Schlinge 1967

Schlinge 1979

Abb. 128   **Wiederholte Harnsteinbildung beim Hyperparathyreoidismus**

Merke:

● **Bei jedem Rezidivsteinpatienten sollte eine Stoffwechselstörung ausgeschlossen werden.**

Therapie

Über die Lokalisation und Behandlungsmöglichkeiten gibt Abb. **129a–f** Auskunft.

Die Behandlung des Steinleidens hat sich in den letzten 5 Jahren, seit der klinischen Einführung der extrakorporalen Stoßwellenlithotripsie (ESWL), der perkutanen Nephrolithotomie sowie der Ureterorenoskopie, entscheidend gewandelt. Die Zahl der offenen Operationen ist weltweit stark zurückgegangen, schwankt mittlerweile zwischen 10 bis 15% und geht weiter zurück.

Weit über 1 Mill. Harnsteinträger wurden bislang mit der extrakorporalen Stoßwellenlithotripsie behandelt. Durch die Kombination der verschiedenen Verfahren – ESWL, perkutane Nephrolithotomie und Ureterorenoskopie – konnten zusätzliche Verbesserungen erzielt werden.

Nach Spontanabgang des Steines, Entfernung mit der Schlinge oder durch Operation muß eine konservative Nachbehandlung einsetzen, um möglichst wenig steinbildende Substanzen der Niere anzubieten und eine Neubildung von Konkrementen zu verhindern. Hierfür wird eine Langzeitbehandlung erforderlich, die eine besonders enge Zusammenarbeit zwischen den verschiedenen Fachdisziplinen, dem Hausarzt, Internisten und Urologen verlangt.

Bei der medikamentösen Nachsorge müssen im wesentlichen zwei Gruppen von Steinkranken unterschieden werden:

1. die Gruppe der Steinbildner, bei denen das anorganische Kalzium ausschlaggebend ist. Diese Patienten mit Kalziumoxalat- oder Kalziumphosphatsteinen machen über 80% der Steinkranken aus.

2. Die Gruppen der Steinbildner, bei denen der Stein organische Substanzen enthält, wie Harnsäure, Zystin oder Xanthin. Während Harnsäuresteine früher nur 10% der Steinerkrankungen ausmachten, nehmen sie heute ständig zu. Zystin- und Xanthinsteine dagegen sind selten.

Abb. **129 a–f Beispiele von Steinlokalisationen** (nach Bressel)

a Der Kelchstein ohne Stauung und Infekt ist ein „Praxisfall". Bei Beschwerdefreiheit keine Therapie; bei Hämaturie und persistierendem Infekt: ESWL

b Die Übersichtsaufnahme ergibt etwa linsengroßes Konkrement im prävesikalen Harnleiteranteil. Im Urogramm besteht eine leichte Stauung und Erweiterung im proximalen Harnleiter sowie im Nierenbecken. Die Nierenfunktion ist normal. Da ein günstiges Verhältnis zwischen Steingröße und Hohlsystem vorliegt, Spontanabgang möglich. Behandlung in der Praxis

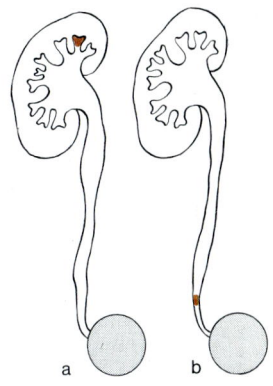

c Der hohe Harnleiterstein mit Stauung gehört in klinische Behandlung. Bei Tiefertreten ist eine Schlingenbehandlung möglich. Anderenfalls Zurückbringen des Steins ins Nierenbecken (retrograde Sondierung): ESWL

d Die Übersichtsaufnahme ergibt prävesikalen größeren Stein, im Urogramm sind die oberen Harnwege stark gestaut oder die Niere ist stumm. Im prävesikalen Ureteranteil liegt der Stein „schlingengerecht". Indikation zur Schlingenextraktion oder ureteroskopische Entfernung

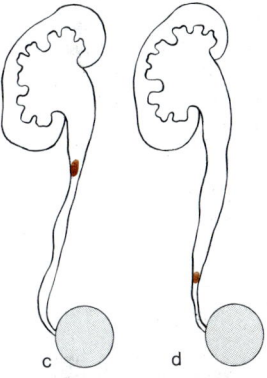

e Die Übersichtsaufnahme ergibt haselnußgroßen Stein im Nierenbecken. Das Urogramm läßt eine Enge des Nierenbeckenausgangs erkennen. Mißverhältnis zwischen Geburtsobjekt und Geburtsweg. Konservative Behandlung zwecklos. Zeitverlust und Gefährdung der Niere. Eindeutige Operationsindikation: ESWL oder perkutane Verfahren

f Der Kelch-Nierenbeckenausgußstein wird heute überwiegend operativ behandelt: perkutane Verfahren in Verbindung mit ESWL

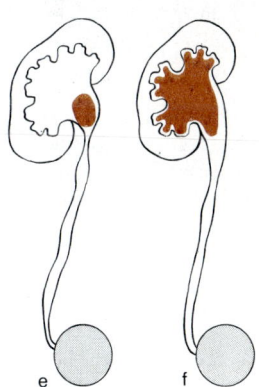

Harnverdünnung

Entscheidend für eine sinnvolle Prophylaxe ist eine reichliche tägliche Flüssigkeitszufuhr. Die Harnausscheidung sollte mindestens 1,5 l täglich betragen. Die Bedeutung dieser reichlichen Flüssigkeitszufuhr wird durch folgende Tatsachen bestätigt:

– Die Afrikakämpfer im 2. Weltkrieg hatten extrem viele Steine. Hitze, Flüssigkeitsentzug → geringe Trinkmengen → stark konzentrierter Harn: Steinbildung.

– Die nach Israel eingewanderten Juden aus Rußland, England, Deutschland, Amerika usw. haben exzessiv viele Steine. Beibehaltung der einheimischen Trinkgewohnheiten → starke Hitze → Flüssigkeitsverlust über Haut und Lunge → konzentrierter Harn: Steinbildung.

– Dagegen wurden Steinerkrankungen im Deutschland der Kriegs- und Nachkriegszeit selten beobachtet. Flüssigkeitsreiche Nahrung, z. B. Gemüsesuppen → eiweißarme Kost → verdünnter Harn: keine Steinbildung.

Bei hoher Harnverdünnung ist also eine Auskristallisation von Harnsalzen erschwert.

Bei der Steinprophylaxe – Verhütung neuer Steine – kalziumhaltiger Steine gibt es folgende Möglichkeiten (Tab. **34** u. Abb. **130**):

a) die Löslichkeit des Kalziums im Harn zu verbessern,

b) die Kalziumausscheidung einzuschränken,

c) die Kalziumaufnahme aus dem Darm zu verhindern.

Bei einer Reihe von Patienten (30 %) kommt es zu einer vermehrten Kalziumausscheidung (Hyperkalzurie). Hier unterscheidet man zwei Formen:

1. Störungen der Niere mit vermehrter Kalziumausscheidung (renale Form),

2. vom Darm wird zuviel Kalzium aufgenommen, vermehrte Kalziumausscheidung (absorptive Form).

Diese beiden Formen sollten durch Stoffwechseluntersuchungen geklärt werden, um anschließend einmal die Kalziumaufnahme aus dem Darm zu bremsen (z. B. Gabe von Ionenaustauschern oder Salzen der Phosphorsäure) oder die Ausscheidung von Kalzium zu vermindern (Gabe von Thiaziden, z. B. Esidrix).

Die Kalziumaufnahme kann durch kalziumarme und Vitamin-D-arme Diät vermindert werden. Milch und Milchprodukte, Eier und Leber (wegen des Vitamin-D-Gehaltes) sowie Mineralien sollten eingeschränkt werden. Dabei können mehr Gemüse, Vollkornbrot, Haferflocken usw. gegessen werden. Die Beachtung einer Vitamin-D-Einschränkung ist deshalb notwendig, weil Vitamin D im Darm die Kalziumaufnahme fördert und die Kalziumausscheidung im Harn dadurch ansteigt.

Tabelle **34** **Allgemeine Prophylaxe beim Steinpatienten**

1. Harnverdünnung:
   Steigerung der täglichen Flüssigkeitszufuhr, so daß eine Urinausscheidung von mindestens 1,5 l/24 Std. erreicht wird

2. Kost:
   generell normale Mischkost

3. Verdauung:
   Stuhlregulierung, kein Laxanzienabusus

4. Aktive körperliche Bewegung

5. Behandlung eines Harnwegsinfektes

Allgemein		Speziell
Dilution	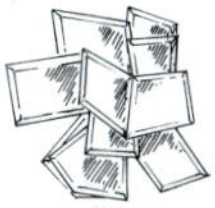 Harnsäure	Uralyt-U Urin-pH-Wert 6,4-6,8 purinarme Kost Allopurinol
Körpergewicht		
Diät	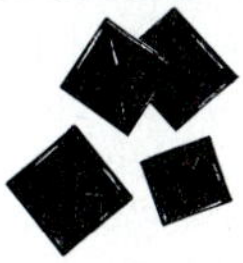 Kalziumoxalat	Allopurinol Thiazide Vitamin B_6 Orthophosphat Zellulosephosphat Magnesium
Bewegung		
Stuhlregulation	Kalziumphosphat Magnesiumammoniumphosphat	Infektbekämpfung Ansäuerung
Infektion		

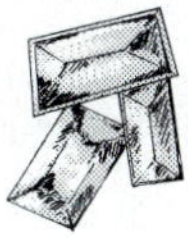

Abb. **130 Therapie und Prophylaxe der einzelnen Steinarten zusammengefaßt:** Harnverdünnung, Diät, Infektionsbekämpfung sowie die verschiedenen Medikamente

Bei Kalziumoxalatsteinen ist die diätetische Einschränkung des Oxalats weniger bedeutend, da die im Harn erscheinende Oxalsäure vorwiegend körpereigener (endogener) Herkunft ist.

Bei Phosphatsteinen kann dagegen die Löslichkeit des Phosphats im Harn durch Ansäuerung verbessert werden. Es ist jedoch mühselig, diese Säuerung diätetisch vorzunehmen: Säureüberschuß enthalten Reis, Fleisch, Brot, Milchspeisen, Eier und Fett. Dagegen läßt sich die Säuerung des Harns einfach durch Einnahme von Ammoniumchlorid, z. B. Mixtura solvens oder noch besser mit Acidol-Pepsin, durchführen.

Da die Phosphatsteine in der Regel Infektsteine sind, ist die Ausheilung des Infektes nach Steinabgang und Entfernung zur Rezidivprophylaxe besonders wichtig.

Bei Patienten mit Harnsäuresteinen ist eine Alkalisierung des Harns von entscheidender Bedeutung. Patienten mit einer Harnsäuresteindiathese sollen eine Kost unter Vermeidung von Innereien, Fleischextrakten, Fischkonserven sowie generelle Einschränkung der Eiweißzufuhr erhalten. Das Prinzip der Harnsäuresteinauflösung besteht hier ebenfalls in einer Alkalisierung des Harns, die über Monate hindurch durchgeführt werden muß. Die günstigsten Harnsäurewerte liegen zwischen 6,2 und 6,8 pH. Der Harn kann mit Uralyt-U alkalisiert werden.

Daneben läßt sich durch einen Eingriff in den Eiweißabbau bei erhöhten Harnsäurewerten im Blut mit Allopurinol eine Senkung des Serumharnsäurespiegels erreichen. Bei diesem Medikament werden die Eiweißstoffe nur bis Xanthin und nicht bis zur Harnsäure abgebaut, so daß es zu keiner Harnsäuresteinbildung kommen kann.

Bei Zystinsteinen ist ebenfalls eine alkalisierende Behandlung bei reichlichem Flüssigkeitsangebot mit über 3 l/Tag wünschenswert. Neuerdings wird versucht, bei Zystinsteinen durch die Gabe von Vitamin C, 5 g täglich als Brausetabletten, eine wirksame Prophylaxe zu treiben.

Bei größeren Steinen, die nicht spontan abgangsfähig sind, sind verschiedene Operationen angezeigt, bei denen man jedoch die Tatsache berücksichtigen muß, daß es sich beim Steinleiden um eine Stoffwechselstörung handelt. Auf die einzelnen Operationsverfahren soll hier nicht eingegangen werden (s. Kapitel „Operationsverfahren in der Urologie"). Die Entfernung einer Steinniere sollte deswegen nur dann durchgeführt werden, wenn eine organerhaltende Operation keinen Erfolg mehr verspricht.

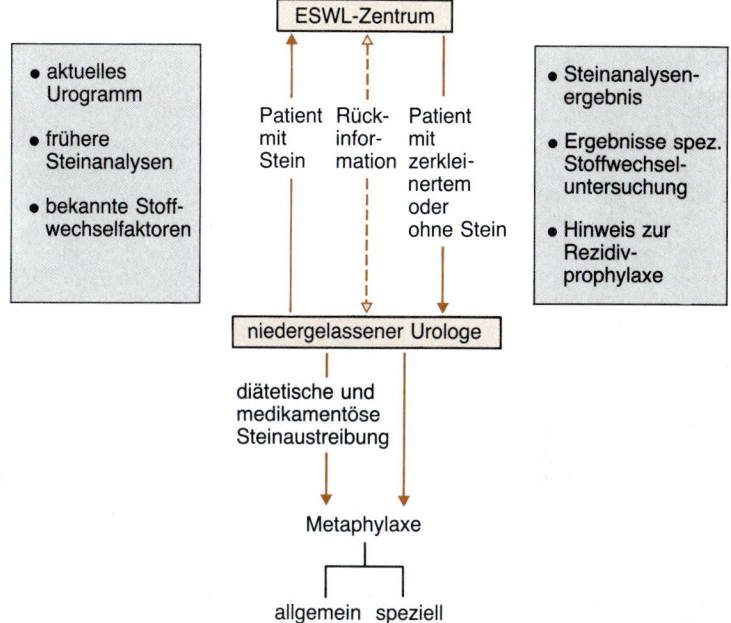

Abb. 131 **Kooperation in der Steinbehandlung** (nach Schneider)

Die wichtigste Maßnahme zur Steinprophylaxe ist die Erhöhung des Flüssigkeitskonsums über den ganzen Tag, damit der Harn ständig verdünnt ist; ein Steinpatient sollte über 1,5 l Harn/Tag ausscheiden.

Aufgaben der Pflege

Steinleiden

Das Harnsteinleiden ist zu einer echten Volkskrankheit geworden. 5 % der Bevölkerung müssen damit rechnen, im Laufe ihres Lebens einen Stein zu bekommen. Es gibt eine familiäre Veranlagung, wichtiger ist jedoch die Nahrung (vgl. Trink- und Eßwelle der Nachkriegszeit!).

Die wichtigste Sofortmaßnahme beim Patienten mit einer Kolik ist die Gabe von krampflösenden und schmerzlindernden Medikamenten (Spasmoanalgetikum, z. B. Baralgin, Spasmex, Buscopan compositum i.v.); Heizkissen und warme Bäder können ebenfalls den Schmerz lindern.

Während der stationären Behandlung können bei andauernden Schmerzen Infusionen mit Zugabe von Buscopan, Baralgin oder Spasmex gegeben werden – sog. fortgesetzte Spasmoanalgesie.

Die entscheidende Untersuchung zur Erkennung eines Steinleidens ist die Röntgenuntersuchung: Abdomenübersicht, Urogramm.

Stellt sich nach der Röntgenuntersuchung heraus, daß der Stein „spontan", d. h. ohne Schlinge oder Operation, abgangsfähig ist, muß der Patient zu einer aktiven Bewegungstherapie angehalten werden: Laufen, Treppensteigen, Reiten, Seilspringen usw. fördern den Steinabgang. Eine reichliche Flüssigkeitszufuhr unterstützt ein „Abtreiben" des Steins („Pilskur"). Dabei muß man beachten, daß eine stoßartige Flüssigkeitszufuhr Koliken auslösen kann.

Bei tiefsitzenden, sozusagen schlingengerecht sitzenden Steinen, kommt u. U. die Steinentfernung mit der Schlinge, mit der sog. Dauerschlinge, in Betracht. Diese Schlinge sollte nicht am Oberschenkel befestigt werden, sondern durch ihr Eigengewicht einen gelinden Zug ausüben. Ist der Patient beschwerdefrei, kann man ihm zusätzlich zu einer entsprechenden Bewegungstherapie raten.

Eine Vorbeugung zur Steinverhütung besteht entsprechend der Zusammensetzung der Steine aus verschiedenen Maßnahmen (Tab. 35–37).

Nach der Aufklärung durch den Arzt wenden sich die Patienten oft mit Einzelfragen an die Schwester oder den Pfleger, die jeweils über die Grundzüge der Diätanweisungen unterrichtet und aufgeklärt sein sollten.

Tabelle 35   **Spezielle Maßnahmen beim Kalziumoxalatstein**

1. Flüssigkeit:
   reichlich Tee, Mineralwässer – Einschränkung von Milch
2. Diät:
   Einschränkung von Milchprodukten, Spinat, Schokolade
3. Medikamente:
   Phosphat, Thiazide, Allopurinol usw., nach Angabe des Arztes

Tabelle 36   **Spezielle Maßnahmen beim Kalzium-Ammonium-Phosphat-Stein**

1. Flüssigkeit:
   reichlich Tee, Mineralwässer – Einschränkung von Milch
2. Diät:
   Einschränkung von Milchprodukten sowie Zitrusfrüchten
3. Medikamente:
   – Harnsäuerung
   – Infektbehandlung

Tabelle 37   **Spezielle Maßnahmen beim Harnsäurestein**

1. Flüssigkeit:
   reichlich Tee, Mineralwässer
2. Diät:
   Verbot einer purinreichen Nahrung wie Gehirn, Leber, Niere, Sardellen, Sardinen, Heringe, Hülsenfrüchte, Kohl, Pilze, Schwarzbrot usw. (tgl. nur bis 200 mg Purin)
3. Medikamente:
   – Uralyt-U; das pH-Wert-Optimum soll zwischen 6,2 und 6,8 liegen, nie über pH 7,0
   – Allopurinol bei Erhöhung des Harnsäurespiegels

Merke:

● **Leitsymptom des Steinleidens ist ein krampfartiger Schmerz – die Steinkolik.**

● **Alle Harnsteinpatienten müssen reichlich trinken: In 24 Std. sollten sie mindestens 1,5 l ausscheiden. Zur Kontrolle sollten in regelmäßigen Abständen die Menge, ggf. auch das spezifische Gewicht bestimmt werden, da der Flüssigkeitsverlust über die Haut und die Lungen unterschiedlich ist. Bei Saunabesuch oder schwerer körperlicher Arbeit muß der Flüssigkeitsverlust ausgeglichen werden.**

● **Jeder abgegangene oder entfernte Stein ist zu analysieren.**

Technik der Harn-pH-Wert-Messung

Der Urin-pH-Wert sollte zwischen 6,2 und 6,8 liegen. Als Kontrolle wird ein Teststreifen des Spezialindikatorpapiers (Uralyt-U) dreimal täglich in den frisch gelassenen Urin getaucht. Der Farbumschlag des uringetränkten Streifens wird mit der zugehörigen Farbskala verglichen, der pH-Wert abgelesen und in die Kontrolltabelle eingetragen (Abb. **132** u. **133**).

Neuerdings kann mit einem speziellen Meßstreifen (MD-Spezial Nr. 11824) gleichzeitig das spezifische Gewicht des Harns bestimmt werden.

Da Harnsäuresteine im sauren Urin entstehen und sich im alkalischen Harn wieder auflösen, ist eine konsequente Alkalisierung des Urins erforderlich. Reine Harnsäuresteine sind die einzigen Konkremente, die sich unter medikamentöser Behandlung auflösen. Morgens, mittags und abends sollte der Harn-pH-Wert bestimmt werden: Er muß zwischen pH 6,2–6,8 liegen; höhere Werte sind ungünstig, da eine Phosphatsteinbildung gefördert werden kann.

Zystinsteine sind selten. Da sich Zystin bei alkalischem Harn besser löst, sollte man ebenfalls den Harn stark alkalisieren und durch eine spezielle Diät eine Verminderung der Zystinausscheidung im Harn erreichen. Die tägliche Eiweißzufuhr wird eingeschränkt. Mit der Gabe von Vitamin C – 5 g tgl. als Brausetabletten – ist eine wirksame Prophylaxe möglich. Der Harn-pH-Wert soll beim Zystinstein über pH 6,8 liegen, da erst bei stärkerer Alkalisierung die Löslichkeit von Zystin verbessert wird.

Merke:

- **Die Alkalisierungstherapie mit Uralyt-U sollte mindestens noch ¼ Jahr nach Auflösung des letzten Konkrements streng weitergeführt werden. Auch danach müssen die Urin-pH-Werte bei gleichzeitiger Einhaltung der Diät und Trinkgewohnheiten regelmäßig kontrolliert werden. Sinken die Urin-pH-Werte dennoch ins saure Milieu ab, ist erneut die Einnahme des Präparates notwendig, um ein Rezidiv zu verhüten.**

- **Während der Patient, der keine steinverhütenden Maßnahmen betreibt, in 85% der Fälle mit einer neuen Steinbildung rechnen muß, kommt es unter steinverhütenden Maßnahmen nur in 15% zu einer erneuten Steinbildung.**

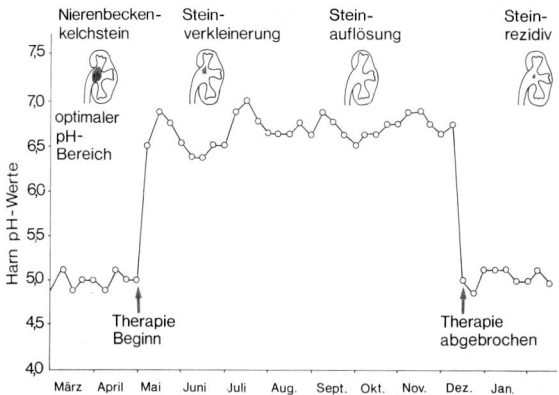

Abb. 132 **Alkalitherapie bei Harnsäuresteindiathese:** Nierenbeckenkelchstein kann durch orale Alkalizufuhr aufgelöst werden. Patient bricht die Therapie ab – Steinrezidiv

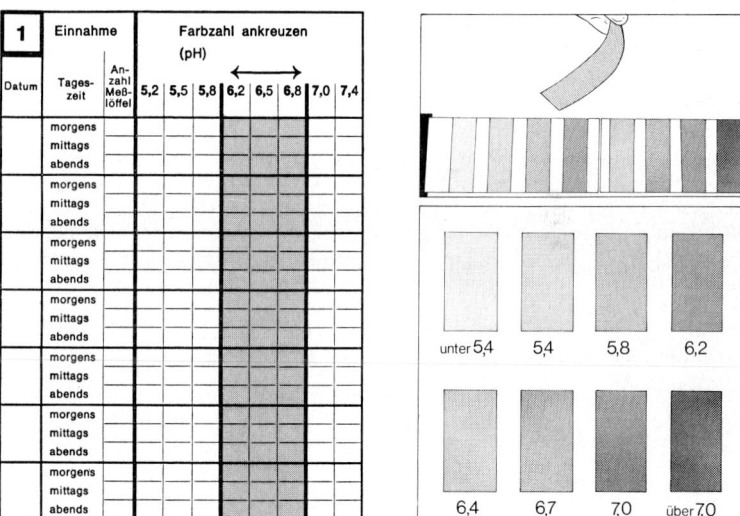

Abb. 133 **Kontrolle und Messung des pH-Wertes:** Der Lackmusstreifen wird zweckmäßigerweise in eine Plastikwäscheklammer eingeklemmt und an dieser morgens, mittags und abends in den Harnstrahl gehalten

Hinweise für den Patienten

Steinleiden

Steinarten und Häufigkeit der Steinerkrankungen

Seit dem 2. Weltkrieg nimmt das Harnsteinleiden stark zu; zur Zeit leiden etwa 1–3 % der Bevölkerung unter Harnsteinen. Man unterscheidet Kalzium-, Phosphat- sowie Oxalatsteine. Die Harnsäuresteine, die Ammonium-Urat-Steine und die seltenen Zystinsteine zählen zu den organischen Harnsteinen. Am häufigsten tritt das Steinleiden im mittleren Lebensalter auf, aber auch Kinder kommen bereits unter den Steinpatienten vor.

Ursachen der Steinbildung

Die Harnsteinbildung ist noch nicht bis in alle Einzelheiten geklärt. Man spricht von einem organischen Grundgerüst und einem kristallinen Mantel. Bei einer bestimmten Harnzusammensetzung kommt es zur Kristallbildung, zur Zusammenlagerung der Kristalle und somit zur Steinbildung. Bei diesen Vorgängen ist der Säurewert des Urins (pH-Wert) von Bedeutung. Weiterhin haben die Harnkonzentration, z. B. Harnverdünnung, die Mehr- oder Minderausscheidung steinbildender Substanzen und das Vorkommen einer Harnwegsentzündung einen entscheidenen Einfluß auf die Steinbildung. Aber auch verschiedene Krankheiten, die in den Kalziumstoffwechsel des Körpers eingreifen, könnten für eine Steinbildung verantwortlich gemacht werden.

Nach längerer Bettlägerigkeit (z. B. nach schweren Unfällen) kann es durch den gestörten Knochenstoffwechsel und durch den gestörten Harnabfluß aus den Nierenhohlsystemen (ständiges Liegen) zur Steinbildung kommen. Weiterhin muß an dieser Stelle die Gicht als Ursache von Harnsteinleiden erwähnt werden. Bei Gicht kann eine Mehrausscheidung von Harnsäurekristallen vorliegen und dadurch die Steinbildung begünstigt werden.

Beschwerden durch Steine

Als Kolik bezeichnet man das anfallsweise Auftreten von stärksten Schmerzen im Harnleiterverlauf. Diese können bei hohem Steinsitz in den Rücken ausstrahlen, bei mittelhohem Steinsitz in die Leiste und bei tiefem Steinsitz in die Oberschenkel, den Hodensack bzw. die Schamlippen. Das Nierenlager der betroffenen Seite ist meist klopf- und druckempfindlich. Am meisten quälen Brechreiz und starkes Erbrechen während einer Kolik. Spätestens blutiger Urin, Fieber oder Brennen beim Wasserlassen führen den Patienten zum Arzt. Durch entsprechende Medikamente können die Koliken beherrscht werden.

Röntgendiagnose

Durch Röntgenaufnahmen der Nieren und ableitenden Harnwege kann in den meisten Fällen der Stein entdeckt werden. Harnsäuresteine bilden sich nicht im Röntgenbild ab, sie können durch Aussparung nach Kontrastmittelgabe erkannt werden. Steine finden sich in den Nierenkelchen, im Nierenbecken, im Harnleiter sowie in der Blase. Die Ultraschalluntersuchung kann einen Hinweis auf Harnsteine geben. Sie ist jedoch nicht in der Lage, sie sicher, insbesondere im Harnleiter, zu diagnostizieren. Die Ultraschalluntersuchung ergänzt die Röntgenuntersuchung auch im Sinne einer Aufdeckung von Harnstauungen.

Behandlung

80 % aller Steine sind spontan abgangsfähig. Die einzelnen Maßnahmen der Behandlung hängen wesentlich davon ab, ob die Harnrückstauung erheblich ist bzw. ob eine Entzündung der Harnwege hinzukommt. Ist die Tätigkeit der Niere als ausscheidendes Organ schon deutlich beeinträchtigt, muß ein aktiveres Vorgehen überlegt werden.

Die kleinen Harnleitersteine, die von allein abgehen werden, behandelt man am besten durch eine ausreichende Flüssigkeitszufuhr (2,5–3 l Flüssigkeit pro Tag), unter anderem mit geeigneten Blasen- und Nierentees, durch krampflösende und ausscheidungsfördernde Medikamente. In jedem Fall muß versucht werden, den Stein zu gewinnen, damit er anschließend chemisch untersucht werden kann.

Eine Steinauflösung gelingt heute bisher nur bei den Harnsäuresteinen und bei den seltenen Zystinsteinen. Dabei ist wichtig, daß der Säurewert des Urins täglich überprüft bzw. medikamentös eingestellt wird.

Bei den operativen Maßnahmen zur Beseitigung von Harnleitersteinen ist ein Umdenken notwendig. Durch die Nierensteinzertrümmerung durch Stoßwellen können 60–70 % aller Steinträger ohne Operation vom Stein befreit werden. Durch die Einbeziehung von Operationsverfahren in lokaler Betäubung durch die Haut und durch die Entfernung der Steine auf natürlichem Wege durch Spezialinstrumente werden möglicherweise 85 % der Patienten keiner operativen Schnittbehandlung mehr bedürfen. Nierensteinzertrümmerungsgeräte (Lithotriptoren) stehen flächendeckend über die Bundesrepublik Deutschland zur Verfügung. Damit werden auch die langen Wartefristen, die jetzt noch bestehen, abgebaut werden können. Voraussetzung ist eine exakte Ortung des Steines durch Röntgenstrahlen, eine Narkosefähigkeit, zumindest für örtliche Betäubung, sowie das Fehlen von Harnabflußstörungen.

Fragen Sie Ihren Arzt!

Verletzungen der Urogenitalorgane

Bei den Verletzungen (Traumen) kann man offene und geschlossene Verletzungen unterscheiden. Die offenen Verletzungen werden hauptsächlich durch Schuß, Schnitt oder Stich verursacht und sind in Friedenszeiten seltener. Die geschlossenen Verletzungen entstehen durch direkte oder indirekte Gewalteinwirkung.

Nierenverletzungen

Dabei unterscheiden wir zwei Hauptverletzungsarten:

1. Nierenquetschung durch direkte Gewalt (Schläge, Stöße, Fußtritt, Hufschlag);
2. Nierenverletzung durch indirekte Traumen (Einklemmen, Überfahrenwerden, Verschüttung, Sturz aus großer Höhe).

Durch kräftige Gewalteinwirkung in die Nierengegend – z.B. auch beim Fußballspiel oder Boxen – kann es trotz der geschützten Lage zum Zerreißen der Nieren kommen.

Die Möglichkeiten der Verletzung der Niere sind in Abb. **134a–l** dargestellt.

Außerdem muß das sog. Crush-Syndrom erwähnt werden, welches durch indirekte Schädigung der Niere entsteht. Aufgrund massiver Weichteilverletzungen kommt es zur Verstopfung der Tubuli mit Muskelabbaustoffen (Myoglobin). Daneben können durch den Kreislaufkollaps infolge der verringerten Durchblutung Nierenschäden entstehen, die zum Nierenversagen führen können.

Die klassischen Symptome der Nierenverletzungen sind Blutung, lokalisierter Schmerz und fluktuierende Tumorbildung in der betroffenen Seite. Außerdem liegt bei größeren Verletzungen häufig ein Schockzustand vor.

Die Diagnose stützt sich auf Anamnese, klinische Befunde, Laborbefunde, Ultraschalluntersuchung, Urogramm, ggf. retrogrades Pyelogramm und Angiographie.

In der Behandlung müssen die konservativen von den operativen Maßnahmen unterschieden werden. Die Mehrzahl der Fälle kann konservativ behandelt werden.

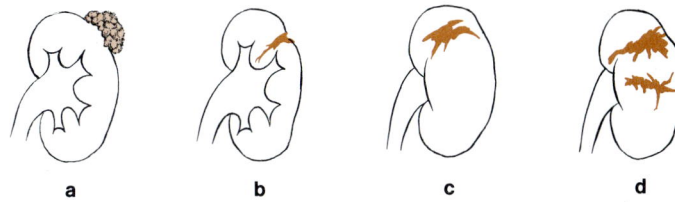

a Kleine Kapselruptur mit perirenalem Hämatom, **b** Parenchymrisse ohne Kapselläsionen, **c** umschriebene Parenchymzertrümmerung, **d** totale Nierenzertrümmerung

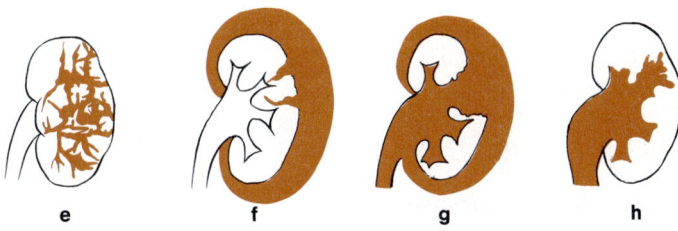

e Parenchymriß und Abhebung der Nierenkapsel mit perirenalem Hämatom, **f** und **g** Parenchymrisse mit Eröffnung des Nierenbeckens, **h** Kelcheinriß

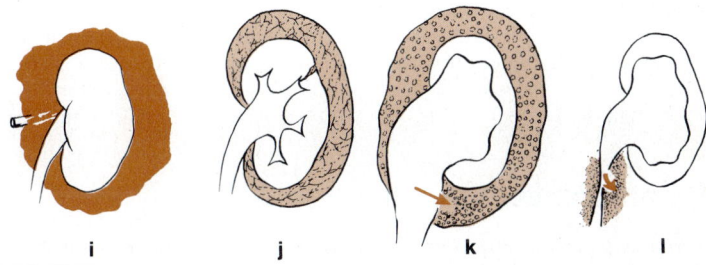

i Abriß der A. renalis, **j** subkapsuläre Pseudohydronephrose durch Abhebung der Kapsel bei traumatischer Fistel zwischen Nierenbecken und subkapsulärem Raum, **k** Nierenbeckenruptur mit Infiltration des peri- und parenteralen Fettgewebes, **l** alte Nierenbeckenruptur mit sklerosierender Perinephritis und Hydronephrosebildung

Abb. 134 a–l   **Die verschiedenen Verletzungsmöglichkeiten der Niere**

Die Indikationen zum konservativen Vorgehen sind alle leichten Nierenverletzungen, Kontusionen, auch wenn eine Hämaturie und eine Druckschmerzhaftigkeit besteht, im Urogramm aber kein Kontrastmittelaustritt festzustellen ist. Der Patient wird bei absoluter Bettruhe gehalten, er bekommt leichte Kost und ausreichend Flüssigkeit; vernünftig angewandte Antibiotika verhindern eine Infektion des Begleithämatoms. Auf geregelte Verdauung ist besonders zu achten.

Eine Verlaufsbeobachtung (Blutdruck, Puls, Urinausscheidung, Hämatokritwerte, Bauchdeckenspannung, peritoneale Reizerscheinungen) ist selbstverständlich durchzuführen.

Die Indikationen zum operativen Vorgehen sind Verdacht auf Stielabriß, Verblutungsgefahr, Zertrümmerung des Organs, offene Nierenverletzungen und unbeeinflußbarer Schockzustand. Man bemüht sich heute, bei einer operativen Freilegung der Niere konservativ vorzugehen, d. h. organerhaltend zu operieren.

Verletzungen des Ureters sind selten, die der Blase und Harnröhre jedoch häufiger.

Blasenverletzungen

Bei den Blasenverletzungen werden extraperitoneale und intraperitoneale Verletzungen unterschieden. Sie entstehen durch direkte Stoßeinwirkung auf die gefüllte Blase (Abb. 135).

Symptome sind meist eine Blutung und Schmerzen im Unterbauch. Das Zystogramm ist die sicherste Methode, um eine Blasenverletzung zu erkennen. Es werden 250–300 ml Kontrastmittel in die Blase gegeben und anschließend Aufnahmen in verschiedenen Ebenen angefertigt. Dabei lassen sich Kontrastmittelaustritte deutlich erkennen. Bei jeder Blasenverletzung sollte man die Blase freilegen, die Verletzungsstelle übernähen und drainieren.

Harnröhrenverletzungen

Verletzungen mit Abriß der Harnröhre sind insbesondere bei Beckenbrüchen relativ häufig (Abb. 136). Die Symptome sind Blutung und Harnverhalt. Meist ist die Harnröhre im membranösen Teil abgetrennt, die Prostata nach kranial verlagert.

Läßt sich mit einem Katheter die Blase erreichen, ist die Harnröhrenverletzung darzustellen. Ist die Harnröhre abgerissen, sollte eine Freilegung der Verletzungsstelle suprapubisch erfolgen. Dabei kann entweder die Verletzungsstelle übernäht werden oder auch lediglich eine Schienung mit einem Katheter über der Verletzungsstelle durchgeführt werden. Dadurch lassen sich die Harnröhrenstümpfe wieder aneinanderbringen; Harnröhrenverengungen sind allerdings häufig.

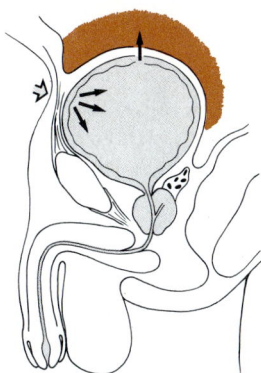
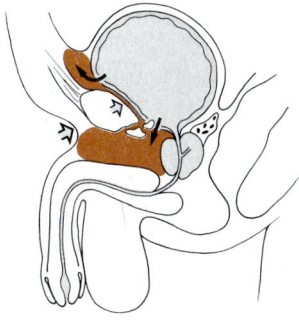

Abb. 135 Blasenverletzungen

Symptome einer Blasenruptur sind:
– Schock und Kollapszeichen
– Spontanschmerz im Unterleib
– Peritonismus
– suprapubische Unfallprellmarken und Hämatome
– suprapubischer Druckschmerz
– „blutige" Anurie, Blutung aus der Harnröhre
– Hämaturie

distal vom Diaphragma   proximal vom Diaphragma

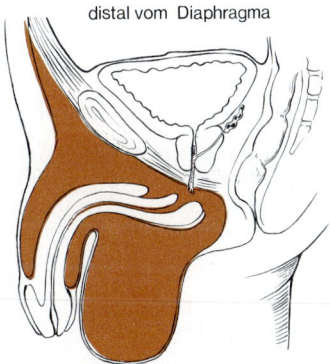
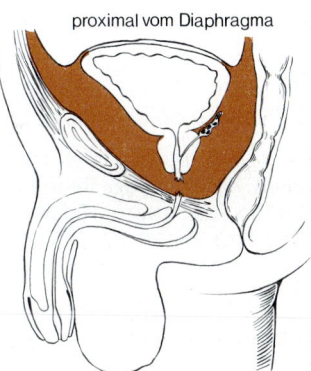

Abb. 136 Harnröhrenverletzungen

Hauptsymptome der Harnröhrenverletzung sind:
– starker Schmerz im Bereich der Dammgegend und im Unterbauch
– imperativer Harndrang bei Unmöglichkeit der Miktion und hochstehender Blase
– Blutung aus der Urethra
– Unfallmarken
– Schock und Kollaps

Notfälle in der Urologie

Urologische Erkrankungen können aus drei Gründen Notfallcharakter annehmen:

1. weil unverzüglich eingegriffen werden muß – bei der Anurie, Hodentorsion, Paraphimose, beim Priapismus, bei Blasentamponade;
2. weil die Symptome für den Patienten unerträglich sind – akute Harninfekte, Ureterkolik;
3. weil die Klärung der Diagnose im Interesse des Patienten möglichst rasch erfolgen muß – Hodentumor, Hämaturie.

Anurie

Beim Nierenversagen unterscheidet man drei Formenkreise (Abb. **137**):

1. ein prärenales Versagen (Ursache liegt vor der Niere),
2. ein renales Versagen (Ursache liegt an der Niere selbst),
3. eine postrenale Abflußstörung (Ursache liegt unterhalb der Nieren).

Lediglich der 3. Formenkreis läßt sich urologisch operativ beeinflussen. Bei den übrigen Formen des Nierenversagens werden u. U. Blutwäscheverfahren (Dialyse) erforderlich. Man unterscheidet die Peritonealdialyse und die Behandlung mit der künstlichen Niere, die extrakorporale Hämodialyse.

Bei der Peritonealdialyse wird die Spülung des Bauchraumes dazu verwandt, harnpflichtige Substanzen dem Körper zu entziehen. Dabei wird ein Kunststoffkatheter in lokaler Betäubung in das kleine Becken eingelegt. Über diesen Katheter erfolgt eine Spülung der Bauchhöhle mit spezieller Dialysierflüssigkeit.

Bei der Hämodialyse wird der Patient mit seinem Blutkreislauf an spezielle Geräte angeschlossen, in denen dann eine Blutwäsche durchgeführt werden kann.

Die Nierentransplantation ist eine durchaus mögliche Alternative zu den Dialyseverfahren. Eine Leichenniere oder Spenderniere wird nach Überprüfung der immunologischen Situation an die Beckengefäße des Empfängers angeschlossen. Anschließend muß die Abwehrreaktion des Körpers gegen das Fremdgewebe mit entsprechenden Präparaten unterdrückt werden. Die Nierentransplantation hat eine durchschnittliche Erfolgsquote von etwa 60 %.

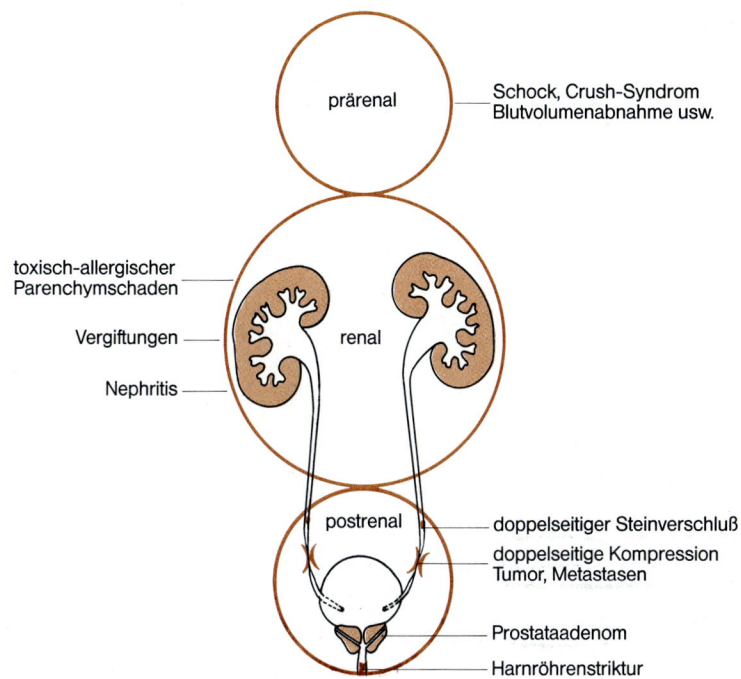

Abb. 137 **Schematische Darstellung der Möglichkeiten der Anurie**

Merke:

● Der sog. Harnverhalt ist die häufigste Ursache einer Anurie. Er ist klinisch leicht an der bis zum Nabel reichenden Blase zu erkennen und bedarf einer sofortigen Therapie. Ein Katheter wird in die Blase eingelegt, die Blase kann vollständig auch bei starker Füllung entleert werden.

● Die Katheterisierung der Harnblase kann jedoch bei einer Harnröhrenstriktur oder bei einem besonders großen Adenom auf Schwierigkeiten stoßen.

● Als Notfallmaßnahme steht hier dann die suprapubische Blasenpunktion zur Verfügung, die zunächst einmal dem Patienten Erleichterung verschafft. Zur weiteren Behandlung muß dann die Ursache des Harnverhaltes geklärt und entsprechend behandelt werden (Schlitzung einer Harnröhrenstriktur, Prostatektomie, Elektroresektion der Prostata).

Hodentorsion

Die Stieldrehung des Hodens – die Hodentorsion (Abb. **138**) – wird häufig als akute Nebenhodenentzündung verkannt und entsprechend fehlbehandelt. Die Nebenhodenentzündung ist im Kindesalter außerordentlich selten. Wird der verdrehte und ernährungsgestörte Hoden nicht innerhalb kürzester Zeit operiert, kommt es zum Verlust des Hodens durch die fehlende Blutzufuhr.

Charakteristisch sind die meist während Spiel und Sport einsetzenden, überaus heftigen Schmerzen im Hoden und in der Leistengegend. Der Hodensack zeigt eine geringgradige Mehrdurchblutung, die im weiteren Verlauf zunehmen und durch die zusätzliche Schwellung die Abgrenzung zur Nebenhodenentzündung erschweren kann. Im Gegensatz zur Nebenhodenentzündung ist der Hoden selbst geschwollen und schmerzhaft. Nur die sofortige Operation kann das Organ retten.

Paraphimose

Siehe S. 128 f.

Priapismus

Der Priapismus, eine ungewollte, andauernde und schmerzhafte Versteifung des Gliedes, ist eine seltene, aber echte urologische Notfallsituation. Ein Priapismus kann auch nach medikamentös verursachter Erektion (z. B. Injektion von Papaverin in die Schwellkörper [„Skat"]) auftreten. Die Ursache ist bislang unklar. Der venöse Abfluß ist gestört. Das Glied bleibt nach der Erektion steif, Schmerzen treten auf.

Die Behandlung besteht in einer Punktion der Corpora cavernosa mit einer dünnen Kanüle. Kann dabei eingedicktes Erythrozytenkonglomerat gewonnen werden, ist eine nachfolgende Erschlaffung des Gliedes möglich. Erfolgt sie nicht, wird nach einem medikamentösen Behandlungsversuch in der gleichen Narkose eine Verbindung zwischen den Corpora cavernosa mit der V. saphena geschaffen (z. B. Punktionsverbindung nach Winter – Abb. **139**).

In der Nachbehandlung muß eine Antikoagulationstherapie erfolgen.

Ist das Frühstadium dagegen verstrichen – die Klinikeinweisung also zu spät erfolgt – und das Glied bereits durch Blutgerinnung steif geworden, lassen sich bei der Punktion keine Erythrozytenkonglomerate mehr gewinnen. Nach bereits länger erfolgter Thrombosierung der Corpora cavernosa steht am Ende auch heute leider noch die Ausräumung und Tamponade der Schwellkörper. Damit ist mit Sicherheit Geschlechtsverkehr nicht mehr möglich (Impotentia coeundi).

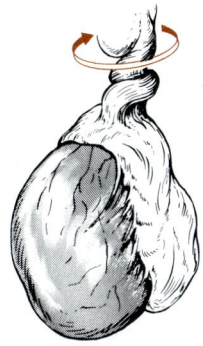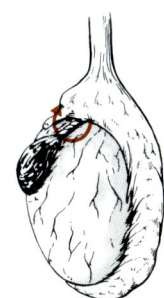

Abb. 138   Hodentorsion und Hydatidentorsion

Merke:

- Die akute Hodentorsion wird oft mit einer Nebenhodenentzündung (Epididymitis) verwechselt. Wird sie nicht rechtzeitig erkannt und innerhalb der ersten 4 Std. operiert, kommt es zur Nekrose des Hodens, der schließlich entfernt werden muß.

- Eine „Epididymitis" bei Neugeborenen und Jugendlichen ist fast immer eine Torsion und muß als Notfall behandelt werden.

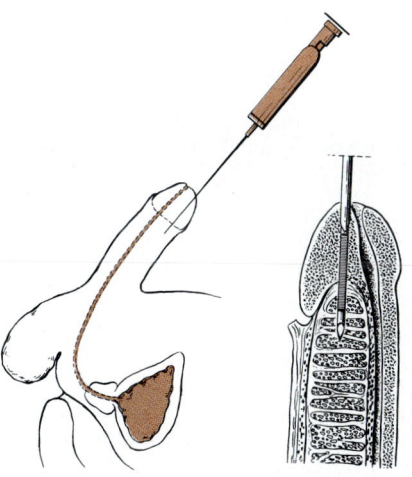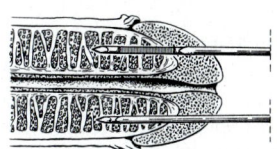

Abb. 139   **Punktionsanastomose bei Priapismus** (nach Winter)

Blasentamponade

Zu einer Blasentamponade kommt es durch eine Blutung aus der Blase, gelegentlich aber auch durch eine Blutung aus den oberen Harnwegen. Bei einer derartigen ausgeprägten Gerinnselbildung wird die Blase schließlich von Blutgerinnseln und Harn völlig ausgefüllt, der Blasenausgang verstopft und die Blase überdehnt. Der Patient hat die gleichen Beschwerden wie bei einem Harnverhalt. Ein Katheterismus führt jedoch nicht zu einer Entleerung der Blase, da die Blutkoagel den Katheter verstopfen.

Eine Entlastung bringt lediglich das Absaugen der Blutgerinnsel mit Hilfe eines weitlumigen Katheters mit großen Öffnungen (24–26 Charr) mit einer Blasenspritze. Wesentlich besser läßt sich eine Blasentamponade mit Hilfe eines Resektionsschaftes und mit einer aufgesetzten Blasenspritze beseitigen. Hierbei werden geringe Mengen von Spülflüssigkeit (z. B. sterile Kochsalzlösungen) zunächst in die Blase eingegeben und dann unter starkem Sog die Gerinnsel aus der Blase abgesaugt. Anschließend wird die Blase endoskopiert und ggf. eine stärkere Blutungsstelle koaguliert. Die Ausräumung einer Blasentamponade sollte unter Prämedikation oder in Vollnarkose erfolgen.

Kolik

Die Kolik ist in der Regel ein dramatisches Ereignis. Unter dem Schlagwort „akuter Bauch" wird jeder Arzt in Alarmbereitschaft versetzt. Der kolikartige Schmerz ist allein schon charakteristisch; die Unruhe des Patienten, aber auch der Blähbauch und die Darmlähmung gehören zu den Begleitsymptomen. Ist der kolikartige Charakter gesichert und ein Prozeß im Bauchraum ausgeschlossen, muß zuerst der Schmerz bekämpft werden (Abb. **140**).

Die beste Sofortmaßnahme ist ein schmerz- und krampflösendes Mittel intravenös, u. U. in doppelter Dosierung.

Nach Abklingen der akuten Beschwerden muß jedoch sofort bei Beschwerdefreiheit eine gezielte Diagnostik zur Klärung der Kolikursache einsetzen. Urinstatus, Abdomenübersichtsaufnahme und Urogramm führen dann in der Regel zur Diagnose.

Hämaturie

Die Hämaturie, die Harnblutung, ist eigentlich ein so schwerwiegendes Ereignis, daß es jeden Patienten unverzüglich zum Arzt führen sollte. Leider ist das auch heute noch nicht immer der Fall. Obwohl die Notwendigkeit einer sofortigen Operation im allgemeinen überschätzt wird, sollten alle Patienten mit einer Hämaturie möglichst urologisch untersucht werden.

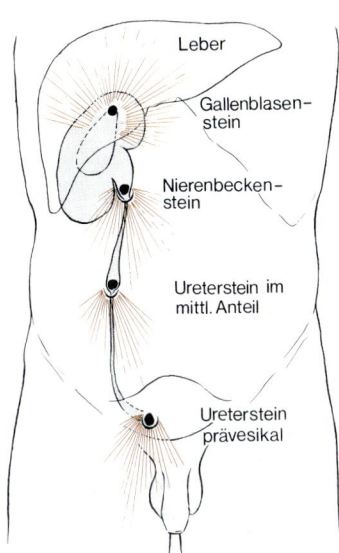

Abb. 140 **Schmerzausbreitung:** Schematische Darstellung der Schmerzprojektion
beim Gallenblasen-, Nieren- und Ureterstein

Merke:

● **Der Patient mit einem akuten Prozeß im Bauchraum liegt still in Schon-
stellung. Der Kolikkranke ist motorisch unruhig, krümmt sich vor
Schmerzen, die wehenartigen Charakter mit einem schmerzfreien Inter-
vall haben. Der Puls ist langsam. In Zweifelsfällen soll man keine
starken Schmerzmittel geben, um das Bild nicht zu verschleiern. Die
Verdachtsdiagnose „Stein" muß durch Röntgenuntersuchung gesichert
werden. Ist kein Steinschatten nachweisbar, soll man an Uratsteine
oder andere Ursachen von Abflußstörungen denken. Ultraschalluntersuchung, Urogramm oder retrograde Pyelographie sind zur weiteren
Klärung erforderlich. Eine Harnstauung ist im Ultraschallbild gut zu
erkennen.**

Urologische Operationen

Zahlreiche urologische Operationslehren informieren heute umfassend über sämtliche Operationsverfahren. Die folgenden Operationsskizzen sollen lediglich die Grundzüge der Operationen in der Urologie mit kurzem Begleittext beschreiben.

Der lernende Arzt, die lernenden Schwestern und Pfleger müssen nach einem einheitlichen Vorgehen an die Technik herangeführt werden. Schnittführung, Instrumentarium, Nahtmaterial sollen bei dem üblichen Operationsablauf möglichst nicht verändert werden.

Schnittführungen

Die Schnittführung wurde in den letzten Jahren noch mehr am Operationsziel ausgerichtet. Im Prinzip muß jede Schnittführung – auf die Erkrankung (z. B. Krebs, Harnabflußstörung) und den Patienten (z. B. dick, dünn) abgestimmt – die beste Übersichtlichkeit für den jeweiligen Eingriff ergeben. Dabei muß man dem Patienten verständlich machen, daß nicht immer der kleinste Schnitt auch das beste Operationsergebnis verspricht (Abb. **141**).

Interkostalschnitt

Prinzip: Hautschnitt auf der 12. Rippe, um möglichst hoch und übersichtlich an die Niere heranzukommen. Der Schnitt läßt sich zwanglos nach oben und unten hin erweitern. Die Zwischenrippenmuskulatur wird schrittweise möglichst ohne Eröffnung der Pleura durchtrennt. Die Niere liegt übersichtlich mitten im Operationsgebiet. Das Spreizen der Wunde erfolgt in der Regel durch einen Rippensperrer.

Muskelschonender Lumbodorsalschnitt (nach Lurz)

Prinzip: Direkter muskelschonender Zugang der Niere, insbesondere zum Nierenbecken von hinten her. Dieser Schnitt ist nicht so gut zu erweitern wie der Interkostalschnitt. Er eignet sich vorwiegend bei schlanken Patienten sowie für einen begrenzten Eingriff an der Niere (keine Nierenkrebsoperation).

Flankenschnitt (nach Bergmann-Israel)

Prinzip: Durchtrennung der Muskulatur unterhalb der 12. Rippe. Die Niere wird von unten her freigelegt. Früher Standardschnitt der Nierenchirurgie.

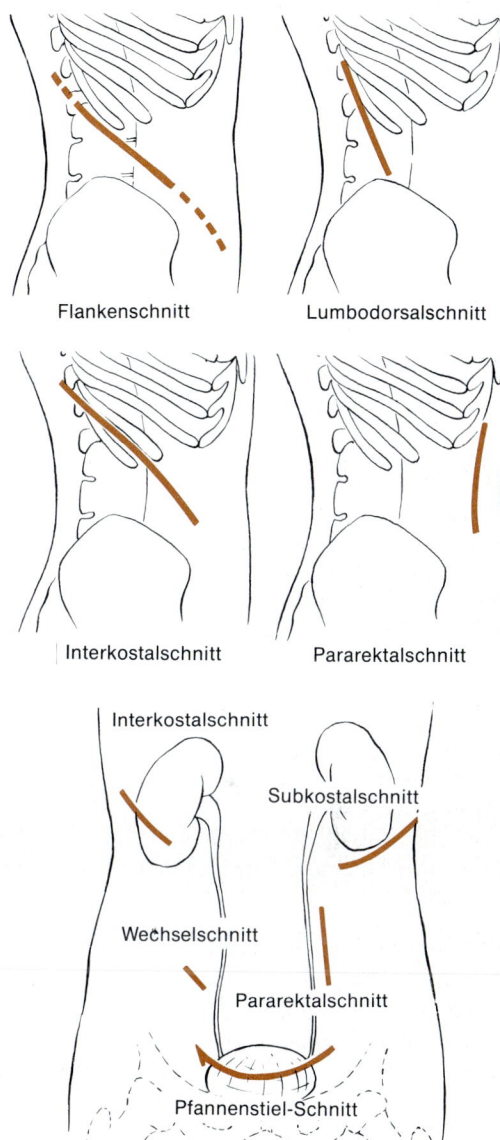

Flankenschnitt

Lumbodorsalschnitt

Interkostalschnitt

Pararektalschnitt

Interkostalschnitt

Subkostalschnitt

Wechselschnitt

Pararektalschnitt

Pfannenstiel-Schnitt

Abb. 141   **Schnittführungen bei urologischen Operationen**

Wechselschnitt und Pararektalschnitt

Prinzip: Beide Schnitte eignen sich für Operationen im mittleren und unteren Harnleiterbereich. Der Pararektalschnitt ist besser erweiterungsfähig.

Unterbauchmittelschnitt

Prinzip: Standardschnitt als Zugang zur Blase und zur Prostata, erweiterungsfähig.

Faszienquerschnitt (Pfannenstiel-Schnitt)

Prinzip: Kulissenartige Spaltung der Faszie und Muskulatur. Kosmetische Schnittführung, da Schnittränder in der Schambehaarung verschwinden. Nachteile – nach urologischen Operationen gelegentlich spät bemerkter Sekretverhalt.

Nephrektomie

Zugangsweg: Bevorzugte Schnittführung ist mit Ausnahme der Tumornephrektomie der Interkostalschnitt. Zur Entfernung von Nierengeschwülsten wird dagegen der transperitoneale Zugangsweg sowie auch eine thorakoabdominale Schnittführung bevorzugt.

Operationsprinzip: Möglichst direkter Zugang zu den Nierengefäßen, um Blutungen sowie Ausschwemmen von Tumorzellen zu vermeiden. Zur Sekretableitung ist eine Redon-Drainage, ein Lang- oder Kurzdrain möglich (Abb. **142**).

In der postoperativen Nachsorge ist auf Nachblutungen besonders zu achten.

Pyelotomie

Zugangsweg: Interkostalschnitt, Lumbodorsalschnitt, Flankenschnitt (nach Bergmann-Israel).

Operationsprinzip: Öffnen des Nierenbeckens möglichst weit ab vom Harnleiterabgang (Abb. **143**).

Hauptindikation: Steinentfernung.

Drainage: Redon-Drainage, Lang- oder Kurzdrain. Bei einer Redon-Drainage ist wegen der Möglichkeit des Urinabflusses besonders sorgfältig auf ein kontinuierliches Vakuum zu achten. Bei stärkerem Harnabfluß hat sich in diesen Fällen die Anlage einer Saugdrainage über eine Absaugpumpe bewährt.

Merke:

- Die gesamte Nierenchirurgie läßt sich nicht von einer einzigen Schnittführung aus durchführen.
- Ein kleiner Schnitt ist nicht gleichbedeutend für ein gutes Operationsergebnis.

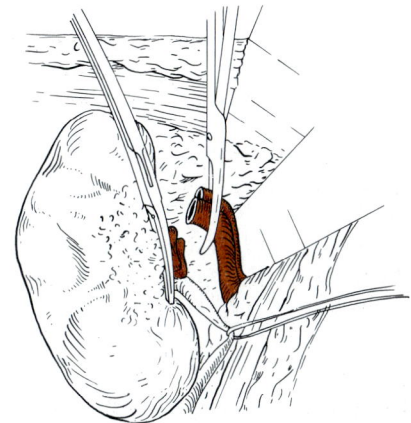

Abb. 142   **Nephrektomie**

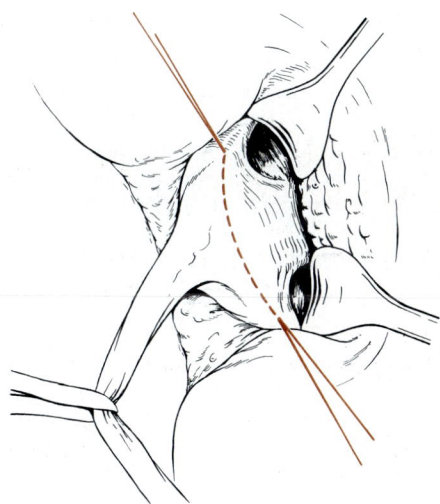

Abb. 143   **Pyelotomie**

Polresektion

Zugangsweg: Interkostalschnitt, Lumbodorsalschnitt (Polresektion des unteren Pols), Subkostalschnitt.

Operationsprinzip: Entfernung des unteren oder oberen Pols der Niere, wegen Erkrankung nur dieser Nierenanteil. Gelegentlich Kombination mit dem Anlegen einer Nierenfistel (Abb. **144**).

Drainage: Redon-Drainage, Lang- oder Kurzdrain.

In der postoperativen Phase ist die Nachblutungsgefahr zu beachten.

Nierenbeckenplastik (nach Anderson-Hynes)

Zugangsweg: Interkostalschnitt, Lumbodorsalschnitt, Flankenschnitt.

Operationsprinzip: Entfernen der Harnleiterenge am Nierenbeckenabgang. Resektion des Nierenbeckens und des verengten Harnleiters. Breite Verbindung zwischen Nierenbecken und Harnleiter (Abb. **145**).

Drainage: Die Harnableitung nach Nierenbeckenplastiken kann auf vier verschiedene Arten erfolgen:

1. ohne Splint und Fistel – ausschließlich Redon-Drainage, Lang- oder Kurzdrain.

2. Versorgung mit Splint und Fistel – Fistelung der Niere in der Regel am unteren Pol bei gleichzeitiger Durchführung eines Uretersplintes, der 15 cm lang über die Nierenbecken-Harnleiter-Verbindung in den Harnleiter eingelegt wird. Dieser Splint sollte im Bereich des Nierenbeckens mehrere Löcher haben. Die Stärke des Splintes ist abhängig von der Harnleiterdicke (6–10 Charr).

3. Einlegen eines 8- oder 10-Charr-Splintes, der am Nierenbecken am Parenchymrand durch eine gesonderte Nierenbeckeneröffnung herausgeleitet wird und 15 cm in den Harnleiter eingeführt wird. Im Bereich des Nierenbeckens muß dieser Splint mehrere Perforationen aufweisen. Die Befestigung erfolgt am Nierenbecken.

4. Während der Operation wird ein innerer Splint über die Nahtstelle vom Nierenbecken in die Blase gelegt. Keine weitere übrige Drainage.

Nierenfistel bzw. Nierensplint müssen sehr sorgfältig gewartet werden. Auf einen kontinuierlichen Harnabfluß aus diesen Drainagen ist insbesondere bei Einzelnieren besonders zu achten. Von der Überwachung dieser Drainagen ist das Operationsergebnis abhängig.

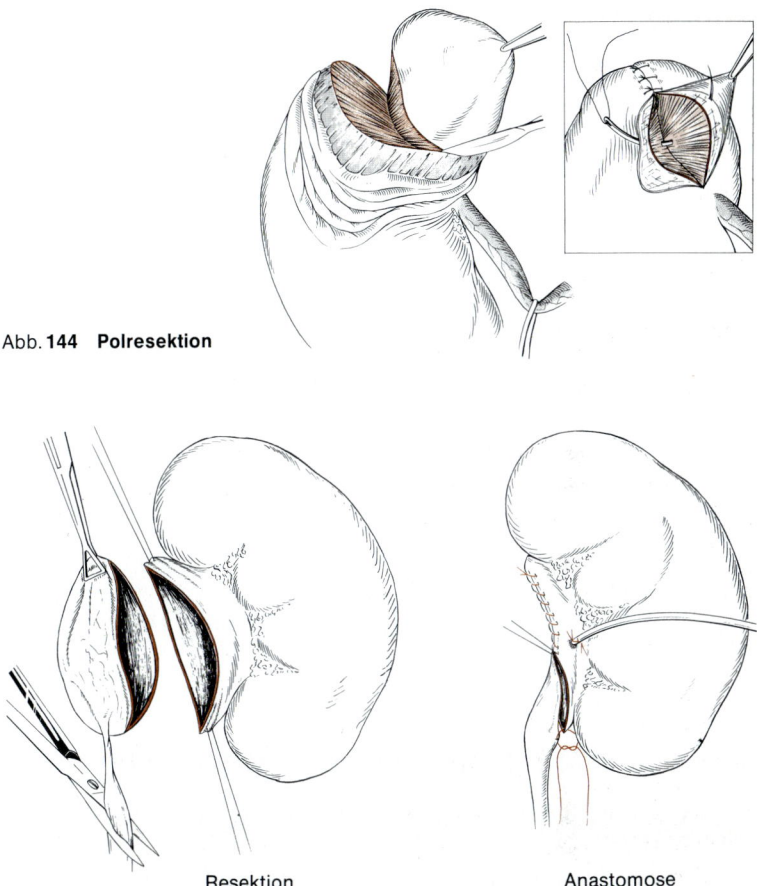

Abb. **144**   **Polresektion**

Resektion   Anastomose

Abb. **145**   **Nierenbeckenplastik**

Merke:

- Das unbeabsichtigte Herausrutschen einer Nierenfistel ist sofort dem Arzt anzuzeigen, da das Einlegen einer neuen Fistel durch Verschiebung der Muskelschichten umgehend erfolgen muß. Das spätere Einlegen ist schwierig. Gelegentlich muß dann die Fistel erneut angelegt werden.

- Eine Nierenfistel wird heute in der Regel als perkutaner Eingriff durchgeführt.

Nierenfistel

Zugangsweg: Interkostalschnitt, Lumbodorsalschnitt, Flankenschnitt.

Operationsprinzip: Unterschieden wird zwischen einer nur zeitweilig angelegten Nierenfistel und einer Nierendauerfistel. In der Regel wird die Fistel durch das Nierengewebe in das Nierenbecken eingelegt, um dort den Harn möglichst vollständig abzuleiten. Die Drainage erfolgt in der Regel durch einen 18 Charr endständig offenen Katheter (Abb. **146**).

Zusätzliche Drainage: Redon-Drainage, Kurz- oder Langdrain.

Die Nierenfistel muß besonders sorgfältig befestigt werden. Die Befestigung ist täglich zu überprüfen. Bei Durchschneiden der Hautfäden muß die Fistel mit einer sog. Abstandsplatte oder einer Sicherheitsnadel und mit Pflasterstreifen sicher befestigt werden.

Perkutane Fistelung

Bei der perkutanen Fistelung der Niere wird der Patient in Bauchlage auf dem Operationstisch gelagert. In Lokalanästhesie, Leitungsanästhesie oder Allgemeinnarkose wird unter Ultraschall- und Röntgenkontrolle die Niere, das Nierenbecken im Regelfall über den unteren Kelch punktiert. Anschließend wird ein Führungsdraht (Lunderquist-Draht) in das Nierenbecken eingeführt und über diesen Draht der Kanal aufbougiert. Danach wird ein Nierenfistelkatheter in die Niere eingelegt (Abb. **147**). Bei nichtgestautem Nierenbecken kann das Nierenbecken über einen Ureterkatheter sondiert und ggf. aufgestaut werden.

Ureterolithotomie – Harnleitersteinentfernung

Eine operative Steinentfernung mit Schnittoperation ist heute nur noch selten notwendig.

Zugangsweg: Abhängig von der Lage des Steins kann ein Interkostalschnitt, Lumbodorsalschnitt, Flankenschnitt bzw. Pararektalschnitt oder Wechselschnitt erfolgen.

Operationsprinzip: Aufsuchen des Harnleiters und Entfernen des Steins durch einen kleinen Einschnitt in den Harnleiter. Der Harnleiter wird anschließend sorgfältig mit atraumatischen Nähten verschlossen (Abb. **148**).

Drainage: Redon-Drainage, Lang- oder Kurzdrain.

Bei längerer Harnresektion aus den Drainagen ist der Arzt zu benachrichtigen, da evtl. eine Harnableitung mit einem Ureterkatheter oder einem Splint durch die Blase erfolgen muß, damit sich die Wunde schließt.

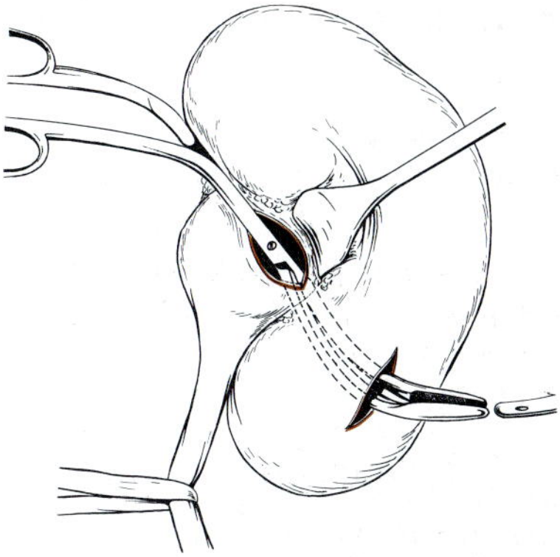

Abb. **146**   **Nierenfistel**

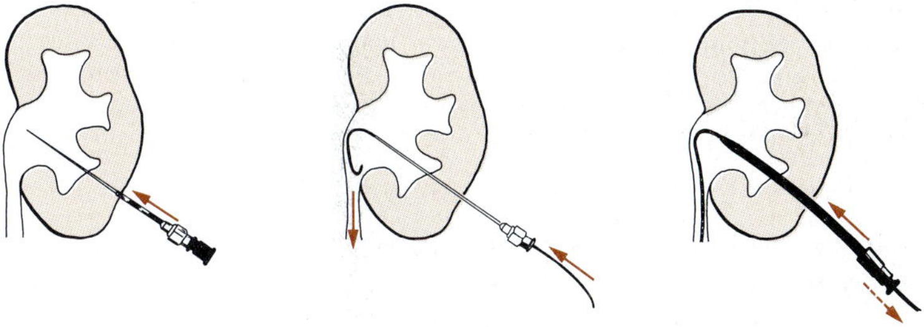

| Feinnadelpunktion des Hohlsystems | Einlegen eines Führungsdrahtes | Aufbougierung |

Abb. **147**   **Perkutane Fistelung**

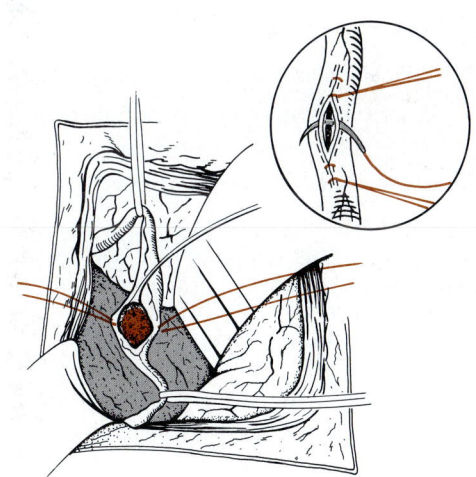

Abb. **148**   **Ureterolithotomie**

Extrakorporale Stoßwellenlithotripsie (ESWL)

Durch außerhalb des Körpers erzeugte Stoßwellen ist es möglich, Harnsteine zu zertrümmern, ohne daß das Gewebe im Körperinneren geschädigt wird. Die Erzeugung von Stoßwellen ist auf verschiedenen Wegen möglich (Abb. 149):

1. durch eine Unterwasserfunkenentladung („Zündkerze"),
2. durch elektromechanische Energieumwandlung, Schwingung einer Metallmembran (Lautsprecherprinzip),
3. durch piezoelektrische Elemente,
4. durch laserindizierte Verdampfung von Wasser (gepulster Laserstrahl).

Die Stoßwellen müssen, um einen Stein zerstören zu können, fokussiert werden, die Stoßwellenfronten konzentrieren sich gewissermaßen wie in einem Brennpunkt in dem Nieren- bzw. Harnleiterstein. Im Steinbereich wird die höchste Energie erreicht, so daß das Konkrement durch Druck- und Zugkräfte in etwa sandkorngroße spontanabgangsfähige Steinpartikel zerfällt (Abb. 150).

Ankoppelung der Stoßwellen an den Körper erfolgt:

– durch ein komplettes Wasserbad (Wannenprinzip),
– durch ein partielles Wasserbad,
– durch Wasserkissen oder Gel.

Der Stein kann durch verschiedene Systeme geortet werden, ideal ist die Ultraschall- und Röntgenortung in zwei Ebenen, was jedoch heute noch nicht mit allen Apparaten und bei allen Geräten möglich ist. Mit Hilfe des Ortungssystems wird der Stein in den Brennpunkt der Stoßwelle verlagert.

Kontraindikationen für die Stoßwellenbehandlung sind:

– unbehandelte oder unbehandelbare Gerinnungsstörung,
– Patientin in der Schwangerschaft,
– ein unbehandelter Harnwegsinfekt,
– Aneurysmen.

Die Narkosefähigkeit spielt bei den schmerzarmen Applikationsformen nicht mehr die Rolle wie früher; technische Grenzen sind allerdings Fettleibigkeit (über 145 kg) sowie u. U. eine zu niedrige Körpergröße (Kinder unter 120 cm Körperlänge) (Abb. 151).

piezoelektrische Elemente

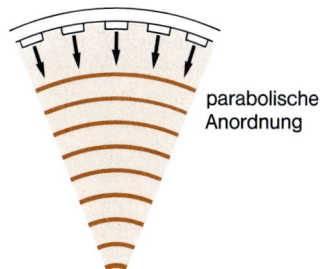

parabolische
Anordnung

Laserimpuls

gepulster Laserstrahl

Lichtleiter

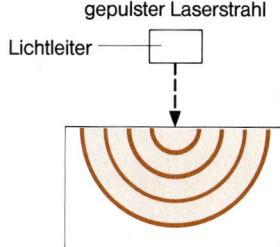

**Unterwasserfunken-
elektrode**

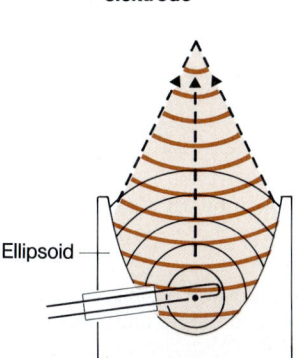

Ellipsoid

elektromagnetisches Element

(Lautsprecherprinzip)

akustische Linse

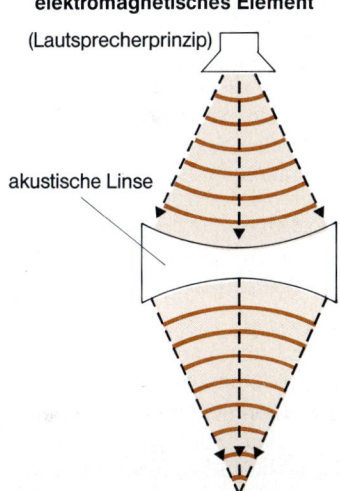

Abb. 149   **Erzeugung von Stoßwellen**

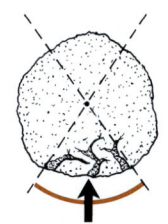
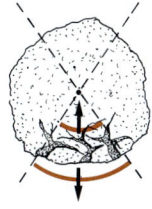
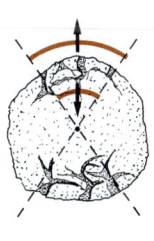
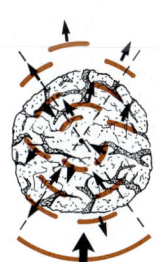

Abb. 150   **Schematische Darstellung des Steinzerfalls**

Patientenvorbereitung

Ambulant können folgende Untersuchungen erfolgen: Abdomenübersicht, Urogramm, Thorax, EKG, Labor (Blutbildgerinnungswerte, Elektrolyte, Kreatinin). Die Beurteilung der Röntgenbilder sollte wegen der Indikationsstellung durch einen ESWL-erfahrenen Urologen erfolgen. Stationär sollte ein Urinstatus mit Objektträgerkultur sowie eine Sonographie vorausgehen, bei einem Harninfekt ist eine antibiotische Therapie notwendig. Der Patient muß darüber aufgeklärt werden, daß in 10 bis 40% – abhängig von der Steingröße – Koliken nach der Stoßwellenapplikation auftreten können. Weitere Komplikationen sind subkutane oder intrarenale Hämatome. Auxiliäre Maßnahmen können in bis zu 20% der Fälle erforderlich werden. Hier sind die perkutane Nephrolithotomie, die Ureterorenoskopie, Einlegen von Sonden oder Schlingen zu nennen. Auf die Möglichkeit eines Hörsturzes ist hinzuweisen.

Da die Stoßwellen vom Patienten als Schlag in den Rücken empfunden werden, ist auch bei schmerzarmen Applikationsformen gelegentlich eine regionale Anästhesie erforderlich, abhängig von der Apparatur kann jedoch eine sog. Analgosedierung ausreichen. Am weitesten verbreitet ist derzeit die Periduralanästhesie mit Verweilkathetern, so daß eine regionale Therapie der Koliken bzw. eine Anästhesie bei flankierenden Maßnahmen möglich ist.

Indikationen (Abb. 152)

1. Solitäre Nierensteine bzw. Kelchsteine können bis zu einer Größe von 2,5 cm – unabhängig von ihrer Lage im Hohlsystem – einer Stoßwellenmonotherapie zugeführt werden.

2. Große partielle oder komplette Ausgußsteine sowie Steine über 2,5 cm können mit kombinierten Verfahren der Endourologie und Stoßwellenlithotripsie behandelt werden.

3. Tief- und festsitzende Harnleitersteine im mittleren und oberen Harnleiter, die nicht primär entfernt werden können, werden wieder in das Nierenbecken zurückgebracht (Ureterorenoskopie) und sekundär der Stoßwellenlithotripsie zugeführt.

4. Die perkutane Litholapaxie und die Ureterorenoskopie sind auch unabhängig von der Stoßwellenbehandlung als Monotherapie möglich.

Nachsorge

Eine frühe Mobilisation des Patienten ist wichtig, Ultraschallkontrollen sowie Röntgenübersichtsaufnahmen am ersten Tag gehören zu den Routinemaßnahmen. 50% der Patienten werden mit Steinfragmenten in der Niere und den Harnleitern entlassen. Sonographische Kontrollen bzw. Röntgenkontrollen sind in individuellen Abständen notwendig.

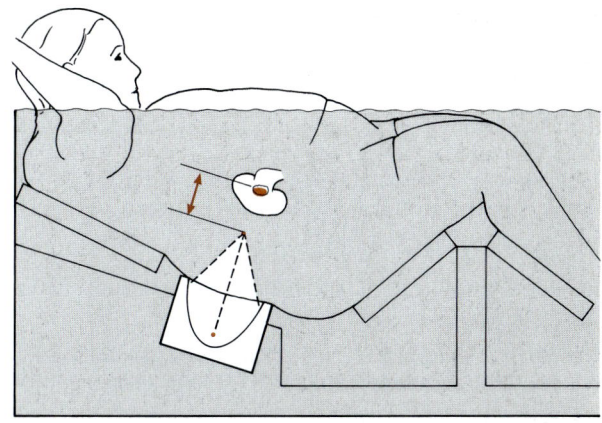

Abb. 151 **Bei dicken Patienten** kann die Einstellung des Steines in den Brennpunkt unmöglich sein, da die Entfernung von der Hautoberfläche zum Stein größer als 12 cm ist (Probeortung)

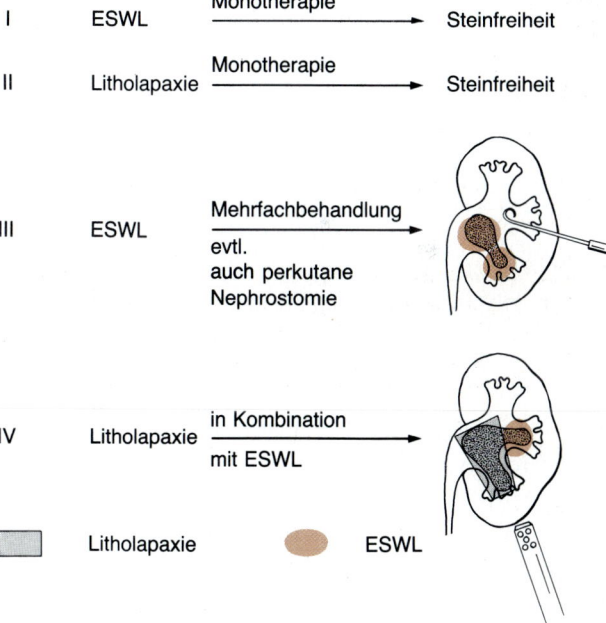

Abb. 152 **Strategie der Behandlung beim Nierenstein** (nach Jochem)

Perkutane Nephrolithotomie (PNL)

Der Indikationsbereich der perkutanen Nephrolithotomie umfaßt Nieren-
becken- und Kelchsteine beliebiger Größe, die auf geradem Weg mit starren Instrumenten erreichbar sind. Der Indikationsbereich wird sich durch
den Einsatz beweglicher Instrumente erweitern. Wenn mehrfache transpar-
enchymatöse und damit komplikationsträchtige Punktionen erforderlich
sind, ist die Kombination mit der ESWL vorzuziehen.

Der Patient wird wie für einen operativen Eingriff vorbereitet.

Bei den Laboruntersuchungen ist der Blutgerinnungsstatus besonders wichtig.

Der Eingriff kann entweder in Lokalanästhesie oder in Allgemeinbetäubung
durchgeführt werden, der Patient wird in Bauchlage auf dem Operationstisch
gelagert, bewährt hat sich das Unterlegen eines Kissens, das die Neurochir-
urgen zur Lagerung von Patienten in Bauchlage entwickelt haben.

Die Punktion erfolgt unter Ultraschallkontrolle; ist das Nierenbecken erreicht, wird das Hohlsystem durch einen Seldinger- oder Lunderquist-Draht
sondiert.

Über diesen Draht wird der Kanal unter Röntgenkontrolle aufbougiert, bis
ein sog. Nephroskop einführbar ist.

Über dieses Instrument wird der Stein mit Hilfe der Ultraschallithotripsie
sowie durch Zangen und Spezialinstrumente mechanisch entfernt
(Abb. **153**).

Nach Beendigung des Eingriffes sichert ein Nephrostomiekatheter den
Harnabfluß. Der Zeitpunkt der Entfernung des Fistelkatheters richtet sich
nach der Stärke der postoperativen Hämaturie bzw. der Kontrolle auf glatten Abfluß.

Die Komplikationsrate nach perkutaner Nephrolithotomie ist relativ gering
und umfaßt Nierenbeckenperforationen (5–7%), Blutungen (3–5%) und
Infektionen (17–20%), Fistelkatheterobstruktionen und Fistelbildungen
(4–16%).

Indikationen zur perkutanen Litholapaxie sind:

- solitäre Nierensteine,
- große partielle oder komplette Ausgußsteine,
- Steine über 2,5 cm Durchmesser.

Kombinierte Verfahren der Endourologie und Stoßwellenlithotripsie haben
sich bewährt.

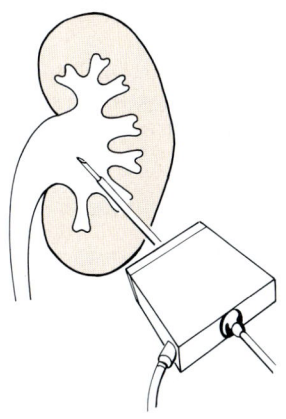

Ultraschallgesteuerte
Punktion

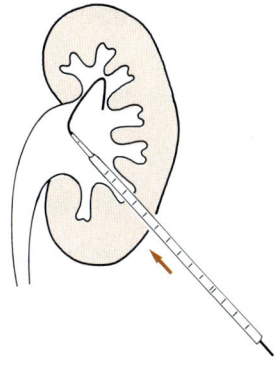

Aufbougierung

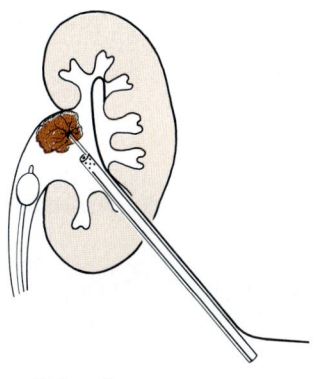

Steinentfernung

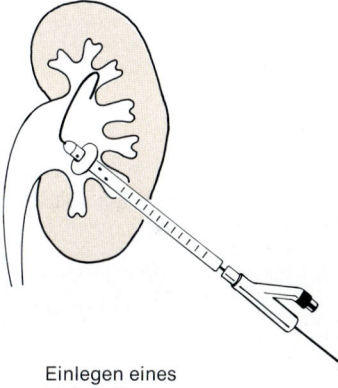

Einlegen eines
Fistelkatheters

Abb. 153   **Perkutane Nephrolithotomie**

Ureterorenoskopie

Die Behandlung von Harnleitersteinen (Abb. **148**) ist auch eine Indikation für die Ureterorenoskopie (Abb. **154–158**). Dabei wird in Narkose ein starres Instrument (9–12 Charr) unter Sicht in den Harnleiter bis zum Stein eingeführt.

Vorbereitung

Der Patient wird in Steinschnittlage auf einen Durchleuchtungstisch gelagert. Das kontralaterale – dem Stein gegenüberliegende – Bein wird möglichst weit nach oben, das auf der Seite des Steines befindliche Bein möglichst weit abgespreizt. Somit hat der Operateur die beste Möglichkeit, das starre Instrument einzuführen.

Zunächst wird eine Ureterozystoskopie durchgeführt, um das Harnleiterostium zu überprüfen. Bei engem Harnleiterostium kann man das Harnleiterostium durch Olivenbougies, Teflonbougies oder Ballonkatheterdilatation erweitern. Möglich ist auch eine schonende Dilatation durch Einlegen eines inneren Splintes über mehrere Tage.

Verschiedene Möglichkeiten der Steinentfernung stehen zur Verfügung:

1. Zeiss-Schlinge,
2. Dormia-Korb,
3. Steinfaßzangen,
4. Ultraschallithotripsie.

Je nach Größe des Steines werden die verschiedenen Maßnahmen durchgeführt. Nach den bisherigen Erfahrungen lassen sich etwa 85% der Harnleitersteine entfernen, die nicht spontan abgangsfähig sind.

Die Ureterorenoskopie ist kein einfaches Verfahren. Nur durch eine gezielte Indikation und sorgfältige Technik sind Komplikationen zu vermeiden.

Gefahren und Komplikationen sind Abscherung der Ureterschleimhaut, Perforation, Harnleiterabriß, Einklemmen des Dormia-Korbes. Postoperativ ist häufig eine Harnleiterschienung notwendig.

Eine sog. antegrade Ureterorenoskopie bzw. Sondierung des Harnleiters durch einen perkutanen Kanal durch die Niere ist möglich, aber selten erforderlich (Abb. **157**).

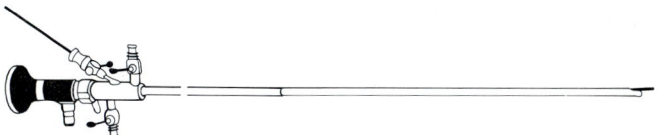

Abb. **154** **Ureterorenoskopie – Instrumente**

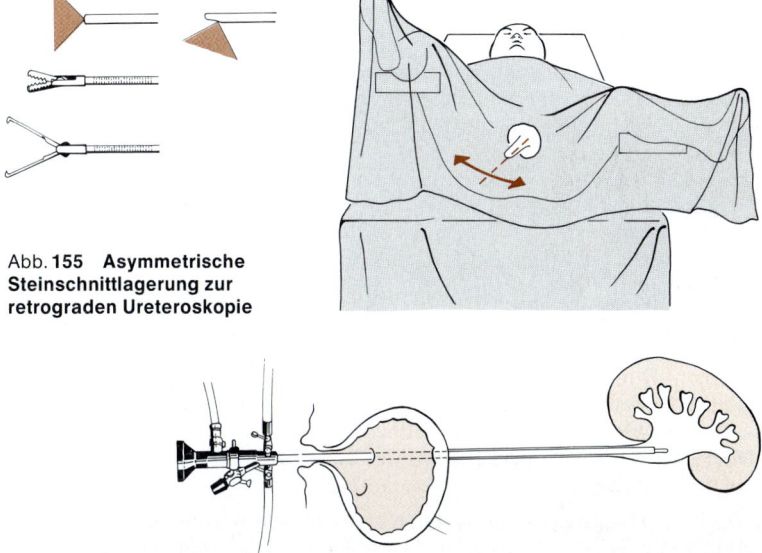

Abb. **155** **Asymmetrische Steinschnittlagerung zur retrograden Ureteroskopie**

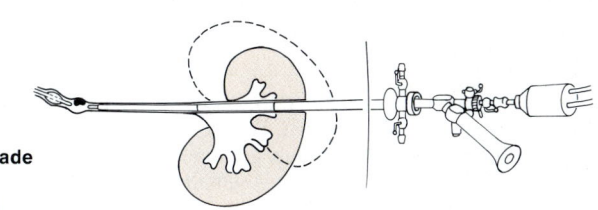

Abb. **156** **Prograde Ureteroskopie**

Abb. **157** **Antegrade Ureteroskopie** (Steinentfernung)

Instrumentelle Schlingenoperation

Zugangsweg: Instrumentell durch die Harnröhre.

Operationsprinzip: Die Anwendung einer Schlinge ist möglich, wenn der Stein im kleinen Becken schon „schlingengerecht" liegt und Bohnengröße nicht überschreitet. Etwa 60–70 % aller tiefsitzenden Harnleitersteine werden heute mit der Schlinge entfernt. Die Anwendungsmöglichkeit der Methode hängt davon ab, ob der Schlingenkatheter, der wie ein normaler Harnleiterkatheter über die Blase bei der Zystoskopie eingeführt wird, den Stein passieren kann (Abb. **158**). Allgemein arbeitet man heute nach dem Prinzip der Dauerschlinge, um Verletzungen des Harnleiters zu vermeiden. Die Harnleiterschlinge wird um den Stein gelegt und als Dauerschlinge belassen. Die Harnleiterperistaltik und der Schlingenzug fördern nach Erweiterung des Harnleiters nach einigen Tagen den Steinabgang. Bei dem Patienten ist sorgfältig auf Fieberschübe zu achten, außerdem sollte der Patient während der Schlingenbehandlung möglichst nicht unter Koliken leiden.

Boari-Plastik

Zugangsweg: Pararektalschnitt, Wechselschnitt.

Operationsprinzip: Bei Verletzungen oder Erkrankungen im unteren Harnleiterabschnitt kann der Harnleiter durch einen Blasenlappen ersetzt werden (Abb. **159**). Gleichzeitig wird häufig eine sog. Antireflux-Plastik vorgenommen: Damit der Harn von der Blase nicht rückläufig in den Harnleiter und das Nierenbecken aufsteigen kann, wird der Harnleiter über eine möglichst lange Strecke direkt unter der Schleimhaut (submukös) durchgeführt, dabei soll bei zunehmender Füllung der Blase der Blasendruck gewissermaßen den Harnleiter zudrücken (Ventileffekt).

Drainage: Ableiten des Harns durch einen bis ans Nierenbecken eingelegten Harnleitersplint, 8–10 Charr. Der Splint wird bei Frauen aus der Harnröhre herausgeleitet und außen an einem in der Blase eingelegten Ballonkatheter befestigt. Bei Männern wird der Splint im allgemeinen durch die Blase nach oben aus der Wunde herausgeführt (Extrainzision), da die Befestigung in dieser Form sicherer ist.

Zusätzliche Drainagen: Redon-Drainage, Lang- oder Kurzdrain.

Hörnerblase

Eine Alternative zur Boari-Plastik ist die sog. Hörnerblase. Dabei wird die Blase je nach Ausdehnung des Harnleiterdefektes mobilisiert, zum Psoas der jeweiligen Seite herübergezogen und dort fixiert. Nach Eröffnung der Blase wird ein submuköser Tunnel gebildet und der Harnleiter dort implantiert (Abb. **160**).

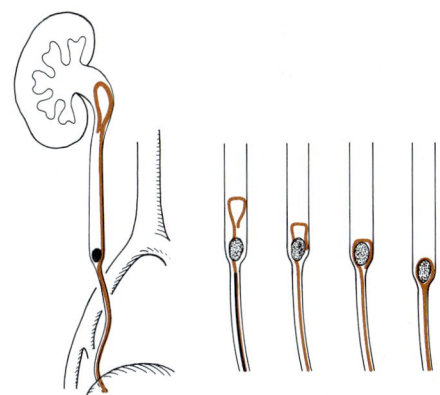

Abb. 158 **Technik der Zeiss-Schlinge beim prävesikalen Harnleiterstein:** Die Schlinge wird am Stein vorbeigeführt und im Nierenbecken geschlossen. Unter Durchleuchtungskontrolle wird sie unmittelbar an den Stein gezogen und mit diesem in den nächsten Tagen ausgetrieben

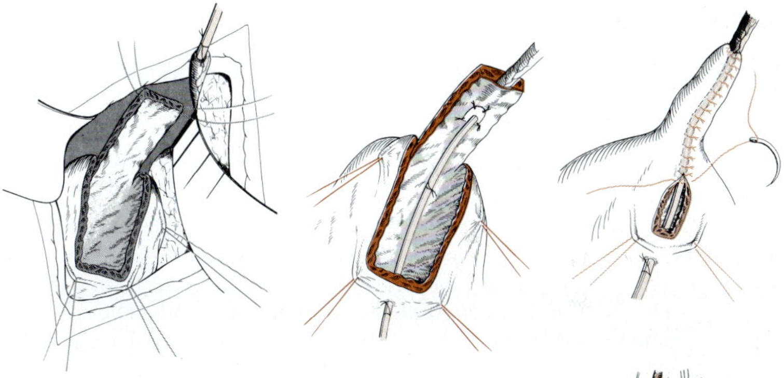

Abb. 159 **Boari-Plastik**

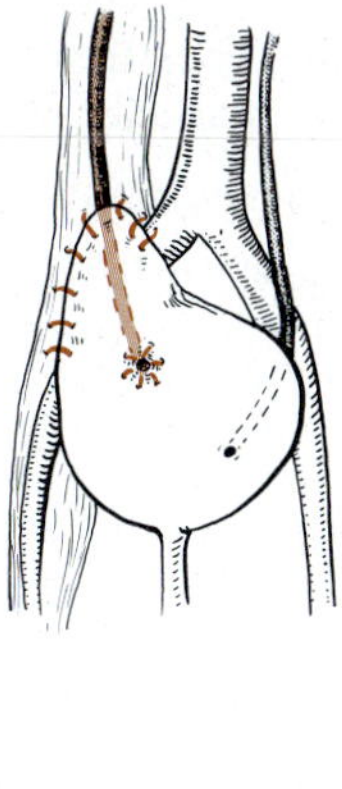

Abb. 160 **Hörnerblase**

Antireflux-Plastiken (nach Politano-Leadbetter und Lich-Grégoire)

Zugangsweg: Pararektalschnitt oder Wechselschnitt.

Operationsprinzip: Bei den meisten Antireflux-Operationen wird der Harnleiter unter die Schleimhaut (submukös) verlagert (Abb. **161**). Bei dem Verfahren nach Politano-Leadbetter (Abb. **162**) erfolgt die submuköse Verlagerung des Harnleiters unter die Blasenschleimhaut durch die Blase.

Bei der Antireflux-Operation nach Lich-Grégoire (Abb. **163**) wird die submuköse Verlagerung von außen vorgenommen: Die Muskulatur wird bis auf die Schleimhaut gespalten und der Harnleiter in die Muskulatur eingebettet.

Drainagen: Bei der Antireflux-Operation nach Politano-Leadbetter erfolgt im Regelfall eine Drainage des Harnleiters durch einen Splint (6–8 Charr), der wiederum bei Männern durch eine Extrainzision aus der Blase und Wunde, bei Frauen durch die Harnröhre abgeleitet wird. Bei der Operation nach Lich-Grégoire erfolgt lediglich eine Blasendrainage.

Zusätzliche Drainagen: Redon-Drainage, Lang- oder Kurzdrain.

Laser-Behandlung

Das Wort „Laser" ist eine Abkürzung für „Light amplification by stimulated emission of radiation", das bedeutet Lichtverstärkung durch induzierte Aussendung von Strahlungen, ein Prinzip, das bereits von Einstein erkannt und 1960 von Maiman realisiert wurde. Das Laser-Licht ist einfarbig, hat eine hohe Strahlendichte sowie eine Gleichschwingung. Kein anderes Licht läßt sich so scharf bündeln.

In der Urologie wird vornehmlich der Neodym-YAG-Laser zur Zerstörung von Tumoren im Bereich des äußeren Genitales, der Urethra, der Harnblase, der Ureteren und des Nierenbeckensystems verwandt. Die Vorteile dieses Verfahrens liegen in der berührungsfreien Zerstörung der Tumoren bei guten Sichtverhältnissen. Während der Bestrahlung kommt es praktisch zu keiner Blutung. Der Tumor wird zerstört, die zuführenden Blut- und Lymphgefäße werden verschlossen.

Auf eine postoperative Katheterbehandlung kann oft verzichtet werden.

Tumoren der Harnröhre, insbesondere Condylomata acuminata, lassen sich besonders gut mit Laser-Bestrahlung behandeln. Die Rezidivneigung ist geringer als bei konventionellen Verfahren.

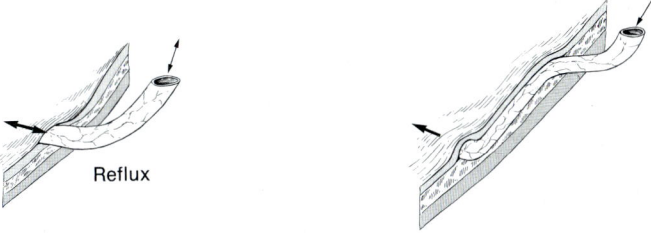

Reflux

Abb. 161   **Prinzip der submukösen Verlagerung**

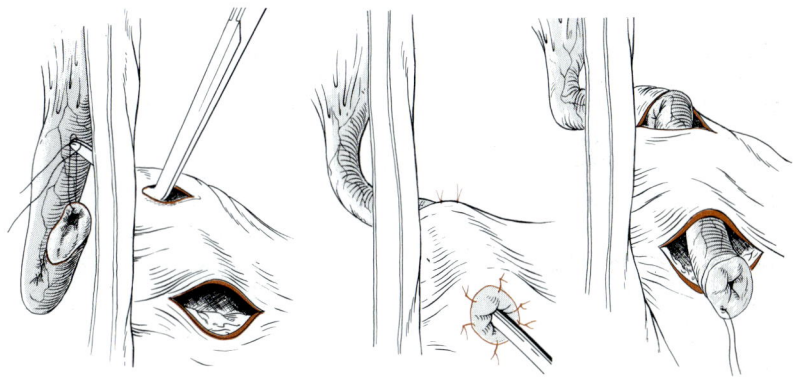

Abb. 162   **Antirefluxplastik** (nach Politano-Leadbetter)

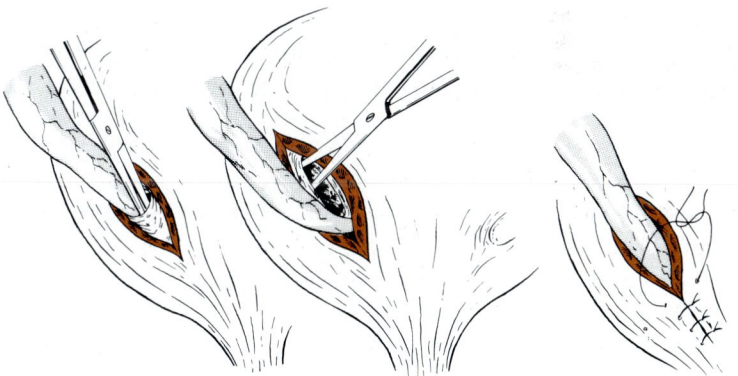

Abb. 163   **Antirefluxplastik** (nach Lich-Grégoire)

Elektroresektion von Blasentumoren

Nach Einführen des Resektoskopes wird der Blasentumor schichtweise abgetragen, wobei gelegentlich bei aus kleinsten Gefäßen stark blutenden Tumoren die Verwendung von Mischstrom sinnvoll ist. Oberflächliche Tumoranteile, tiefe Wandschichten sowie Biopsien aus dem Umfeld werden getrennt zur histologischen Untersuchung eingeschickt. Eine sorgfältige Koagulation des Tumorgrundes zur Blutstillung und zur Zerstörung evtl. zurückbleibender Tumorzellen wird heute empfohlen (Sachse). Dabei hat sich der Einsatz einer großflächigen Koagulationselektrode zur tiefen Koagulation des Tumorgrundes bewährt (Abb. **164**). Die Laserkoagulation wird zunehmend eingesetzt.

In der **postoperativen Nachsorge** wird ein Ballonkatheter eingelegt, der kontinuierlich auf Durchgängigkeit zu prüfen ist. In diesen Fällen hat sich die geschlossene intermittierende Spülung über ein Y-Stück bewährt.

Eine Spülung mit der Blasenspritze hat den Nachteil, daß verschorfte Gefäße wieder bluten können. Der Schorf wird sozusagen abgerissen – je mehr man spült, desto mehr kann es bluten.

Besteht der Verdacht einer Blasenperforation, sollte die Blase mit Kontrastmittel überprüft werden. Gerade bei Blasentumoren ist eine sorgfältige postoperative Überwachung zur Verhütung einer Blasentamponade von besonderer Bedeutung.

Blasenentfernung

Zugangsweg: Unterbauchmittelschnitt.

Operationsprinzip: Bei kleineren Prozessen, z. B. auf einen Bereich der Blase beschränkten Blasenkrebs, kann in seltenen Ausnahmefällen ein Teil der Blase entfernt werden (Blasenteilresektion).

Bei ausgedehnten und an mehreren Stellen vorhandenen Prozessen muß die Blase insgesamt mit der Prostata entfernt werden (Zystektomie) (Abb. **165**). Bei der Zystektomie ist eine Harnableitung (s. S. 260) erforderlich.

Drainagen: Bei der Blasenteilresektion wird eine Harnableitung durch einen Blasenkatheter durchgeführt.

Oberhalb der Blase liegen eine oder zwei Redon-Drainagen, ein Lang- oder Kurzdrain.

Bei der Zystektomie werden die Harnleiter je nach Harnableitung mit Splinten nach außen drainiert. Die Wundhöhle, aus der die Blase entfernt wurde, wird mit Redon-Drainagen, Lang- oder Kurzdrains drainiert. Eine längere Sekretion ist wegen der großen Wundhöhle zu erwarten.

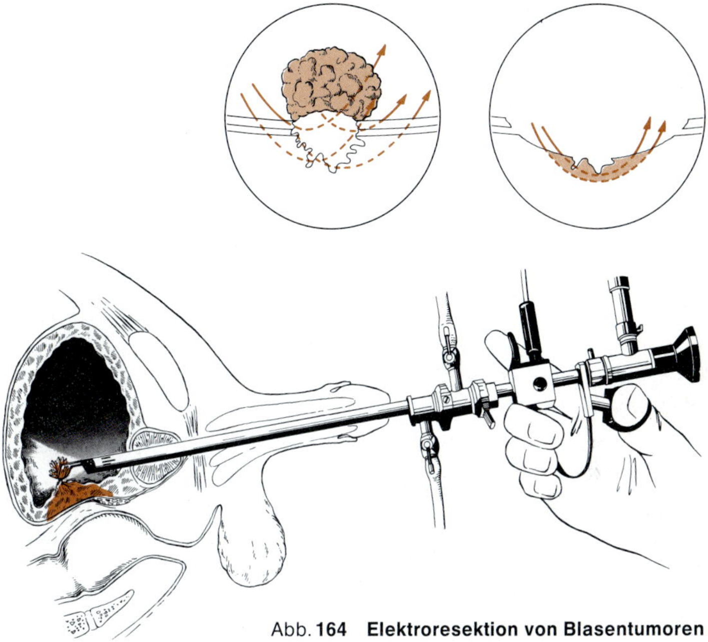

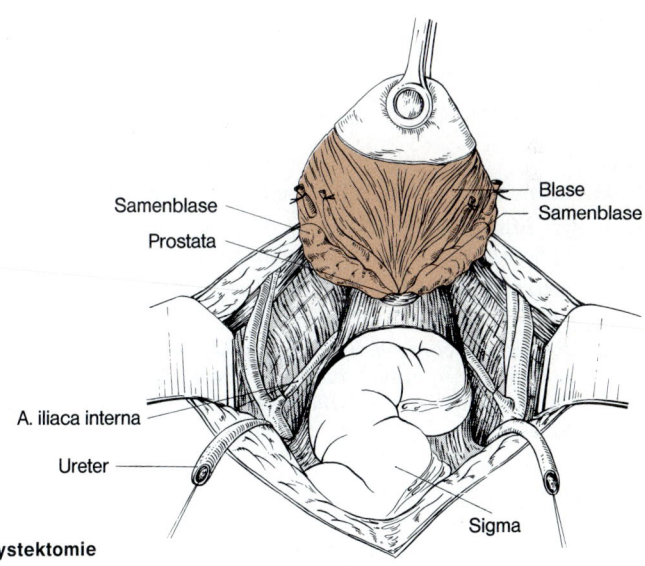

Abb. 164   **Elektroresektion von Blasentumoren**

Samenblase

Prostata

Blase
Samenblase

A. iliaca interna

Ureter

Sigma

Abb. 165   **Zystektomie**

Harnumleitung

Zur Entfernung der Blase oder zur Ausschaltung der Blase ist eine Harnumleitung notwendig. Möglich sind u. a. Harnleiterhautfistel, die Einleitung der Harnleiter in den nicht ausgeschalteten Dickdarm (Ureterosigmoideostomie), die Einführung der Harnleiter in den ausgeschalteten Dickdarm (Kolon-Conduit) oder den ausgeschalteten Dünndarm (Ileum-Conduit). Darüber hinaus sind weitere Ableitungsverfahren möglich (Abb. **166**).

Drainagen: Die Harnleiter müssen zur Sicherung der Einpflanzungsstelle in den Darm mit Splinten versorgt werden, die im Regelfall durch den Darm nach außen geführt werden. Eine besonders sorgfältige Überwachung ist verständlicherweise notwendig. Außerdem wird der Darm im allgemeinen durch ein weiches Darmrohr drainiert. Darüber hinaus wird das Wundgebiet durch Redon-Drainagen, Lang- oder Kurzdrains versorgt.

Neuere Verfahren versuchen einen elastischen Stomaverschluß; die Ersatzblase wird durch Katheterismus entleert (z. B. Kock-Pouch)*.

Die Ileum-Neoblase mit Anschluß an die Urethra ist ein Verfahren, das sich zunehmend weiter verbreitet. Hierbei wird ein 70 cm langes Ileumsegment ausgeschaltet, die Darmschlingen aufgeschnitten. Danach werden sie zu einer kugelförmigen neuen Blase vernäht. Die Harnleiter werden am oberen Anteil eingepflanzt, die Harnröhre am unteren Anteil der neuen Blase angenäht. Die aufgeschnittenen Darmsegmente führen zu einem höheren Fassungsvermögen der Blase unter niedrigem Druck. Die Patienten sind zu 90 % tags und nachts kontinent. Langzeitergebnisse fehlen. Diese Technik des kontinenten Blasenersatzes scheint die soziale und psychologische Situation des Patienten nach Zystektomie entscheidend zu verbessern.

Merke:

● **Harnumleitungen bringen für den Patienten mannigfache Probleme:**

1. **Bei Einleitung des Harns in den nicht ausgeschalteten Darm sind Pyelonephritis und Störungen im Säure-Basen-Haushalt häufig.**

2. **Spätkomplikationen können Geschwulstentwicklungen im Darm sein.**

3. **Bei den Ableitungen in ausgeschaltete Darmstücke drohen dem Patienten Beschwerden von seiten einer undichten Harnableitung im Hautbereich: Geruchsbelästigung, Feuchtwerden und Wundwerden der Haut.**

---

* Pouch = „Tasche"

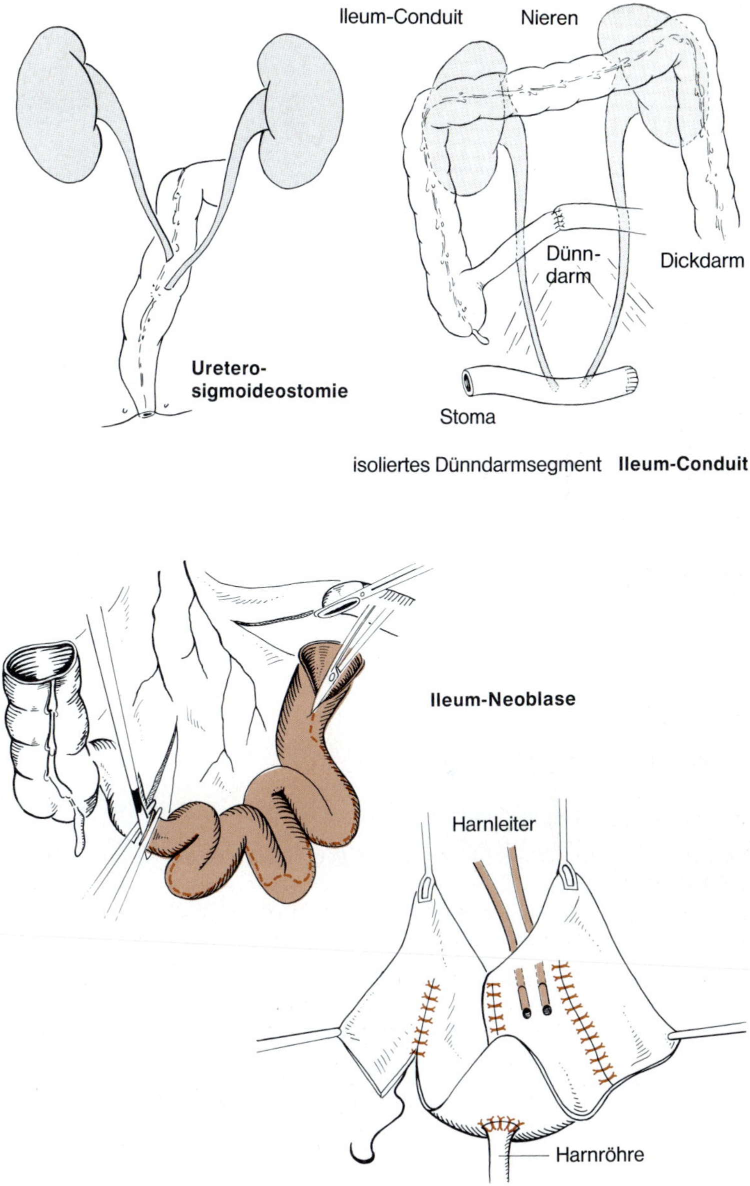

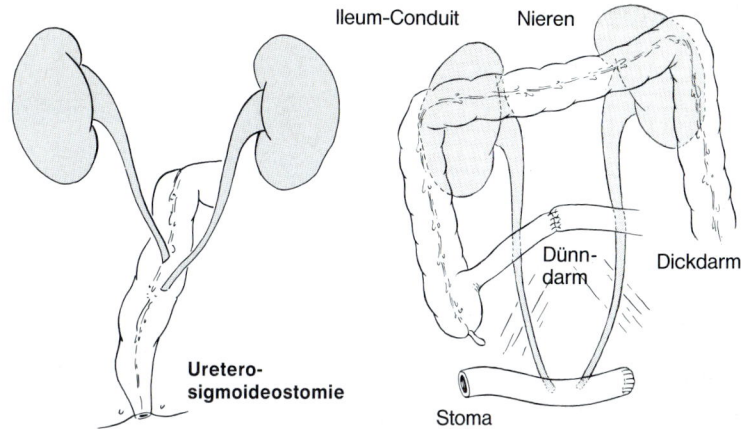

Ileum-Conduit   Nieren

Dünn-
darm

Dickdarm

Ureterosigmoideostomie

Stoma

isoliertes Dünndarmsegment   **Ileum-Conduit**

Ileum-Neoblase

Harnleiter

Harnröhre

Abb. 166   **Harnumleitung**

Suprapubische transvesikale Prostatektomie

Zugangsweg: Unterbauchmittelschnitt, Pfannenstiel-Schnitt.

Operationsprinzip: Entfernung der Vorsteherdrüse nach Eröffnung der Blase (Abb. **167**).

Drainage: In die Blase oder Prostataloge wird ein Ballonkatheter eingelegt. Darüber hinaus kann ein Spülkatheter von oben in die Blase eingelegt werden. Außerhalb der Blase liegt eine Redon-Drainage, ein Lang- oder Kurzdrain. Bei der Spülung der Blase ist sorgfältig darauf zu achten, daß lediglich aus dem Blasenkatheter, aus den Blasendrainagen der Harn bzw. die Spülflüssigkeit abfließt. Fließt die Spülflüssigkeit aus der Wundhöhle oder aus den außerhalb der Blase liegenden Drainagen, ist der Arzt sofort zu benachrichtigen.

Retropubische Prostatektomie (nach Millin)

Zugangsweg: Unterbauchmittelschnitt, Pfannenstiel-Schnitt.

Operationsprinzip: Die Prostata kann auch direkt durch die Prostatakapsel entfernt werden (Abb. **168**).

Vorteile sind die direkte Einsichtnahme in die innere Prostatakapsel und die genauere Möglichkeit, eine exakte Blutstillung vorzunehmen. Die Prostatahöhle wird dabei stärker gerafft.

Drainage: Einlegen eines Ballonkatheters in die Blase. Außerhalb der Blase Redon-Drainage, Lang- oder Kurzdrain.

Radikale Prostatektomie

Zugangsweg: Unterbauchmittelschnitt.

Operationsprinzip: Während bei der Adenomektomie Prostatakapsel und die Samenblasen beim Patienten verbleiben (Abb. **169**), wird bei der radikalen Prostatektomie – beim Prostatakarzinom – die Prostata samt der Kapsel und Samenblasen entfernt (Abb. **170**).

Anschließend wird eine Verbindung zwischen der Blase und der Harnröhre geschaffen.

Drainage: Ballonkatheter in die Blase, mit oder ohne Einlegen eines Spülkatheters. Außerhalb der Blase Redon-Drainage, Lang- oder Kurzdrain. Die Befestigung des Ballonkatheters ist besonders wichtig, da die Blasen-Harnröhren-Verbindung durch diesen Katheter gleichzeitig gesichert wird.

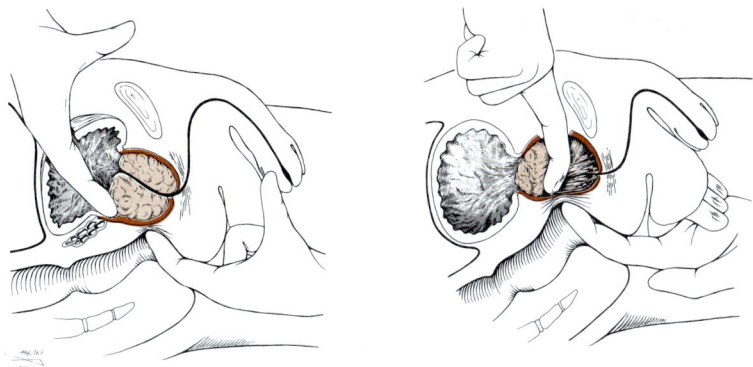

Abb. 167   **Transvesikale Prostatektomie**   Abb. 168   **Retropubische Prostatektomie**

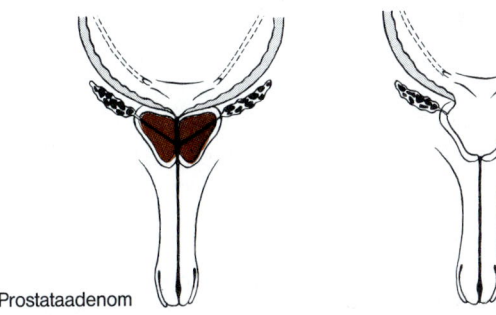

Prostataadenom   „Adenomektomie"

Abb. 169   **Prostatektomie**

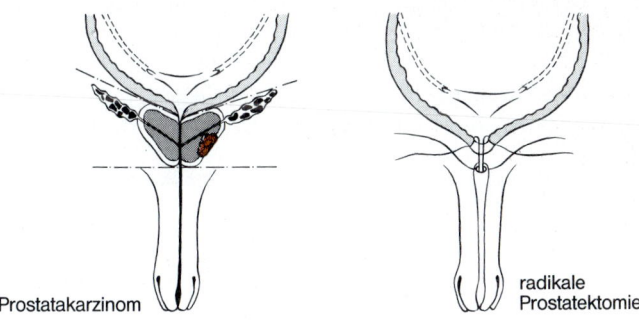

Prostatakarzinom   radikale
                                     Prostatektomie

Abb. 170   **Radikale Prostatektomie**

Elektroresektion der Prostata

Zugangsweg: Transurethral.

Operationsprinzip: Die Prostata wird durch ein Spezialinstrument (Resektoskop) mit einer elektrischen Schlinge in kleine Späne zerlegt („hobeln"), die mit einer Spritze durch den Instrumentenschaft aus der Blase herausgespült werden (Abb. **171**). Anschließend erfolgt eine sorgfältige Blutstillung. Einlegen eines Dauerkatheters für einige Tage, im Regelfall ein Ballonkatheter.

Die Bevorzugung einer der beiden Blickrichtungen von 5 Grad oder 25 Grad beruht weitgehend auf der Gewöhnung des Operateurs und an das vorhandene Instrumentarium. Eine einwandfreie Resektion ist mit beiden Blickrichtungen möglich.

Die Blickrichtung von 25 Grad erlaubt den direkten Einblick in die Prostataloge. Spritzende Gefäße erscheinen ohne Heben des Schaftes im Blickfeld. Die 25-Grad-Optik zeigt darüber hinaus etwas mehr von der unteren Zirkumferenz der Harnröhre.

Die 5-Grad-Optik erlaubt einen umfassenden Blick über die gesamte Zirkumferenz. Zur Beobachtung von spritzenden Gefäßen in der Tiefe der Loge wird das Resektoskop leicht angehoben (Abb. **172**).

Durch die Dauerspülung kann man die Loge bei unterschiedlichen Füllungszuständen der Blase und unter unterschiedlichem Spülstrahldruck in der ganzen Ausdehnung darstellen, so daß auch kleinste blutende Gefäße einwandfrei lokalisiert und koaguliert werden können.

Ein geübter Operateur kann etwa 1 g/Min. resezieren. In 1 Std. ist folglich ein Resektionsgewicht von etwa 60–80 g erreichbar. Eine Überschreitung der 1-Std.-Grenze ist in Einzelfällen nach Abstimmung mit dem Anästhesisten möglich. Im Regelfall gilt jedoch das Resektionsgewicht von etwa 60–80 g als obere Grenze zwischen dem transurethralen Verfahren und der offenen Operation. Eine Überschreitung des Gesamtgewichtes ist selbstverständlich bei routinierten Operateuren üblich.

Getrennte Stromarten für Schneiden und Koagulieren sind im allgemeinen zu empfehlen. Bei stark blutenden Adenomen ist die Verwendung von Mischströmen hilfreich. In Kapselnähe kann später zur Vermeidung tieferer Gewebezerstörungen wieder auf getrennte Stromarten zurückgeschaltet werden.

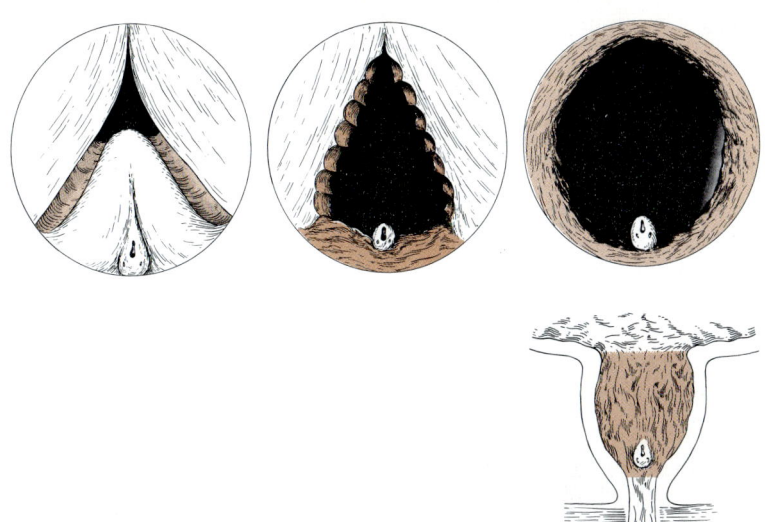

Abb. 171   **Elektroresektion des Prostataadenoms**

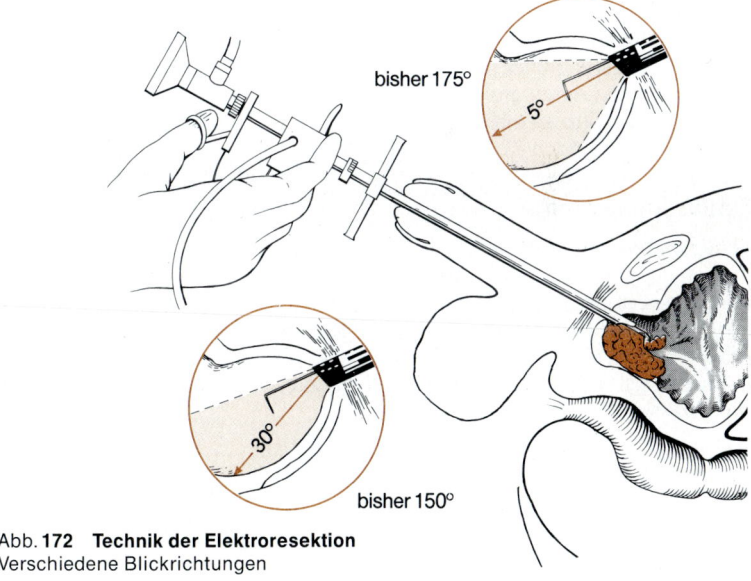

bisher 175°

5°

30°

bisher 150°

Abb. 172   **Technik der Elektroresektion**
Verschiedene Blickrichtungen

Komplikationen

Komplikationen der transurethralen Elektroresektion (TUR) der Prostata sind:

1. Sphinkterverletzung,
2. Kapselperforation mit oder ohne Einschwemmung von Spülflüssigkeit,
3. TUR-Syndrom.

TUR-Syndrom (Abb. 173)

Die Einschwemmung von Spülflüssigkeit führt zu Überschuß an Flüssigkeit und zu einem Mangel an Natrium.

Lungenödem, Hirnödem, Hämolyse und Nierenversagen sind gefürchtete Komplikationen des Endstadiums.

Bei Dauerspülinstrumenten ist diese Gefahr deutlich geringer (Abb. **174**).

Seitdem wir ausschließlich Dauerspülresektoskope verwenden, ist an unserer Klinik kein TUR-Syndrom mehr aufgetreten.

Eine Niederdruckirrigation ist auch mit dem Trokar (nach Reuter) möglich (Abb. **175**).

Nachblutung

Nachblutungen können – selten – zu einer Blasentamponade führen. Ist die direkte Beseitigung über dem liegenden Dauerkatheter nicht möglich, wird die Tamponade durch ein Dauerspülresektoskop ausgeräumt. Das direkte Aufsetzen der Spritze auf den Schaft erleichtert die schnelle Ausräumung, auch bei festsitzenden Koageln (Abb. **178**).

Dauerspülsysteme

Dauerspülsysteme haben sich weithin bewährt und bestehen im Regelfall aus einem 10-l-Spülkanister und einer Belüftungsgarnitur aus entsprechenden Überleitungsgeräten mit integriertem Rückschlagventil. Vom Zystoskop wird das Spülwasser durch eine Rollenpumpe abgesaugt und wiederum in einen Auffangbehälter wird die verbrauchte Spüllösung abgepumpt. Eine Ableitung in den Gulli ist heute im Operationsbereich nicht mehr gestattet.

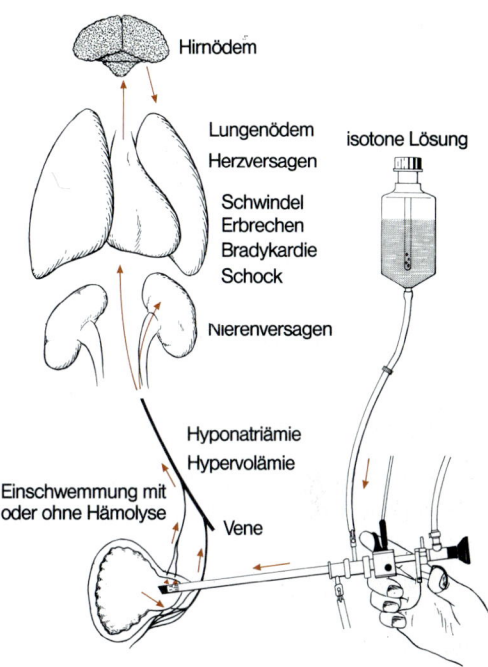

Hirnödem

Lungenödem   isotone Lösung
Herzversagen

Schwindel
Erbrechen
Bradykardie
Schock

Nierenversagen

Hyponatriämie
Hypervolämie

Einschwemmung mit
oder ohne Hämolyse
Vene

Abb. 173   **TUR-Syndrom**

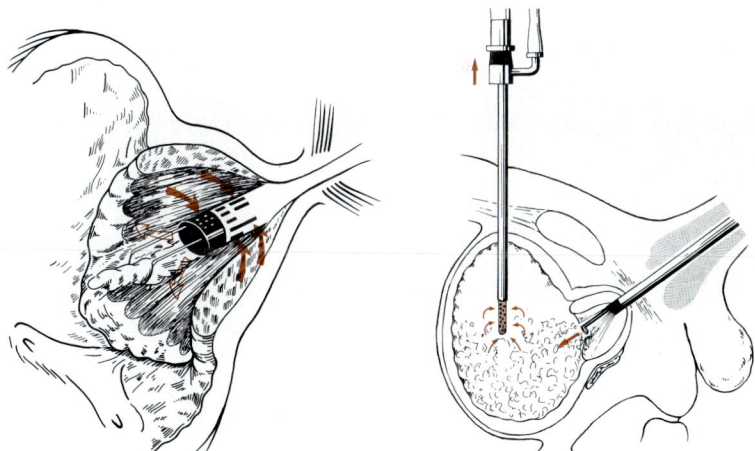

Abb. 174   **Dauerspülresektoskop**   Abb. 175   **Trokarresektion** (nach Reuter)

Urethrotomia interna – Harnröhrenschlitzung

Zugangsweg: Transurethral.

Operationsprinzip: Die Harnröhrenenge wird mit einem scharfen Skalpell unter Sicht geschlitzt. Zuvor wird möglichst ein Harnleiterkatheter oder ein Schienungsdraht über die Striktur geführt, um eine Leitsonde zu haben. Die Striktur muß großzügig bei 12 Charr gespalten werden, da die nachfolgende Vernarbung wieder zu einer Verengung führen kann. Anschließend Einlegen eines 18-Charr-Dauerkatheters (Abb. **176**); das Einführen des Katheters wird durch Belassen des halboffenen Schaftes erleichtert.

Blasensteinzertrümmerung

Zugangsweg: Transurethral.

Operationsprinzip: Über ein Operationsinstrument wird entweder eine Ultraschallsonde oder eine Sonde des Riwolith (Abb. **177**) auf den Stein geführt und der Stein zertrümmert. Weiteres Zerkleinern der Steinbröckel über den Stein-Punch, abschließendes Absaugen der Steintrümmer über den Instrumentenschaft.

Drainage: Im Regelfall Ballonkatheter.

Die alten Blasenstein- und Fremdkörperzangen bzw. zystoskopischen Lithotriptoren werden durch dieses Vorgehen weitgehend überflüssig.

Prostatabiopsie

Zur Gewinnung von Gewebe aus der Prostata wird vom Damm oder After aus eine Punktionskanüle in die Prostata unter Tastkontrolle eingestochen. Bei der sog. Tru-cut-Nadel wird die Innenkanüle vorgeschoben, anschließend ein Gewebszylinder durch die Außenkanüle abgeschnitten (Abb. **179**).

Vorbereitung zur Prostatabiopsie: Einige Stunden vorher Einführung eines Zäpfchens zum Abführen, gelegentlich wird nach der Biopsie ein mit Nebacetin getränkter Tupfer in den After eingeführt. Dieser Tupfer muß nach 6 Std. entfernt werden. Ein Zellpunktat kann durch die sog. Feinnadelbiopsie entnommen werden. Infektprophylaxe!

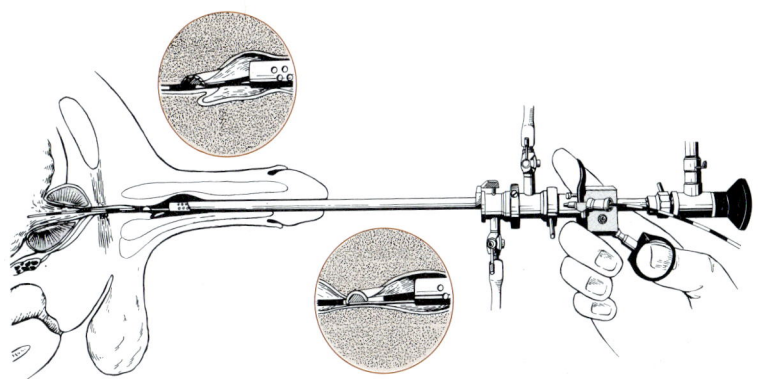

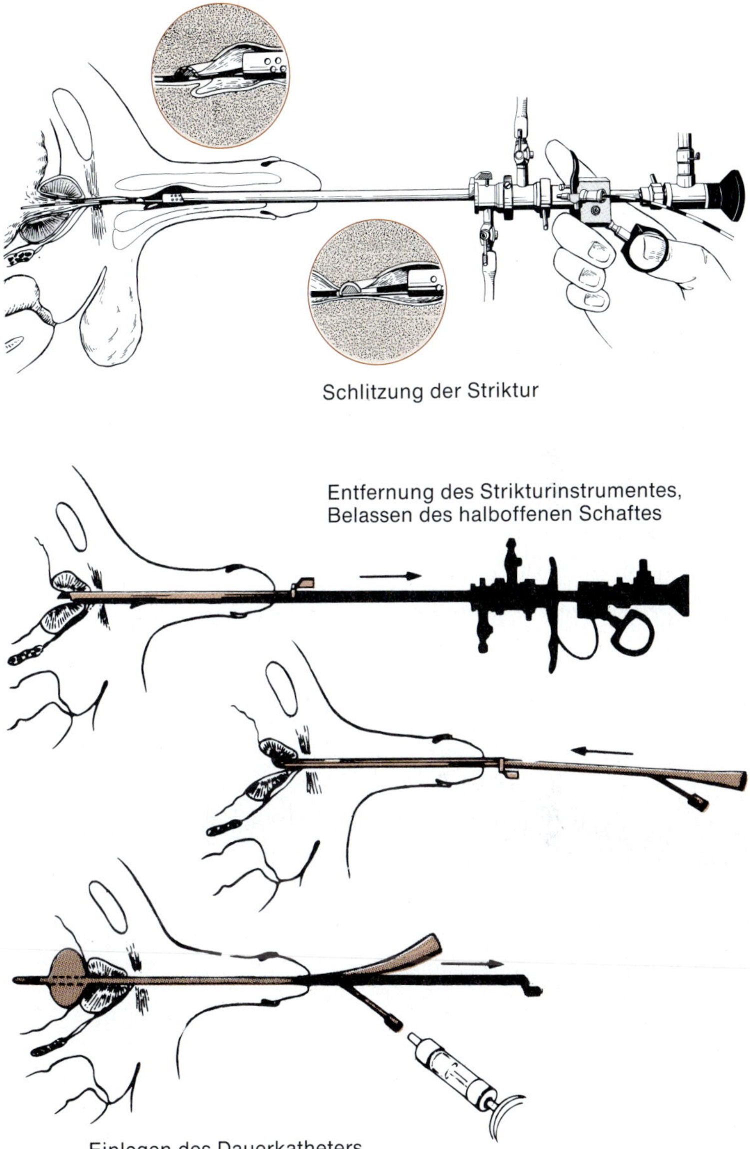

Schlitzung der Striktur

Entfernung des Strikturinstrumentes,
Belassen des halboffenen Schaftes

Einlegen des Dauerkatheters

Abb. 176 **Harnröhrenschlitzung**

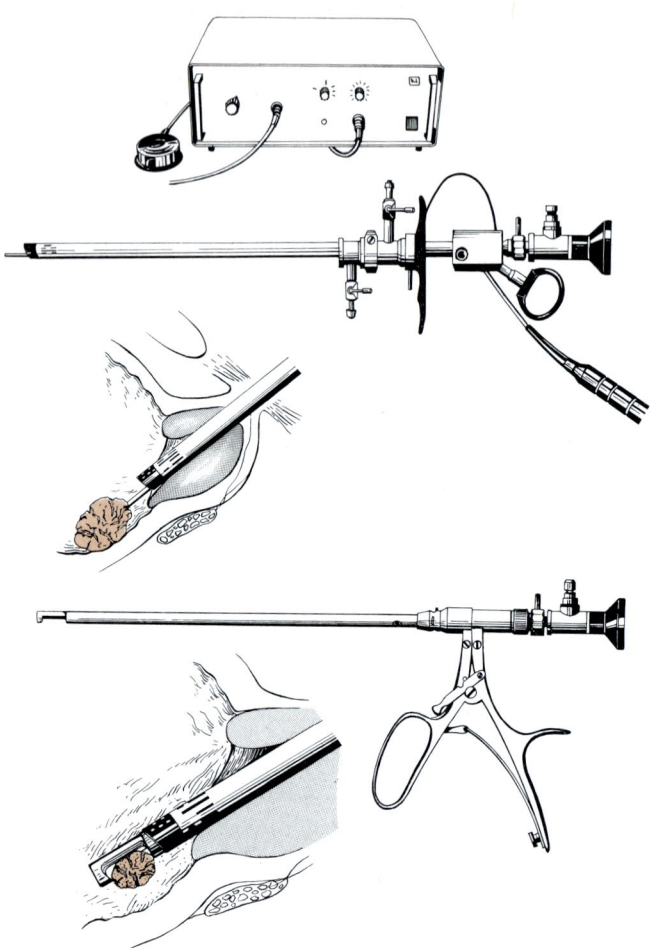

Abb. 177 **Blasensteinzertrümmerung**

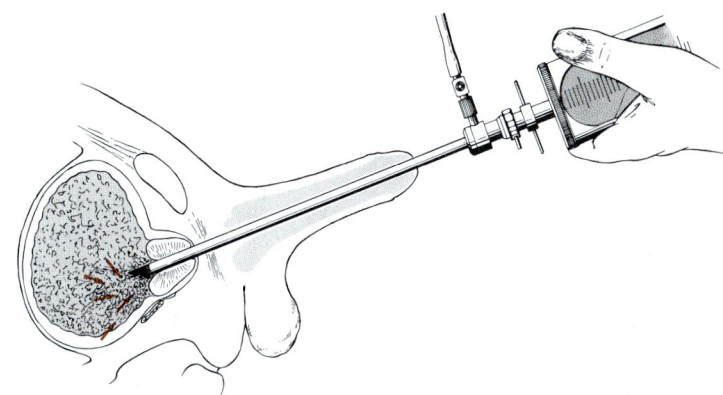

Abb. 178   Ausräumung einer Blasentamponade

Merke:

- Ausräumen mit Hämaturiekatheter oder Endoskopiegerät (Resektoskop).
- Verhüten: Nachsorge, Spülung! Evtl. Cystofixkatheter.
- Direktes Aufsetzen der Spritze erleichtert die Handhabung.

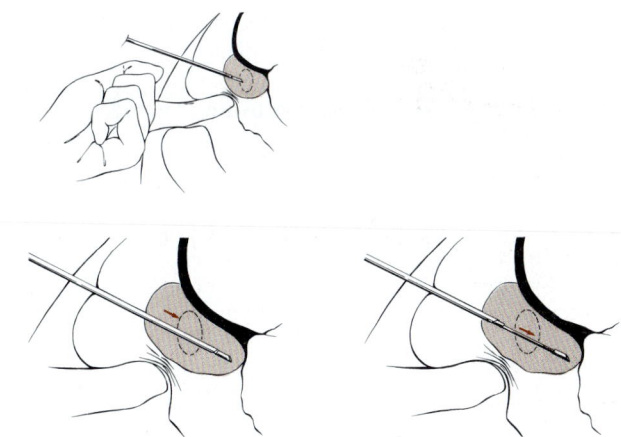

Abb. 179   Prostatabiopsie

Nierentransplantation

Die Behandlungsmöglichkeiten bei Patienten mit Nierenversagen konnten in den letzten Jahren durch die Verbesserung der Dialyseverfahren und durch die Fortschritte auf dem Gebiet der Nierentransplantation verbessert werden. Die Patientenüberlebensraten bei den verschiedenen Verfahren der Dialysebehandlung und der Transplantation sind gleich, eine erfolgreiche Transplantation bietet dem Patienten vor allem langfristig bessere Rehabilitationsmöglichkeiten. Die Indikation zur Nierentransplantation wurde in den letzten Jahren ständig erweitert. Auch Systemerkrankungen (z. B. Diabetes mellitus) und seltenere Erkrankungen (z. B. Lupus erythematodes, Amyloidose) sind heute keine Kontraindikation zur Transplantation mehr (Tab. 38). Grundsätzlich können zur Transplantation die Niere verwandter Lebendspender (Eltern, Geschwister) oder die Nieren von frisch Verstorbenen verwandt werden. Voraussetzung für die Entnahme der Organe Verstorbener ist der von mehreren, nicht dem Transplantationsteam angehörigen Ärzte erbrachte Nachweis des eingetretenen Hirntodes. Nach der gegenwärtigen Rechtslage ist das Einverständnis der Angehörigen zur Organentnahme einzuholen, wenn der Verstorbene nicht zu Lebzeiten seine Bereitschaft zur Organentnahme in einem Spendeausweis dokumentiert hat.

Die *Technik der Nierenentnahme* ist standardisiert: Nach Durchspülung der Niere mit einer auf 4 °C abgekühlten Elektrolytlösung wird die Niere mit der Aorta, V. cava und Harnleiter entfernt. Bei einer einfachen Lagerung auf Eis bleiben die Nieren bis etwa 50 Stunden lebensfähig. Zur Gewebetypisierung werden beim Spender die Gewebegruppen – HLA-Antigene – bestimmt. Für den Erfolg einer Transplantation ist neben der Blutgruppenübereinstimmung eine möglichst weitgehende Übereinstimmung der HLA-Antigene zwischen Spender und Empfänger von Bedeutung.

Technik der Nierentransplantation (Abb. 180)

Die Spenderniere wird in einer genormten Operationstechnik extraperitoneal in die Fossa illiaca implantiert. Die Nierenvene und -arterie werden mit den Beckengefäßen des Empfängers anastomosiert, die Nierenvene End-zu-Seit, die Nierenarterie End-zu-End oder End-zu-Seit. Der Harnleiter der Spenderniere wird in die Blase des Empfängers implantiert. Die Immunsuppression wurde durch die Einführung von Ciclosporin wesentlich verbessert. Eine Vielzahl der heute zur Verfügung stehenden Immunsuppressiva ermöglicht bei Abstoßungsreaktionen eine individuelle „maßgeschneiderte" Immunsuppression. Diese Fortschritte haben dazu geführt, daß derzeit nach Leichennierentransplantationen 1-Jahres-Transplantationsraten von über 85 % erzielt werden.

Tabelle **38** Kontraindikationen für die Nierentransplantation

1.   Akute und nicht sanierbare chronische Infektionen
     (z. B. Hepatitis, Tuberkulose, Osteomyelitis)

2.   Schwere, generalisierte Arteriosklerose mit Komplikationen
     (z. B. Apoplexie, Herzinfarkt, Verschluß der Beckenarterien)

3.   Schwere, irreversible chronische Erkrankungen
     (z. B. Leberzirrhose, Herzinsuffizienz)

4.   Inkurable maligne Erkrankungen

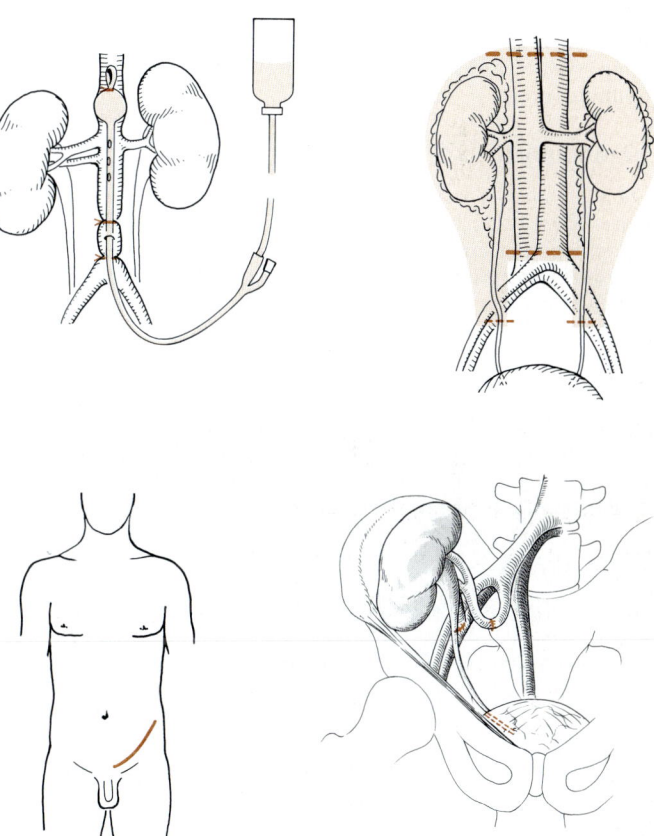

Abb. **180**   **Nierentransplantation**

Dialyse

Peritonealdialyse

Bei der Peritonealdialyse wird in den Bauchraum eine Drainage eingelegt, über die im Wechsel Dialyseflüssigkeit ein- oder abgelassen wird
(Abb. **181**). Die Peritonealdialyse ist im Vergleich zur Hämodialyse weniger aufwendig, aber auch weniger wirksam, d. h. die erforderliche Behand-
lungsdauer zur Entfernung der Stoffwechselschlacken ist im Vergleich zur
Hämodialyse verlängert.

Vorteile der Peritonealdialyse sind die unkomplizierte, einfache Handhabung und die geringeren Kosten.

Nachteile sind die geringere Wirksamkeit, die Gefahr von Bauchfellentzün-
dung sowie der Eiweißverlust durch Übertreten von Eiweißteilchen in die
Spülflüssigkeit.

Hämodialyse

Die Hämodialyse wird auch als Blutwäsche oder als Behandlung mit künst-
licher Niere bezeichnet. Bei der Hämodialyse wird das Blut mit Hilfe einer
Blutpumpe der eigentlichen Niere – einem Filtersystem –, wo die Dialyse
stattfindet, zugeführt. Zusätzlich wird dem Blut mit einer Pumpe kontinuierlich Heparin zugesetzt, um eine Gerinnung des Blutes im Gerät zu vermeiden. Schlackenstoffe des Blutes werden durch eine Membran in das sog.
Dialysat überführt. Nach der Filtration wird das Blut wieder dem Körper
zugeführt (Abb. **181**).

Mit der Dialyse wird der Wasser-, Elektrolyt- und Säure-Basen-Haushalt
ausreichend korrigiert. Die Konzentration der harnpflichtigen Substanzen
liegt höher als beim Gesunden. Die Patienten sind jedoch von den schweren
Nierenvergiftungssymptomen befreit.

Hämofiltration

Bei der Hämofiltration wird das Blut über einen sog. Hämofilter geleitet
und gleichzeitig Wasser entzogen (Abb. **181**). Auch hier ist eine Heparini-
sierung des Blutes im Gerät notwendig.

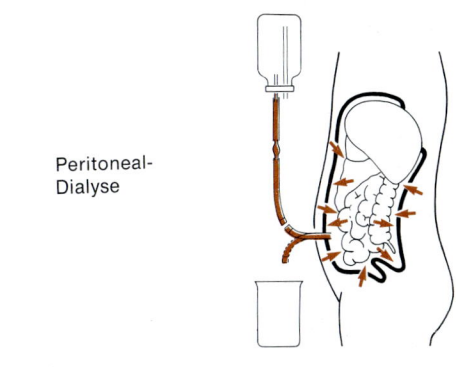

Peritoneal-
Dialyse

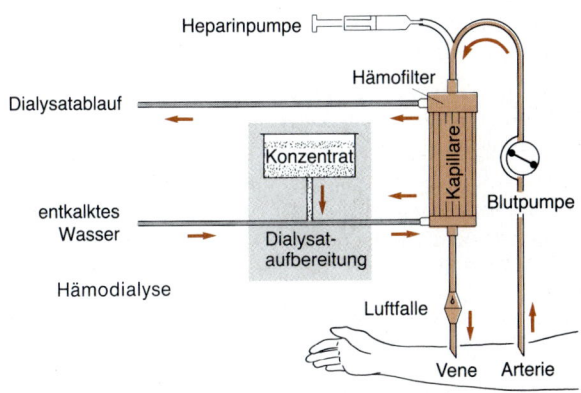

Heparinpumpe

Hämofilter

Dialysatablauf

Konzentrat

Kapillare

Blutpumpe

entkalktes
Wasser

Dialysat-
aufbereitung

Hämodialyse

Luftfalle

Vene   Arterie

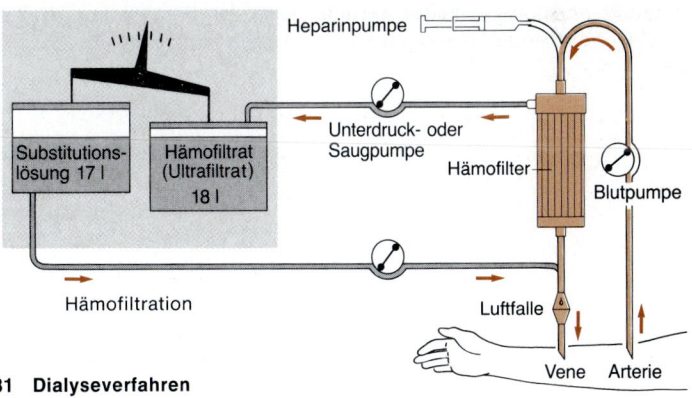

Heparinpumpe

Substitutions-
lösung 17 l

Hämofiltrat
(Ultrafiltrat)
18 l

Unterdruck- oder
Saugpumpe

Hämofilter

Blutpumpe

Hämofiltration

Luftfalle

Vene   Arterie

Abb. 181 Dialyseverfahren

Elektrochirurgie

Im Altertum wurde bereits das Glüheisen in der Medizin verwandt. Die moderne Elektrochirurgie läßt dagegen die Hitze erst im Gewebe selbst entstehen. Eine Zone mit relativ hoher Stromdichte verwendet man elektrisch zum Schneiden und Koagulieren.

Dagegen wird bei der sog. Mikrokoagulation ein anderes Prinzip verwandt. Hier entsteht nur ein Stromfluß zwischen den Spitzen einer Pinzette, so daß das zwischen den Branchen der Pinzette liegende Gewebe koaguliert wird (Abb. **182** u. **183**).

Einige Regeln zur Vermeidung von Verbrennungen sind in der Elektrochirurgie wichtig. Auf dem Tisch soll eine dicke trockene Unterlage liegen, die sozusagen den Patienten isoliert. Metallteile des Operationstisches dürfen nicht mit dem Patienten in Berührung kommen. Unter dem Patienten darf sich keine Flüssigkeit ansammeln, vor allem kein Desinfektionsmittel.

Trockene Zellstofflagen sollten, wenn erforderlich, in Hautfalten und zwischen die Extremitäten gelegt werden, um auch dort trockene Flächen zu gewährleisten.

Die neutrale Elektrode muß breitflächig, fest mit Gummibändern am Oberschenkel angelegt werden. Die angelegte Elektrode wird zweckmäßigerweise mit einer Binde umwickelt. Davor kann man bei trockener Haut die Anlagestelle mit Kochsalzlösung vorsichtig einreiben. Sehr häufig werden heute Einmalelektroden verwandt. Die Kabel müssen möglichst kurz geführt werden. Die neutrale Elektrode sollte möglichst in der Nähe des Operationsfeldes befestigt sein (Abb. **184**).

Merke:

- **Der Resektionsstrom sollte zur Vermeidung ungewollter Blasenverletzungen erst eingeschaltet werden, wenn das Resektoskop in die Blase eingeführt ist und der Operateur sozusagen vor Ort ist.**

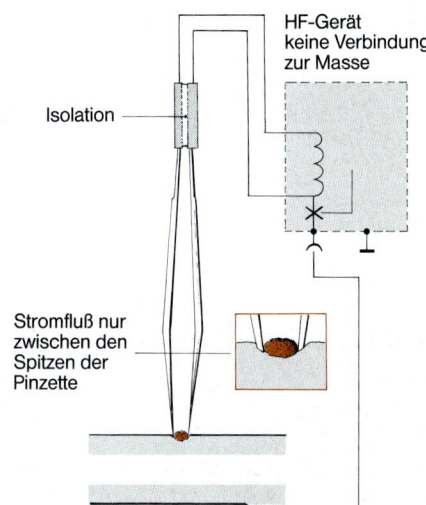

HF-Gerät
keine Verbindung
zur Masse

Isolation

Stromfluß nur
zwischen den
Spitzen der
Pinzette

Abb. 182   Mikrokoagulation

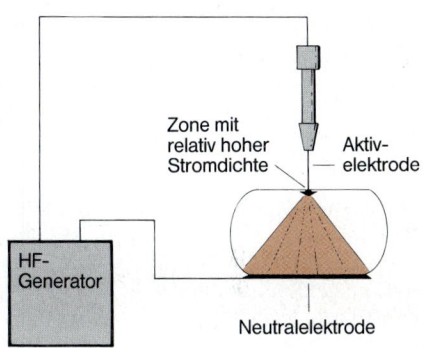

Zone mit
relativ hoher
Stromdichte

Aktiv-
elektrode

HF-
Generator

Neutralelektrode

Abb. 183   Funktionsprinzip der Elektrochirurgie

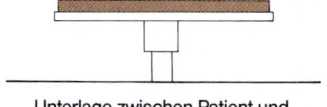

Unterlage zwischen Patient und
Operationstisch, Auflagepolster

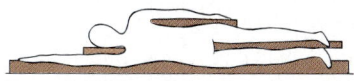

trockene Zellstofflagen in
die Hautfalten

Abb. 184   Vermeidung von Gefahren bei der Elektrochirurgie

Postoperative Harn- und Sekretableitung

Die Wartung und Sicherung der Harnableitung ist in der Urologie von entscheidender Bedeutung. Besonderes Gewicht haben diese Maßnahmen bei organerhaltenden Eingriffen an den Nieren und ableitenden Harnwegen. Sickert Harn in das Gewebe, kommt es zu Wundphlegmonen, unerwünschten Vernarbungen und damit zu einer Gefährdung des postoperativen Ergebnisses. Ein sofortiges und vollständiges Ableiten von Harn sowie von Sekreten ist für den Erfolg der einzelnen Operationen unbedingt notwendig.

Nierenfistelkatheter

Der Nierenfistelkatheter liegt im Nierenbecken und muß kontinuierlich den Harn ableiten. Eine Verlegung des Fistelkatheters führt zu einer Schädigung der Nieren und Harnrückstauung und muß unbedingt vermieden werden. Ein Fistelkatheter darf ohne ärztliche Anordnung niemals abgestöpselt werden. Die ausgeschiedene Flüssigkeitsmenge muß kontinuierlich gemessen werden. Ein Aufhören der Harnausscheidung ist sofort dem Arzt anzuzeigen.

Die Befestigung eines Nierenfistelkatheters erfolgt direkt nach der Operation durch entsprechende Haltefäden an der Haut. Später – nach Entfernen der Fäden – muß der Katheter mit besonderen Sicherheitsmaßnahmen auf der Haut befestigt werden. Dafür gibt es einmal vorgefertigte Abgangsplatten aus Gummi oder Kunststoff, die den Katheter in der optimalen Position fixieren. Diese Platten werden mit Heftpflasterstreifen auf der Haut befestigt.

Die zweite Möglichkeit der Fistelkatheterbefestigung besteht aus der Sicherung mit einer Sicherheitsnadel, die mit einem Seidenfaden am Katheter befestigt wird. Über die Sicherheitsnadel wird ein perforierter Heftpflasterstreifen geklebt, der ebenfalls den Fistelkatheter sicher in seiner ursprünglichen Lage festhält.

Die dritte Möglichkeit, die ausschließliche Befestigung mit Heftpflasterstreifen, ist insofern unsicher, da nebenher austretender Harn oder Sekret das Heftpflaster aufweichen und vom Katheter lösen kann. Auch Nephrostomieballonkatheter wurden in der letzten Zeit entwickelt.

Rutscht ein Fistelkatheter aus der Befestigung heraus, muß *sofort* ein neuer Katheter eingelegt werden, da sich die Wunde in ganz kurzer Zeit schließt und ein neuer Katheter nicht mehr eingeführt werden kann.

Bei Verlegung eines Fistelkatheters darf nur eine geringe Menge Spülflüssigkeit verwandt werden, da das Nierenbecken nur 3–5 ml faßt und größere Mengen zu einer Schädigung der Niere führen können (10–20 ml Spritze und physiologische Kochsalzlösung verwenden; *keine Blasenspritze*).

Drainagen an der Niere

Bei den Operationen an der Niere werden folgende Ableitungsformen (Abb. **185**) unterschieden:

1. die Nierenfistel,
2. den Durchzugkatheter zur Nierenfistelung,
3. die Nierenschiene, den Splint,
4. den Lang- bzw. Kurzdrain,
5. die Redon-Drainage bzw. Saugdrainage über eine Absaugpumpe.

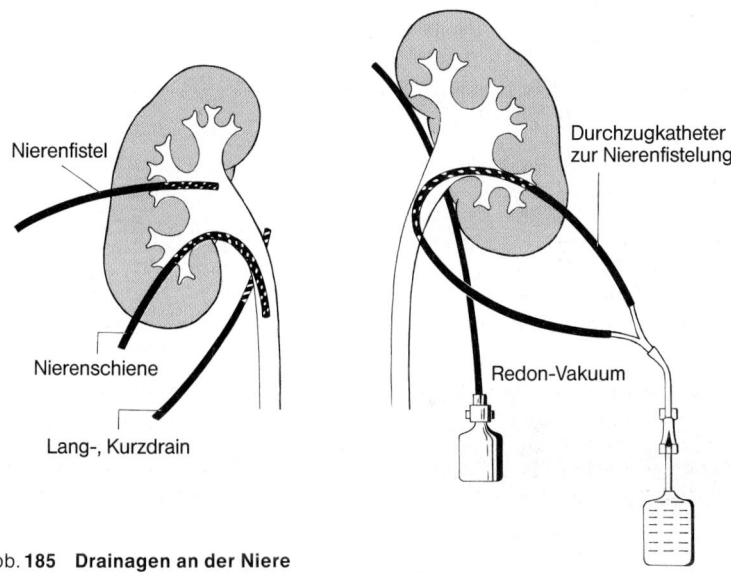

Abb. **185** **Drainagen an der Niere**

Durchzugkatheter

Ein Durchzugkatheter dient der dauernden Drainage der Niere; durch die Doppelbefestigung an der Haut läßt er sich sicherer fixieren und führt über beide Schenkel den Harn kontinuierlich ab.

Im Bereich des Nierenbeckens befinden sich am Durchzugkatheter 2 oder 3 größere Öffnungen, die beim Wechseln des Katheters wieder exakt in die gleiche Position des Nierenbeckens gebracht werden müssen.

Nierenschiene

Die Nierenschiene (ein Schienungsdrain aus Kunststoffsplint 6, 8 oder 10 Charr) wird bei Operationen am Nierenbecken und Harnleiter durch die Wunde herausgeleitet und dient dazu, den Harnleiter bzw. die operativ versorgten Gebiete offen zu halten, den Harn abzuführen und damit die Wundheilung zu begünstigen. Aus dem Splint ausgetragene Flüssigkeitsmengen müssen täglich registriert und auf der Kurve vermerkt werden. Wird ausschließlich ein Splint und keine Nierenfistel angelegt, werden sämtliche Harnmengen dieser Niere über den Splint abgeführt (z. B. in der Kinderurologie). In diesem Fall muß der Splint wie ein Fistelkatheter beobachtet und kontrolliert werden. Er muß kontinuierlich den Harn abführen und darf nicht verstopfen.

Lang- oder Kurzdrain

Ein Lang- oder Kurzdrain liegt neben der Niere und dient zur kurzfristigen Ableitung von Harn- und Gewebswasser. Ein Kurzdrain sollte nicht zu stark austragen und darf niemals angespült werden. Kommt es zur stärkeren Durchtränkung des Verbandes mit Blut, Gewebswasser oder Harn, so muß der Arzt verständigt werden.

Ein Langdrain liegt ebenfalls neben der Niere und dient der kontinuierlichen Absaugung von Blut, Gewebswasser und Harn. Es wird sofort nach der Operation an einen Plastikbeutel angeschlossen und darf niemals ohne ärztliche Anordnung abgestöpselt werden. Die ausgetragene Flüssigkeitsmenge wird zweimal täglich registriert und auf der Kurve vermerkt. Ein Langdrain darf ebenfalls niemals angespült werden.

Redon-Drainage

Die Redon-Drainage liegt neben der Niere oder auch im Unterhautgewebe. Ein Redon-Drain muß sofort nach der Operation angeschlossen werden. Die Kontrolle, ob ein Unterdruck vorliegt, ist regelmäßig durchzuführen. Bei fehlendem Unterdruck muß die Redon-Flasche sofort erneuert werden, da eine Redon-Flasche ohne Sog schlechter ist als eine Ableitung. Ein Redon-Drain darf ebenfalls niemals angespült oder abgestöpselt werden (Abb. **186**).

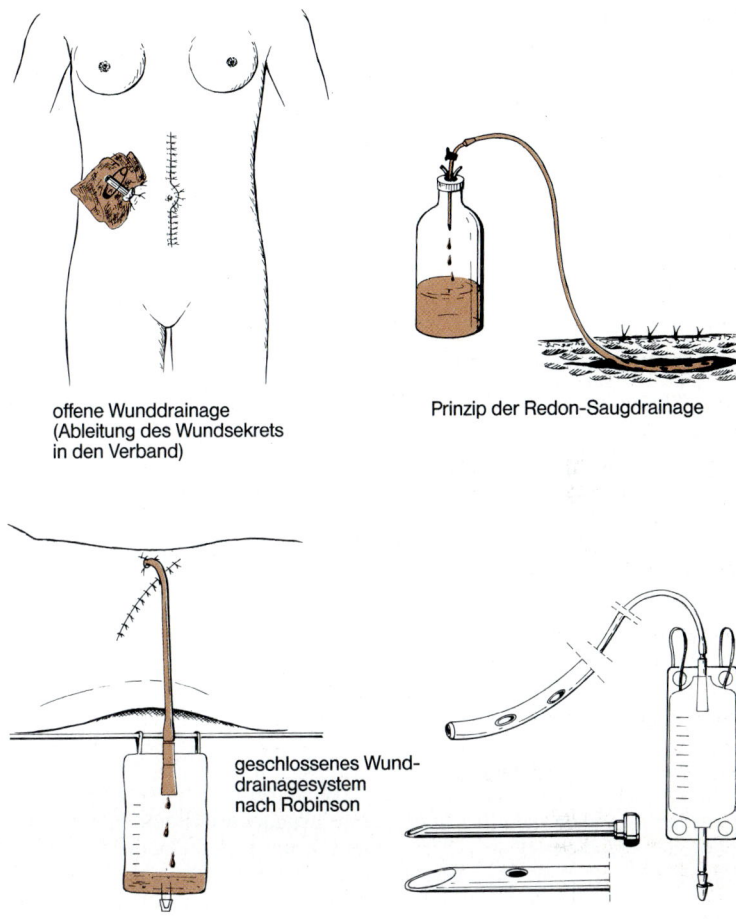

offene Wunddrainage
(Ableitung des Wundsekrets
in den Verband)

Prinzip der Redon-Saugdrainage

geschlossenes Wund-
drainagesystem
nach Robinson

Abb. 186   Verschiedene unterschiedliche Drainagesysteme

Merke:

● Drainagen, die im Gewebe liegen, sollten nicht angespült werden!

Saugdrainage über eine Pumpe

Müssen größere Mengen von Gewebswasser oder Harn abgesaugt werden, wird zweckmäßigerweise eine kontinuierliche Absaugung über eine Saugpumpe durchgeführt. Dabei sollte man in der Urologie besonders darauf achten, daß der eigentlichen Pumpe zwei genügend große Flaschen vorgeschaltet sind, da es bei größeren Flüssigkeitsmengen wie bei einer Harnabsaugung zum Überlaufen eines kleinen Gefäßes und damit zum Eintritt des Sekretes oder des Harns in das Pumpensystem kommen kann.

Saugt ein Redon-Drain kontinuierlich große Mengen ab, kann nach ärztlicher Anordnung auf einen Sog verzichtet werden und das Redon-Drain an einen Kunststoffbeutel angeschlossen werden.

Drainagen am Harnleiter

Bei Operationen am Harnleiter sind folgende Drainagen möglich (Abb. **187**):

1. Harnableitung über einen Splint oder Ureterkatheter
   a) durch die Wunde,
   b) durch die Harnröhre und Blase;
2. Kurz- oder Langdrain (z. B. geschlossene Drainage – nach Robinson);
3. Redon-Drainage.

Harnableitung über einen Splint oder Ureterkatheter

Ein in den Harnleiter eingeführter Splint kann entweder über die Niere, das Nierenbecken, die Blase oder die Harnröhre nach außen geführt werden. An der Haut wird der Splint meist über Haltefäden gesichert, später sollte er durch eine Sicherheitsnadel, die am Splint angebunden wird, zusätzlich fixiert werden. Wird der Splint über die Harnröhre hinausgeleitet, kann man ihn an einem daneben in der Blase liegenden Ballonkatheter festbinden oder ihn ebenfalls mit einer Sicherheitsnadel und einem Pflaster befestigen. Die aus dem Splint ausgetragenen Flüssigkeitsmengen müssen ständig überwacht werden, da es bei einem Verschluß des Splintes zu einem Harnrückstau und damit zur Gefährdung des Patienten kommt. Ein Splint darf nur mit geringen Flüssigkeitsmengen, entsprechend einer Nierenfistel, angespült werden.

Kurz- oder Langdrain

Ein Kurz- oder Langdrain liegt neben dem Harnleiter und dient zur kurzfristigen Ableitung von Harn und Gewebswasser. Wird viel Harn über den Kurz- oder Langdrain entleert, muß eine Störung des normalen Harnabtransportes vorliegen und der Arzt benachrichtigt werden. Ein Kurz- oder Langdrain darf niemals angespült werden. Die ausgetragene Flüssigkeitsmenge wird zweimal täglich registriert und auf der Kurve vermerkt.

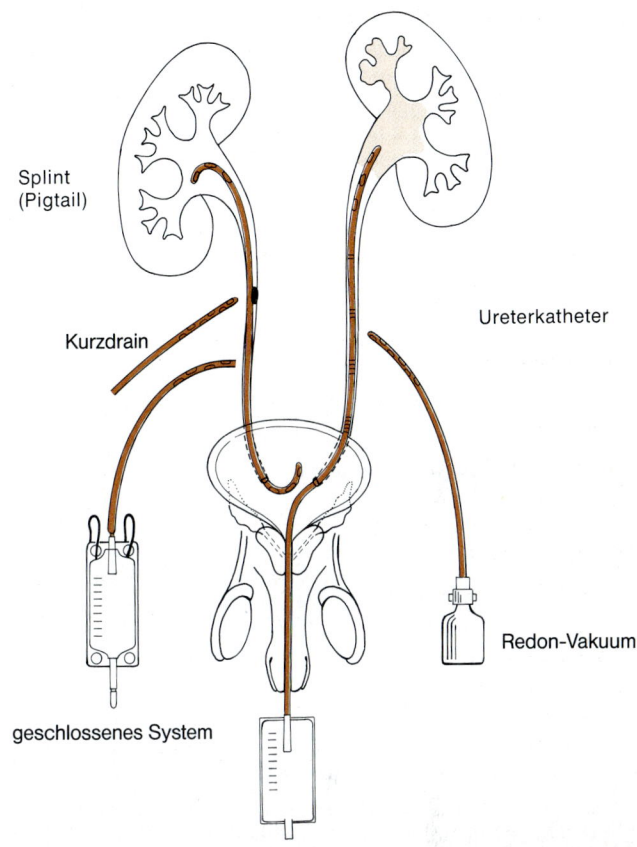

Splint
(Pigtail)

Kurzdrain

Ureterkatheter

Redon-Vakuum

geschlossenes System

Abb. 187   **Drainagesysteme am Harnleiter**

Redon-Drainage

Eine Redon-Drainage liegt neben dem Harnleiter und muß sofort nach der Operation angeschlossen werden. Trägt ein Redon-Drain kontinuierlich große Flüssigkeitsmengen aus, sollte der Arzt benachrichtigt werden. In Ausnahmefällen kann auch hier ein stärkeres Redon-Drain ohne Sog an eine Kunststoffbeutelableitung angeschlossen werden.

Drainagen an der Blase

Bei Operationen an der Blase und Harnröhre können sechs verschiedene Drainagen eingelegt werden (Abb. **188**).

Kurzdrain

Ein Kurzdrain liegt in der Regel auf oder neben der Blase und soll kurzzeitig Blut, Gewebswasser und Harn ableiten. Es soll nicht stark austragen. Wird der Verband feucht, so soll der Arzt benachrichtigt werden. Ein Kurzdrain darf niemals angespült werden.

Langdrain

Ein Langdrain liegt neben oder auf der Blase und dient der kontinuierlichen Ableitung von Blut, Gewebswasser und Harn über längere Zeit. Er wird entfernt, wenn die Sekretion nachläßt. Ein Langdrain darf niemals angespült werden.

Blasenkatheter

Ein Blasenkatheter kann einmal durch die Harnröhre in die Blase eingeführt werden oder durch die Wunde von oben her in die Blase führen. Ein Blasenkatheter dient der kontinuierlichen Harnableitung aus der Blase. Seine Durchgängigkeit muß regelmäßig überwacht werden. Tropft der Harn in regelmäßiger Folge ab, ist der Harnabfluß in der Regel frei.

Anderenfalls kann die Durchgängigkeit des Katheters mit einer Blasenspritze und geringen Spülmengen von Kochsalz oder Aqua dest. (20–50 ml) geprüft werden. Kommt die Spülflüssigkeit nicht zurück, ist der Arzt zu benachrichtigen.

Handelt es sich bei dem durch die Harnröhre eingeführten Blasenkatheter um einen Ballonkatheter, ist eine Befestigung am Glied nicht erforderlich. Da es neben dem Blasenkatheter infolge der begleitenden Harnröhrenentzündung zum Austritt von Sekret aus der Harnröhre kommt, ist eine sorgfältige tägliche Katheterpflege notwendig. Glied und Katheter sollen täglich sorgsam gereinigt werden. Anschließend wird an den Harnröhrenkatheter vor dem Glied eine entfaltete Mullkompresse geknotet. Diese Kompresse muß 1- bis 2mal täglich, je nach Sekretabfluß, erneuert werden.

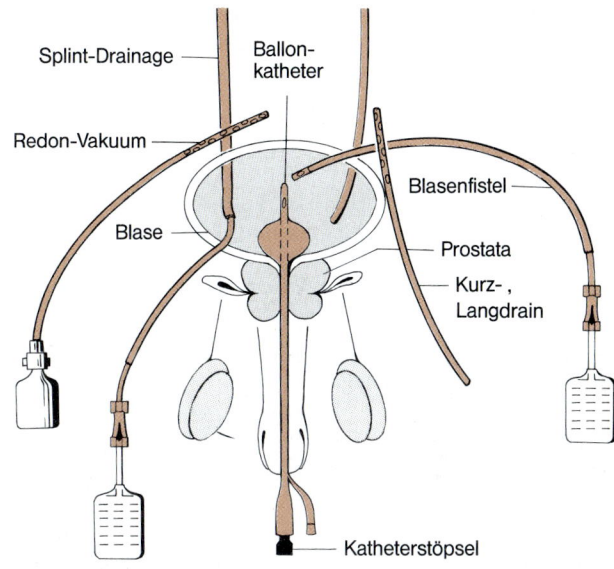

Abb. 188   **Drainagen an der Blase**

Merke:

• **Ein Redon-Drain oder eine Robinson-Drainage darf niemals angespült werden.**

• **Die Durchgängigkeit einer Blasenfistel bzw. eines Blasenkatheters ist mit kleinen Mengen von Spülflüssigkeit regelmäßig zu überprüfen.**

Handelt es sich bei dem durch die Harnröhre eingeführten Katheter um einen normalen Mercier-, Mélaton- oder Tiemann-Katheter, muß dieser Katheter sicher am Glied befestigt werden. Dabei wird zunächst eine Sicherheitsnadel mit einem Seidenfaden direkt vor dem Glied am Katheter festgebunden. Hinter die Sicherheitsnadel wird eine kleine eingeschnittene Kompresse zum Auffangen des Sekrets gelegt. Über den Katheter wird ein Heftpflasterstreifen geschoben und an der Ober- und Unterseite des gut abgetrockneten Gliedes befestigt. Auf eine zirkuläre Heftpflasterbefestigung am Glied sollte man verzichten, da hierbei die Gefahr eines Gliedödems gegeben ist. Außerdem muß man auf eine gute Reposition der Vorhaut achten (die Vorhaut muß die Eichel bedecken), um Paraphimosen zu vermeiden.

Bei speziellen Operationen an der Blase oder Prostata kann ein Katheter mit einem größeren Ballon-Fassungsvermögen eingelegt werden. Dieser Ballon liegt entweder in der Prostataloge oder der Blase (Abb. **189**). Im Anschluß an eine derartige Operation kann ein Kompressionszug am Katheter zur Blutstillung erforderlich sein. Dabei wird eine ausgezogene Kompresse um den Katheter vor dem Glied geknotet und durch Anziehen des Katheters und der Kompresse das Glied mehr oder minder gestaut. Eine derartige Kompression soll so bald wie möglich, spätestens nach 3 Std., gelöst werden, da andernfalls Drucknekrosen an der Eichel möglich sind. Ein überdimensionierter Ballonkatheter (30 oder 50 ml) kann entweder in den ersten Tagen entfernt werden, es kann aber auch nach schrittweisem Ablassen des Ballons eine längere Drainage über diesen Katheter erfolgen.

Weitere Spezialkatheter sind doppelläufige Ballonkatheter, mit denen kontinuierliche Blasenspülungen möglich sind.

Ist ein Blasenkatheter infolge Blutkoagelbildung verstopft, kann man durch Ansaugen mit einer Blasenspritze versuchen, die Blutkoagel zu entfernen. Dabei sollten die ein- und ausfließenden Mengen genau kontrolliert werden, um eine Überdehnung der Blase zu vermeiden. Bei Frauen kann ein kürzerer Ballonkatheter verwandt werden.

Spülkatheter

Ein Blasenspülkatheter wird durch die Wunde eingelegt und dient der kontinuierlichen Spülung der Blase zur Verhinderung von Gerinnselbildungen (Abb. **190**). Er muß sofort nach der Operation an ein Infusionsbesteck angeschlossen werden. Die Schnelligkeit der Spülung richtet sich nach der Blutung. Wird der Verband nach Anschluß des Spülkatheters stark durchfeuchtet, sollte der Arzt benachrichtigt werden. Eine derartige Spülung kann in den ersten 1–2 Tagen nach der Operation durchgeführt werden. Anschließend wird der dünne Spülkatheter 1 Tag lang abgeklemmt und am nächsten Tag entfernt. Wundheilungsstörungen durch Einlegen des Spülkatheters sind selten.

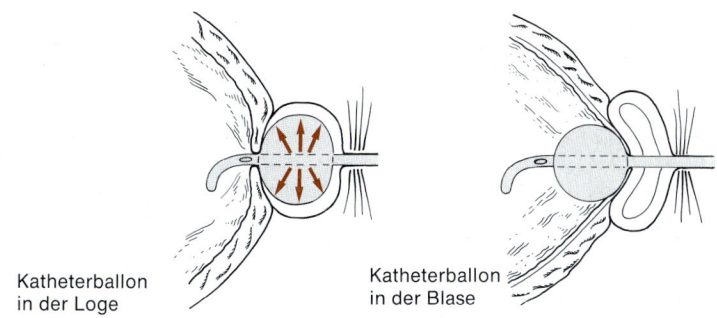

Katheterballon
in der Loge

Katheterballon
in der Blase

Abb. **189   Lagemöglichkeiten des Ballonkatheters nach Prostataoperationen**

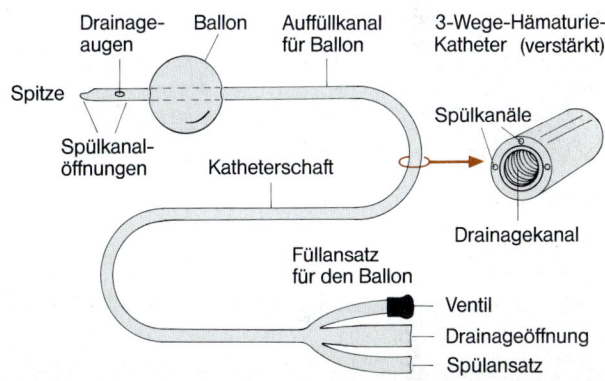

Drainage-
augen

Ballon

Auffüllkanal
für Ballon

3-Wege-Hämaturie-
Katheter (verstärkt)

Spitze

Spülkanäle

Spülkanal-
öffnungen

Katheterschaft

Drainagekanal

Füllansatz
für den Ballon

Ventil

Drainageöffnung

Spülansatz

Abb. **190   Spülkatheter**

Splint

Ein Splint dient der Schienung des Harnleiters bei Operationen am unteren Harnleiter und der Blase. Er dient der kontinuierlichen Ableitung des Harns aus der Niere. Eine Verlegung eines derartigen Splints führt zu einer schweren Schädigung der Nieren und muß unbedingt vermieden werden. Die ausgeschiedene Flüssigkeitsmenge aus dem Splint muß ständig überprüft werden; ein Aufhören der Harnausscheidung ist sofort dem Arzt anzuzeigen. Ein Splint darf nur vom Arzt und auf Anordnung des Arztes mit geringen Flüssigkeitsmengen (0,5–2 ml) angespült werden. Der Splint wird normalerweise an einem Blasenkatheter direkt vor dem Glied oder den Schamlippen festgebunden; liegt kein zusätzlicher Katheter, muß der Splint mit einer Sicherheitsnadel versehen und mit einem entsprechenden Pflasterstreifen befestigt werden.

Innere Schiene

Auch eine sog. innere Schiene – Pigtail-Katheter – kann als Ableitung von der Niere her verwandt werden (Abb. **191**).

Innere Splinte – innere Schienen – haben sich gerade bei der Drainage des Harnleiters besonders in der letzten Zeit bewährt. Die sog. doppelten Pigtail-Katheter rollen sich einmal im Nierenbecken, zum anderen im Harnleiter auf. Allerdings wird damit die Ventilfunktion zwischen Blase und Harnleiter aufgehoben, so daß beim Wasserlassen der Harn in die Niere aufsteigen kann.

Redon-Drainage

Eine Redon-Drainage liegt in der Regel neben der Blase oder im Unterhautgewebe und muß sofort nach der Operation angeschlossen werden. Der Unterdruck ist regelmäßig zu kontrollieren.

Alle Drainagen müssen so fixiert werden, daß sie nicht abknicken können und der Patient sie nicht bei Bewegungsunruhe versehentlich entfernt.

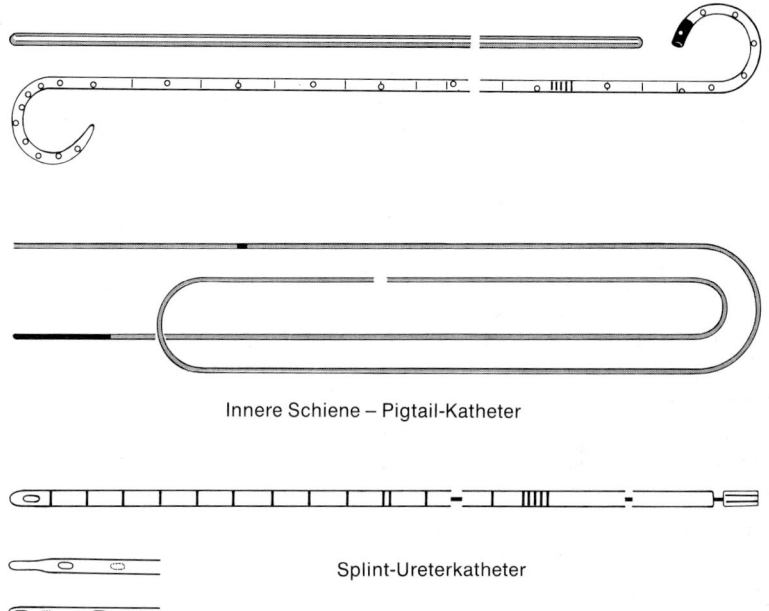

Innere Schiene – Pigtail-Katheter

Splint-Ureterkatheter

Abb. 191   Verschiedene innere Schienen und Ureterkatheter

Aufgaben der Pflege

Vorbereitung vor urologischen Operationen

Ein Gelingen urologischer Eingriffe hängt weitgehend von einer sorgfältigen Vorbereitung des Patienten sowie von einer gewissenhaften Nachsorge ab. Gelegentlich bewährt sich hierbei ein schematisches Vorgehen, um keine notwendigen Maßnahmen zu vergessen. Abgesehen von sofort erforderlichen Operationen (z. B. Hodentorsion, Anurie) muß der Kranke so umfassend wie möglich auf die Operation vorbereitet werden. Schädigende Einflüsse (Rauchen, Alkohol usw.) sind präoperativ zu vermeiden. Bei den meisten älteren Patienten ist eine sorgfältige interne Untersuchung mit EKG, Thorax usw. notwendig, um Vorschäden zu erfassen. Eine Blutungsneigung muß vor den Eingriffen bekannt sein. Die Kenntnis eines Diabetes oder eines Bluthochdruckes ist für den postoperativen Verlauf u. U. wichtig.

Die urologischen Eingriffe lassen sich nach ihrem Schweregrad, der Dauer der Narkose und den zu erwartenden postoperativen Belastungen in Gruppen einteilen.

Bei *kleineren operativen Eingriffen* ist folgende Vorbereitung üblich:

Am Tage vor der Operation ißt der Kranke leichte Kost. Am Vorabend der Operation wird er entsprechend dem Operationsfeld (s. S. 293) rasiert. Dann erhält der Patient vor dem Vollbad ein Klysma zur Darmendreinigung. Besonders sorgfältig ist auf eine zeitgerechte Verabfolgung der vom Narkosearzt angeordneten Prämedikation zu achten. Selbstverständlich gehört das Entfernen von Zahnprothesen, Schmuck usw. zur gewissenhaften Vorbereitung.

Die abendliche Prämedikation soll die Angst oder Unruhe des Patienten beseitigen, ggf. schon bestehende Schmerzen mindern und die Reflexbereitschaft bei der Einleitung der Narkose herabsetzen. Die wichtige Nachtruhe vor der Operation sollte gewährleistet sein.

Mittelgroße Eingriffe der Urologie sind u. a. die transurethralen Resektionen. Wenn die Durchführung des Eingriffes in Vollnarkose geplant ist, ist eine längere Darmlähmung nach der Operation zu erwarten. Die Darmvorbereitung muß dann umfangreicher sein. Damit der Darm möglichst wenig Abfallstoffe enthält, ist in den letzten Tagen eine kalorienreiche, kohlenhydrathaltige und schlackenarme Kost erwünscht. Der Darm soll durch die Einnahme eines Abführmittels am Vortage entleert werden, wobei sich Magnesium, 5–10 g auf 250 ml Wasser, bewährt hat. Drastische Abführmittel, z. B. Rizinus, führen zu einer unnötigen Belästigung des Patienten sowie auch zu einem Salz- bzw. Wasserverlust. Die Darmentleerung wird am Abend vor der Operation durch einen Einlauf vervollständigt (Tab. **39**).

Tabelle **39   Operationsvorbereitung**

Notfälle:	Blutgruppe, Hb-Wert, Prämedikation, Rasur, evtl. EKG, parallel: Laborwerte
Kleine Operation:	z. B. Zirkumzision Vortag: leichte Kost, abends: Rasur, Bad, evtl. Klysma, Prämedikation Operation morgens: Prämedikation
Mittlere Operation:	z. B. Ureterolithotomie dazu morgens am Vortag: Laxanzien, abends: Einlauf
Große Operation:	z. B. Zystektomie HDI dazu 6 Tage vorher: Astronautenkost, Einläufe, Magnesium per os oder Darmspülung

Tabelle **40   Thromboembolieprophylaxe**

Allgemeine Prophylaxe (mit und ohne Infusionstherapie)

– *Beginn:*
  1 Std. vor der Operation 1 Amp. Heparin (5000 E)
– *Fortführung bis zur vollständigen Mobilisation:*
  Alle 12 Std. 1 Amp. Heparin (5000 E) über mindestens 3 Tage
– *Zusätzlich:*
  mechanische Prophylaxe
– *Bei Risikopatienten:*
  individuelle Maßnahmen

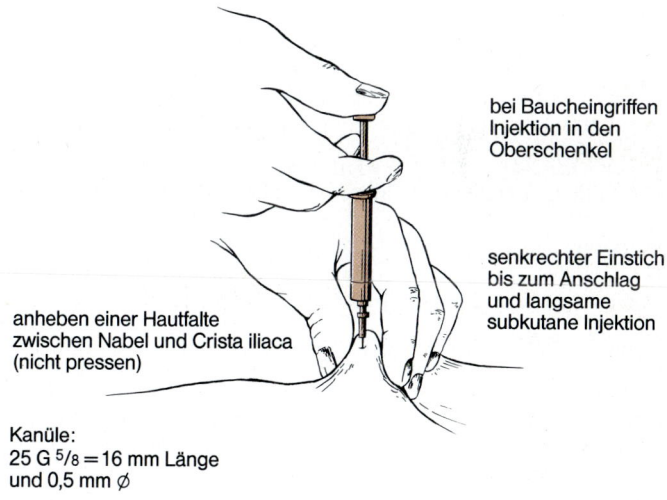

bei Baucheingriffen Injektion in den Oberschenkel

senkrechter Einstich bis zum Anschlag und langsame subkutane Injektion

anheben einer Hautfalte zwischen Nabel und Crista iliaca (nicht pressen)

Kanüle:
25 G $^5/_8$ = 16 mm Länge
und 0,5 mm $\varnothing$

Abb. **192   Thromboembolieprophylaxe**

Die *großen urologischen Eingriffe*, z. B. ein operatives Vorgehen durch den Bauchraum, erfordern längere Vorbereitungen. Bei großen Operationen, z. B. an der Blase oder im Bauchraum, sollte der Darm möglichst leer sein. Wird der Darm während einer Operation eröffnet, kann austretender Darminhalt die Heilungschancen vermindern. In den letzten 6 Tagen vor dem Eingriff erhält der Patient dazu ausschließlich schlackenfreie, eine sog. Astronautenkost, reichlich Flüssigkeit und dazu schonende salinische Abführmittel. Die Reinigung des Dickdarms wird durch Einläufe vervollständigt. Eine Spülung des Darms ist auch ein eingeführtes Verfahren zur Darmentleerung.

Um Darmverletzungen zu vermeiden, muß man besonders weiche Darmrohre verwenden, die sorgfältig eingefettet und eingeführt werden müssen. Auf die Gabe von Mitteln, die die Darmbakterien abtöten, wird heute im allgemeinen verzichtet. Bei entzündlichen Darmerkrankungen sind diese Methoden dagegen erforderlich.

Eine generelle Thromboseprophylaxe, z. B. durch niedrige Heparin-Gaben, bringt – bei allen Patienten durchgeführt – keine zusätzlichen Komplikationen (Tab. 40 und Abb. 192). Durch frühes präoperatives Aufstehen, durch Atemgymnastik und Bewegungsübungen wird ebenfalls dem Risiko entgegengewirkt. Präoperativ sollten die Beine gewickelt oder Stützstrümpfe angelegt werden. Diese Maßnahmen fördern die Blutzirkulation und beugen einer Thrombosierung vor (s. auch S. 306ff.).

Präoperative Rasuren

Eine sorgfältige präoperative Rasur ist eine der wichtigsten hygienischen Maßnahmen zur Verhütung von sekundären Wundinfektionen. Es sollte die Körperbehaarung ausreichend beseitigt werden, was nicht bedeutet, daß z. B. bei Nierenoperationen die Schambehaarung entfernt werden muß (Abb. 193).

Die Patienten müssen bei Nieren- und hohen Harnleitereingriffen vorn bis zur Brustwarze, hinten bis zur Wirbelsäule rasiert werden. Oberrand ist wiederum die Brustwarze, Unterrand die Darmbeinspitze und der Nabel. Bei transperitonealen Eingriffen muß bis handbreit oberhalb der Brustwarze rasiert werden, Unterrand ist das Schambein.

Beim Unterbauchmittelschnitt (bei suprapubischen Eingriffen), z. B. bei der Prostataadenomektomie und bei Blasenoperationen, muß bis handbreit über dem Nabel rasiert sein. Die seitliche Begrenzung ist die vordere Darmbeinspitze. Skrotum und After sind sorgfältig mitzurasieren. Bei tiefen Harnleitersteinen erfolgt dieselbe Rasur mit der Begrenzung handbreit über dem Nabel bis zur Symphyse.

Nieren- und hohe Harnleitereingriffe

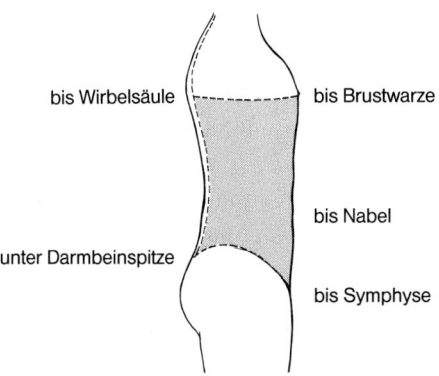

bis Wirbelsäule

bis Brustwarze

bis Nabel

unter Darmbeinspitze

bis Symphyse

transperitoneale Eingriffe, z.B. Lymphknotenausräumung

suprapubische Prostataadenom- und Blasenoperation

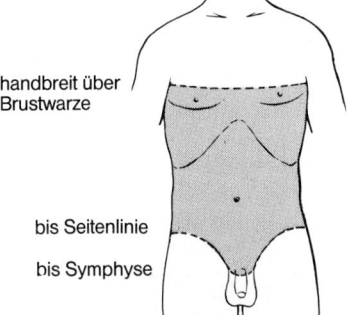

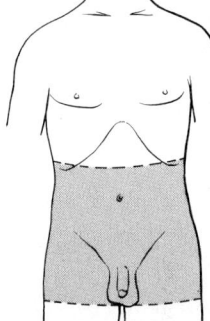

handbreit über Brustwarze

bis Seitenlinie

bis Symphyse

handbreit über Nabel

bis vordere Darmbeinspitze einschließlich After

Eingriff am Genitale

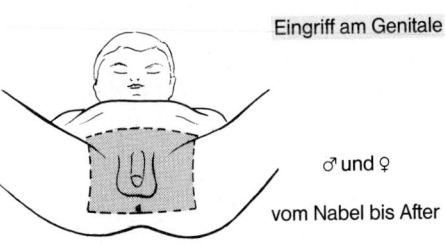

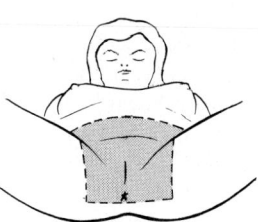

♂ und ♀

vom Nabel bis After

Abb. 193 **Präoperative Rasuren** (nach Haubensak)

Männer

Bei Katheterträgern wird nach Blasenspülung der Dauerkatheter entfernt. Nach dem Vollbad wird bei allen transurethralen Eingriffen sowie bei Operationen im Bereich des Unterbauches (z. B. Prostatektomie) die gesamte Schambehaarung sowie die Behaarung im Bereich des Unterbauches entfernt. Anschließend werden bei dem Patienten nochmals die Genitalregion und die Oberschenkel mit Polyvidon-Jod-Waschkonzentrat gereinigt.

Frauen

Die Patientin sollte zunächst ihre Blase entleeren und anschließend die Genitalregion auf dem Bidet reinigen. Bei transurethralen Operationen sowie bei Operationen im Bereich des Unterbauches wird die Schambehaarung entfernt. Bei rein diagnostischen Eingriffen entfällt diese Maßnahme; es schließt sich das Waschen der Genitalregion und der Oberschenkel mit Polyvidon-Jod-Waschkonzentrat an. Zur Reinigung der Vulva wird Polyvidon-Jod-Schleimhautdesinfiziens benutzt.

Vorbereitung des Patienten zu transurethralen Eingriffen

Die transurethrale Resektion erfolgt meistens in Allgemeinanästhesie oder Leitungsanästhesie. Neben der üblichen Abdeckung des Patienten sollte bei Bedarf ein Plastikrektalschild bereitgelegt werden. Vor dem Eingriff werden die Hände gewaschen und die sterilen Sets bereitgelegt. Nach Zurückstreifen der Vorhaut wird die äußere Harnröhrenmündung mit einem Feindesinfektionsmittel (z. B. Polyvidon-Jod) gereinigt. Verwendet werden sterile Tupfer. Anschließend wird die Harnröhre mit einem sterilen Gleitmittel (z. B. Endosgel) versorgt. Bei der Patientenabdeckung haben sich fertige Papier-Sets bewährt. Im Gegensatz zu den Textiltüchern bietet das Papier einen absoluten Schutz gegen Kontaminationsflüssigkeit. Bakterien dringen nicht durch (Abb. **194**).

Lagerung des Patienten

1. Tumoren am Blasenboden:
   Der Operationstisch ist herabgelassen und der Stuhl des Operateurs hochgedreht. Auf diese Weise kommt man an Blasentumoren im Trigonum und an der Blasenhinterwand besser heran. Noch besser kommt man an diese Stelle, wenn der Patient in Kopfhoch- und Beckentieflage gebracht wird (Abb. **195a**).

2. Blasentumoren am Blasendach:
   Der Operationstisch wird hochgefahren, der Stuhl des Operateurs wird herabgedreht. Verbessert wird der Zugang zum Blasendach durch zusätzliche Kopftieflagerung des Patienten (Abb. **195b**).

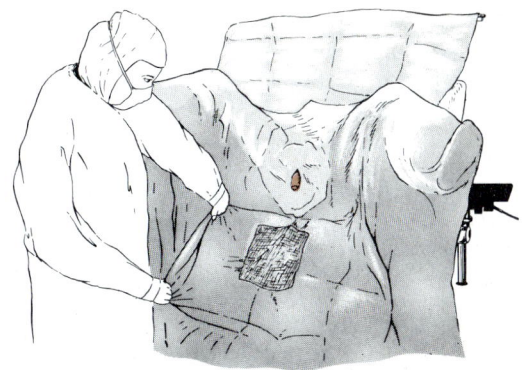

Abb. 194   **Patientenabdeckung mit Papier-Sets**

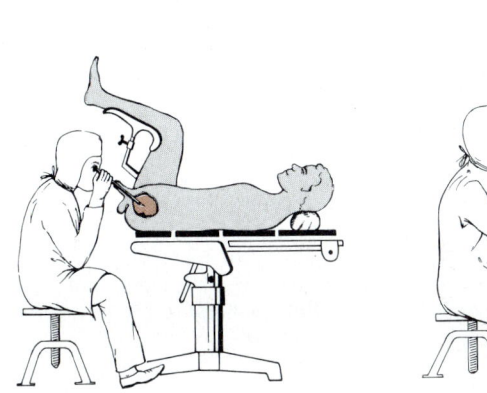

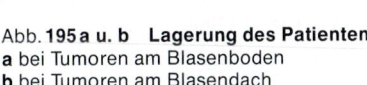

Abb. 195 a u. b   **Lagerung des Patienten**
a bei Tumoren am Blasenboden
b bei Tumoren am Blasendach

Spülwasser in der Urologie

Da bei transurethralen Operationen die Gefahr besteht, daß Spülwasser in die geöffneten Venen eingeschwemmt wird, sollte pyrogenfreies Sterilwasser mit Zusatz von Glukose oder ähnlichen Lösungen (z. B. Purisole-System) zur Verfügung stehen. Diese Spüllösung gibt es als Fertiglösung in 3- oder 10-l-Behältern. Außerdem werden von der Industrie Sterilwassereinheiten angeboten, die ein steriles pyrogenfreies und temperiertes Wasser liefern. Zur Vorbeugung gegen eine Einschwemmung von Spülflüssigkeit sollte möglichst mit einem geringen Flüssigkeitsdruck gearbeitet werden (Abb. **196**).

Richtwerte bei Anwendung eines Dauerspülresektoskops 26 Charr (Abb. **197**):

– Irrigatorhöhe 70 cm über der Symphyse (30 cm bei Reuter-Trokar),
– Saugleistung der Pumpe – beim Prostataadenom etwa 100 cm H_2O,
  bei Blasentumoren individuelle Einstellung,
  bei Rollenpumpen meistens niedrigste Saugleistung.

Werden handelsübliche Operationssauger verwendet, läßt sich die Saugleistung individueller einstellen. Um mit der Dauerspültechnik vertraut zu werden, sollte während der ersten 10–20 Resektionen dem Blasendruck bzw. der Blasenwandspannung besondere Aufmerksamkeit gewidmet werden.

Nachsorge nach urologischen Operationen

Durch die präoperative Flüssigkeitseinschränkung ist das Gesamtflüssigkeitsvolumen vermindert. Hinzukommen Natrium- und Kaliumverluste über die Niere. Die Nahrungseinschränkung begünstigt die Elektrolytverschiebungen noch zusätzlich. Diese Umstellungsvorgänge werden durch den operativen Eingriff weiter verstärkt. Daher muß bei jedem mit einer Nahrungs- und Flüssigkeitseinschränkung einhergehenden Eingriff gefordert werden:

1. ausreichender Flüssigkeitsersatz sowie
2. genaues Ausgleichen des Salz- und Säure-Basen-Haushaltes.

Die postoperative Messung der Ein- und Ausfuhr spielt hierbei eine entscheidende Rolle. Trotz der vielseitigen Drainagen und zwischenzeitlichen Spülungen bei urologischen Patienten müssen diese Messungen durchgeführt werden. Auf die genaue Bilanz der Flüssigkeitsmengen gründet sich eine entsprechend genaue Flüssigkeitstherapie, die immer wieder überprüft und nachgesteuert werden muß.

Frühzeitige Mobilisation ist für die Vermeidung von Lungenembolien, Thrombosen usw. von entscheidender Bedeutung. Auf die Beckenbodengymnastik wird in einem besonderen Kapitel eingegangen (s. S. 94f.).

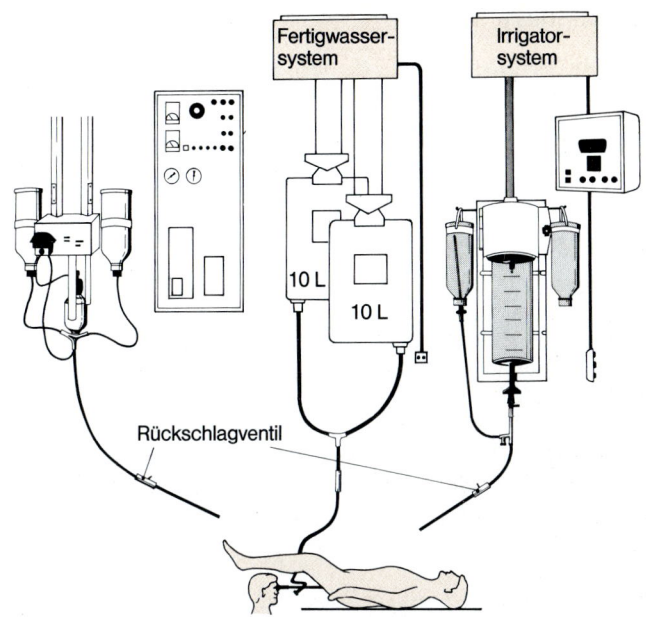

Abb. 196   **Spülwasserbereitung**

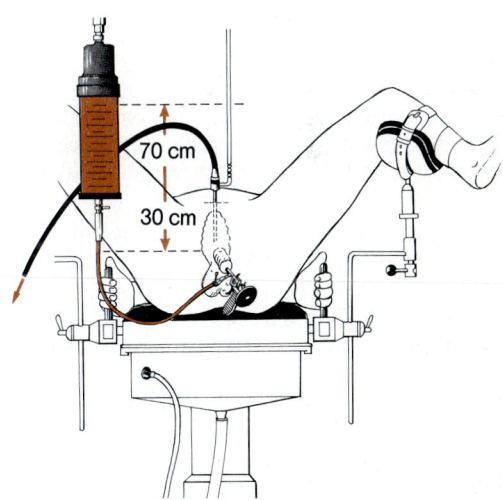

Abb. 197   **Richtwerte beim Dauerspülresektoskop**

Wundpflege

Redon-Drainagen, ein Lang- oder Kurzdrain werden nach Aufhören der Sekretion auf Anweisung des Arztes entfernt. Wenn kein Verdacht auf Wundheilungsstörung besteht, kann der erste Verband am 6.–9. Tag zum Ziehen der Fäden gewechselt werden.

Sekundärheilung

Ein Auftreten von Fieber zwischen dem 1. und 3. Tag, insbesondere bei gleichzeitigem Pulsanstieg, spricht eher für eine Lungenkomplikation (Lungenentzündung) als für eine Wundheilungsstörung. Das Auftreten von Fieber nach Dauerkatheter- oder Fistelkatheterentfernung ist häufiger eine Folge der Drainageentfernung, so daß zuerst hier die Ursache gesucht werden muß.

Ein Auftreten von Fieber, Schmerzen und Rötung der Wunde zwischen dem 4. und 8. postoperativen Tag spricht für eine Sekundärheilung. In diesen Fällen ist der Verband häufiger zu überprüfen, die Wunde zu inspizieren, ggf. zu eröffnen.

Die „reife Wunde" wird am Punkt der stärksten Rötung vom Arzt mit der Pinzette vorsichtig eröffnet. Anschließend wird ggf. eine Drainage durch einen weichen Kunststoffdrain notwendig.

Das Auflegen von dicken Zellstoffauflagen oder umfangreichen Verbänden auf sezernierende Wunden ist nicht angebracht. Es entsteht eine feuchte Kammer, die Haut wird wund. Es ist besser, den Verband häufiger zu wechseln. Die spezielle Wundbehandlung richtet sich nach den Regeln der Chirurgie. Eine Vielzahl von Salben, Puder usw. ist unangebracht. Die Wundumrandung kann man mit Mercurochrom desinfizieren. Die Wundumgebung, z. B. bei nässenden Wunden, läßt sich mit Zinksalbe abdecken.

Eine einfache frühzeitige Badebehandlung führt, wenn möglich, zur besten Reinigung der Wunde.

Sekundärheilungen sind auch in der Urologie die Ausnahme. Der Ursache muß in jedem Fall nachgegangen werden. Dazu gehören Wundabstrich und Vergleich der Keime in den Harnwegen desselben Patienten. Fadenfisteln sind durch das bessere Nahtmaterial seltener geworden, treten aber gelegentlich noch auf.

Merke:
- **Ein Dekubitus ist in jedem Fall ein Pflegefehler.**

Der Umgang mit Querschnittsgelähmten zeigt, daß sich Dekubitalgeschwüre bei sorgfältiger Pflege vermeiden lassen. Gefährdete Patienten sind entsprechend zu lagern bzw. umzulagern. Hautpflege, Lagewechsel und die Mobilisation sind die wichtigsten Verhütungsmaßnahmen. Tritt ein Dekubitus auf, kann ein Abtrocknen der Wundflächen mit Mercuchrom, ein Trockenhalten durch Fönen und wiederum durch eine besonders sorgfältige Lagerung ein Abheilen erreicht werden. Kommt es zu tieferen Dekubitalgeschwüren, lassen sich die Wunden nach Reinigung durch Verschiebeplastiken schneller abheilen. Die Möglichkeit von Nervenschmerzen ist bei allen Operationsschnitten gegeben, insbesondere jedoch bei Flankenschnitten. Hier können der N. subcostalis und der N. genitofemoralis betroffen sein. Die Patienten klagen über ziehende Schmerzen im Unterbauch, unterhalb der Narbe über Taubheitsgefühl, „Ameisenlaufen" usw. Der Bauch ist an dieser Stelle etwas vorgewölbt, da die Muskulatur nicht mehr vollständig von den zugehörigen Nerven versorgt wird. Diese Nervenbeschwerden verschwinden im Regelfall nach einigen Tagen spontan. Die Patienten sind davon jedoch mehr oder weniger in ihrem Allgemeinbefinden gestört. Ein Sekretverhalt in der ersten postoperativen Phase muß bei Auftreten solcher Beschwerden natürlich ausgeschlossen werden. Die Therapie der Nervenschmerzen beschränkt sich auf Vitamin-B-Präparate, ggf. in Kombination mit einem Analgetikum (z. B. Dolo-Neurobion). Die zusätzliche Versorgung mit einer elastischen Binde kann darüber hinaus den Patienten beruhigen und führt zu einer Linderung der Beschwerden.

Katheterpflege

Das Einlegen eines Blasenkatheters wird nach transurethralen Operationen, aber auch nach Prostata- und Blasenoperationen notwendig. Wegen der Verstopfungsgefahr durch Blutkoagel ist eine sorgfältige Überwachung des Katheters notwendig. Im allgemeinen wird nach derartigen Operationen ein 22-Charr-Katheter in die Blase eingelegt. Eine geschlossene Dauerspülung der Blase vermindert das Risiko einer Infektion und erleichtert zusätzlich die Pflege. Fertiglösungen mit Einmalbestecken sind wegen der besser zu garantierenden Sterilität vorteilhaft. Die Spülung wird je nach Färbung und Blutbeimengung über 1–2 Tage durchgeführt. Es entfällt das früher übliche häufige Anspülen und Ausspülen der Blase mit der Blasenspritze. Wegen der Gefahr der Verstopfung des Katheters muß das Spülsystem jedoch sorgfältig überwacht werden. Im allgemeinen wird der Dauerkatheter im Operationsbereich schon über ein T- oder Y-Stück an eine sterile Dauerspülung angeschlossen. Je nach Ausmaß der Blutung erfolgt dann die intermittierende Spülung über das geschlossene System in entsprechenden Zwischenräumen. Als Spüllösung wird in der Regel eine physiologische Kochsalzlösung verwandt, die ggf. – bei stärkerer Harninfektion – durch eine Desinfektionslösung angereichert werden kann (z. B. Rivanol). Bei einzelnen Patienten kann auch eine kontinuierliche Dauerspülung über einen Zweikanalkatheter oder über eine suprapubische Fistel durchgeführt werden. Die Stärke der Spülung richtet sich nach der Verstopfungsgefahr. In der Regel kann die Spülung am 1. oder 2. Tage beendet werden. Zweimal täglich sollte der Katheter und das Genitale mit einem entsprechenden Feindesinfektionsmittel gereinigt werden. An den Dauerkatheter wird anschließend ein frischer steriler Tupfer geknotet, um das Harnröhrensekret aufzufangen (Abb. **198** und Tab. **41**).

Bevor der transurethrale Katheter entfernt wird, erfolgt die bakteriologische Untersuchung des Harns auf Erreger und die Resistenzprüfung. Eine antibiotische Behandlung sollte nur erfolgen, wenn sie dem Arzt als unbedingt notwendig erscheint. Eine postoperative Infektionsprophylaxe ist allgemein verlassen. Die routinemäßige Prophylaxe führt zu einer Zunahme von unempfindlichen Keimen und vergrößert die Gefahr des Hospitalismus. Eine reichliche Flüssigkeitszufuhr über den ganzen Tag verteilt kann die innere Reinigung des Katheters unterstützen. Das Flüssigkeitsangebot sollte entsprechend vielseitig gewählt werden. Die Gabe von Diuretika (Lasix oder Osmofundin) kann die innere Spülung unterstützen. Die Liegedauer der postoperativen Drainagen variiert häufig. Durchschnittswerte werden jedoch in Tab. **42** angegeben. Bei einzelnen Operationen halten Patienten strengere Bettruhe ein, insbesondere nach Nephropexie und einigen plastischen Eingriffen.

Stomaversorgung

Eine besonders gewissenhafte Behandlung erfordert die Haut im Bereich einer künstlichen Harnableitung: Harnleiterhautfistel, Dickdarmblase (Kolon-Conduit) oder Dünndarmblase (Ileum-Conduit). Da der Harn die umgebende Haut ständig benetzt, sind Ratschläge zur Hautpflege und zur Vermeidung und Behandlung von Hautschäden für den Patienten besonders wichtig. Durchfälle (Zitrusfrüchte, Sauerkraut, Weißwein usw.) sind zu vermeiden. Die Haut um das Stoma sollte nach Möglichkeit mit klarem Wasser und nicht mit parfümierter Seife gereinigt werden. Wundbenzin, Äther und Alkohol sind nicht zur Reinigung zu verwenden. Hautschäden werden zunächst dadurch behandelt, daß man das Auffangsystem wechselt, da es in den meisten Fällen die Ursache der Hautschädigung ist. Ferner sollte man das Tragen von Karaya-Beuteln oder das Aufbringen eines Adhäsivverbandes (Stomaadhäsiv) empfehlen. Bei schweren Hautreizungen werden die Klebebeutel vorübergehend nicht angewandt. Die Reinigung der Haut erfolgt mit Öl und Watte. Zinkverbände decken die Umgebung ab. Zur Erhöhung der Widerstandsfähigkeit der Haut hat sich eine 2 %ige Mercuchrom-Lösung durch ihre Gerbwirkung bewährt. Auch läßt sich die Haut unter Zuhilfenahme eines Föns gut abtrocknen. Informationen über die einzelnen Stomatypen gibt die Broschüre: „Stomaversorgung: eine Marktübersicht", die die Deutsche ILCO, Kepserstr. 50, D-8050 Freising, herausgibt.

Zweimal täglich sollte der Katheter und das Genitale mit einem entsprechenden Feindesinfektionsmittel gereinigt werden. An den Dauerkatheter wird anschließend ein frischer steriler Tupfer geknotet, um das Harnröhrensekret aufzufangen (Abb. **198** u. Tab. **41**).

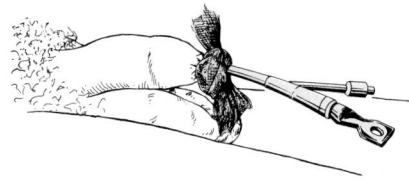

Abb. **198** **Katheterpflege**

Tabelle **41**   **Katheterpflege**

1. Sekretspalt zwischen Harnröhrenschleimhaut und Katheter:

   Morgens und abends Desinfektion der Genitalregion und des Katheters an der Eintrittsstelle in der Urethra mit PVP-Jod-Lösung (z. B. Betaisodona-Lösung)

   Urethraleingang mit PVP-Jod-Salbe (z. B. Betaisodona-Salbe) bestreichen und Kompresse um die Katheteraustrittsstelle schlingen (Abb. **198**)

2. Verbindungsstelle zwischen Katheter und Urindrainagebeutel:

   Niemals Katheter vom Urindrainagebeutel trennen. (In Ausnahmefällen Öffnen des geschlossenen Systems nur unter streng aseptischen Bedingungen. Die Anschlußstelle gründlich desinfizieren)

3. Harnablaßvorrichtung:

   Ablaßvorrichtung nach dem Entleeren von Urintropfen befreien und desinfizieren

Tabelle **42**   **Liegedauer bei postoperativen Drainagen**

	Zeitspanne der postoperativen Dauerkatheter-(DK-) oder Splint-behandlung (Tage)	Dauer der Liegezeit (Tage)
Nephropexie	0	8
Operation (nach Anderson-Hynes)	12 Splint bzw. Fistel	1
Intubata (nach Davis)	18 Splint bzw. Fistel	3
Boari-Plastik	12 Splint, DK	1
Operation (nach Politano-Leadbetter)	8 Splint, DK	1
Operation (nach Lich-Grégoire)	0	normal
Operation (nach Füth)	12 Cystofix-Katheter	0
Blasensuspensionsplastik	8 Cystofix-Katheter	0
Operation (nach Pereira)	8 Cystofix-Katheter	0
HDI	12 Splint	3
Harnleiter-Haut-Implantation	0	normal
radikale Prostatektomie	12 DK	normal
Operation (nach Freyer)	3 DK-Wechsel (-7)	normal
Operation (nach Millin)	3–5 DK	normal
TUR	2–3 DK	normal

Hinweise für den Patienten

Plastische Operationen an den ableitenden Harnwegen

Eine Vielzahl von Fehlbildungen sind an den Nieren und ableitenden Harnwegen möglich. Nur ein Teil dieser Veränderungen hat krankmachende Bedeutung und muß operiert werden. Die Früherkennung ist jedoch wichtig, damit die Funktion erhalten bleibt.

Phimose – Vorhautverengung

Die narbige Verengung der Vorhaut – Phimose – ist relativ häufig. Von ihr zu unterscheiden ist die rüsselförmig verlängerte Vorhaut im Säuglingsalter, die sich noch häufiger findet. Bis zum Schulalter ist im Gegensatz zur narbigen Enge die Vorhaut weit genug, um zwanglos hinter die Eichel zu gleiten. Auch Vorhautverklebungen sollten sich bis zu diesem Zeitpunkt gelöst haben. Im Gegensatz zur Befürwortung einer frühzeitigen Beschneidung aller männlichen Säuglinge – bei Beschnittenen (z. B. Mohammedanern und Juden) findet sich kein Peniskrebs – besteht im europäischen Raum vorwiegend die Meinung: Wasser und Seife, also eine vernünftige Genitalhygiene, verhindert den Peniskrebs genauso sicher.

Die narbige Vorhautenge muß allerdings in jedem Fall operativ beseitigt werden. Darüber hinaus sollte man den Eltern immer wieder sagen, daß die tägliche Genitalhygiene die gleiche Wertigkeit hat wie das Zähneputzen.

Hodenhochstand

Nach dem 1. Lebensjahr müssen beide Hoden im Hodensack zu tasten sein; andernfalls spricht man vom Hodenhochstand. Ein außerhalb des Hodensackes liegender Hoden kann nicht ausreifen, so daß Dauerschäden (Unfruchtbarkeit oder Impotenz) die Folge sein können. Zur Behandlung werden zwischen dem 1. und 2. Lebensjahr spezielle Hormone gespritzt. Sie führen in 50% der Fälle zu einem Abstieg einer oder beider Hoden. Das endgültige Ergebnis ist allerdings erst nach etwa 3 Monaten zu beurteilen.

Die Hormonbehandlung ist unschädlich; Begleiterscheinungen wie Vergrößerung des Gliedes, angedeutete Schambehaarung, zeitweilige Gliedsteife bilden sich zurück; eine Frühreife ist nicht zu erwarten.

Bleibt ein Erfolg nach 2 Hormonkuren aus, müssen die Hoden operativ in den Hodensack verlegt werden. Diese Maßnahmen sollten vor Erreichen des 2. Lebensjahres abgeschlossen sein.

Hypospadie – Spaltbildung der Harnröhre

Eine Spaltbildung der Harnröhre ist selten. Sie sollte vor dem Schulalter beseitigt werden. Da gleichzeitig das Glied durch Narbengewebe verkrümmt ist, muß in der Regel in zwei Arbeitsgängen das Glied durch Beseitigung des Narbengewebes aufgerichtet und die Harnröhre neu gebildet werden.

Fehlbildungen der Nieren und ableitenden Harnwege

Fehlbildungen der Niere, ableitenden Harnwege (Harnleiter, Blase, Harnröhre) und der Geschlechtsorgane sind häufig, aber nicht regelmäßig behandlungsbedürftig.

Selbst nach einer technisch einwandfreien Operation kann der Körper z. B. das Nahtmaterial nicht annehmen, und es können sich breite Narben oder auch gelegentlich Entzündungen entwickeln.

Das Vorgehen des Arztes entspricht also eher einer Reparatur, deren Erfolgsquote verständlicherweise nicht immer hundertprozentig ist.

Bei den plastischen Operationen an den ableitenden Harnwegen muß der Harn gelegentlich durch besondere Drainagen nach außen abgeleitet werden, damit er die Wundheilung nicht stört. Die dazu in das Wundgebiet eingelegten Schläuche haben gewissermaßen Ventilfunktion. Sie werden im Verlauf des Heilprozesses entfernt. Zur Beurteilung des Erfolges der Operation ist die Erhaltung der Leistungsfähigkeit (Funktion) des Organs der wichtigste Gesichtspunkt. Hierbei ist die Reservekraft, z. B. der Nieren, außerordentlich groß, ein Sechstel der Gesamtnierenleistung reicht für ein normales Leben aus.

Komplikationen

Die allgemeinen Gefahren ärztlicher und auch urologischer Eingriffe – wie Thrombosen, Embolien, Wundheilungsstörungen, Verletzungen von Nachbarorganen, Nerven und Blutgefäßen – sind selten, aber kommen gelegentlich vor. Bei Niereneingriffen besteht die Möglichkeit einer Blutung oder Nachblutung. Gelingt es in Ausnahmefällen nicht, die Blutung zu stillen, muß die Niere entfernt werden. Ein Urinaustritt aus der Niere, dem Nierenbecken oder dem Harnleiter, kann vorübergehend eine Harnumleitung erforderlich machen. Sickert der Harn ins Gewebe, kann es zu einer sog. Urinphlegmone kommen. Gelegentlich wird durch die Schnittführung das Bauch- oder Brustfell verletzt, was in der Regel folgenlos abheilt.

Bei Operationen an Blase und Prostata durch die Harnröhre können in Einzelfällen stärkere Nachblutungen auftreten, die eine Nachbehandlung erforderlich machen. Harninfektionen nach Operationen erfordern jedoch manchmal eine längere medikamentöse Behandlung.

Frühmobilisation:
Bewegungstherapie und krankengymnastische Maßnahmen

In der Urologie ist die Frühmobilisation und Bewegungstherapie bei den häufig sehr alten Patienten von besonderer Bedeutung. Der Patient muß eindringlich darauf hingewiesen werden, wie wichtig insbesondere nach der Operation und in der Nachbehandlung eine aktive Bewegungstherapie ist. Darüber hinaus ist die Belüftung aller Lungenbereiche, also eine tiefe Ein- und Ausatmung, zur Verhütung einer Lungenentzündung neben der Inhalationstherapie notwendig.

Ein wesentlicher Faktor bei der Thromboseentstehung ist in der postoperativen Phase eine Verlangsamung der venösen Strömungsgeschwindigkeit. Ein Wickeln der Beine mit elastischen Binden oder die Versorgung mit entsprechenden Strümpfen sind wichtige vorbeugende Maßnahmen. Zu den unterstützenden Heilmaßnahmen gehören auch die krankengymnastischen Übungen des Patienten. Spezielle muskuläre Schwächen, z. B. im Bereich des Blasenschließmuskels, lassen sich durch entsprechende gymnastische Übungen zur Kräftigung des Beckenbodens bessern.

Die krankengymnastischen Maßnahmen lassen sich nach ihrem Zweck in folgende Gebiete einteilen.

– Pneumonieprophylaxe,

– Thromboseprophylaxe (Stützstrümpfe und Gymnastik),

– Kräftigung des Beckenbodens (spezielle gymnastische Übungen).

Pneumonieprophylaxe (Atemgymnastik)

Eine vertiefte Einatmung und eine intensive drucklose Ausatmung ist zur Pneumonieprophylaxe von besonderer Bedeutung. Nach Operationen sind Schonhaltung und flache Atmung bei starken Schmerzen häufig. Eine Belüftung der tiefen Lungenpartien ist nicht gewährleistet. Folgende Maßnahmen führen zu einer verstärkten Atmung und einer verbesserten Atemtechnik (Abb. **199**):

1. Es ist wichtig, dem Patienten zu zeigen, daß er beim Abhusten den Wundschmerz durch Gegendruck mit seinen Händen vermindern kann. Krankengymnastin, Schwestern und Pfleger sollten mehrfach am Tag dem Patienten dabei Hilfestellung geben.

2. Der Patient atmet durch die Nase ein und läßt die Ausatmungsluft langsam mit Zischgeräuschen (z. B. SSSS oder SchSchSch ...) durch den Lippenspalt restlos ausströmen.

3. Die Krankengymnastin legt ihre Hände flach auf den seitlichen Thorax des Patienten und fordert ihn auf, ihre Hände während des Einatmens „wegzuatmen".

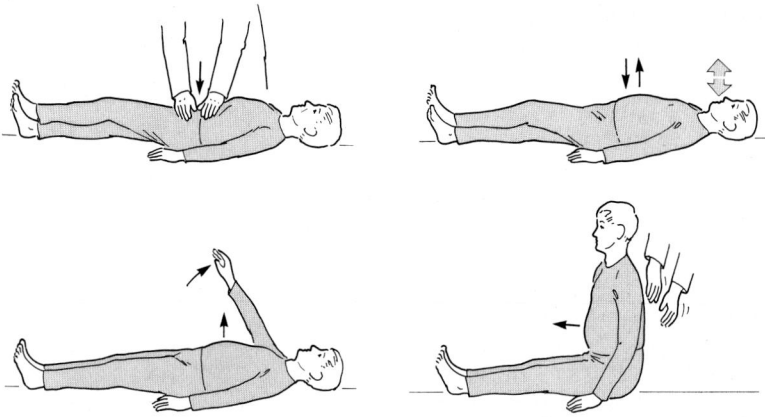

Abb. **199**   **Pneumonieprophylaxe**

Die durch Schmerzen eingeschränkte Thoraxbeweglichkeit und die damit verbundene Schonatmung läßt sich auch verbessern durch geführte und vom Patienten aktiv ausgeführte Armbewegungen während der Ein- und Ausatmung (z. B. Heben eines oder beider Arme bei der Einatmung, Senken des oder der Arme bei der Ausatmung). Bei angelegter Infusion an einem Arm des Patienten muß man darauf achten, daß der gleichmäßige Fluß der Tropfen nicht gestört wird.

4. Bei starker Verschleimung der Atemwege des Patienten sowie bei Reizhusten kann die Krankengymnastin durch leichtes Abklopfen des Brustkorbes und verstärkter Ausatmung des Patienten (z. B. Unterstützung des Ausatmens durch Zischlaute wie SSS oder SchSch) eine Linderung der Beschwerden erzielen.

Unterstützt werden diese Effekte durch die Inhalationstherapie.

Thromboseprophylaxe

Die Verlangsamung der Strömungsgeschwindigkeit in den tiefen Venen im Bereich der Beine und des Beckens ist u. a. die Ursache der Thromboseentstehung. Das Ziel verschiedener Maßnahmen ist die Beschleunigung der venösen Blutströmung. Dies kann erreicht werden:

1. durch Hochstellen des Bettfußendes,

2. durch Kompression mit täglich zu erneuernden elastischen Verbänden oder sog. Stützstrümpfen (Abb. **200**),

3. durch aktive Bewegung der Beine im Bett.

Hochstellen des Bettfußendes: Wird das Fußende des Bettes um 20 Grad erhöht, muß das venöse Blut durch die Höhe nicht mehr – bedingt durch die Höhe des Gesäßes – „bergauf" fließen. Der Blutabstrom wird verbessert.

Kompressionsverbände: Elastische Strumpfverbände oder elastische Binden erhöhen die Strömungsgeschwindigkeit in den Venen, weil durch den Druck der Binden bzw. des elastischen Strumpfes die Querschnitte in den Beinen verkleinert werden. Bei geringem Andruck werden die oberflächlichen Venen komprimiert, so daß das Blut schon verstärkt über die tiefen Venen abfließen muß. Bei stärkerem Andruck werden auch die tiefen Venen zusammengedrückt, so daß die unverändert große Blutmenge durch den kleineren venösen Gefäßquerschnitt mit erhöhter Geschwindigkeit fließen muß. Der Druckverlauf mit entsprechenden Verbänden geht aus Abb. **200** hervor.

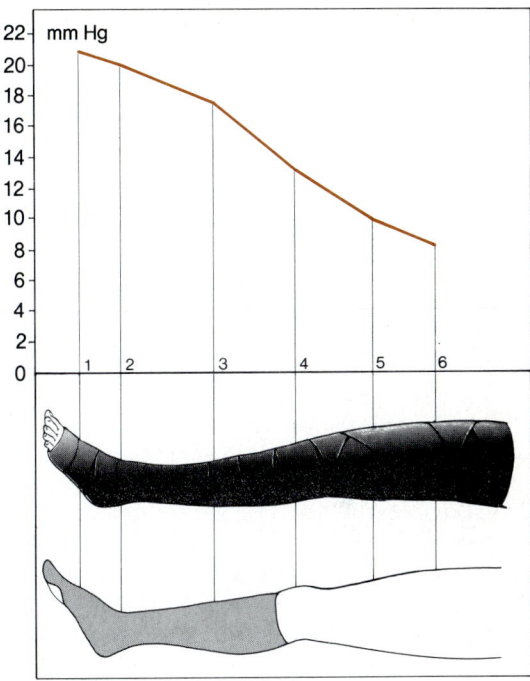

Abb. 200   **Kompressionswerte und Druckverlauf elastischer Strümpfe oder elastischer Binden**

Aktive Bewegung: Die aktive Bewegung fördert ebenfalls die Strömungsgeschwindigkeit in den tiefen Venen und führt zu einer Verminderung der Gefahr von Thrombosen und Thrombophlebitiden. Die entsprechenden Übungen sollten von dem Patienten nach vorheriger Anleitung durch die Krankengymnastin 10- bis 20mal am Tage in einem 1- bis 2stündigen Rhythmus selbständig durchgeführt werden. Bei geschwächten oder gelähmten oder auch bei bewußtseinsgetrübten Patienten können die folgenden Übungen auch passiv durch die Krankengymnastin oder auch durch das Pflegepersonal mehrmals täglich durchgeführt werden. In diesem Fall ist es besonders wirkungsvoll, wenn das passiv durchbewegte Bein mit unterstützenden Handgriffen des Behandelnden senkrecht angehoben wird.

Folgende Übungen haben sich bewährt (Abb. **201a-i**):

- Während des Einatmens werden die Füße des Patienten kräftig hochgezogen (**a:** Dorsalflexion) und während des Ausatmens nach unten gedrückt (**b:** Plantarflexion).

- „Pedaltreten" (**c**) – der Patient bewegt die Füße wechselweise in zügigem Tempo auf und ab. Besonders geeignet sind Schaumstoffpolster am Fußende des Bettes. Der Patient drückt die Füße im Wechsel in das Polster.

- Fußkreisen bei leicht gespreizten Beinen (**d**).

- Während des Einatmens beugt der Patient ein Bein, d. h., er zieht das Bein an der Unterlage entlang hoch, ohne es abzuheben. Allerdings bewegt er das Bein nur so weit, wie die Beugung schmerzlos möglich ist. Während des Ausatmens legt er das Bein wieder gestreckt ab. Das rechte und linke Bein übt abwechselnd (**e**).

- Der Patient preßt die Kniekehlen auf die Unterlage und spannt dabei die Muskeln (M. quadriceps) an (**f**). Anschließend erfolgt ein Moment der Entspannung.

- Zur Lockerung der Hüftgelenke führt der Patient Innen- und Außenrotation der Beine aus (**g, h**).

- Abhängig von der Art der Operation, vor allem aber bei geschwächten und inaktiven Patienten wird nach dem 3. postoperativen Tag das Anspannen der Gesäßmuskulatur geübt (z. B. das Gesäß anspannen, anschließend lockern oder Anheben des Beckens mit angebeugten Beinen [**i**]).

Weitere unterstützende Maßnahmen können von der Krankengymnastin durchgeführt werden.

Einatmen   **Ausatmen**

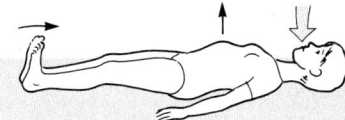   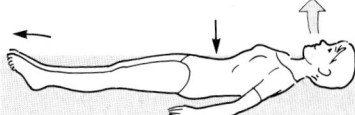

a) Dorsalflexion   b) Plantarflexion

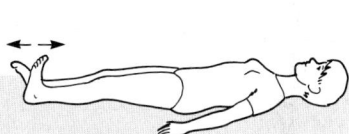   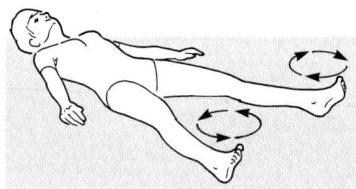

c) Pedaltreten   d) Fußkreisen

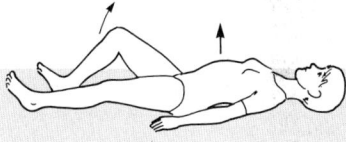   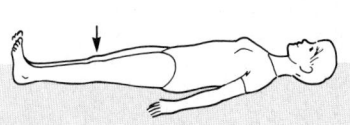

e) Abwechselnd rechtes und linkes Bein   f) Kniekehlen auf Unterlage pressen

Einatmen   **Ausatmen**

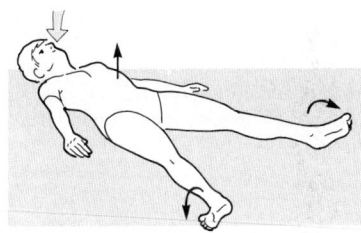   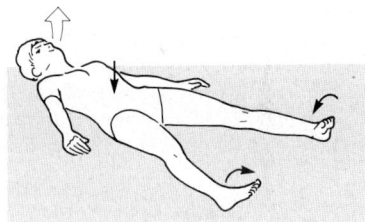

g) Füße nach außen drehen   h) Füße nach innen drehen

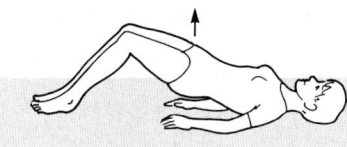

Abb. **201**
Gymnastische Übungen postoperativ   i) Becken anheben mit gebeugten Beinen

Beckenbodengymnastik (nach Klinkhammer)

Die Beckenbodengymnastik dient der Kräftigung der Muskulatur des kleinen Beckens, einschließlich des Blasenschließmuskels. Die Übungen müssen sehr oft am Tage wiederholt werden, wenn nötig über einige Wochen. Vor dem Üben ist die Blase zu entleeren. Die dargestellten Übungen (Abb. **202**) können auch sehr gut im Stehen, z. B. an der Wand oder Tür, durchgeführt werden. Während der Gymnastik möglichst durch die Nase einatmen, durch den Mund mit Zischgeräusch auf Ssss … oder Schschsch … langsam und drucklos ausatmen. Beim Einatmen Muskulatur locker lassen, beim Ausatmen Muskulatur anspannen. Gesäßmuskulatur (Po) und Unterbauch anspannen bedeutet: Afterschließmuskel und Scheide sollen intensiv zusammengezogen und „angehoben" werden wie bei dem Versuch, dem Drang zum Wasserlassen und Kot absetzen nicht nachzugeben.

Miktionstagebuch

Ein Miktionstagebuch kann für den Patienten und den Arzt bei der Behandlung der Erkrankung eine wertvolle und wichtige Hilfe sein.

Bei sorgfältiger Führung des Miktionstagebuches ist bereits nach wenigen Tagen eine genaue Kontrolle über das Wasserlassen möglich. Das ist ein wichtiger Schritt für eine erfolgreiche Behandlung der Erkrankung.

Harninkontinenz ist gut zu behandeln.

Merke:

● **Gymnastische Übungen tragen mit zur endgültigen Genesung des Patienten bei.**

Gymnastik macht Spaß. Die Beckenbodengymnastik ist für Menschen mit Inkontinenzproblemen entwickelt worden. Sie stärkt die Beckenmuskulatur und aktiviert die Bereiche, die für eine einwandfreie Funktion der Ausscheidungsorgane zuständig sind. Beckenbodengymnastik kann die Inkontinenz günstig beeinflussen und in vielen Fällen vorbeugend wirken.

1. Grundübung Rückenlage oder Stand an der Wand

Tief einatmen,
dabei Bauch vorwölben

Langsam ausatmen,
dabei Muskeln anspannen

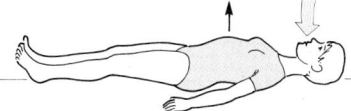 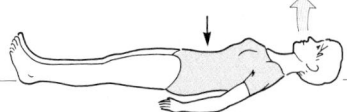

Beim Einatmen liegt der Körper entspannt
mit gestreckten Armen und Beinen

Beim Ausatmen werden Unterbauch und
Gesäßmuskulatur (Po) gleichzeitig ange-
spannt und mit ihnen werden Scheide
und After kräftig zusammengezogen. Das
Kreuz wird rund gemacht und auf die
Unterlage (bzw. gegen die Wand) gepreßt

2. Rückenlage mit überkreuzten Beinen

Einatmen

Ausatmen

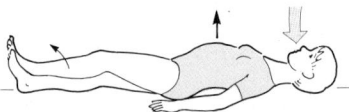 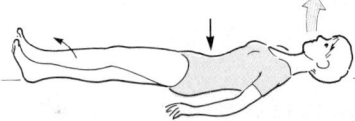

Die gestreckten Beine liegen locker über-
kreuzt

Die überkreuzten Beine werden fest aneinander gepreßt. Gleichzeitig werden
Gesäßmuskulatur (Po) und Bauch angespannt, After und Scheide zusammengezogen

Abwandlung: Diese Übung kann auch im Stehen ausgeführt werden

Abb. 202   **Beckenbodengymnastik**

3. Rückenlage mit angestellten Beinen

Einatmen,
Bauch vorwölben

Ausatmen,
„Brücke" machen

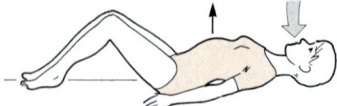
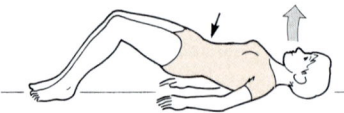

Während des Ausatmens Po anheben
und den Bauch flach einziehen.
After und Scheide zusammenziehen!

4. Rückenlage mit angestellten Beinen

Einatmen

Ausatmen

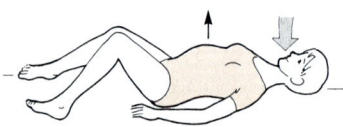
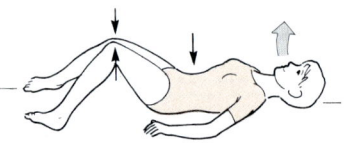

Die Füße werden etwas auseinander
gestellt, die Knie berühren sich

Die Knie werden gegeneinander gepreßt
und das Kreuz wird auf die Unterlage
gedrückt. After und Scheide anspannen!

Abwandlung der Übung:
1. Halten Sie während der Dauer dieser Übung ein kleines Kissen zwischen den Knien!
2. Versuchen Sie, diese Muskelanspannung während mehrerer Atemzüge durchzuhalten!

Abb. **202**

5. Hockersitz

Einatmen,
dabei Bauch vorwölben

Ausatmen,
Beine anheben, Knie bleiben zusammen

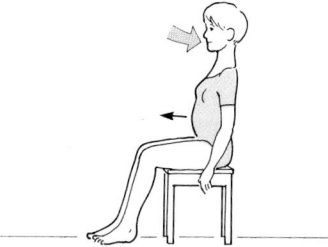

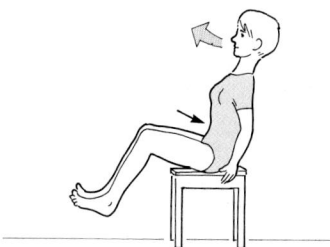

Die Füße stehen auf dem Boden:
Einatmen

Abwandlung: mit den Beinen „radfahren"
beim Ein- und Ausatmen. (Dabei knapp
über dem Boden bleiben!)

Die Beine werden mit geschlossenen
Knien vom Boden abgehoben. Der
Rücken bleibt gerade. Bauchmuskulatur
und Gesäßmuskulatur werden während
des Ausatmens fest angespannt, After
und Scheide zusammenziehen (2 – 3
Sek. lang).
Zum Einatmen Beine wieder abstellen

6. Vierfüßlerstand

Einatmen,
(Hohlkreuz) dabei Bauch vorwölben

Ausatmen
(Katzenbuckel) Bauch einziehen!

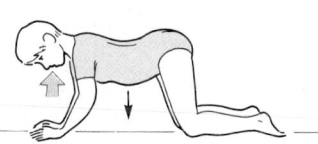

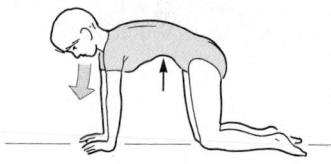

Während der Einatmung hängt der
Rücken hohl durch

Während des Ausatmens wird der
Rücken rund gemacht, der Bauch flach
eingezogen und die Gesäßmuskulatur
(Po) kräftig angespannt. After und Schei-
denmuskulatur werden intensiv zusammengezogen

Abb. **202**

Einrichtung in der Urologie

Die urologische Abteilung oder Klinik gliedert sich in die Ambulanz oder Poliklinik sowie in den stationären Bereich. Beide Funktionsabläufe sollten möglichst voneinander getrennt werden. Wegen der Gefahr der Keimübertragung und Keimverschleppung ist die Trennung von septischen und aseptischen Bereichen überall wünschenswert.

Urologische Ambulanz

Der Raumbedarf einer urologischen Ambulanz richtet sich nach den Durchgangszahlen der Patienten, sollte jedoch zwei Untersuchungsräume nicht unterschreiten, um ggf. eine Trennung von infizierten und nichtinfizierten Kranken durchführen zu können. Die Gliederung in zwei Funktionskreise mit einer vom Patienten begangenen Seite und einem für das Pflegepersonal bestimmten Gang oder Durchgang hat sich weithin bewährt. Ausreichende Umkleidekabinen, möglichst mit danebenliegendem WC, fördern einen schnelleren Untersuchungsablauf. Urinproben sollten keineswegs über längere Strecken transportiert werden müssen. Außerdem müssen lange Arbeitswege zum Labor oder zur Röntgenabteilung vermieden werden.

Bei der Aufbewahrung des Instrumentariums ergibt sich die grundsätzliche Frage, ob das Instrumentarium zweckmäßigerweise zentralisiert oder dezentralisiert aufbewahrt wird, während die häufig gebrauchten (Katheter, Spritzen usw.) sofort greifbar sein müssen.

Der vermehrte Gebrauch von Einmalgeräten erfordert einen großen Bedarf an Lagerraum.

Ähnlich den sorgfältig geplanten Arbeitsabläufen beim Fabrikationsprozeß, im Haushalt usw. muß auch der medizinische Bereich so organisiert werden, damit unnütze Arbeitswege entfallen (Abb. **203**). Man sollte z. B. darauf achten, daß Schränke mit einer Hand geöffnet werden können, um einen gerade in der Hand befindlichen Gegenstand nicht vorher ablegen zu müssen. Außerdem müssen Schrankräume und deren Formate an das urologische Instrumentarium angepaßt sein, sich aber auch bei späteren Neuerungen variabel verwenden lassen. Schubladen sollten bis zum letzten Winkel einsehbar und dabei leicht zu reinigen sein. Daß Außenflächen glatt, ohne Schmutzwinkel, die Wandanschlüsse oder -abschlüsse einwandfrei abgedichtet sein müssen, versteht sich von selbst.

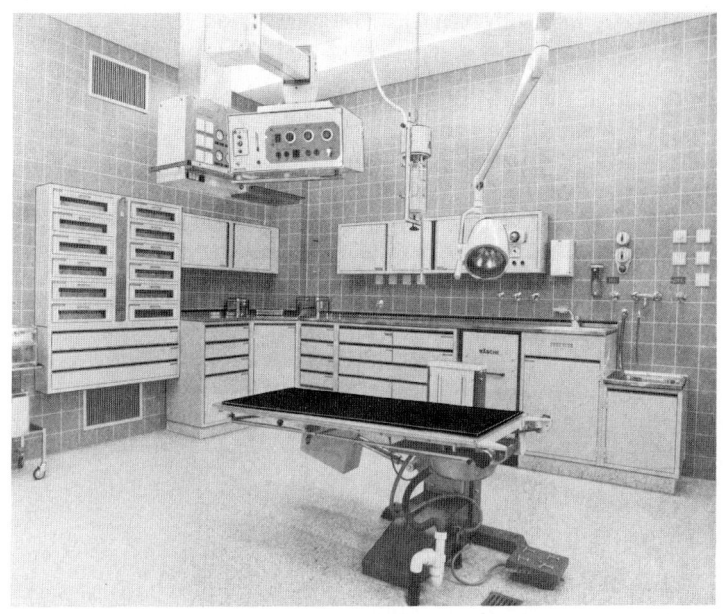

Abb. 203 Einrichtung eines Instrumentenraumes

Die Zusammenlegung von Untersuchungs-, Zystoskopie- und Röntgenräumen erleichtert den Arbeitsablauf; durch die gleichzeitige Möglichkeit der Röntgenuntersuchungen spart man längere Arbeitswege und erspart den Patienten unangenehme Transporte.

Einzelgeräte wie Instrumentenablage, Instrumentenwagen, Abfalleimer, Wäscheablage, Trommelständer usw. müssen sich bei sorgfältiger Vorplanung so in die Einzelräume einordnen lassen, daß sie wie im Haushaltsbereich nicht im Wege stehen und den Arbeitsablauf behindern (Abb. **203**). Waschbecken, Seifenspender und Desinfektionsmittelspender sollten in keinem Zystoskopie- und Untersuchungsraum fehlen.

Bei den Untersuchungsstühlen muß man darauf achten, daß der Patient sie direkt vorher, d. h. ohne zusätzlichen Tritt oder Hilfe besteigen kann, um den Arbeitsablauf zu erleichtern und zu beschleunigen. Bei den Untersuchungsliegen hat sich die Anbringung einer Papierrolle zur Aufnahme des groben Schmutzes sowie von Flüssigkeit bewährt. Die Wasseraufbereitung zur Zystoskopie und Blasenspülung ist durch die verschiedenen Filtergeräte befriedigend gelöst (Abb. **204**). Von der Industrie wird Sterilwasser in Einmalverpackungen mit Spezialbestecken für die Zystoskopie und zur Blasenspülung angeboten.

Die Gassterilisation ist zur Zeit das beste Verfahren zur Sterilisation urologischer Instrumente.

Urologische Abteilung oder Klinik

In der urologischen Klinik lassen sich drei Funktionsbereiche trennen:

1. der stationäre Bereich,
2. die urologischen Operationsräume,
3. die klinische Zystoskopie- und Röntgenabteilung.

Urologische Station

Bei der Einteilung urologischer Stationen wird man im Hinblick auf rationelle Arbeitsweise und neuere Erkenntnisse in der Krankenpflege entsprechend die gewohnte Unterteilung in Männer- und Frauenstationen differenzieren.

In der amerikanischen Literatur hat der Begriff der Pflege, verschieden nach der Schwere der jeweiligen Erkrankung, bereits einen festen Platz.

Danach unterscheidet man:

- intensive care: Versorgung der Schwerkranken,
- intermediate care: teilweise Pflegebedürftige, Normalpflege, prä- und postoperative Pflege,
- self care, long-term care: Pflege chronisch Kranker, lang liegender Patienten, Rekonvaleszenter.

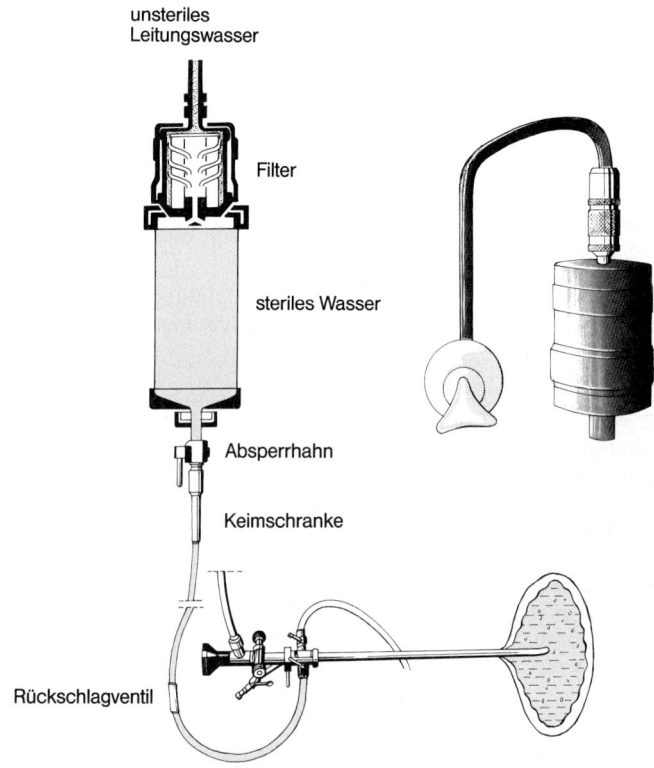

unsteriles
Leitungswasser

Filter

steriles Wasser

Absperrhahn

Keimschranke

Rückschlagventil

Abb. 204   **Prinzip einer Sterilwasser-Filteranlage**

Intensivstation

Die Einrichtung einer Wachstation getrennt von der Intensivbehandlungs-
einheit hat sich in der Urologie nicht bewährt.

Intensivpflegebetten werden in chirurgischen Disziplinen in der Regel im
Verhältnis 1:20 benötigt.

Durch die erheblich höhere Gefährdung der älteren Patienten auf urologischen Abteilungen muß man hier mit einem Verhältnis Intensivpflegebett
zu Normalbett von 1:10 rechnen.

Eine ausreichende Besetzung des Ärzte- und Pflegepersonals ist Voraussetzung für einen einwandfreien Arbeitsablauf auf einer Intensiveinheit.

Das Schwergewicht der urologischen Intensivpflege dient der Sicherung der
Harnableitung, der Verhütung von Störungen im Elektrolyt- und Säure-
Basen-Haushalt. Darüber hinaus bedürfen die Patienten auf der Intensivstation einer besonders vielschichtigen Überwachung und Pflege, die über
allgemeine Kontrollen und Protokollierung der Befunde hinausgehen. Dabei werden Schwestern und Pflegern Aufgaben übertragen, die sonst in den
ärztlichen Bereich gehören. Die Messung von Blutdruck, Puls, Temperatur, die Bestimmung von Hämoglobin- und Hämatokritwerten, die Überwachung der Atemfrequenz, der Harnausscheidung sowie der Austragung
aus verschiedenen Drainagen muß in regelmäßigen, festgelegten Zeit-
abständen erfolgen (Abb. **205**). Daneben bedürfen die vielfachen Geräte
der Intensivpflege einer kontinuierlichen Überwachung und Wartung
(Tab. **43**).

Normalstation

Die urologische Normalstation unterscheidet sich lediglich in Einrichtungs-
details von einer chirurgischen Station. Besonderer Wert ist auf die Trennung von septischen und aseptischen Bereichen sowie auf die Einrichtung
von Sitzbadewannen zu legen.

Da der Genitalbereich einer besonders sorgfältigen Säuberung und Pflege
bedarf, sind die sanitären Einrichtungen entsprechend aufwendiger. Eine
Trennung von Verbands- und Spülwagen hat sich für die getrennte Pflege
von Wunden und Harndrainagen bewährt. Der Platzbedarf für die zunehmende Verwendung von Einmalgeräten ist zu berücksichtigen.

Auf eine einwandfreie Reinigung und Sterilisation von Bettpfannen und
Uringläsern muß besonders geachtet werden, da dieser Bereich Schmutz-
fang und Infektionsquelle sein kann. Die Säuberung der Urinflaschen in
den gleichen Geräten, in denen der Stuhl entleert wird, sollte vermieden
werden. Außerdem muß eine Möglichkeit bestehen, die Bettflaschen zu
sterilisieren.

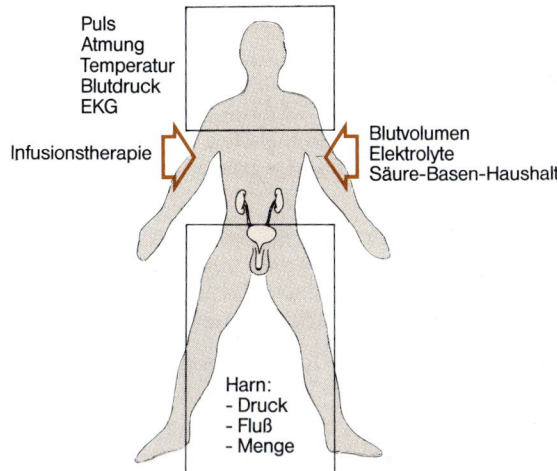

Puls
Atmung
Temperatur
Blutdruck
EKG

Infusionstherapie

Blutvolumen
Elektrolyte
Säure-Basen-Haushalt

Harn:
- Druck
- Fluß
- Menge

Abb. 205 **Die wichtigsten Meßgrößen der Intensivüberwachung in der Urologie:**
Harndruck, Harnfluß und Harnmenge

Tabelle 43 **Geräte für die Intensivpflegeeinheiten der Urologie**

Urologische Überwachung

– Harndrainagen zur Ableitung ohne Sog
– Harnableitungen unter Sog (Redon-Drainagen)
– Absauggeräte

Überwachung der Hämodynamik

– bettseitige (dezentralisierte) Überwachung
– zentralisierte Überwachung
– kombinierte Überwachung
– Überwachungsgeräte für EKG, Blutdruck, Puls und Temperatur

Überwachung der Atmung

– Behandlung der Ateminsuffizienz
  Totraumvergrößerer (nach Giebel) etc.
  Sauerstoffbeatmung mit Maske oder durch Nasenkatheter
– Instrumente zur Pneumothoraxbehandlung
– Untersuchungsgeräte
– arterielle Blutgasanalyse (pO_2, pCO_2, Blut-pH usw. – z. B. Astrup)
– Geräte zur Inhalationstherapie
– Geräte zur Atemgymnastik (z. B. Inhalog)

Überwachung der Infusionstherapie

– Druckinfusionsgeräte
– elektrisch betriebenes Infusionsgerät
– Instrumentarium zum Anlegen eines Kavakatheters oder einer Venae sectio
– Infusionsüberwachungsgeräte

Urologische Operationsräume

Der Operationstrakt einer urologischen Klinik oder Abteilung unterscheidet sich durch die speziellen Operationsräume für endovesikale Operationen von der üblichen Operationseinrichtung (Abb. **206**). Auch bei den Operationssälen einer urologischen Klinik muß auf einzelne, den urologischen Sektor betreffende Spezialeinrichtungen Rücksicht genommen werden.

Operationstische müssen eine optimale Lagerung für die Nieren- und Blasenoperation erlauben. Weiter sollte eine intraoperative Ultraschall- und Röntgenmöglichkeit gegeben sein, um z. B. bei Steinoperationen die Steine lokalisieren und vollständig entfernen zu können.

Bei den tiefgelegenen Operationsgebieten der Urologie sind Zusatzleuchten nicht zu entbehren.

Eine leistungsfähige Diathermie ist in der Urologie besonders wichtig, da das Schneiden unter Wasser höhere Anforderungen an die Hochfrequenzchirurgie stellt.

Der Sterilwasseraufbereitung ist besondere Aufmerksamkeit zu widmen. Einfache Geräte auf Filterbasis mit direktem Anschluß an die Wasserleitung ermöglichen es heute ohne großen Aufwand, die Forderungen zu erfüllen, die heute an eine Sterilwasseraufbereitung gestellt werden müssen:

1. bakteriologisch steriles Wasser (bis zum Endoskop),
2. chemisch einwandfreies Wasser (keine sekundären Verunreinigungen durch Rost, Kalkbestände usw.),
3. konstante körperwarme Wassertemperatur an der Entnahmeseite des Gerätes von 34–37 °C.

Die Filtereinlagen können in der Regel leicht gereinigt und sterilisiert werden.

An einen endovesikalen Operationstisch sind besondere Anforderungen zu stellen. Der Spülwasserabfluß muß die vermehrte Spritzgefahr berücksichtigen.

Die Funktionseinheiten lassen sich in die einfache urologische Untersuchungseinheit, in den urologischen Untersuchungstrakt bei kleineren urologischen Abteilungen (z. B. Belegabteilung bis zu 25 Betten), in mittelgroße urologische Abteilungen (40–60 Betten) sowie in große urologische Kliniken von 60–100 Betten gliedern. Die einfache Funktionseinheit mit instrumenteller Röntgendiagnostik (Endoskopieraum) sollte einen Bettenwarteplatz bzw. Vorbereitungsraum beinhalten. Außerdem müssen auch Kabinen für gehfähige Patienten eingeplant werden. Ein vom Untersuchungsraum her zugängliches WC ist unbedingt notwendig.

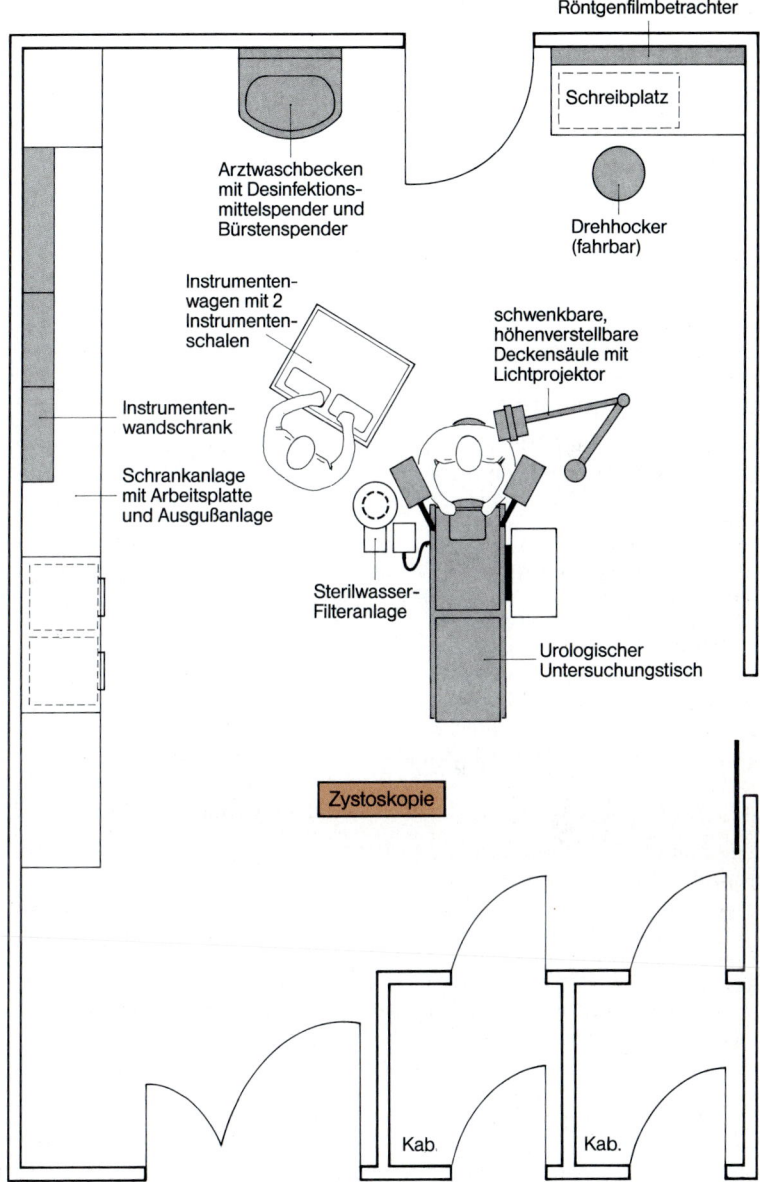

Röntgenfilmbetrachter

Schreibplatz

Arztwaschbecken
mit Desinfektions-
mittelspender und
Bürstenspender

Drehhocker
(fahrbar)

Instrumenten-
wagen mit 2
Instrumenten-
schalen

schwenkbare,
höhenverstellbare
Deckensäule mit
Lichtprojektor

Instrumenten-
wandschrank

Schrankanlage
mit Arbeitsplatte
und Ausgußanlage

Sterilwasser-
Filteranlage

Urologischer
Untersuchungstisch

Zystoskopie

Kab.   Kab.

Abb. 206   **Schema eines urologischen Untersuchungsraumes**

Fußboden- und Wandbeläge des Untersuchungsraumes sowie auch der Nebenräume müssen gut zu reinigen und zu desinfizieren sein (Fliesen). Ein Bodenabfluß in unmittelbarer Nähe des Untersuchungstisches ist erforderlich, um das Spül- und Spritzwasser aufzufangen.

Die Sterilwasseranlage wird im Endoskopieraum in der Regel fest (Decken- oder Wandanbringung) montiert. Hochfrequenz-Chirurgiegeräte und Kaltlichtgeneratoren (für die Endoskopie) werden meistens in Form einer Deckenlampe vorgesehen, ebenso wie die Gasversorgung für die Anästhesie. Für herzkranke Patienten sollte ein Meßplatz zur Überwachung der Vitalfunktionen vorhanden sein. Ein Waschplatz zur Händedesinfektion muß mit eingeplant werden. Um die Reinigung, Wartung und Aufbewahrung der Instrumente und Geräte durchzuführen, ist ein Instrumenten- bzw. Spülraum notwendig.

Raumprogramm urologischer Abteilungen

Bei kleineren urologischen Abteilungen, z. B. Belegabteilung von etwa 25 Betten, umfaßt das Raumprogramm drei urologische Röntgenräume, von denen zwei für die instrumentelle urologische Röntgendiagnostik benötigt werden.

Für die urologischen Routinemaßnahmen ist lediglich ein Rasteraufnahmearbeitsplatz notwendig, da die endoskopischen Arbeitsplätze in der freien Zeit für Routinemaßnahmen genutzt werden können. Es sind daher keine weiteren Rasteraufnahmearbeitsplätze erforderlich. Hinzu kommen zwei Räume für die instrumentelle urologische Röntgendiagnostik, wobei ein Raum für die gezielte urologische Seriendiagnostik mit Durchleuchtungseinrichtung bei gleichzeitiger Urethrozystoskopie sowie ein weiterer Raum für die einfache instrumentelle urologische Röntgendiagnostik ohne Durchleuchtung vorgesehen werden kann. Außerdem sind ein Schaltraum, ein Instrumentenraum sowie eine Dunkelkammer notwendig.

Eine mittelgroße urologische Abteilung von etwa 40–60 Betten benötigt etwa drei Räume für die urologische instrumentelle Röntgendiagnostik sowie einen Raum für die urologischen Routinemaßnahmen mit einem Rasteraufnahmearbeitsplatz. Da auch hier die Tische für die instrumentelle Röntgendiagnostik für Rasteraufnahmen genutzt werden können, werden weitere einfache Rasteraufnahmearbeitsplätze nicht benötigt. Darüber hinaus ist ein Raum für die klinische Zystoskopie ohne Röntgenmöglichkeit notwendig.

Für die große urologische Klinik (60–100 Betten) benötigt man zwei Räume für urologische Routinemaßnahmen, Sonographie und Stehaufnahmen mit Rasteraufnahmearbeitsplätzen; darüber hinaus drei Plätze für instrumentelle urologische Röntgendiagnostik sowie einen Arbeitsplatz ohne Röntgenmöglichkeit.

Klinische Zystoskopie- und Röntgenabteilung

Klinische Zystoskopie- und Röntgenabteilungen sind wegen des gemeinsamen Funktions- und Arbeitsablaufes eng miteinander verbunden. Die Funktionsdiagnostik (retrograde Urographie, Pyeloskopie, Ablaufbild, Zystourethrogramm usw.) muß im Interesse des schnellen Arbeitsablaufes und der absoluten Wahrung der Sterilität im urologischen Bereich durchgeführt werden. Eine räumliche Trennung von Röntgen- und Zystoskopieräumen bedeutet eine unnötige Umlagerung des Patienten, eine Gefährdung der Sterilität, vermeidbare Schmerzen und Belastung des Patienten. Darüber hinaus läßt sich ein vermehrter Arbeitsaufwand nur durch Konzentrierung urologischer und röntgenologischer Arbeitsgänge auf einen Arbeitsplatz vermeiden.

Wenn die urologischen Untersuchungstische mit einer Röntgeneinrichtung sowie den verschiedenen Möglichkeiten bis zur Fernsehdurchleuchtung ausgerüstet werden, sind alle Möglichkeiten einer retrograden Funktionsdiagnostik unter besonderer Berücksichtigung der urologischen Gesichtspunkte gegeben.

Zystoskopien mit retrograder Sondierung erfolgen also auf einem echten urologischen Tisch, so daß diese Untersuchung für den Patienten wie auch für den Untersucher keine zusätzliche Belastung bedeutet. Die Kontrolle durch das Fernsehbild erleichtert die Arbeitsweise erheblich.

Räume für extrakorporale Stoßwellenlithotripsie (ESWL)

Die Räume für die extrakorporale Stoßwellenlithotripsie sollten möglichst künftigen Entwicklungen Rechnung tragen und sind daher eher großzügig zu bemessen. Ultraschall- und Röntgengeräte benötigen Platz und müssen den Strahlenschutz berücksichtigen.

Vorbereitungsräume für die Patienten fördern einen zügigen Arbeitsablauf und müssen auch die Anforderungen der Anästhesisten erfüllen.

Urologisches Instrumentarium

Bougies, Sonden und Katheter sind die einfachsten urologischen Instrumente. Sie dienen der Sondierung von Harnröhre, Blase und Harnleiter oder werden gelegt, um den Harn abzuleiten.

Mit Instrumenten zur Harnröhren- und Blasenspiegelung (Urethroskope, Zystoskope) lassen sich Harnröhre und Blase unter Sicht des Auges beurteilen und diagnostische sowie operative Eingriffe durchführen.

Spezialinstrumente wie Resektoskope, Fremdkörperfaßzangen, Steinzertrümmerungsgeräte ergänzen das Instrumentarium.

Die Behandlung von Harnröhrenstrikturen gehört zu den ältesten urologischen Aufgaben. Im 19. Jh. wurde bereits eine Reihe von Instrumenten angegeben, mit denen sich Harnröhrenstrikturen von der Lichtung her aufschneiden und aufdehnen ließen. 1845 gab Maisonneuve ein Instrument an, das eine weite Verbreitung fand und noch bis in die 30er Jahre verwandt wurde. Das von dem Amerikaner Otis entwickelte Instrument wird heute noch benutzt. Voraussetzung aller dieser Instrumente war die Möglichkeit, zunächst blind die Harnröhre zu sondieren. Vom Orificiumdehner bis über die Dittel-Stifte, von den verschiedenen Bougies bis zu den gebogenen Harnröhrendehnern gibt es zahlreiche Instrumente, deren Anwendung heute rückläufig ist (Abb. **207**).

Während man die geraden Bougies in der Regel über eine Leitsonde in die Blase einführt, werden die gekrümmten Bougies nach Anästhesie und Instillation der Harnröhre mit Gleitmittel bei stark gestrecktem Penis in die Harnröhre eingeführt. Die Sonde wird zunächst horizontal gehalten und erst mit dem Einführen langsam in die Vertikale und schließlich wieder in die Horizontale (parallel zu den Oberschenkeln) gebracht (vgl. Abb. **207**).

Besser als die blinde Aufbougierung der Harnröhre mit zahlreichen Schleimhauteinrissen ist das Aufschneiden der Harnröhre, blind oder unter Sicht. Hierzu dienen Stufenurethrotome, das Instrument des Amerikaners Otis, sowie die modernen Sichturethrotome (Abb. **207**).

Zur Bestimmung des Harnröhrenkalibers – z. B. bei Mädchen – lassen sich „Olivenkatheter" (Bougie à boule) verwenden (Abb. **207**).

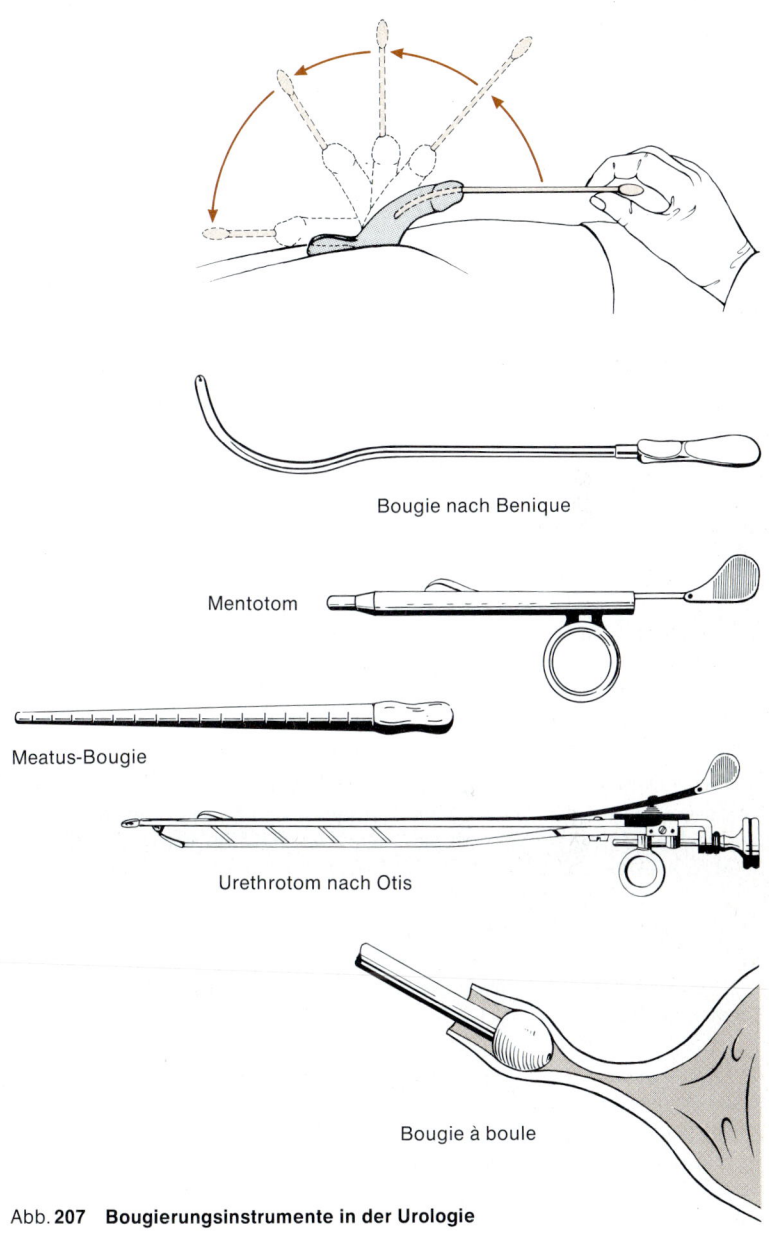

Bougie nach Benique

Mentotom

Meatus-Bougie

Urethrotom nach Otis

Bougie à boule

Abb. 207   **Bougierungsinstrumente in der Urologie**

Katheterarten

Katheter bestehen aus Kunststoff, Latex, Silikon oder Gummi.

Als Dauerkatheter haben sich Ballonkatheter, deren Ballon in der Blase aufgeblasen werden kann, weitgehend durchgesetzt (Abb. **208**).

Nach Eingriffen an der Prostata (Elektroresektion, Prostatektomie) können Ballonkatheter mit einem größeren Fassungsvermögen des Ballons (30 oder 50 ml) sowie auch Spülkatheter verwandt werden. Für die Sondierung des Harnleiters gibt es ebenfalls Hohlsonden aus Kunststoff von 3–12 Charr mit Zentimetereinteilung. Zahlreiche Spezialkatheter wie Ureterkatheter mit Tiemann-Spitze, Spülkatheter, Woodruff-Pflaumer-Katheter und Chevassu-Katheter ergänzen dieses Programm (Abb. **208**).

Nach Operationen an den ableitenden Harnwegen kann auch ein etwas weicherer, durchsichtiger Harnleiterkatheter eingelegt werden, der in der Regel nicht röntgenfähig ist.

Reinigung

Bei der Reinigung, Desinfektion oder Sterilisation von Kathetern und Sonden müssen besondere Vorschriften beachtet werden.

Sterilisation

Nach dem heutigen Stand der Wissenschaft ist das Auskochen der Katheter und Sonden in Wasser nur eine Notmaßnahme.

Heißdampf

Bei Weichgummi- und Latex-Instrumenten bewirkt jede Heißdampfsterilisation im Autoklaven eine Nachvulkanisation und beschleunigt damit die natürliche Alterung (Verhärtung). Die Sterilisation wird zweckmäßig 30 Min. bei 200 kPa = 1 atü (120 °C) durchgeführt.

„Kaltsterilisation" (=Desinfektion)

Katheter und Sonden können auch mit geeigneten Desinfektionsmitteln kalt desinfiziert werden. Die Anwendungsvorschriften der Hersteller sind genau einzuhalten.

Gassterilisation

Der Erfolg der Sterilisation mit Äthylenoxid hängt von einer peinlich genauen Einhaltung der Vorschriften ab. Bei Ballonkathetern kann die Gassterilisation durch unterschiedliches Eindringen des Äthylenoxids in die verschiedenen Materialien zu Schäden führen (Abhebung zwischen den einzelnen Tauchschichten usw.).

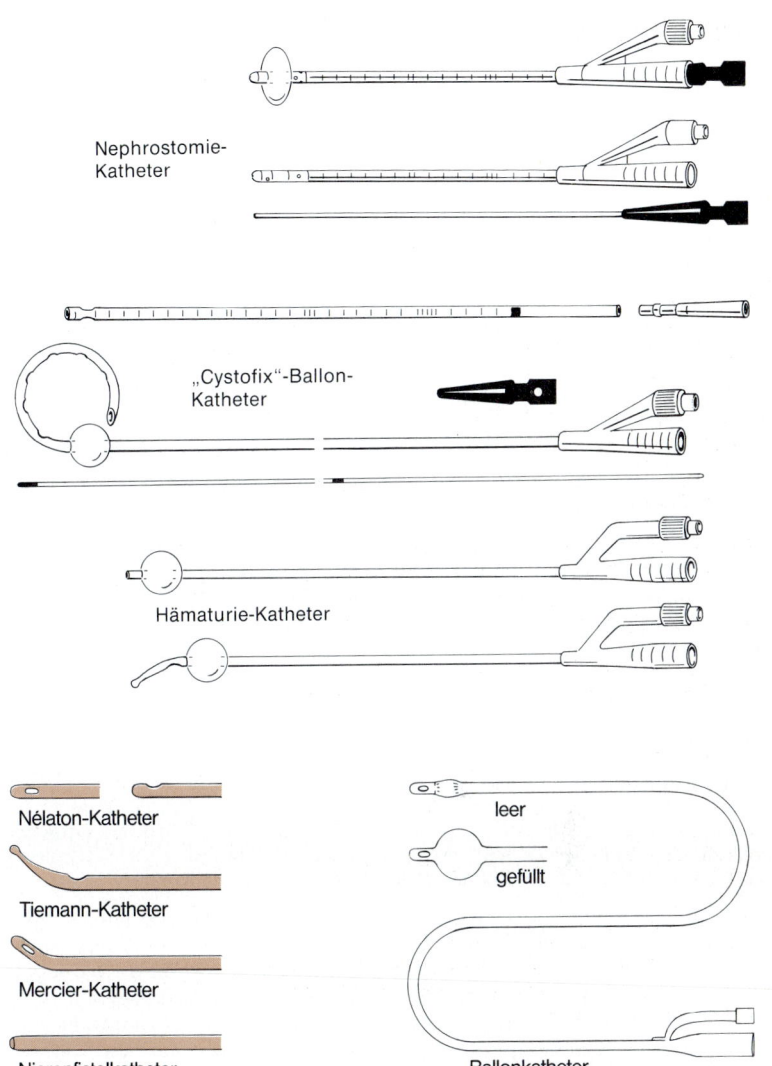

Nephrostomie-Katheter

„Cystofix"-Ballon-Katheter

Hämaturie-Katheter

Nélaton-Katheter

Tiemann-Katheter

Mercier-Katheter

Nierenfistelkatheter

leer

gefüllt

Ballonkatheter

Abb. 208 **Kathetersysteme**

Urethrozystoskop

Bozzini (1773–1809) erfand den Lichtleiter, ein Instrument, mit dem man mit eingespiegeltem Licht von außen durch eine Röhre die Hohlräume des Körpers inspizieren konnte. Dieses Instrument war zunächst unzulänglich, da ein optisches System fehlte und die Lichtleistung nicht ausreichend war. Vor mehr als 100 Jahren – im Jahr 1878 – führte M. Nitze (1848–1906) erstmalig den Blasenleuchter, das Zystoskop, in die urologische Diagnostik ein.

Das Prinzip dieser Endoskope blieb über etwa 80 Jahre gleich: Die Instrumente entsprachen einem umgekehrten Fernrohr mit geringer Vergrößerung. Am Ende des Instrumentes beleuchtete eine kleine Glühbirne die wassergefüllte Blase. Neben Optik und Lichtleitung war Raum für Katheter und Sonden; zur Führung dieser Zusatzinstrumente diente der Albarransche Hebel (Abb. **209a**).

Um 1963 begann eine Entwicklung, bei der zunehmend die Beleuchtung über Glasfasern eingespiegelt wird, so daß die Glühbirnenbeleuchtung weitgehend von dieser sog. Kaltlichtbeleuchtung ersetzt ist. Da die Wärmeentwicklung der Lampe außerhalb des Körpers nicht stört, kann die Lichtstärke dieser Lichtquelle unbegrenzt gesteigert werden. Von einem entsprechenden Lichtprojektor wird das Licht über ein Fiberglaskabel bis zum Endoskop eingespiegelt. Die primären Nachteile dieses Systems – der sog. Scheinwerfereffekt und die unvollständige Ausleuchtung des Bildfeldes der Endoskope – konnte mittlerweile durch eine bessere Lichtstreuung beseitigt werden.

Das optische System besteht auch heute noch aus verschiedenen Linsenarten (Abb. **209b**).

Am distalen Ende des Endoskopes ist ein Objektiv angebracht, am Auge befindet sich das Okular. Zwischen Objektiv und Okular wird das Bild über ein Transportsystem fortgeleitet. Bei den konventionellen Optiken bestand dieses Transportsystem aus zweiteiligen Linsen (normalerweise aus 6 dünnen Achromaten). Durch Spiegelung an der Innenwand des Rohres entstanden hohe Licht- und Kontrastverluste.

Seit einigen Jahren werden im Transportsystem wesentlich längere und mehr Linsen verwandt. Durch diese sog. Stablinsen werden die Luftwege verkleinert, so daß bei gleichem Optikdurchmesser eine gesteigerte Bildhelligkeit erfolgt. Gleichzeitig wurden die Linsen über Computer berechnet, so daß auch durch Verwendung hochwertiger Glassorten Bildauflösung und Kontrast der neuen Optiksysteme deutlich verbessert werden konnten (Abb. **210**). Den Urologen interessieren an einer endoskopischen Optik vor allem vier wesentliche Dinge (Mauermayer):

1. Durchmesser der Optik,
2. Bildqualität und Lichtstärke der Optik,
3. Blickrichtung,
4. Bildwinkel (Öffnungswinkel).

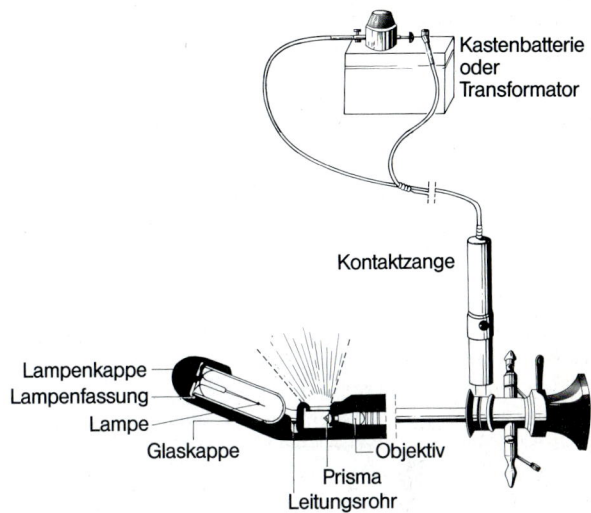

Kastenbatterie
oder
Transformator

Kontaktzange

Lampenkappe
Lampenfassung
Lampe
Glaskappe
Objektiv
Prisma
Leitungsrohr

Abb. **209 a** Prinzip der
historischen Beleuchtung:
Zystoskop

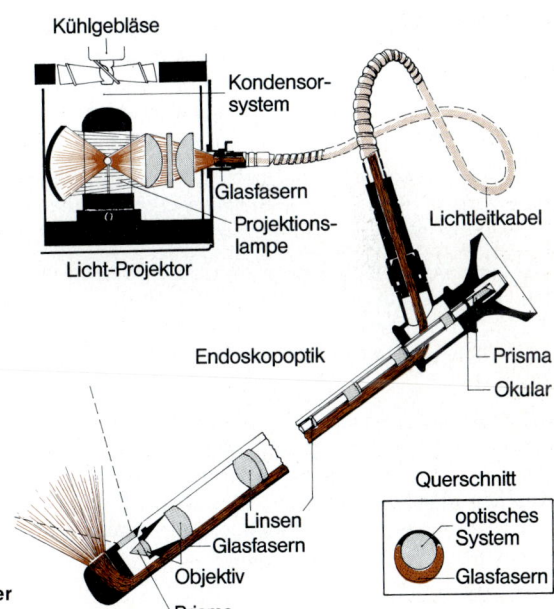

Kühlgebläse

Kondensor-
system

Glasfasern

Projektions-
lampe

Lichtleitkabel

Licht-Projektor

Endoskopoptik

Prisma

Okular

Linsen

Glasfasern

Objektiv

Prisma

Querschnitt

optisches
System

Glasfasern

Abb. **209 b** Prinzip der
Kaltlichtbeleuchtung

1. Der Durchmesser der Optik konnte durch die neuen Entwicklungen weiter verkleinert werden, so daß leistungsfähige Diagnostikinstrumente von 16–18 Charr bzw. leistungsfähige Operationsinstrumente von 22–26 Charr zur Verfügung stehen.

2. Die Bildqualität und Lichtstärke der Optik wurden durch Errechnung über Computer weiter gesteigert.
   Viele dieser Optiken erlauben eine Fotodokumentation.

3. Zwei verschiedene Blickrichtungen haben sich durchgesetzt:
   a) die sog. Blasenoptik, bei der die Blickrichtung um etwa 70 Grad von der Geradeausachse abweicht,
   b) die geradeausblickende Optik, die entweder völlig geradeaus oder in einer kleinen Abweichung nach vorn blickt (0–25 Grad; Abb. **211**).

4. Der Bildwinkel bzw. Öffnungswinkel der Endoskope wird leider von keinem Hersteller exakt angegeben. Dabei ist diese Angabe für die Art des Endoskopes entscheidend. Bei einem großen Bildwinkel finden sich ein großes Gesichtsfeld sowie eine schwächere Vergrößerung, bei einem kleineren Bildwinkel ist das Gesichtsfeld entsprechend kleiner, die Detailerkennbarkeit infolge der stärkeren Vergrößerung jedoch besser (Abb. **212**).
   Für die Detailbeobachtung bei operativen Eingriffen sollte der Bildausschnitt nicht zu groß sein.

Bei der Neuanschaffung des Instrumentariums sollte man auch die verschiedenen Sterilisationsmöglichkeiten der Instrumente beachten. Bei geringer Instrumentenzahl müssen die Optiken möglichst in alle Schäfte passen, um variabel zu sein und durch evtl. Reparaturen keine Terminschwierigkeiten zu bekommen.

Der Kundendienst der einzelnen Firmen – schnelle Reparaturen und kurze Lieferzeiten – ist heute fast ebenso wichtig wie die sorgsame Ausarbeitung der Instrumente.

Die speziellen firmeneigenen Merkmale müssen individuell beurteilt werden. Prüfen sollte man in jedem Fall, ob die Ureterensonden einwandfrei laufen, keine scharfkantigen Albarran-Hebel verwandt werden und die angegebenen Charrière-Zahlen auch an der stärksten Stelle des Instrumentes stimmen.

Das Messen der Charrière-Zahl am Instrument ist einfach. Man schneidet sich einen Papierstreifen, legt ihn um das Instrument und markiert die Stelle, an dem sich die beiden Streifen berühren. Mißt man nun die Länge zwischen den Markierungen, so ergibt sich daraus der Umfang, aus dem sich nach der Formel – Durchmesser = Umfang : π – die Charrière-Zahl bestimmen läßt.

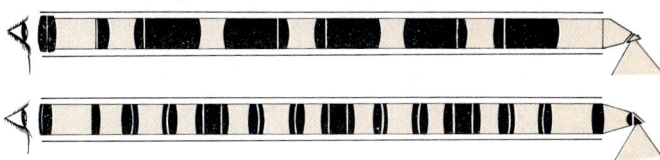

Abb. 210 **Aufbau einer Optik**

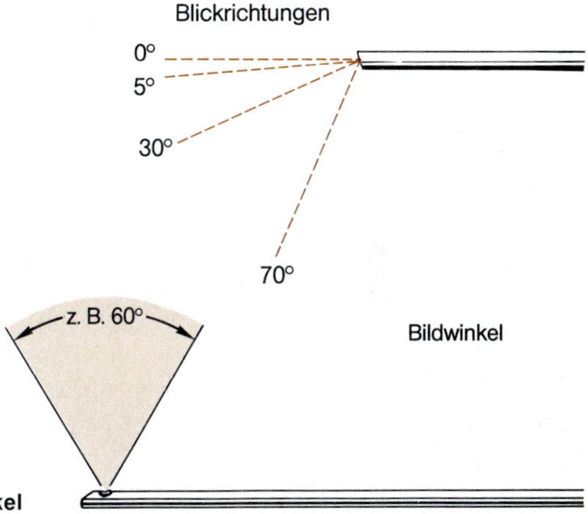

Blickrichtungen

0°
5°
30°

70°

z. B. 60°

Bildwinkel

Abb. 211
Blickrichtung und Bildwinkel

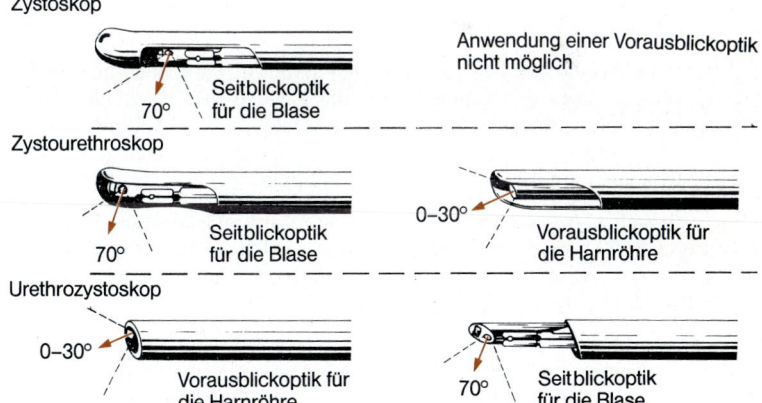

Zystoskop

70° Seitblickoptik
für die Blase

Anwendung einer Vorausblickoptik
nicht möglich

Zystourethroskop

70° Seitblickoptik
für die Blase

0–30° Vorausblickoptik für
die Harnröhre

Urethrozystoskop

0–30° Vorausblickoptik für
die Harnröhre

70° Seitblickoptik
für die Blase

Abb. 212 **Verschiedene Endoskopieformen**

Generell sollte man von den Herstellern fordern, daß sie analog den Präzisionsinstrumenten der optischen Industrie Helligkeit, Blickrichtung, Bildwinkel usw. wissenschaftlich einwandfrei nach objektiven Maßstäben kennzeichnen – z. B. Lichtstärke, Brennweite –. Gleichzeitig würde damit der Wert dieser Präzisionsinstrumente unterstrichen. Darüber hinaus erleichtert ein objektiver Vergleich der Instrumente die Zusammenstellung des individuellen Instrumentariums.

Zur Untersuchung der Harnröhre und Blase werden unterschieden:

– Urethrozystoskop, – Zystoskop, – Operationsinstrumente.

Im Gesamtaufbau der Endoskope haben sich die zweigeteilten Instrumente – Schaft und Einsatz – weitgehend durchgesetzt. Durch denselben Schaft lassen sich geradeausblickende Optiken oder Blasenoptiken einführen, Zusatzinstrumente verschiedener Art erweitern die Kombinationsmöglichkeit. Ganz allgemein kann man feststellen, daß sich bei dem modernen Instrumentarium zur Diagnostik und zu operativen Eingriffen die vorn offenen Schäfte mit leichter Anknickung durchgesetzt haben, die einmal eine Urethroskopie wie auch eine Zystoskopie ermöglichen und ebenfalls die Einführung von Zusatzinstrumenten wie Biopsiegeräten, Faßzangen, Sonden usw. erlauben.

Die prograde Urethrozystoskopie, d. h. die Einführung des Instrumentes unter Sicht – die von Bressel in den 60er Jahren eingeführt wurde –, ist mit diesen Instrumenten leichter möglich. Hier wird unter Spülstrahldruck die Harnröhre entfaltet und das Instrument unter Sicht prograd in die Harnröhre eingeführt. Ringbildungen, Strikturen, Papillome und andere Harnröhrenprozesse lassen sich primär ohne vorherige Alteration durch das Instrument erkennen. Für Anfänger ist eine Verletzung der Harnröhre bei der Einführung unter Sicht sicher vermeidbar (Abb. **213**).

Für die Sondierung von Harnröhrenengen steht ein Untersuchungseinsatz zur Verfügung, über den Sonden über die Enge in die Blase eingeführt werden können und die einer späteren Bougierung dienen. Außerdem kann durch das Urethroskop auch ein Katheter in die Blase eingelegt werden, wenn das blinde Einführen des Katheters mißlingt.

Durch einfaches Auswechseln der Optik wird in der Blase aus dem Urethroskop ein Zystoskop. Für das Arbeiten in der Blase sind Arbeitseinsätze mit Führungshebel (Albarran-Hebel) gegeben, die eine sichere Führung der Hilfsinstrumente in Blase und Harnleiter ermöglichen.

Nach der Endoskopie schließt sich beim Mann ggf. eine Längenmessung der Vorsteherdrüse an. Das Instrument wird dabei um die Länge zwischen Mittellappen und Samenhügel zurückgezogen, der Weg kann an der Penisspitze gemessen werden (Abb. **214**). Eine Zentimetereinteilung an dem Instrumentenschaft erleichtert dieses Vorgehen.

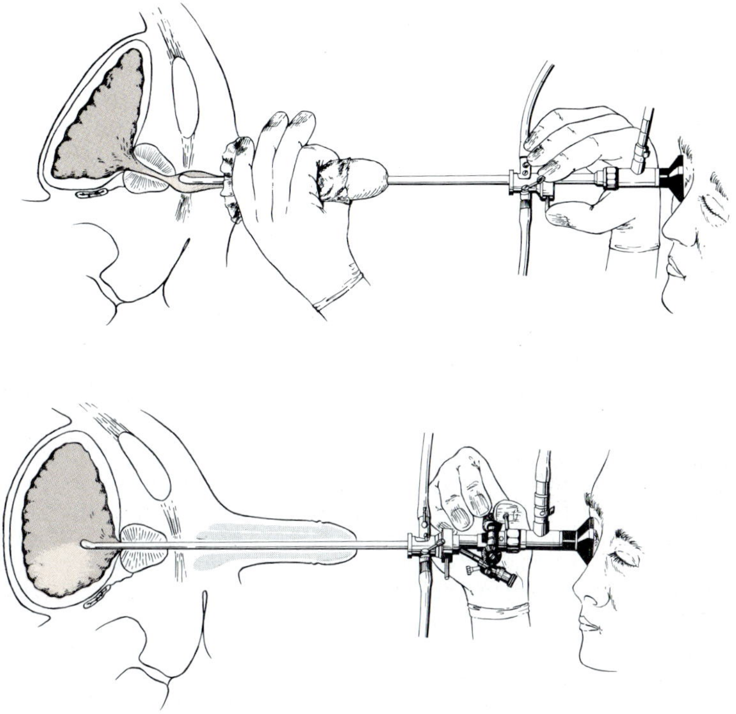

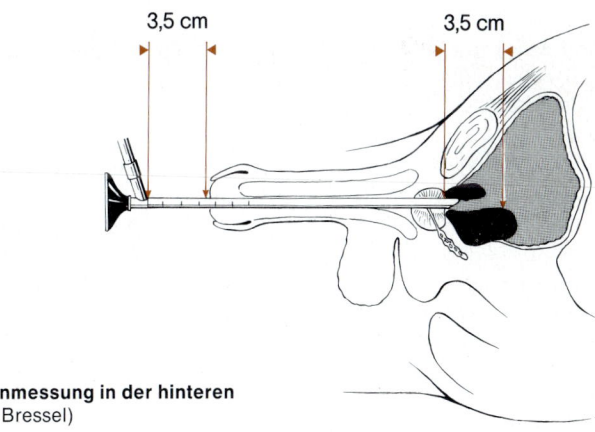

Abb. 213   **Prograde Urethrozystoskopie**

3,5 cm   3,5 cm

Abb. 214   **Längenmessung in der hinteren
Harnröhre** (nach Bressel)

Die Anschlüsse der Endoskope für Licht und Wasser wurden in der letzten Zeit zunehmend normiert. Beim Anschluß an Lichtleitkabel sind die gängigen drei Anschlüsse durch aufschraubbare Zusätze variabel. Bei den Wasseranschlüssen haben sich die Luer-Look-Anschlüsse durchgesetzt.

Bei den Instrumenten der Kinderurologie kommt die Verkleinerung des Optikdurchmessers besonders zum Tragen, so daß heute Instrumente zwischen 8–12 Charr, die auch Operationen in der Blase und Harnröhre erlauben, zur Verfügung stehen.

Zystoskop

Bei der konventionellen Blasenspiegelung, Zystoskopie, wird nach vorheriger Harnröhrenbetäubung und Einführen von Gleitmittel in das Harnröhrenlumen das Endoskop nach dem Tastgefühl „blind" in die Blase eingeführt. Dieser Arbeitsgang ist etwas schneller als das prograde Vorgehen, bewahrt aber gelegentlich selbst den Geübten nicht vor einer Verletzung der Harnröhre bei Strikturen oder bei der Vorsteherdrüsenvergrößerung.

In der Blase wird der Mandrin des Instrumentes gegen eine Orientierungsoptik oder den Arbeitseinsatz ausgetauscht, die Blase mit Spülflüssigkeit aufgefüllt und betrachtet. Mit diesen Instrumenten sind auch gezielte Eingriffe an Harnleiter und Blase (Ureterenkatheterisierung, Schlinge, Probeexzision, Koagulation) möglich (Abb. **215**).

Resektoskop

Operationen in Blase und Harnröhre werden durch ein spezielles Schneidinstrument (Resektoskop) ermöglicht. Es handelt sich um ein Instrument, mit dem durch einen speziellen Einsatz mit Hilfe einer elektrischen Schlinge in der Blase und Harnröhre unter Sicht geschnitten werden kann (Abb. **216a–c**).

Bei dem Instrument werden zwei Haupttypen unterschieden: Instrumente, bei denen aktiv, d. h. mit Fingerzug, geschnitten wird, Instrumente, bei denen passiv, d. h. unter Loslassen eines Zuges, mit Federdruck geschnitten wird.

An die Elektroden des Resektoskops wird ein Hochfrequenzgerät angeschlossen, das in der Regel das Schneiden mit sog. Schneidstrom, das Koagulieren mit Koagulationsstrom oder auch die Kombination beider Stromarten (Mischstrom) unterschiedlicher Zusammensetzung erlaubt.

Mit der Schlinge werden in der Blase Geschwülste mit dem elektrischen Schneidstrom abgeschnitten, das Gewebe mit dem Spülwasser nach Entfernung des Einsatzes herausgespült. Eine sorgfältige Blutstillung wird anschließend mit Koagulationsstrom durchgeführt. Nach Abschluß der Operation läßt sich die Blase durch Einlegen eines Katheters gewissermaßen ruhigstellen.

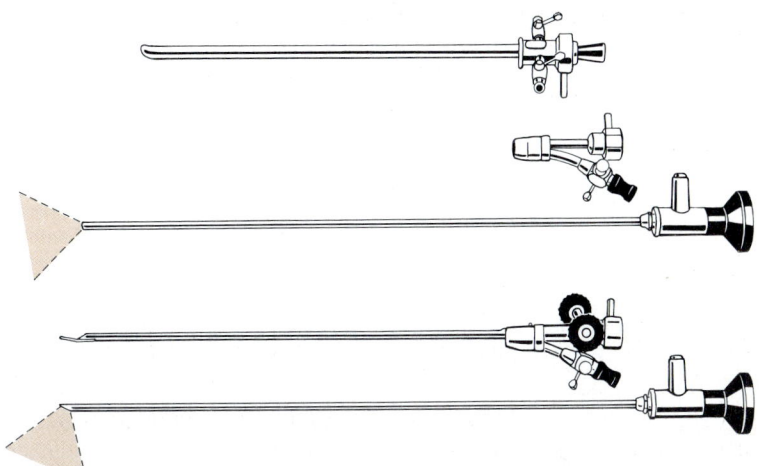

Abb. 215   Urethrozystoskope

Auch die Vorsteherdrüse läßt sich mit diesen Instrumenten vollständig durch die Harnröhre entfernen (Abb. **216** u. **217**). Die einzelnen abgeschnittenen Gewebsstücke werden zunächst mit dem Spülstrom in die Blase eingeschwemmt und anschließend ebenfalls durch den Schaft entfernt. Arterielle Blutungen werden durch Koagulation gestillt, venöse Blutungen können ggf. durch einen großen Ballonkatheter komprimiert werden. Eine Kompression läßt sich durch Zug am Katheter und durch Fixierung durch einen Mulltupfer vor dem Glied erzeugen. Eine derartige Kompression muß spätestens nach 2 Std. gelöst werden, da anderenfalls Druckstellen entstehen können.

Die transurethrale Elektroresektion – die Entfernung der Vorsteherdrüse durch die Harnröhre – gehört zu den wesentlichsten Fortschritten in der Urologie, da sie für den Patienten ein außerordentlich schonendes Verfahren ist.

Bei den Operationsinstrumenten wurden in der letzten Zeit leistungsfähigere und dünnere Instrumente gebaut. Durch Verbesserung der optischen Leistung der Resektoskope, der Verbesserung der Lichtverhältnisse und auch infolge der verbesserten Schneidleistung wurde die transurethrale Resektion der Prostata ein der offenen Operation gleichwertiges Verfahren. Auch die Entfernung von Blasentumoren wurde perfektioniert.

Sog. Stufenschäfte sollen die Gefahr der Überdehnung der Harnröhre während der Resektion verringern. Bei diesen Schäften ist der 24-Charr-Resektionsschaft nur im Bereich des Isoliereinsatzes 24 Charr stark, während das Schaftrohr auf 21 Charr verringert werden konnte. Die Schneid- und Spülleistung leidet unter diesen technischen Maßnahmen nicht.

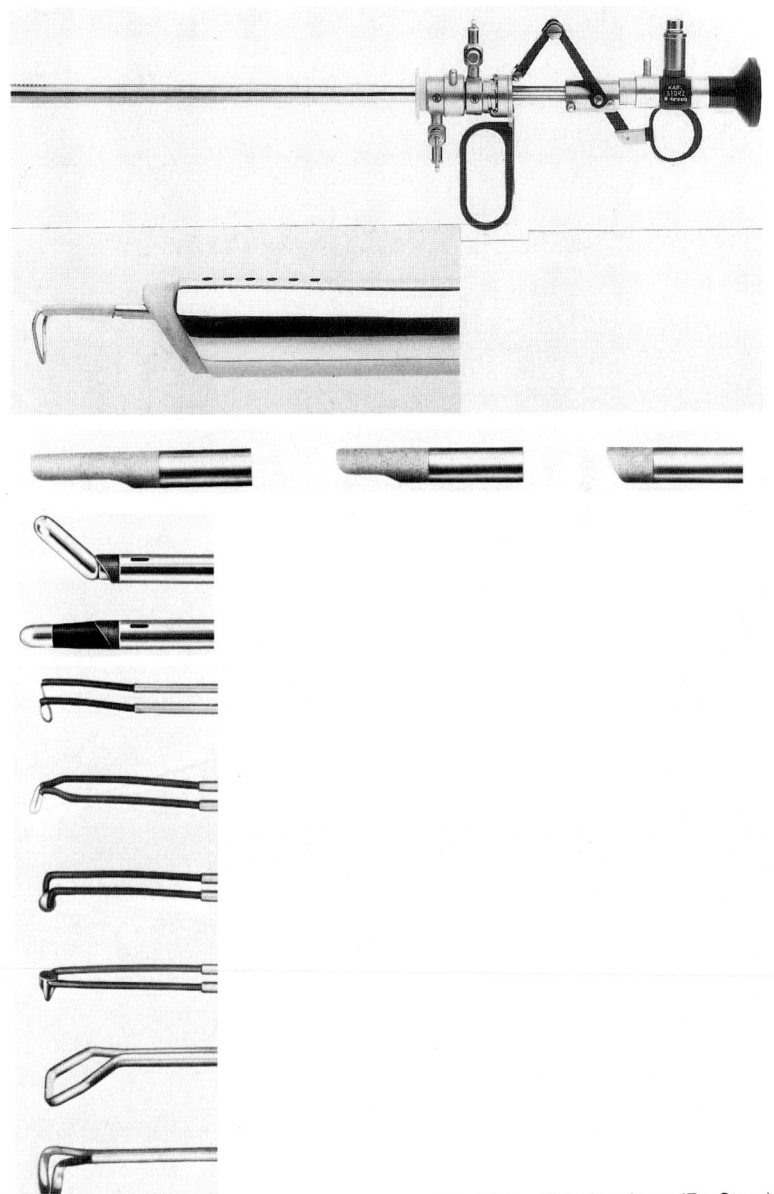

Abb. 216 a   Resektoskope (Fa. Storz)

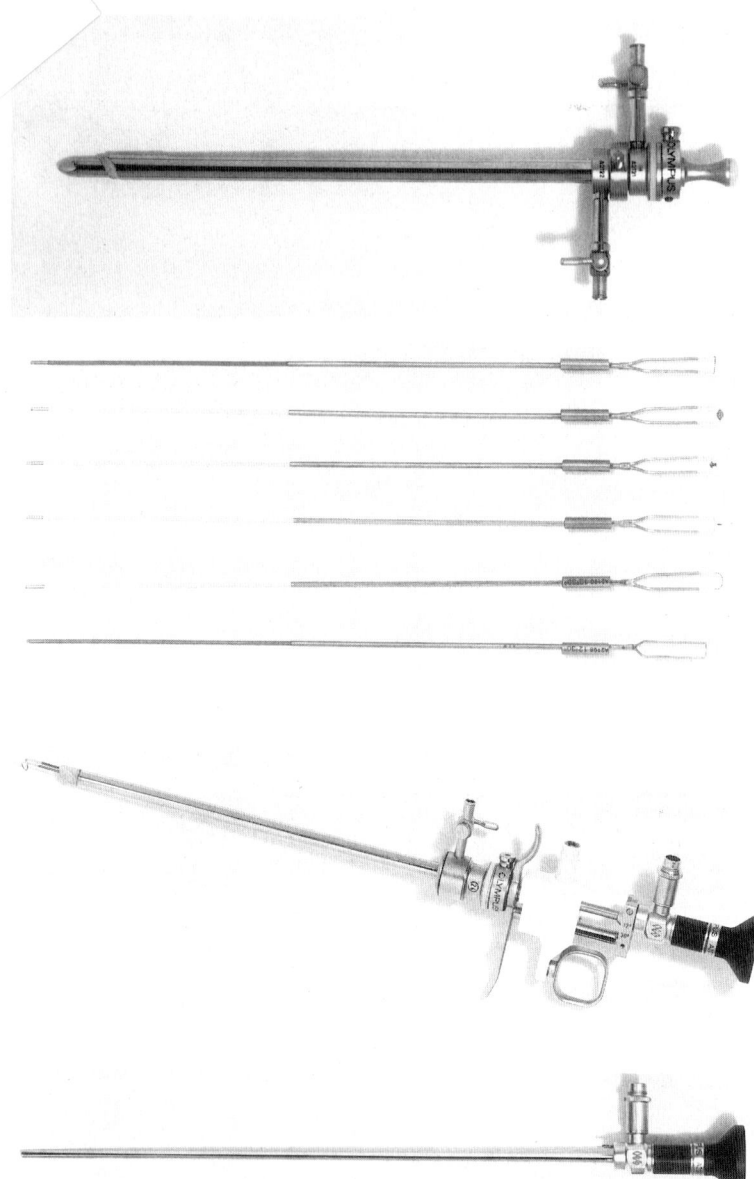

Abb. **216b** **Resektoskope** (Fa. Olympus)

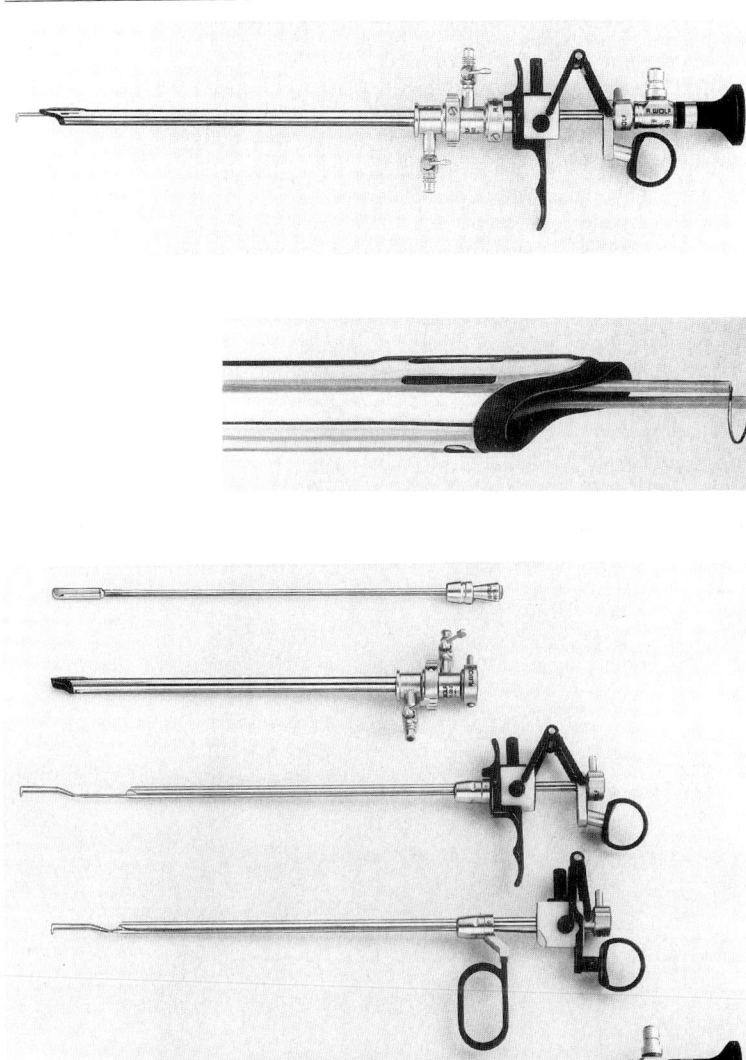

Abb. 216c   **Resektoskope** (Fa. Wolf)

Ein neues Resektionsinstrument wurde von J. J. Iglesias beschrieben. Dieses Instrument erlaubt die kontinuierliche Resektion, d.h., der Einsatz muß nicht zum Ablassen der in die Blase gespülten Flüssigkeit entfernt werden. Durch einen doppelläufigen Schaft wird die Spülflüssigkeit durch eine Pumpe kontinuierlich abgesaugt. Mit den neuen Resektionsinstrumenten wird die seit Jahren angestrebte „trockene" Resektion fast verwirklicht. Die neue Technik erfordert eine sehr sorgsame Überwachung, führt aber zu einer Verkürzung der Operationszeit, zu einer Verminderung von Spülflüssigkeitseinschwemmungen sowie zu Verbesserungen innerhalb der Lehre.

Parallel zu den Resektionsinstrumenten wurden nach der Cold-punch-Methode Instrumente entwickelt, die im europäischen Raum zur Zeit keine weite Verbreitung haben. Die Resektion der Prostata erfolgt mit einem glatten Stanzschnitt. Die Blutstillung wird dagegen diathermisch vorgenommen. Die Sicht erfolgt ohne Zwischenschaltung eines optischen Systems (Abb. **218**).

Für die Vorbereitung bei operativen Eingriffen in der Harnröhre und Blase hat sich die Zusammenstellung kompletter Sets – Abdecktücher, Gleitmittel, Blasenspritze usw. – bewährt. Eine Sterilabdeckung mit Einschluß eines Plastikrektalschildes soll die iatrogene Infektionsgefahr reduzieren.

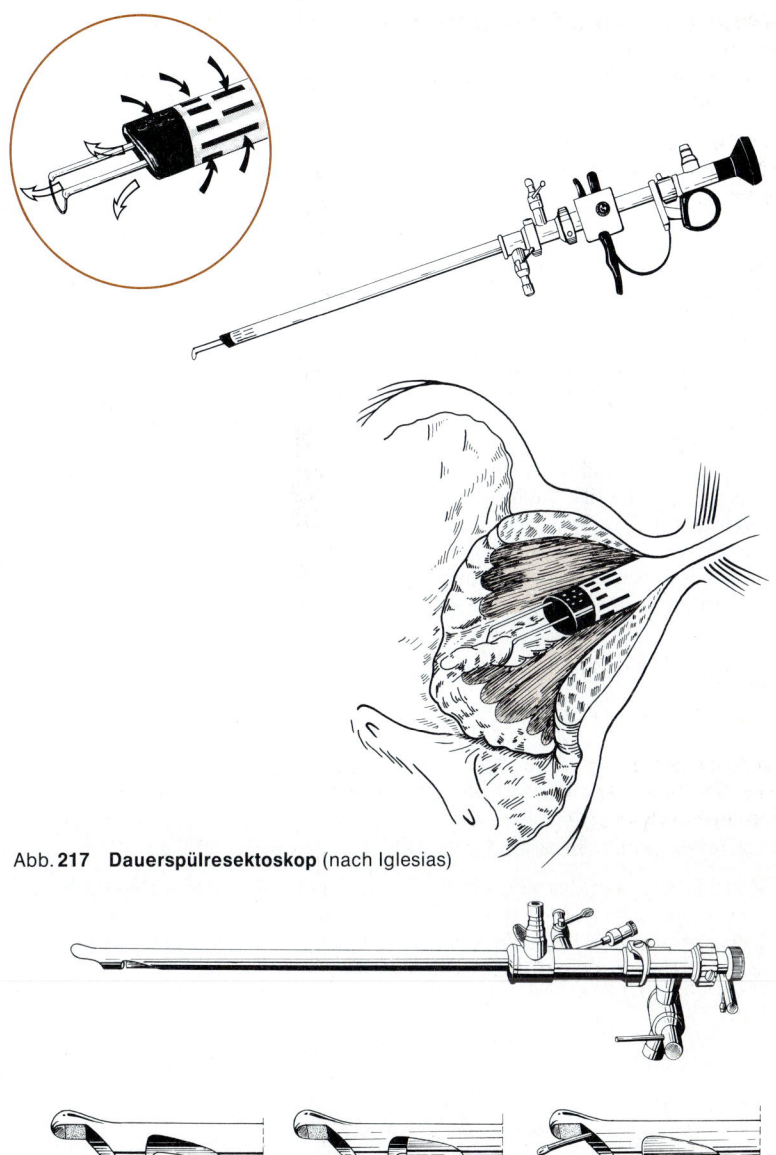

Abb. 217 **Dauerspülresektoskop** (nach Iglesias)

Abb. 218 **Direktsicht-Stanzresektor „Cold punch"** (nach Frohmüller)

Spezial- und Hilfsinstrumente

Bei Blasenstein- und Fremdkörperfaßzange handelt es sich um Instrumente, bei denen sich die abgebogene Spitze, das „Maul", in der Blase zangenartig öffnen kann. Mit diesen Instrumenten kann man Gewebe erfassen, Steine zertrümmern und entfernen. Nachteilig bei den Instrumenten ist die zum Teil relativ große Stärke bis über 28 Charr. Für die endoskopische Zertrümmerung von Steinen hat sich der Einsatz der elektrohydraulischen Schlagwelle bewährt. Da in der Regel eine Blasenentleerungsstörung vorliegt, wird ein Resektoskop in die Blase eingeführt, mit einem entsprechenden Einsatz die Sonde an den Stein herangeführt und der Stein mit elektrohydraulischer Schlagwelle zertrümmert. Bei vorsichtiger Anwendung ist dieses Verfahren schnell und schonend und ersetzt völlig die Lithotripsie mit Hilfe der verschiedenen Steinzangen (Abb. **219** u. **220**). Durch denselben Schaft werden anschließend die Steintrümmer abgesaugt und ggf. durch Elektroresektion die Blasenentleerungsstörung beseitigt.

Ultraschallgeräte zur Zertrümmerung kleinerer Steine haben sich bewährt. Hier wird ebenfalls durch den Endoskopschaft die Ultraschallsonde auf den Stein geführt. Ein Vorteil dieses Verfahrens ist die gleichzeitige mögliche Absaugung von Steinbröckeln. Außerdem soll der Ultraschall weniger Blasenwandschäden setzen, die sich jedoch nach unseren Erfahrungen bei vorsichtiger Anwendung der elektrohydraulischen Schlagwelle vermeiden lassen.

Mit Ultraschallgeräten ist die Zertrümmerung von Steinen im Harnleiter und Nierenbecken möglich.

Schwierigkeiten bereitet aber auch heute noch das anschließende Entfernen der Steintrümmer aus der Blase, die zweckmäßigerweise über einen stärkeren Instrumentenschaft (Resektoskopschaft) entfernt werden. Mit dem sog. Stein-Punch (nach Mauermayer) lassen sich kleinere Steine unter Sicht besser zerlegen und entfernen (Abb. **219**).

Zusatzinstrumente zu den Urethrozystoskopen mit starrem Einsatz haben gegenüber den flexiblen Einsätzen erhebliche Vorteile. Das Arbeiten in der Blase ist wesentlich leichter, die Instrumente sind erheblich stabiler, die Reinigung dieser Instrumente wird erleichtert (Abb. **220**).

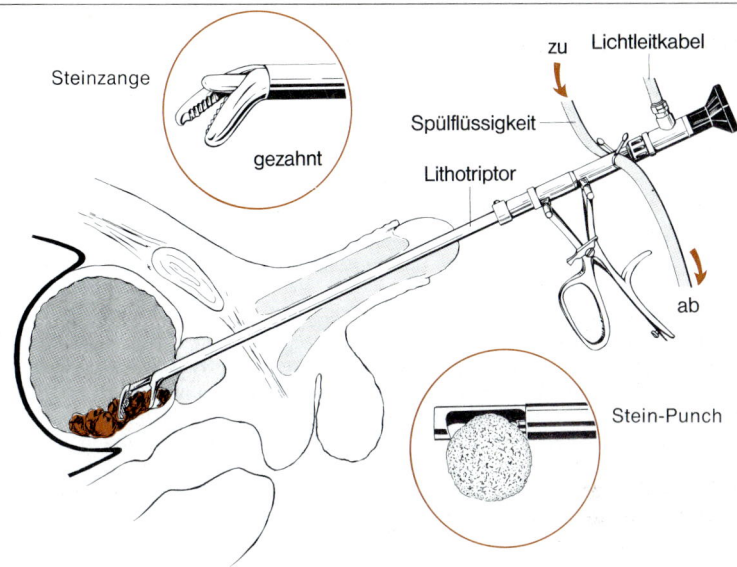

Steinzange

gezahnt

zu   Lichtleitkabel

Spülflüssigkeit

Lithotriptor

ab

Stein-Punch

Abb. 219   Spezialinstrumente zur Beseitigung von Steinen und Fremdkörpern aus der Blase

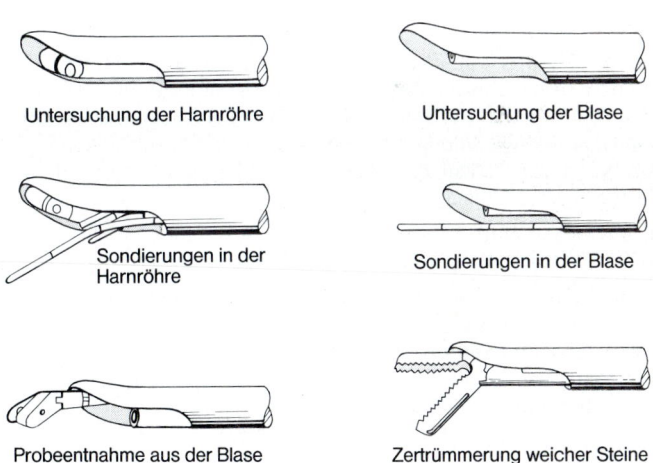

Untersuchung der Harnröhre

Untersuchung der Blase

Sondierungen in der Harnröhre

Sondierungen in der Blase

Probeentnahme aus der Blase

Zertrümmerung weicher Steine

Abb. 220   Verschiedene Einsätze zu Urethrozystoskopen

Kryochirurgie

Zur Behandlung der Prostata wurden Kältegeräte empfohlen, die eine Gewebsvereisung der Vorsteherdrüse erlauben. Die Kryochirurgie hat sich nicht durchgesetzt.

Teflon-Injektor

Bei Harninkontinenzen wurde mit einem Teflon-Injektor die Harnröhre mit Teflon unterpolstert. Auch dieses Verfahren ist weitgehend verlassen.

Behandlung von Harnröhrenstrikturen

Für die operative Durchtrennung von Strikturen, der sog. Urethrotomia interna, bieten die Herstellerfirmen zusätzliche Instrumente bzw. Einsätze an. Nach vorheriger Sondierung der Striktur mit einem Ureterkatheter wird das Urethrotom unter Sicht bis zur Striktur eingeführt, die Striktur durch mehrmaliges Schneiden mit einem beweglichen Skalpell beseitigt bzw. ein spezieller Schneideeinsatz durch die Striktur hindurchgeführt. Das Instrument läßt sich dann über die geschlitzte Striktur bis in die Blase einführen. Mit Hilfe von geschlitzten Führungsrohren ist es auch möglich, nach der Strikturschlitzung zwanglos einen Ballonkatheter einzulegen.

Entwicklung von Nephroskopen

Zahlreiche Nephroskope zur Inspektion des Nierenbeckens und der Kelche wurden zur Behandlung von Nierensteinen entwickelt (Abb. **221**). Die Instrumente wurden im Gegensatz zu den früheren Endoskopen durch Verkleinerung des Durchmessers der Optik wesentlich schlanker. Ein großer Sondenkanal ermöglicht den Einsatz von Ultraschallsonden sowie starren oder flexiblen Faßzangen. Die Spülung erfolgt mit Niederdruckspülung, so daß selbst bei Blutungen ein klares Sichtfeld gegeben ist. Da die Instrumente starr sind, ist eine Entfernung z. B. von Kelchsteinen in der Peripherie bei engem Kelchhals schwierig, hier können flexible Instrumente eine Verbesserung bringen.

Entwicklung von Ureterorenoskopen

Gleichzeitig mit den Nephroskopen wurden Ureterorenoskope entwickelt. Diese 9–12 Charr dicken Instrumente lassen sich direkt oder nach Bougierung des Harnleiters bis zum Nierenbecken hochführen. Der dünne Sondenkanal ermöglicht den Einsatz von dünnen Ultraschallsonden, Dormia-Schlingen und flexiblen Faßzangen (Abb. **222**).

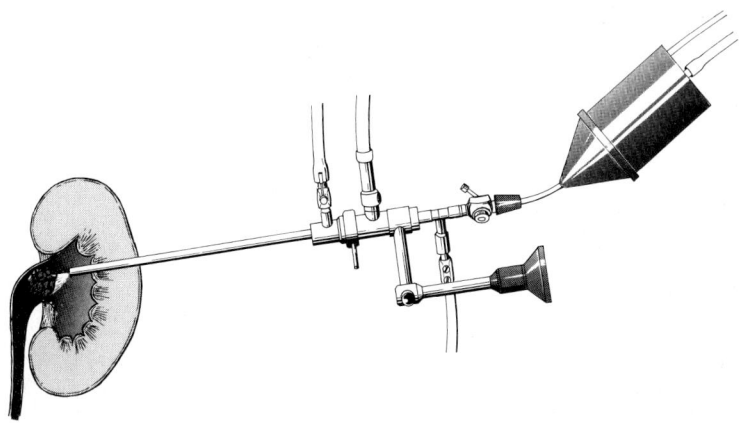

Abb. 221   Nephroskop

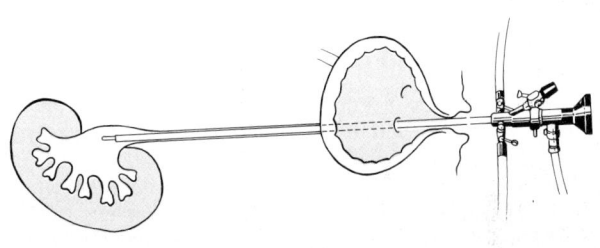

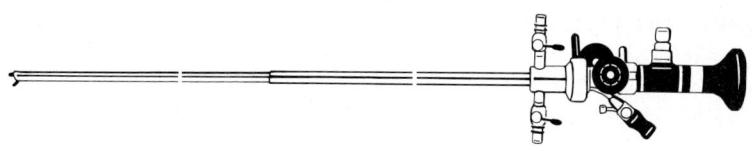

Abb. 222   Ureterorenoskop

Wasseraufbereitung

Bei der Wasseraufbereitung haben sich einfache Filtergeräte bewährt. Darüber hinaus gibt es wartungsintensive Geräte zur Sterilwasserbereitung mit Hilfe der Umkehrosmose. Problematisch ist auch heute noch die exakte Zufuhr von Traubenzuckerlösung bzw. Sorbit-Mannit-Lösungen, da die Zuführung über eine Wasserstrahlpumpe zu ungenau ist.

Als Alternative bietet die Industrie in bis zu 10-l-Dialysebehältern Fertigspülwasser an, das diese Probleme umgeht. Exakte Kostenanalysen sind erforderlich, um auch die Wirtschaftlichkeit beider Systeme besser beurteilen zu können.

Demonstrationsansätze

Zur Demonstration bei der Endoskopie, insbesondere bei den transurethralen Operationen, bieten alle Hersteller flexible Demonstrationsansätze an, die eine gleichzeitige Beobachtung – auch Kontrolle der Operation – durch einen zweiten Beobachter erlauben. Diese Demonstrationsansätze sind eine wertvolle Hilfe bei der Ausbildung.

Die Weiterentwicklung derartiger Glasfasersichtsysteme hat auch bereits schon zur Entwicklung von Uretersichtsonden geführt, die jedoch noch nicht weit verbreitet sind und noch technisch perfektioniert werden müssen (Abb. **223**).

Monitorübertragung

Mit Videokameras können in Verbindung mit einem Lichtprojektor – der entsprechend dem Videosignal die Lichthelligkeit steuert und für optimale Lichtverhältnisse sorgt – endoskopische Eingriffe über Monitoren bzw. Fernsehmonitoren einem größeren Personenkreis sichtbar gemacht und gleichzeitig auf Magnetband aufgezeichnet, also konserviert werden. Auch das Mitsehen einer Assistenz kann schon bei einer Routine-Endoskopie von Vorteil sein, wenn diese über das Monitorbild z. B. eine Probeexzision ausführen kann. Die Trennung der Kamera in einen leichten Kamerakopf und eine Steuereinheit (Controller) vereinfacht die Anwendung besonders im sterilen Bereich. Die Kameraköpfe können durch Einlegen in eine Desinfektionsmittellösung keimfrei gemacht werden (Abb. **223**).

Aufzeichnungsgeräte

Zur Aufzeichnung des endoskopischen Eingriffs sind robuste U-matic-Kassettenrecorder mit ¾ Zoll breitem Bandmaterial zu empfehlen. Diese Geräte sind dem semiprofessionellen Bereich zuzuordnen und weltweit in Industrie und Medizin verbreitet.

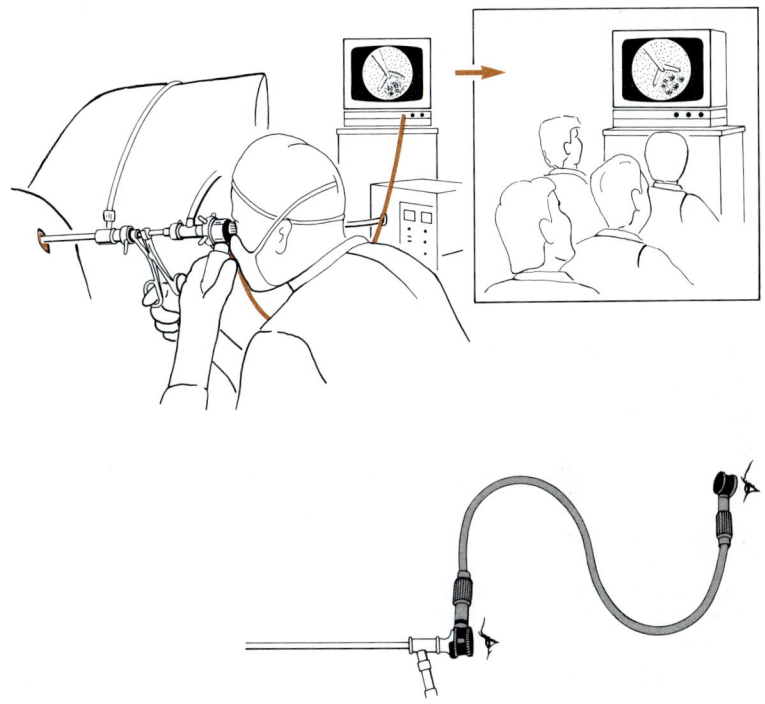

Abb. 223   **Demonstrationsansätze sowie Videokameras**

Reinigung, Sterilisation und Aufbewahrung der optischen Instrumente

Die Behandlung, Reinigung und Sterilisation der urologischen endoskopischen Instrumente ist besonders wichtig, da bei unsachgemäßer Behandlung kein steriles Arbeiten möglich ist und ggf. auch unnötige Reparaturkosten entstehen (Abb. **224**).

Von einer zentralen Sterilisation des urologischen endoskopischen Instrumentariums muß abgeraten werden, da dabei die Gefahr einer Beschädigung des Instrumentariums sprunghaft ansteigt.

Vordesinfektion

Die schon zu früheren Zeiten empfohlene Vordesinfektion – Einlegen sofort nach Gebrauch in Desinfektionslösung – wird heute erneut empfohlen, um ein Antrocknen von Blut, Eiter oder Eiweißresten zu vermeiden. Außerdem dient dieses Vorgehen zum Schutz des Personals vor Infektionen.

Reinigung

Nach Benutzung werden zunächst alle Teile mit warmem Wasser abgespült. Zu diesem Zweck sind die Einsätze von den Optiken zu trennen und die Gummikappen abzunehmen.

Die Reinigung oder Einlegung in die Reinigungslösung soll direkt nach Gebrauch der Instrumente erfolgen, bevor Harn-, Blut- oder Eiterbestandteile angetrocknet sind. Eine leichtere Reinigung wird durch die Verwendung von 2%iger Grotanat-Lösung oder von MC 903 3%ig (Medicochemie) erreicht. Bei diesen Mitteln wird die Metalloberfläche nicht angegriffen.

Sterilisation

Vor der Sterilisation muß genau bekannt sein, welche Desinfektionsarten von den Instrumenten vertragen werden.

Schäfte, Mandrins und Einsätze, zum Teil auch Optiken, können durch Kochen in destilliertem Wasser (Dauer 10–12 Min.) desinfiziert werden. Bei einzelnen Instrumenten ist auch ein Autoklavieren bei maximal 134 °C möglich, die speziellen Vorschriften der Herstellerfirmen sind jedoch dabei zu beachten.

Kochen

Das sog. „Abkochen" der Endoskope ist heute keine anerkannte Desinfektionsmethode mehr.

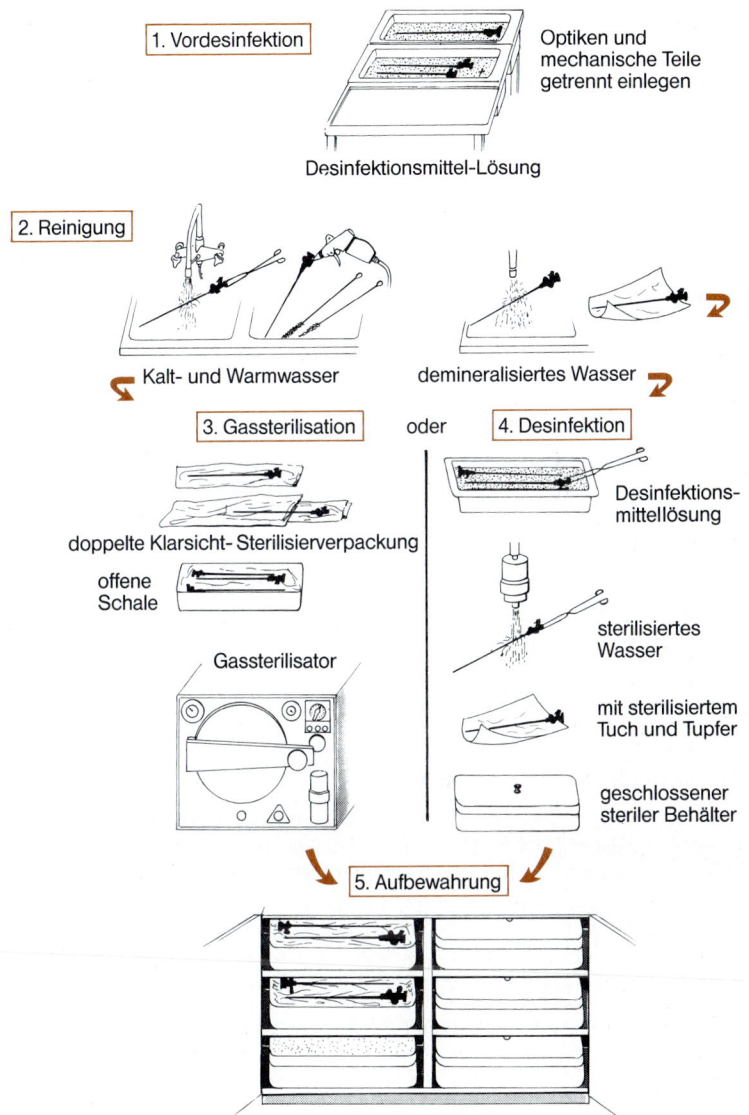

Abb. 224   **Arbeitsablauf der Instrumentenreinigung**

Desinfektion

Bei der Desinfektion in Lösungen ist immer zu bedenken, daß nur die Flächen des Instrumentes desinfiziert werden, welche wirklich mit der Lösung in Berührung kommen. Es ist deshalb zu beachten, daß z. B. die Hähne der Instrumente geöffnet sind und daß sich in den dünnen Kanälen keine Luftpolster bilden!

Die Instrumente können auch durch Einlegen in eine chemische Lösung keimfrei gemacht werden. Bei 50%igem Alkohol ist bei in der BRD hergestellten Instrumenten keine Beschädigung zu erwarten, bei Instrumenten aus den USA soll dagegen eine Beschädigung der Kittsubstanz beobachtet worden sein.

Quecksilberhaltige Präparate greifen das Metall an, sie sind daher auszuschließen. Über die Desinfektionswirksamkeit gibt auch die Liste der vom Bundesgesundheitsamt geprüften und anerkannten Desinfektionsmittel Auskunft. Bei einigen Lösungen darf das Metall und Gummi nicht gleichzeitig in ein und derselben Lösung eingelegt werden, d. h. die Gummikappen sollten vor der Desinfektion abgenommen und gesäubert desinfiziert werden. Nach Abschluß der Sterilisation werden die Instrumente mit destilliertem Wasser abgespült. Außen werden sie mit sterilisierten Tüchern abgetrocknet.

Gassterilisation der optischen Instrumente

Die Gassterilisation ist das derzeit schonendste Verfahren für die optischen Instrumente. Allerdings bedeutet es eine zusätzliche Arbeit, die Instrumente in Plastikfolien oder Spezialpapiertüten einzulegen (Abb. **225**). Daher sollte der Arbeitsablauf sorgfältig vorgeplant werden. Außerdem setzt die Gassterilisation ein umfangreicheres Instrumentarium voraus.

Abzulehnen ist die Gassterilisation der sehr empfindlichen Endoskope in einer Zentralsterilisation. Die langen Transportwege führen zu einer ständigen Gefährdung des teuren Instrumentariums durch „Verkehrsunfälle". Vielmehr ist es zweckmäßig, einen Gassterilisator innerhalb der Urologie aufzustellen, so daß die speziell ausgebildete Endoskopie-Schwester das Instrumentarium unter Aufsicht behalten kann. Die Reinigung vor der Gassterilisation erfolgt wie oben beschrieben.

Anschließend wird das Instrumentarium je nach Fabrikat des Gassterilisators entweder naß oder trocken in Plastik- oder Spezialpapiertüten eingelegt und verschweißt. Wird das Gerät naß eingeschweißt, so ist es vorher – um Niederschläge zu vermeiden – in destilliertes Wasser zu tauchen. Die Sterilisation erfolgt in der Regel mit Äthylenoxidgas. Sterilisationszeit und Temperatur werden vom Hersteller des Sterilisators angegeben und sind genau einzuhalten. Temperaturen über 60 °C dürfen bei den optischen Instrumenten üblicherweise nicht angewandt werden.

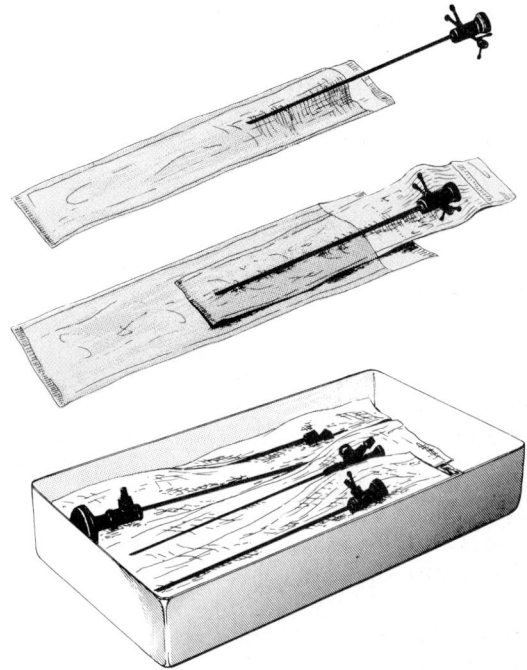

Abb. 225   **Offene Schalen für Gassterilisation**

Die in Klarsicht-Sterilisierverpackungen verpackten Teile sollten zweckmäßig als arbeitsfähiges Set, z. B. Schaft – Mandrin – Einsatz – Optik, in
eine offene Instrumentenschachtel gelegt werden. Da Äthylenoxid von
Gummi und verschiedenen Kunststoffen mehr oder minder stark absor-
biert wird, sollten solche Teile nicht unmittelbar nach der Sterilisation
benutzt werden. Die vorgeschriebenen Auslüftzeiten sind zu beachten.
Zusammensetzung, Temperatur, Feuchtigkeit und Druck des Gases bestimmen die Sterilisationsdauer.

Beim Umgang mit Äthylenoxid ist äußerste Vorsicht geboten, da es ein
Gift der Klasse I ist. Außerdem bildet es mit Luft ein explosives Ge-
misch. Die Hinweise der Gassterilisatoren-Hersteller sind unbedingt zu
beachten.

Aufbewahrung der optischen Instrumente

Die Aufbewahrung der gassterilisierten Instrumente erfolgt in Folien, wobei zweckmäßigerweise jeweils ein arbeitsfähiges Instrument in einer Nirostaschale oder einem Sieb untergebracht ist. Diese Schalen wiederum werden in speziellen Schränken aufbewahrt und bei Gebrauch auf Instrumentenwagen zum Patienten gebracht.

Die desinfizierten Instrumente werden entweder durch Abreiben mit sterilen Tüchern oder in einem Trockenschrank mit max. 60 °C getrocknet. Das Trocknen steriler Instrumente mit einem Ventilatorgebläse führt zur Unsterilisation durch Luftkeime.

Merke:
* **Die sorgsame Lagerung der empfindlichen optischen Geräte erspart manche Reparatur.**

Eine Lagerung unter sterilen Bedingungen ist für das Operationsinstrumentarium Selbstverständlichkeit.

Endoskope sollten nach sorgfältiger Reinigung und Desinfektion heute nicht lediglich in Behältern oder Schubladen reinlich gelagert werden. Das Einlegen von Formalintabletten in der Nähe der Instrumente dient zwar der Beruhigung des Gewissens, ist aber im Hinblick auf die Sterilität völlig wirkungslos.

Pflege der optischen Instrumente

Das notwendige klare Gesichtsfeld der Optik wird nur erzielt, wenn Objektiv- und Okularfenster vollkommen sauber sind. Zu diesem Zweck werden sie nach Säuberung mit Wasser und Seife mit einem in Alkohol oder Azeton getauchten Watte- oder Mulltupfer abgerieben. Zur Herstellung des Tupfers dürfen nur Holzstäbchen verwendet werden, denn metallene Gegenstände, wie Pinzetten usw., können die empfindlichen Deckgläser beschädigen.

Vor allem das leichter unsauber werdende Objektivfenster muß völlig klar werden. Geschieht dies nicht, so erscheinen die Bildränder grau und trüb. Seifenreste sind zu entfernen (Wasser und evtl. anschließend Alkohol). Dasselbe gilt auch für die Reinigung der Lichtaus- und -eintrittsflächen an den Optiken und am Lichtleitkabel (Abb. **227**).

Die auf den Hähnen der Einführungsstutzen sitzenden Gummikappen können nur dann die ihnen zugedachte Aufgabe einer Abdichtung der einzuführenden Katheter oder Sonden übernehmen, wenn die Bohrungen die richtige Größe und keine Einrisse aufweisen.

Formalintablette

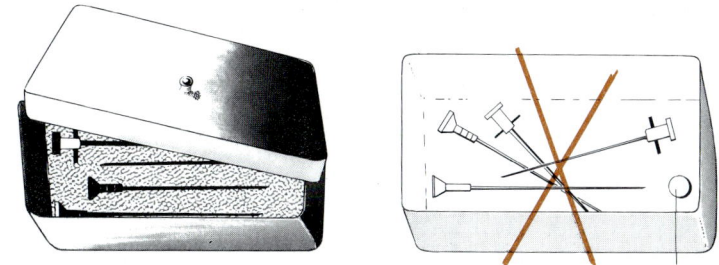

Abb. 226 **Richtige und falsche Lagerung von Endoskopen**

SEIFE
KOHOL

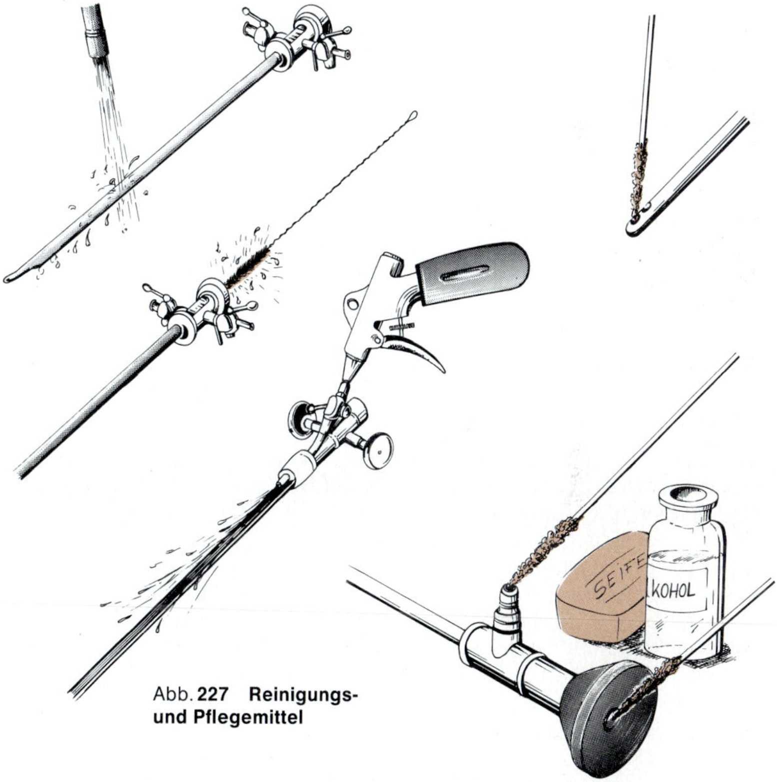

Abb. 227 **Reinigungs- und Pflegemittel**

Allein die Lagerung in sterilen Behältern und Folien usw. nach der Desinfektion verhindert eine Reinfektion der Instrumente (Abb. **226**).

Es gibt Gummikappen mit kleiner Bohrung (etwa 1 mm) für Sonden bis 6 Charr, mit mittlerer Bohrung (etwa 1,5 mm) für Sonden von 7–10 Charr und mit großer Bohrung (etwa 2,2 mm) für 12-Charr-Sonden. Die Membrane oder Gummikappe darf nicht spröde oder brüchig sein.

Die Hähne lassen sich, falls sie festsitzen, durch Druck auf den Kegel sofort wieder gangbar machen. Anschließend ist der Hahn von einem Fachmann warten zu lassen.

Die Scharniere des Albarran-Hebels an den Einsätzen (bzw. an den Arbeitsoptiken mit festverbundenem Führungsteil) sind von Zeit zu Zeit mit Spezialöl zu fetten, das dem Instrument bei der Lieferung beigegeben wird (Abb. **228a–c**). Das gleiche gilt für die Scharniere an den Maulteilen der flexiblen Zangen und Scheren.

Zweiweghähne (Abb. **229**) können zum Reinigen auseinandergenommen werden. Zu diesem Zweck wird die gerändelte Abdeckscheibe unter leichter Anhebung herausgenommen und der Hahnkegel herausgedrückt. Nach der Reinigung ist der Hahnkegel mit Spezialfett einzufetten.

Reinigung

Nach Abnahme der Gummi- und Dichtungskappen und Öffnen der Hähne werden die einzelnen Teile des Endoskops (Schaft, Mandrin, Einsatz, Ansatz, Zange, Tubus, Trokar, Trokarhülse, Optik) erst mit kaltem, dann mit warmem Wasser unter Leitungsdruck gut abgespült (vgl. Abb. **227**). Dabei nicht mit Wasser sparen! Innenräume, wie Führungskanäle usw., sind mit entsprechenden Reinigungsbürsten und Tupfern zu säubern, die geöffneten Hähne und die stärker gebogenen Kanäle mit einer Reinigungspistole durchzuspülen. Anschließend mit demineralisiertem Wasser oder Destillat abspülen.

Die Reinigung muß gründlich vorgenommen werden, da Detergentien, Korrosionsschutzmittel, Blut, Eiter und Eiweißreste eine nachfolgende Desinfektion bzw. Sterilisation in Frage stellen könnten. Schlecht gereinigte Optikfenster führen zu einem trüben Gesichtsfeld und damit zu einer Einschränkung der Sicht, bei Lichteintritts- und Lichtaustrittsflächen tritt ein wesentlicher Lichtverlust auf. Verschmutzungen an Fenstern bzw. an den Glasfaserflächen, die durch leichtes Abreiben mit einem in Alkohol getauchten Wattetupfer (Holzstäbchen) nicht beseitigt werden können, behandelt man mit leicht löslicher Seife niedrigen pH-Wertes (9–9,5). Zur Reinigung mit Wattetupfern dürfen keine metallenen Gegenstände, wie Pinzetten usw., verwendet werden, da diese die empfindlichen Deckgläser und die geschliffenen Glasfaserenden beschädigen könnten.

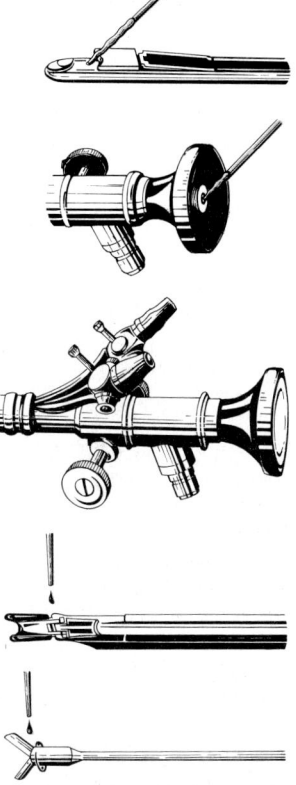

a Objektiv- und Okularfenster werden mit einem in Alkohol oder Azeton getauchten Watte- oder Mulltupfer abgerieben

b Die auf den Hähnen der Einführungsstutzen sitzenden Gummikappen können nur dann die ihnen zugedachte Aufgabe einer Abdichtung der einzuführenden Katheter oder Sonden übernehmen, wenn die Bohrungen die richtige Größe und keine Einrisse aufweisen

c Die Scharniere des Albarran-Hebels an den Einsätzen (bzw. an den Arbeitsoptiken mit festverbundenem Führungsteil) sind von Zeit zu Zeit mit dem Spezialöl zu fetten

Abb. **228 a–c   Pflege der optischen Instrumente**

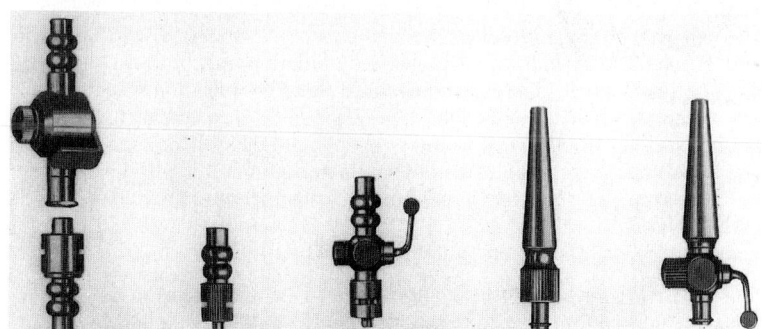

Abb. **229   Verschiedene Ablaufhähne**

Instrumentarium

Bei der Aufstellung des urologischen Instrumentariums haben sich Zusammenstellungen festgelegter Instrumentengruppen bewährt.

Im einzelnen handelt es sich um das sog. „Nierensieb", das „Blasensieb" bzw. ein „Kindersieb". Darüber hinaus lassen sich Spezialsiebe für urologisch-gynäkologische Operationen, für Operationen am äußeren männlichen Genitale sowie für die Venae sectio zusammenstellen.

Spezielle Instrumente können als Einzelinstrumente, z. B. bei der Papierverpackung, gesondert aufbewahrt werden und sind somit jederzeit steril greifbar.

Die Forderung nach einwandfreien Sterilisationsbedingungen und optimaler Aufbewahrung des Sterilgutes sowohl arbeitstechnische Probleme, wie Personalmangel, haben in vielen Bereichen zur Neuentwicklung von Verpackungs- und Abdecksystemen geführt. Bei der Planung neuer Operationsabteilungen wird die Frage gestellt, ob die Operationsräume wie bisher mit Trommeln und Edelstahlkästen auszustatten sind oder eine Papierverpackung gewählt werden soll.

Statt der üblichen Tücher bietet die Industrie Papierverpackungen für Instrumenten-Sets und Papierabdeckungen für Operations-, Instrumententische und das Operationsfeld an.

Aus funktionellen und hygienischen Erwägungen kann man sich in der Urologie entschließen, von den konventionellen Systemen abzugehen und die Papierverpackung sowie Patientenabdeckung mit Papiertüchern zu benutzen. Beide Verfahren haben sich seit Jahren bewährt.

Papierverpackung

Das mit Kunstharz verarbeitete Spezialpapier (wet strength) wird in Form von Tüten, Bögen und Papier-Folien-Kombination angeboten. Dieses Papier hat den Vorteil, daß es auch nach erfolgter Sterilisation seine charakteristischen Eigenschaften behält, d. h., ohne seine Geschmeidigkeit zu verlieren, ist es im trockenen Zustand so stark wasserabstoßend, daß während der Lagerung des Sterilgutes eine Kontamination durch eindringende Flüssigkeit verhindert wird. Für Kittelpakete, Instrumentensiebe und Verbandmaterialien wird eine doppelte Verpackung verwandt (Kittel- und Instrumentensiebe in Bögen, Verbandmaterial in Tüten).

Spezialinstrumente werden zur besseren Erkennung einzeln in Papier-Folien-Kombinationen eingeschweißt. Nicht nur die Papier-Patientenabdeckung, sondern auch die Papier-Einzelverpackung ist eine wirksame Methode, dem Hospitalismus entgegenzuwirken. Sie hat den Vorteil, daß die einmal geöffnete Verpackung aufgrund ihres geringen Inhaltes sofort verbraucht werden kann.

Die Lagerfähigkeit des Sterilgutes ist zeitlich zu begrenzen und wurde auf 4 Wochen festgelegt, obwohl bei sachgemäßer Lagerung mit einer längeren Haltbarkeit zu rechnen ist.

Dies ist auch als kostensenkender Faktor zu bewerten, da eine Wiederaufbereitung beim herkömmlichen System nach 6 Tagen notwendig wäre. Gleichzeitig bedeutet die 6wöchige Wiederaufbereitungzeit eine Schonung des gesamten Instrumentariums. **Die modernen Containersysteme sind heute aus Kostengründen eine bevorzugte Alternative.**

Papierabdeckung

In der Urologie muß bei einer großen Anzahl von Operationen damit gerechnet werden, daß unsteriler Harn oder Spülflüssigkeit das Operationsgebiet verunreinigt oder durchfeuchtet. Bei der konventionellen Tuchabdeckung kann dadurch die Sterilität gefährdet sein. Aufgrund der wasserabweisenden Eigenschaft ist die Papierverpackung besonders gut im transurethralen Operationsraum zu verwenden, da gerade in diesem Bereich eine Durchfeuchtung von konventionellen Tüchern besonders störend ist.

Das Abdeckpapier für die Patientenabdeckung besteht aus drei verschiedenen Materialschichten: Die Oberseite aus grünem, weichem, absorbierendem, ribbelfestem Vliesstoff, die Unterseite aus weichem Zellstoff. Dazwischen liegt eine flüssigkeits- und bakterienundurchlässige Polyäthylenschicht, die auch über Stunden eine absolute Sterilität gewährleistet.

Eine einmalige Abdeckung ist dadurch voll ausreichend, ersetzt mehrere Lagen Textiltücher und bietet einen absoluten Schutz gegen Kontamination. Als besonderer Vorteil wird ebenfalls die weitgehende Partikel- und Staubfreiheit des Materials empfunden. Bei kritischem Vergleich mit herkömmlichen Methoden und der sterilen Abdeckung sprechen viele medizinische und hygienische Gründe für eine Umstellung auf Einwegwäsche.

Lagerraum in Operationsräumen und Sterilisationszentren wird in geringerem Umfang benötigt, das größere Volumen an Abfall in Form von Verpackungsmaterial erfordert allerdings eine ausreichend dimensionierte Verbrennungsanlage.

Von der Industrie steril gelieferte Operations-Sets vereinfachen in erheblichem Maß die Arbeit im Krankenhaus, da eine große Anzahl von Arbeitsprozessen wie Waschen, Kontrollieren, ggf. Ausbessern, Zusammenstellen der Sets und die zusätzliche Verpackung entfällt.

Krankenhaus- und Praxishygiene

Die Krankenhaus- und Praxishygiene befaßt sich mit der Verhütung der erwerbbaren Krankheiten, insbesondere der Infektionskrankheiten.

Die hygienischen Maßnahmen sind in der heutigen Zeit von besonderer Bedeutung, da unter der antibiotischen Behandlung vermehrt widerstandsfähige Erreger gezüchtet werden, die nur mit gezielter Krankenhaushygiene zu beseitigen sind.

Die Einhaltung steriler Arbeitsbedingungen und die strenge Kontrolle der Sterilisation und der Desinfektion sind unbedingt notwendig. Die Überwachung sollte in Form von sog. Checklisten (Such- oder Kontrollisten) abgesichert werden.

Mikrobiologische Untersuchungen sind mehrfach im Jahr notwendig. Von Zeit zu Zeit sind diese Maßnahmen der Desinfektion, Sterilisation und Aseptika zu überdenken, um mit neuen Gegebenheiten Schritt halten zu können.

Merke:

- **Desinfizieren heißt, totes oder lebendes Material in einen Zustand zu versetzen, daß keine Infektion mehr davon ausgeht.**
- **Sterilisieren heißt Abtöten oder Entfernen aller Bakterien.**

Die Urologie ist stärker als jede andere medizinische Fachdisziplin an der Ausbreitung sog. Krankenhauskeime beteiligt. Wesentliche Bakterienquelle und auch Verbreitungsmittel ist der Harn, der oft eine hohe Zahl von Bakterien enthält. Diese „Naßkeime" sind besonders schwer zu bekämpfen, so daß in der Urologie immer drei Punkte besonders zu beachten sind:

1. Bei den vorwiegend älteren Patienten finden sich vermehrt Risikofälle, bei denen bakterielle Infektionen häufiger antreten und gefährlicher sind.

2. Bei diagnostischen und therapeutischen Eingriffen werden die normalen Abwehrschranken ausgeschaltet, so daß die Keime auf den natürlichen Wegen – Harnröhre, Blase, Harnleiter – eindringen können.

3. Im Krankenhaus, aber auch in der Praxis werden gegen die üblichen Medikamente unempfindliche Keime herangezüchtet, die auf den zahlreichen Gerätschaften nisten und bei ungenügender Sterilität auf einzelne Patienten verschleppt werden können.

Entstehung, Bekämpfung und Verhütung von krankenhauserworbenen – nosokomialen – Infektionen

5–8% aller Krankenhauspatienten erkranken an krankenhauserworbenen – nosokomialen – Infektionen. Jede Klinik muß die in ihrer Abteilung auftretenden Krankenhausinfektionen erfassen. Nur so ist ein gezieltes Vorgehen möglich. Harnwegsinfektionen machen mit 40% aller krankenhauserworbenen Infektionen den höchsten Prozentsatz aus. Es folgen Wundinfektionen (mit 25%), Atemwegsinfektionen (mit 16%). Die wichtigsten krankenhauserworbenen Infektionen sind demnach vorwiegend gramnegative Keime, E. coli 22%, Proteus 10%, Klebsiellen 10%, Pseudomonas 10%, außerdem Staphylococcus aureus 12%, Enterokokken 10% (Tab. **44**).

Es ist außerordentlich wichtig, das Erregerspektrum von Krankenhausinfektionen zu analysieren, damit bei entsprechenden Befunden frühzeitig eingegriffen werden kann. Man unterscheidet Infektionen aus körpereigener Flora, z. B. bei Harninfektionen, Wundinfektionen, bei Darmeingriffen, oder Fremdinfektionen vom Personal, z. B. mit den Händen, durch Tröpfcheninfektion, z. B. durch die Luft, sowie durch Instrumente und Geräte. Bei Wundinfektionen müssen regelmäßige Abstriche genommen werden. Blutkulturen müssen bei jedem unklaren Fieber, Schüttelfrost und Schock, insbesondere beim postoperativ beatmeten Patienten entnommen werden.

Tabelle **44**   **Die wichtigsten Infektionsquellen einer Intensivtherapiestation** nach Kanz)

Keimreservoire für „Naßkeime":	Pseudomonas	Coli
	Klebsiella	Serratia
	Proteus	

Befeuchter oder Vernebler in Narkose- und Beatmungsgeräten, Inhalatoren

Absauggeräte (Sekretsammelgefäß und Abwurfbehälter)

Stagnierendes Wasser in den Kreissystemen oder Respiratoren und in den Rohren („Totleitungen")

Waschbecken (Mischbatterien)

Fäkalienspüler und Steckbeckenspülgeräte

Stechampullen und Glasampullen, die mehrfach verwendet werden

Gummibläser (Doppelballons zur Druckinfusion)

Eisbereiter und Eisbeutel

Putzutensilien

Der Harn muß bakteriologisch untersucht werden,

1. unmittelbar nach Legen eines Katheters oder einer suprapubischen Harnblasendrainage,
2. bei liegendem Katheter mindestens einmal die Woche,
3. unmittelbar vor dem Ziehen des Katheters sowie
4. bei jedem unklaren Fieber mit Verdacht auf Harnwegsinfektion.

Wenn man bestehende Infektionen wirksam bekämpfen will, muß man versuchen, Faktoren, die die Infektionsrate anheben, auszuschalten:

Braucht der Patient wirklich noch einen Blasenkatheter? Wie lange liegt der Katheter bereits? Das gleiche gilt für Venenkatheter, da Venen- und Blasenkatheter zu den häufigsten Sepsisursachen in der Klinik gehören.

Wundinfektionen und präoperative Krankenhausverweildauer hängen unmittelbar miteinander zusammen. Mit zunehmender Verweildauer vor der Operation steigen die Infektionsraten. Die Schlußfolgerung daraus lautet, die Patienten präoperativ möglichst kurz in der Klinik zu behandeln. Weiterer Faktor ist die Operationstechnik, unter anderem die Verwendung der Diathermie zur Blutstillung. Hier sollte die Verwendung von elektrochirurgischen Messern auf ein Minimum reduziert werden, da hierdurch die Wundinfektionsrate um das 2- bis 4fache ansteigt.

Nach Daschner senken folgende Faktoren die postoperative Wundinfektionsrate:

1. präoperative Verweildauer so kurz wie möglich,
2. präoperative Infektionen (Harnwege, Atemwege, Haut usw.) sollten ausgeheilt sein,
3. der Patient sollte präoperativ mit antiseptischer Seife gewaschen und geduscht werden,
4. Operationsfeld entweder nicht rasieren oder mit Enthaarungscreme behandeln oder, wenn rasieren, dann unmittelbar präoperativ,
5. kurze (maximal 24 Std.) perioperative Antibiotikaprophylaxe bei Eingriffen mit Eröffnung des Darmes sowie infizierter Harnwege bei Patienten mit erhöhtem Risiko (über 60 Jahre usw.),
6. perioperative Antibiotikaprophylaxe etwa 1 Std. präoperativ beginnen,
7. wenn Drainagen erforderlich, dann geschlossene Drainagen (Redon-Drainage oder Robinson-Drainage),
8. Verwendung elektrochirurgischer Koagulation auf ein Minimum reduzieren,
9. jeder Operateur sollte über *seine* postoperative Wundinfektionsrate orientiert sein,
10. der wichtigste Faktor ist ein sorgfältiger, erfahrener Operateur.

Eine Wundinfektionsrate von 1–2% nach aseptischen Eingriffen ist gut, eine solche unter 1% optimal.

Maßnahmen zur Verhütung und Bekämpfung von krankenhauserworbenen Infektionen – Prioritätenliste (nach Daschner):

Händewaschen,

Motivation und Disziplin aller Personen im Krankenhaus (der Chef geht mit bestem Beispiel voran),

Verbesserung pflegerischer Techniken (Infektionstherapie, Blasenkatheterpflege, Verbandswechsel),

Einsatz von speziell geschultem Personal (z. B. Hygiene-Fachschwester/-pfleger) zur gezielten Infektionsprophylaxe,

sichere und sinnvolle Desinfektionsprophylaxe,

sichere und sinnvolle Desinfektions- bzw. Sterilisationsverfahren, keine Antibiotikaprophylaxe.

Ein Umdenken in der Reihenfolge der einzelnen Maßnahmen ist heute erforderlich:

Sofort desinfizieren, erst dann reinigen, anschließend sterilisieren.

Dies gilt für alle Bereiche, auch für die Hände der Schwestern, Pfleger und Ärzte.

Die hygienischen Maßnahmen in den einzelnen Bereichen lassen sich in verschiedene Teilbereiche unterteilen (Tab. **45**).

Tabelle **45   Die hygienischen Maßnahmen einzelner Bereiche** (nach Hubmann)

1. Stationsbereich:

a) bauliche Gegebenheiten	d) sanitäre Anlagen
b) pflegerische Maßnahmen	e) Antibiotikabehandlung
c) Patientenkontakt	f) Operationsvorbereitung

2. Endoskopisch-operativ-diagnostischer Bereich:

a) Untersuchungstechnik	d) Aufbewahrung
b) Desinfektion der Instrumente	e) Desinfektion der Umgebung
c) Sterilisation	

3. Operationsbereich:

	a) allgemeine Hygiene
	b) Operationstechnik

Achtet man nicht auf die hygienischen Bedingungen, wird mit fortschreitender Zeit die Einhaltung des höchstmöglichen Hygienestatus verschlechtert. Dem kann und muß entgegengewirkt werden (Fortbildung, Besprechungen, Kontrollen usw.).

Merke:

● **Hygiene sollte nicht als „Großreinemachen danach" verstanden werden.**

Desinfektionsmittel

Ein für alle Zwecke gleich wirkendes, ideales Desinfektionsmittel gibt es nicht. Für die chemische Desinfektion stehen folgende Wirkstoffgruppen zur Verfügung:

1. *Alkohol:*
   Äthylalkohol und Isoprophylalkohol sind schnell wirksame Antiseptika (6–60 Sek.). Alkohole verursachen Eiweißgerinnung, ihre untere Wirksamkeitsgrenze liegt bei 15–18%. Alkohole werden seit einigen Jahren zunehmend zur Desinfektion eingesetzt.

   Alkohol ist auch bestes Händedesinfektionsmittel und schädigt die Haut – wenn Pflegemittel eingesetzt werden – nicht.

2. *Phenol und Phenolderivate:*
   Oberhalb von 0,5% wirken die Phenole durch Eiweißgerinnung. In niedrigen Konzentrationen geht ihre Wirkung schnell verloren. Da sie außerdem relativ toxisch sind, werden sie nicht in breitem Umfang zur Desinfektion eingesetzt.

3. *Oxidierende Substanzen:*
   Die keimtötende Wirkung dieser Substanzen beruht auf der Freisetzung von atomarem Sauerstoff. Bekannte Oxidationsmittel sind Ozon, Wasserstoffsuperoxid, Kaliumpermanganat u. a. Auch Chlor gehört zu den Oxidationsmitteln.

   Chloridoxidlösung ist Grundlage der Trink- bzw. Badewasserdesinfektion. Chlor wird auch zur Grob- und Wäschedesinfektion eingesetzt sowie als Chlorkalk zur Fäkaliendesinfektion.

4. *Aldehyde:*
   In diese Gruppe gehört das schon seit Jahren bekannte Formaldehyd und dessen Analoga. Zur Raumdesinfektion wird Formaldehyd seit langem verwandt.

5. *Oberflächenaktive Substanzen:*
   In dieser Gruppe werden einige Untergruppen unterschieden:

   a) quaternäre Ammoniumverbindungen,
   b) verschiedene Seifen und Detergentien.

   Bedeutungsvoll sind in erster Linie die quaternären Ammoniumverbindungen, die weit verbreitet sind. Der Vorteil dieser Verbindungen ist die Wirksamkeit bei hohen Verdünnungen und ihre geringe Toxizität.

Dem Sanitärbereich auf den Stationen ist eine besondere Aufmerksamkeit zu schenken (Abb. **230**). Wünschenswert ist eine zu jedem Zimmer gehörende Naßzelle mit Toilette.

Die Toiletten sollten mindestens einmal am Tag desinfiziert werden.

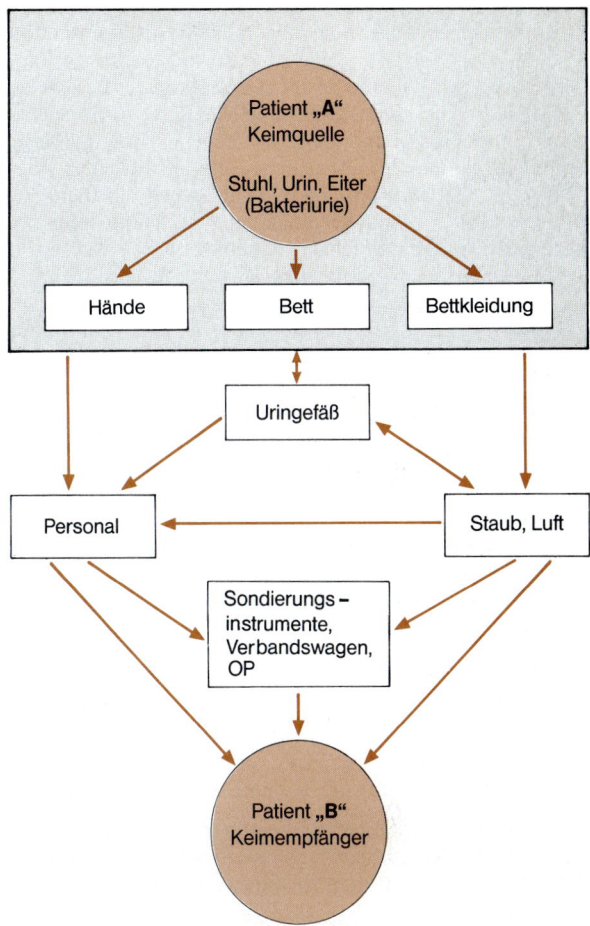

Abb. 230 **Schema der Keimübertragung in der Urologie**

Merke:

- Für das ärztliche Personal, den Urologen, die Schwester, den Pfleger, muß zu jeder Zeit die Einhaltung einer optimalen Händedesinfektion unumstößliches Gebot sein.

Zweimal täglich notwendig sind Feuchtwischdesinfektionen in diesen Bereichen. Keimquelle erster Ordnung sind Waschbecken, Abflußrohre und Gullys, die sich schlecht desinfizieren lassen. Eine Kontamination über die Hände ist in diesem Bereich möglich. Zum Abtrocknen der Hände kommen nur Papier- oder Zellstofftücher in Frage; Warmlufttrockner sind hygienisch bedenklich, da sie zur Keimaufwirbelung führen und den Luftkeimpegel erheblich ansteigen lassen. Auch Stoffautomaten – Handtücher von der Rolle – sind abzulehnen, weil schon benutzte Flächen berührt werden. Einweghandtücher können verwandt werden. Allerdings ist bei diesem Material ein erheblicher Schwund festzustellen.

Die Verwendung von herkömmlichen Seifen und Gemeinschaftshandtüchern fördert die Übertragung von Keimen im Waschbereich. Seifenspender in den einzelnen Räumen, auch Desinfektionsmittelspender, sollten in ausreichendem Maße vorhanden sein.

Ein wesentliches Hilfsmittel ist ein häufiges Desinfizieren und Reinigen der Hände. Der Erfolg wird durch die Verwendung herkömmlicher Seife, die Kontamination am Waschbecken und über Gemeinschaftshandtücher häufig zunichte gemacht. Auch in diesen Bereichen gehören Seifenspender und Desinfektionsmittelspender sowie Einweg- oder Einmalhandtücher zu den notwendigen Voraussetzungen einer lückenlosen Hygiene (Abb. **231**).

Die Verwendung von Gummischürzen und Plastikschürzen kann ein idealer Nährboden für Naßkeime sein. Alle genannten Bereiche sind häufig bakteriologisch zu überprüfen.

Einmalartikel wie Handschuhe, Absaugkatheter, Darmrohre und Verbandsstoffe sollen in keimdichte, am Ort der Verwendung stehende Plastiksäcke abgeworfen und entsprechend abtransportiert werden.

Beim Wechseln der Bettwäsche des Patienten gehört die Schmutzwäsche nicht auf den Fußboden – eine weitverbreitete Unsitte. Abwurfsäcke für Schmutzwäsche in fahrbaren Halterungen haben sich weithin bewährt.

Das unsterilste Gerät des Patienten ist sein Waschlappen. Hier sind die Naßkeime in Haufen zu finden. Ebenfalls höchst unsteril und außer den Händen des Patienten infektiös sind sein Schlafanzug und der Bademantel.

Bei der Verwendung von Urinflaschen und Steckbecken ist eine sorgfältige Desinfektion von besonderer Bedeutung. Urinflaschen und Steckbecken können bei guter Reinigung mit Aldehydderivaten in kurzer Zeit (2 Std.) nach jedem Gebrauch desinfiziert werden. Sind Verunreinigungen mit Kot vorhanden, sind längere Einweichzeiten notwendig.

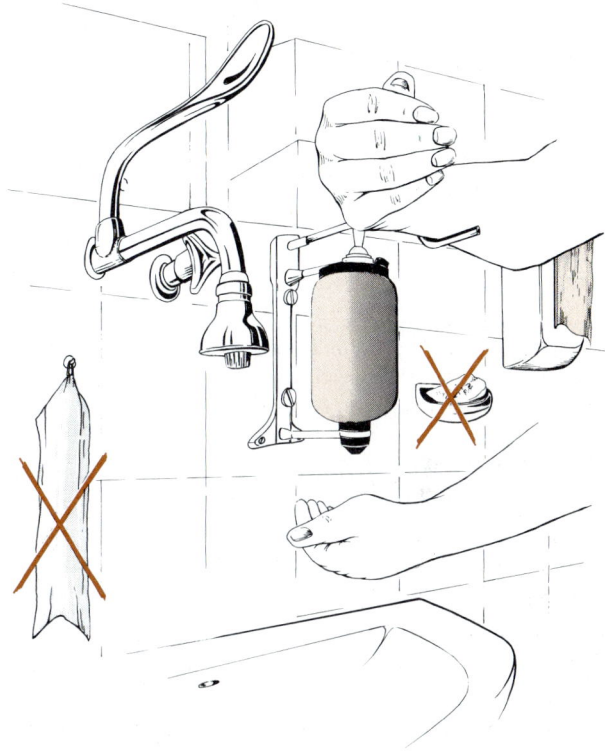

Abb. 231   Reinigung und Desinfektion der Hände

Merke:

● Händewaschungen mit herkömmlicher Seife bieten keinen Schutz vor Infektionsgefahren:

1. Stückseifen verhindern nicht das Wachstum von Bakterien;

2. Stückseifen werden von vielen Händen benutzt und können deshalb einer Keimübertragung Vorschub leisten.

Das Händewaschen sollte aus einer Kombination von Desinfektion und Reinigung bestehen. Einweghandtücher!

Katheterstöpsel gehören nicht in Mantel- oder Hosentaschen, auch nicht in die Nachttischschublade. An jedes Bett, in dem ein Patient mit einer Harnableitung liegt, die zeitweilig verschlossen werden soll, gehört ein Glasgefäß bzw. Plastikgefäß mit einer Desinfektionslösung.

Dem Verbandswagen ist besondere Aufmerksamkeit zu widmen. Reinigung, Ordnung und Desinfektion des Verbandswagens ist in regelmäßigen Abständen durchzuführen.

Um postoperative Infektionen an chirurgischen Wunden zu verhüten oder eine weitere Verbreitung von Keimen zu verhindern, wird folgendes Vorgehen zum richtigen aspetischen Verbandswechsel empfohlen:

1. Verwendung von einwandfrei sterilem Naht- und Verbandsmaterial: täglich frisch sterilisierte Trommeln und Standgefäße; noch besser Verbands-Sets zum Einmalgebrauch.

2. Abfallbeutel für gebrauchte Tupfer, alte Verbände und kontaminiertes Material.

3. Vor und nach dem Verbandswechsel gründliche Händedesinfektion.

4. Erneuerung des Verbands nur unter sterilen Bedingungen.

5. Reihenfolge bei der Durchführung der Verbandsvisite: erst die sauberen Wunden, dann die unreinen Wunden.

Blasenspülungen mit einer Spritze sollten auch bei Frischoperierten so wenig wie möglich durchgeführt werden.

Kontrollbücher und Listen sind notwendig, um regelmäßig festzustellen, welche Maßnahmen der Desinfektion, Reinigung und Sterilisation notwendig sind (Tab. 46). Ein für die Hygiene verantwortlicher Arzt ist in jeder Klinik zu benennen.

Merke:

- **Ein Katheterstöpsel muß in einer Desinfektionslösung aufbewahrt werden.**

- **Angebrochene Behälter mit Spüllösungen ohne Zusätze dürfen nicht verwandt werden, da sie in wenigen Stunden hohe Keimzahlen enthalten können.**

Tabelle 46 Reinigungsdienst

Bereich	Reinigungs-art	Reinigungs-rhythmus	Reinigungsflächen, Gegenstände
Patienten-zimmer	feucht Staub-wischen mit Desinfektions-mitteln	1× täglich	Fensterbänke, Heizkörper, Spiegel, Waschbecken, Fußleisten, Besucherstühle und Tische, Licht- und Funktionsleisten (wo installiert)
		bei Bedarf mindestens 1× in der Woche	Kleider- und Wandschränke (außen), Türen
	trocken abstauben	1× täglich	Steckdosen, Schalter, Spiegelleuchten
	naß wischen mit Desinfektionsmitteln	1× täglich	Fußböden, Waschbecken
Toiletten/ Badezimmer, Fäkalienraum	Reinigung wie bei Patienten-zimmer	1× monatlich	zusätzlich: Belüftungsgitter der Klimaanlage (wo vorhanden)
	naß wischen mit Desinfektionsmitteln	1× täglich, darüber hinaus bei Bedarf	Fußböden, Toiletten
		1× täglich in Kinderkliniken	
Küchen	feucht Staub-wischen und naß wischen mit Desinfektionsmitteln	2× täglich Ganzreinigung	
		1× wöchentlich	Schränke (innen), Kühlschränke (innen), Fliesen
Stationsflure	feucht Staub-wischen mit Desinfektions-mitteln	1× täglich	Fensterbänke, Sitzmöbel, Heizkörper, Wandschränke, Regale, Durchblickfenster
	naß wischen mit Desinfektionsmitteln	1× täglich	Fußböden
		1× wöchentlich	Fußleisten (wo vorhanden)
		1× wöchentlich	gekachelte Wände
Intensiv-station	naß wischen mit Desinfektionsmitteln	2× täglich	zusätzlich: Fußböden

Endoskopisch-diagnostischer Bereich

Im endoskopisch-diagnostischen Bereich ist eine strikte Einhaltung der Desinfektion und Sterilisation von besonderer Bedeutung, da hier verschiedene Patientengruppen mit unterschiedlichem Keimbefall in denselben Räumen untersucht werden. Keimübertragungen müssen vermieden werden.

Zystoskopie-Tische und -zubehör lassen sich nach mechanischer Reinigung zwischen den einzelnen Untersuchungen am einfachsten mit alkoholischen Desinfektionsmitteln auf Aldehyd-Basis desinfizieren, z. B. mit Handsprayflaschen.

Nach einer neueren Anordnung der Berufsgenossenschaften sind wegen der Explosionsgefahr nur Lösungen mit einem Alkoholgehalt unter 50 % zulässig.

Die Reihenfolge der hygienischen Maßnahmen heißt auch hier: Zuerst desinfizieren, später reinigen.

Die Röntgengeräte und der Röntgentisch sind regelmäßig in die Desinfektion mit einzubeziehen.

Eine Waschdesinfektion der Fußböden und des Inventars sollte täglich durchgeführt werden.

Jeder transurethrale Eingriff ist als Operation zu betrachten.

Hauptüberträger von Hospitalinfektionen sind die Hände. Daher gilt als unumstrittene Regel: Tragen von Handschuhen.

Bei Berührung von infektiösen Gegenständen und Materialien wie Wunde, Dauerkatheter, Patientenkörper, Harnröhrenöffnung: Hände desinfizieren.

Gummischürzen, Stütz- und Auflagekissen müssen nach dem Gebrauch desinfiziert werden.

Durch eine ausgefeilte Technik ist es möglich, im endoskopisch-diagnostischen Bereich die Bakterienübertragung zu vermeiden. Schwachpunkte bei der Bakterienübertragung sind:

1. ungenügende Asepsis des Untersuchers,
2. ungenügende Sterilisation der Instrumente,
3. ungenügende Asepsis bei der Vorbereitung des Patienten,
4. mangelhafte Desinfektion des äußeren Genitales,
5. keine Vorbereitung zur Desinfektion und Anästhesie der Harnröhre,
6. unsterile Spüllösungen.

Die Desinfektion der Schleimhautgrenzen am nicht betäubten Patienten sollte nicht mit Präparaten von Quecksilberderivaten (Merfen) oder quaternären Ammoniumbasen erfolgen. Neben Resistenzerscheinungen ist für einen bakterienabtötenden Effekt eine zu lange Einwirkungszeit erforderlich, so daß in der praktischen Anwendung lediglich ein mechanischer Reinigungseffekt zu erwarten ist. Die besten Mittel sind zur Zeit PVP-Jod-Komplexe (Polyvidon-Jod, Betaisodona). Ein Nachteil ist die dunkelbraune Farbe der Lösung. Sie ist jedoch gut wasserlöslich.

Vor zu kurzen Desinfektionszeiten muß gewarnt werden.

Die urologischen Instrumente enthalten viele schwer zu reinigende Hohlräume, Winkel und Kanten, so daß das Desinfektionsmittel genügend Zeit haben muß, um auf diese Hohlräume einzuwirken. Luftpolster in den Hohlräumen verhindern eine Sterilisation.

Die Lagerung der Instrumente erfolgt anschließend in sterilen Folien oder sterilen Metallkästen. Ein Zufügen von Formalintabletten ist sinnlos. Eine Wirksamkeit des Formalindampfes ist unter trockener Luft kaum zu erwarten. Die Wirksamkeit setzt eine hohe Luftfeuchtigkeit voraus. Die Zugabe von wasserabsorbierenden Substanzen verhindert jede Wirkung. Die Aufbewahrung desinfizierter, nicht steril verpackter Instrumente in offenen Schubladen ist grundsätzlich abzulehnen.

Merke:

- **Zuerst desinfizieren, dann reinigen.**

- **Unsterile Lagerung von Instrumenten in Schubladen unter Verwendung von Formalintabletten verhindern nicht eine erneute Keimbesiedelung.**

- **Desinfektion und Reinigung sind eine Einheit: Auch desinfizierter Schmutz ist im Krankenhaus untragbar.**

Hygiene im Operationsbereich

Die Hygiene im Operationsbereich entspricht den Bedingungen in der Chirurgie und soll deswegen nur stichwortartig erwähnt werden.

Folgende Maßnahmen gelten gleichermaßen für den urologischen Bereich wie in der Chirurgie:

1. *Allgemeinhygienische Maßnahmen:*
   a) bauliche Maßnahmen
      (Schleusen und Klimaanlagen, Umkleidekabinen),
   b) personelle Maßnahmen
      (Umkleiden, Gesichtsmasken, Händedesinfektion usw.)
   c) präoperative Keimreduzierung am Patienten.

2. *Optimale Operationstechnik:*
   a) Gewebsschonung,
   b) Vermeidung von Harnstauung,
   c) optimale Drainage der ableitenden Harnwege.

Die einzelnen Möglichkeiten der Keimreduzierung werden in Abb. **232** u. **233** beschrieben.

Bei baulichen Gegebenheiten sind heute die Bedeutung von Schleusen sowie einwandfrei arbeitenden Klimaanlagen unumstritten. Hier müssen die Klimaanlagen den Entwurf der DIN 1946 erfüllen.

Im personellen Bereich ist neben den genannten Einzelpunkten der bekannte Satz bemerkenswert:

Disziplin ist das Rückgrat der Asepsis.

Gummischürzen und Plastikschürzen stellen einen idealen Nährboden für Naßkeime dar. Derartige Schürzen haben im Operationsbereich und in den Vorräumen sowie in der Röntgenabteilung überhaupt keine Berechtigung. Soweit es notwendig erscheint, einen Schutz vor Befeuchtung durchzuführen, können Einmalschürzen verwandt werden.

Gummigaloschen trocknen nur zögernd aus und stellen Keimreservoire erster Ordnung dar. Die zweckmäßige Bekleidung der Füße erfolgt durch Pantinen, die waschmaschinenfest sind, so daß nach dem Operationstag die benutzten Schuhe aufbereitet werden können. Es hat sich bewährt, die sauberen Schuhe auf Regalen aufzustellen, die gebrauchten Schuhe unterhalb des Regals abzuwerfen und dort zum Abtransport zu sammeln. Nach dem Waschvorgang muß der Waschbodenplatz getrocknet werden, damit die Wasserpfütze nicht längere Zeit stehenbleibt. Sie ist nach kürzester Zeit keimträchtig.

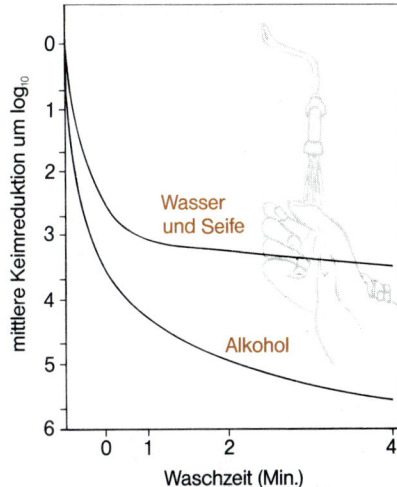

Abb. 232 Keimzahlabfall nach Waschen mit Wasser und Seife sowie nach Alkoholwaschung

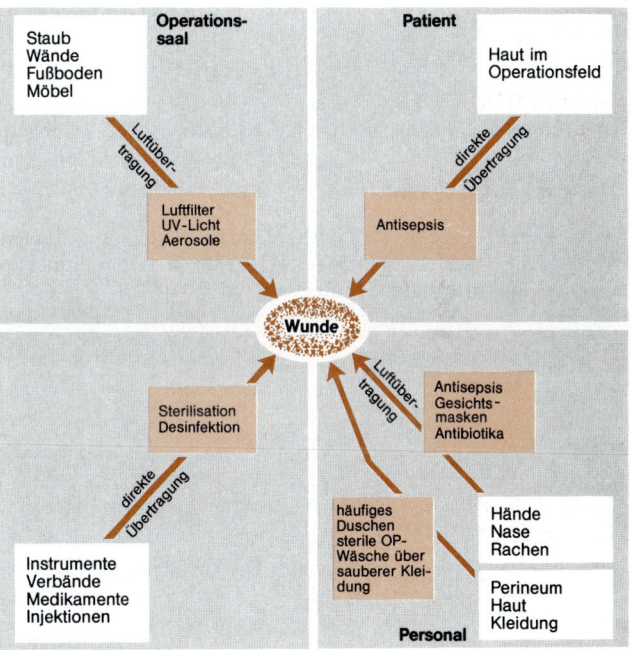

Abb. 233 Infektionswege im Operationssaal

Zu den Unarten im Operationssaal gehört das Abwerfen von Tupfern, Fäden und Verpackungsmaterial auf den Fußboden usw. Gelegentlich ist es nicht zu vermeiden, daß Blut oder Harn herabtropft. Für eine rasche Beseitigung ist zu sorgen.

Besonders fehlerhaft ist die Anlage des Gesichtsschutzes unter Freilassung der Nase. Ein Herunterklappen des Gesichtsschutzes kann nur bei der Benutzung optischer Instrumente (nicht Brillen) mitunter zugestanden werden.

Auch die nützlichen Helfer im Operationstrakt (Handwerker) müssen sich allen hygienischen Erfordernissen unterwerfen. Ebenso sind klinikfremde Gäste, Studenten oder Auszubildende nicht aus Höflichkeit von den hygienischen Erfordernissen zu befreien: Eine geteilte Operationshygiene gibt es nicht.

Nach getaner Arbeit sollten sich die Mitwirkenden einer Operation erfrischen können. Aber auch hier ist es eine Selbstverständlichkeit, daß auf die Einhaltung der hygienischen Erfordernisse geachtet werden muß. Der zum Frühstück heruntergeklappte Gesichtsschutz ist unbrauchbar.

Für die primäre Wundheilung ist eine optimale Operationstechnik, eine ständige Ableitung von Gewebswasser und Harn usw. von entscheidender Bedeutung. In diesem Bereich hat u. a. die ärztliche Fortbildung und Weiterbildung einzusetzen.

Langzeitaufgabe zur Sicherstellung der hygienischen Erfordernisse in allen Bereichen sind fortlaufende bakteriologische Kontrollen sowie eine regelmäßige Fortbildung des Personals.

Kontrollierte Disziplin aller in der Urologie beteiligten Personen – Schwestern, Pfleger und Ärzte – ist nicht nur im Operationsbereich für die Hygiene von entscheidender Bedeutung.

Ausblick

Die unglaublich schnelle Wissenentwicklung in allen Bereichen der Medizin führt zu einem intensiven Fortbildungszwang. Fortbildung muß kontinuierlich erfolgen, die Wissenerwerbung darf nicht längere Zeit aussetzen. Seminare, Zeitschriften, aber insbesondere Taschenbücher können hier den aktuellen Stand des Wissens zeitnäher wiedergeben als Lehr- und Handbücher.

Auch in der Urologie verändern sich die Fortbildungsinhalte ständig:

Die Infektbehandlung mit Antibiotika ist einem unablässigen Wandel unterworfen und bezieht auch heute Probleme der Infektabwehr – des Immunsystems – mit ein.

Parallel zu der Entwicklung bei den Pestiziden – immer neue und aggressive Präparate führen zu immer resistenteren Organismen – kann dieser Teufelskreis nur durch Umdenken und mehr naturverbundene Verfahrensweisen durchbrochen werden.

Bei den Steinerkrankungen haben die neuen Technologien – extrakorporale Stoßwellentherapie, perkutane Verfahren sowie die Ureterorenoskopie, diese Verfahren sind noch weiter im Fluß – dazu geführt, daß die Prophylaxe zu Unrecht eher in den Hintergrund getreten ist. Die zunehmende Kenntnis der Stoffwechselvorgänge erfordert aber eine intensive Aufklärung der Patienten. Diätetische Vorschläge – wie Vollwertkost, ballastreiche Ernährung bis zu Spezialdiäten – wie z. B. bei Cystinsteinen – werden weiter ausgebaut.

Bei den Krebserkrankungen werden in zahlreichen Studien sehr eingreifende Behandlungsverfahren entwickelt, wobei der Patient durch die aggressiven Maßnahmen auf dem schmalen Grat zwischen Leben und Tod wandelt. Eingriffe in das Immunsystem, Gentechniken und anderes mehr erfordern unsere Wachsamkeit, lassen aber erwarten, daß die früher einzige Antwort der Mediziner auf eine Krebserkrankung – „Stahl und Strahl" – zugunsten sehr differenzierter Therapieschemata und komplexer Verlaufsprotokolle abgelöst wird.

Bei der Prostatahyperplasie werden Einwirkungen auf den Hormonhaushalt der Prostatazellen möglich mit dem Ergebnis, daß die Vorsteherdrüse schrumpft und unter Umständen operative Maßnahmen überflüssig werden. Nebenwirkungen dieser Maßnahmen sind heute noch nicht eindeutig abzuschätzen.

Darüber hinaus sind Dehnungen der Prostata mit Ballonkathetern, Behandlungen mit Überwärmung – Hyperthermie u. a. – in der Entwicklung.

Die Fortschritte der Andrologie ermöglichen Verbesserungen der Fertilität und Potenz, die früher noch unmöglich erschienen. Hautpflaster setzen z. B. männliche oder weibliche Hormone frei und bewirken gleichmäßigere Wirkspiegel.

Reproduktionszentren werden aufgebaut, in denen unter anderem der Urologe und seine Mitarbeiter partnerschaftlich zusammenarbeiten.

Der Trend unserer Wegwerfgesellschaft – immer mehr Einmalgeräte – kehrt sich um, Müllberge sind zu vermeiden, wiederverwertbare Materialien zu bevorzugen. Die personalintensive Aufarbeitung ist dagegen abzuwägen.

Wir stehen heute einem Patienten gegenüber, der mehr weiß über Diagnostik, Therapieformen, über Statistiken, Prognosen, Wahrscheinlichkeiten. Wir müssen mehr wissen, und wir sollten mehr lernen.

Im modernen, oft technisierten Medizinbetrieb drohen Einfühlungsvermögen und menschliche Wärme unterzugehen. Gerade das apparativ sehr aufwendige Fach der Urologie gerät in Gefahr besonders stark in den Strudel moderner Technologiekritik hineingerissen zu werden. Es wird ein besonderes Anliegen der nächsten Jahre sein, trotz kürzerer Arbeitszeiten, trotz Einbeziehung der 35-Stunden-Woche, trotz Teilzeitbeschäftigung eine humane – das heißt menschliche – Betreuung der Patienten zu ermöglichen.

Humane Medizin bedeutet ganz einfach gesagt: mehr Zeit zu haben für die Bedürfnisse unserer Patienten.

Weiterführende Literatur

Altwein, J. E.: Urologie, 2. Aufl. Enke, Stuttgart 1986

Andersson, L., R. F. Gittes, W. E. Goodwin, W. Lutzeyer, E. J. Zingg: Handbuch der Urologie, Bd. XV, Suppl.: D. I. Williams, T. M. Barratt, H. B. Eckstein, S. M. Kohlinsky, G. H. Newns, P. E. Polani, J. D. Singer: Urology in Childhood. Springer, Berlin 1974

Asscher, A. W., D. B. Moffat, E. Sanders: Farbatlas der Nephrologie. Thieme, Stuttgart 1984

Ballinger, W. F., et al: The Management of Trauma. Saunders, Philadelphia 1979

Bandhauer, K., J. Frick: Disturbances in Male Fertility. Springer, Berlin 1982

Bauer, K. M.: Die cytoskopische Diagnostik. Schattauer, Stuttgart 1966

Baumbrucker, G. O.: Transurethral Prostatectomy. Williams & Wilkins, Baltimore 1968

Berger, M.: Der Patient ist auch ein Mensch. Menschengerechte Behandlung und Pflege Kranker mit psychologischen Problemen. Hippokrates, Stuttgart 1981

Beske, F.: Lehrbuch für Krankenpflegeberufe, 5. Aufl. Thieme, Stuttgart 1986

Boehminghaus, H.: Operative Therapie, Indikation, Klinik, 4. Aufl. Banaschewski, München-Gräfelfing 1971

Boshamer, K.: Lehrbuch der Urologie, 7. Aufl. Fischer, Stuttgart 1968

Brehm, G.: Haut- und Geschlechtskrankheiten, 5. Aufl. Thieme, Stuttgart 1987

Brehm, H. K.: Frauenheilkunde und Geburtshilfe für Krankenpflegeberufe, 6. Aufl. Thieme, Stuttgart 1985

Bücker, J.: Anatomie und Physiologie, 23. Aufl. Thieme, Stuttgart 1988

Burkhardt, F., W. Steuer: Infektionsprophylaxe im Krankenhaus, 2. Aufl. Thieme, Stuttgart 1989

Cockett, A., K. Koshiba: Manual of Urologic Surgery. Springer, Berlin 1979

Colombi, A.: Hämodialyse-Kurs für Ärzte

und Pflegepersonal mit Fragen und Antworten, 3. Aufl. Enke, Stuttgart 1981

Cotta, H., W. Heipertz, A. Hüter-Becker, G. Rompe: Krankengymnastik. Taschenlehrbuch in 12 Bänden. Bd. VII: Chirurgie und Frauenheilkunde, 2. Aufl. Thieme, Stuttgart 1989

Cotta, H., W. Heipertz, A. Hüter-Becker, G. Rompe: Krankengymnastik. Taschenlehrbuch in 12 Bänden, Bd. VIII: Innere Medizin. Thieme, Stuttgart 1984

Dold, U. W., H. Sack: Praktische Tumortherapie, 3. Aufl. Thieme, Stuttgart 1985

Dreikorn, K.: Leben mit der neuen Niere. Thieme, Stuttgart 1983

Eckstein, H. B., R. Hohenfellner, D. I. Williams: Surgical Pediatric Urology. Thieme, Stuttgart 1977

Eicher, W.: Sexualmedizin in der Praxis. Fischer, Stuttgart 1980

Eisenberger, F., A. G. Hofstetter: Urologie. In G. Heberer, W. Köle, H. Tscherne: Chirurgie, 4. Aufl. Springer, Berlin 1983

Eisenberger, F., G. Fuchs, K. Miller, J. Rasseiler: Noninvasive Renal Stone Therapy with the Extracorporeal Shockwave Lithotripsy (ESWL). In F. Heuck, M. Donner: Radiology Today, vol. III. Springer, Berlin 1985

Emmett, J., D. Witten: Clinical Urography. Saunders, Philadelphia 1971

Faul, P., J. Altwein: Aktuelle Diagnostik und Therapie des Prostata-Karzinoms. Erasmusdruck (Pharmaleo), Ratingen-Lintorf 1983.

Feneis, H.: Anatomisches Bildwörterbuch. 6. Aufl. Thieme, Stuttgart 1988

Feustel, A.: Vademecum der Urologie, 2. Aufl. VEB Thieme, Leipzig 1986

Franz, H.-E.: Dialysebehandlung, 3. Aufl. Thieme, Stuttgart 1984

Fritsch, P., B. Trenkwlader, W.-B. Schill: Venerologie und Andrologie (HTB 241). Springer, Berlin 1985

Fritze, E., J. Viefhues: Das ärztliche Gutachten. Steinkopff, Darmstadt 1984

Gasser, G., W. Vahlensieck: Pathogenese und Klinik der Harnsteine. Steinkopff, Darmstadt 1974

Gerlach, U., N. van Husen, H. Wagner, W. Wirth: Innere Medizin für Krankenpflegeberufe, 3. Aufl. Thieme, Stuttgart 1989

Glaus, A., W. F. Jungi, H. J. Senn: Onkologie für Krankenpflegeberufe, 3. Aufl. Thieme, Stuttgart 1988

Glenn, J. F.: Urologic Surgery, 2nd ed. Harper & Row, New York 1975

Glenn, J. F.: Urology Surgery. Lippincott, Philadelphia 1983

Gray, S., J. Skandalakis: Embryology for Surgeons. Saunders, Philadelphia 1972

Haaf, L., E. Engelmann, M. Heyn: Krankenpflegehilfe, 7. Aufl. Thieme, Stuttgart 1987

Harrison et al.: Campbell's Urology. Saunders, Philadelphia 1979

Hautmann, R., W. Lutzeyer: Harnsteinfibel. Deutscher Ärzteverlag, Köln 1985

Heite, J.-J., H. Wokalek: Männerheilkunde. Andrologie. Lehrbuch der Krankheiten und Funktionsstörungen des männlichen Genitale. Fischer, Stuttgart 1980

Heptinstall, R.: Pathology of the Kidney. Little, Brown, Boston 1966

Hofstetter, A. G., F. Frank: Der Neodym-YAG-Laser in der Urologie. Editiones Roche, Basel 1979

Hohenfellner, R., E. J. Zingg: Urologie in Klinik und Praxis, Bd. I. u. II. Thieme, Stuttgart 1982/83

Janneck, C.: Kinderchirurgie für Krankenpflegeberufe. 3. Aufl. Thieme, Stuttgart 1985

Javadpour, N. et al.: Principles and Management of Urologic Cancer. Williams & Wilkins, Baltimore 1979

Jones, H., W. W. Scott: Hermaphroditism, Genital Anomalies, and Related Endocrine Disorders. Williams & Wilkins, Baltimore 1971

Juchli, L.: Krankenpflege. Praxis und Theorie der Gesundheitsförderung und Pflege Kranker, 5. Aufl. Thieme, Stuttgart 1987

Kaden, R.: Allgemeine Pathologie der Sexualfunktionen. Störungen der Reproduktion und der Kohabitation. Deutscher Ärzteverlag, Köln 1980

Keidel, W.-D.: Kurzgefaßtes Lehrbuch der Physiologie, 6. Aufl. Thieme, Stuttgart 1985

Kelami, A.: Atlas of Operative Andrology. de Gruyter, Berlin 1980

Kluthe, R., H. Quierin: Diätbuch für Nierenkranke, 5. Aufl. Thieme, Stuttgart 1985

Koller, G., G. A. Nagel, K. Neuhaus: Internistische Notfallsituationen, 4. Aufl. Thieme, Stuttgart 1987

Korth, K.: Percutaneous Surgery of Kidney Stones. Springer, Berlin 1987

Krause, W., C.-F. Rothauge: Andrologie. Krankheiten der männlichen Geschlechtsorgane. Enke, Stuttgart 1981

Kremmling, H., W. Lutzeyer, R. Heinz: Gynäkologische Urologie und Nephrologie. Urban & Schwarzenberg, München 1977

Kronberger, L.: Kurzes Lehrbuch für Operationsschwestern. Enke, Stuttgart 1974; 2. Aufl. 1982

Kümmerle, F., V. Lenner: Erkrankungen der Nebennieren. Pathologie, Endokrinologie, Radiologie, Chirurgie. Thieme, Stuttgart 1985

Langman, J.: Medizinische Embryologie, 8. Aufl. Thieme, Stuttgart 1989

Lawin, P.: Praxis der Intensivbehandlung, 5. Aufl. Thieme, Stuttgart 1989

Löhr, G., P. Mellin, G. Rodeck, J. W. Rohen: Atlas der urologischen Röntgendiagnostik. Schattauer, Stuttgart 1972

Lunenfeld, B., M. Glezerman: Diagnose und Therapie männlicher Fertilitätsstörungen. Grosse, Berlin 1981

Lutzeyer, W.: Traumatologie des Urogenitaltraktes. Springer, Berlin 1981

Lutzeyer, W., J. Hannappel: Urodynamics: Upper and Lower Urinary Tract, 2. Springer, Berlin 1985

Marx, H. H.: Medizinische Begutachtung, 5. Aufl. Thieme, Stuttgart 1987

Maurer, C.: Lehrbuch für Arzthelferinnen. Enke, Stuttgart 1980

Mayor, G.: Die Chirurgie der Nebenniere. Springer, Berlin 1984

Mayor, G., E. J. Zingg: Urologische Operationen. Thieme, Stuttgart 1973

Mayor, G., E. J. Zingg: Urologic Surgery. Thieme, Stuttgart 1976

Mertz, D. P.: Gicht, 5. Aufl. Thieme, Stuttgart 1987

Nagel, H.: Chemie für Krankenpflegeberufe, 4. Aufl. Thieme, Stuttgart 1980

Netter, F. H.: Farbatlanten der Medizin. Bd. II: Niere und Harnwege, 2. Aufl. Thieme, Stuttgart 1983

Netter, F. H.: Farbatlanten der Medizin. Bd. III: Genitalorgane, 2. Aufl. Thieme, Stuttgart 1987

Olbing, H.: Harnwegsinfektionen bei Kindern und Jugendlichen, 3. Aufl. Enke, Stuttgart 1987

Paetz, B.: Chirurgie für Krankenpflegeberufe, 16. Aufl. (Begr. von F. Fuchs). Thieme, Stuttgart 1987

Parton, J.: Urology for Nurses. Butterworth, London 1968

Reuter, H. J.: Atlas of Urologic Endoscopy, 2nd ed. Saunders, Philadelphia 1981

Reuter, H. J.: Atlas der urologischen Endoskopie, Bd. I. u. II. Thieme, Stuttgart 1980/1984

Reuter, H. J.: Atlas of Urologic Endoscopy: Diagnosis and Treatment. Thieme, Stuttgart 1987

Roschke, W.: Die proktologische Sprechstunde, 4. Aufl. Urban & Schwarzenberg, München 1976

Schirren, C.: Praktische Andrologie, 2. Aufl. Karger, Basel 1982

Schneider, H. J.: Urolithiasis; Therapy, Prevention. Springer, Berlin 1985

Schüller, J., A. G. Hofstetter: Endourologie. Thieme, Stuttgart 1988

Schuster, H.-P., T. Pop, L. S. Weilemann: Checkliste Intensivmedizin, 3. Aufl. Thieme, Stuttgart 1988

Sigusch, V.: Therapie sexueller Störungen. 2. Aufl. Thieme, Stuttgart 1980

Silbernagel, S., A. Despopoulos: Taschenatlas der Physiologie, 3. Aufl. Thieme, Stuttgart 1988

Skinner, D. G.: Urological Cancer. Grune & Stratton, New York 1983

Smith, D. R.: Allgemeine Urologie. Urban & Schwarzenberg, München 1968

Smith, D. R.: General Urology. Lange, Los Altos 1975

Sökeland, J.: Urologie, 10. Aufl. Thieme, Stuttgart 1987

Stamey, T.: Urinary Tract Infections. Williams & Wilkins, Baltimore 1972

Stanton, S. L.: Gynecological Urology. Mosby, St. Louis 1982

Starck, D.: Embryologie, 3. Aufl. Thieme, Stuttgart 1975

Steiner, R.: Laser Lithotripsy. Springer, Berlin 1988

Stephan, K. E.: Physiologie für MTA, ausgerichtet auf den Lehrinhaltskatalog mit 57 Prüfungsfragen, 2. Aufl. Thieme, Stuttgart 1984

Stille, V., A. Schilling: Infektionen des Harntraktes. Zuckschwerdt, München 1983

Stöhrer, M., H. Palmtag, H. Maderstacker: Blasenlähmung, Sexualität und Blasenfunktion bei Rückenmarkverletzten und Erkrankungen des Nervensystems. Thieme, Stuttgart 1984

Strauss, M. et. al.: Diseases of the Kidney. Little, Brown, Boston 1971

Talbott, J.: Gout. Grune & Stratton, New York 1964

UICC: TNM-Klassifikation der malignen Tumoren, 3. Aufl. Springer, Berlin 1979

Uldall, P. R.: Nierenerkrankungen. Dialyse. Transplantation für Krankenpflegeberufe. Thieme, Stuttgart 1980

Vahlensieck, W.: Urolithiasis. Springer, Berlin 1980

Vogel, A., U. Ellersiek: Materialien – Pflegepraxis I: Pflegetechniken und Pflegegriffe. Aufrichten. Heben und Höherlegen des Kranken. Thieme, Stuttgart 1980

Vogel, A., U. Ellersiek: Materialien – Pflegepraxis II: Pflegehandlungen bei Wäschewechsel. Unterlagen- und Nachthemdwechsel. Umbetten und Transport. Thieme, Stuttgart 1981

Welsch, A.: Krankenernährung, 5. Aufl. Thieme, Stuttgart 1986

Williams, I.: Urology in Childhood. Springer, Berlin 1974

Winter, C., M. Barker: Nursing Care of Patients with Urologic Disease. Mosby, St. Louis 1972

Fragenkatalog zur Selbstüberprüfung

Der Fragenkatalog zur Selbstüberprüfung ist im Rahmen dieses Buches als zusätzliche Lernhilfe und Wiederholung gedacht.

Urologische Begriffe werden in der wissenschaftlichen Ausdrucksform und daneben im üblichen Sprachgebrauch wiederholt sowie die einzelnen Krankheitsbilder in Frage und Antwort dargestellt.

Die Fragen sollen einmal zur Überprüfung des Wissens, zum anderen zur Vertiefung des Erlernten sowie als Grundlage für die Eigenprüfung gelten. Dabei ist zu berücksichtigen, daß der Schweregrad der Fragen bewußt hoch angesetzt ist, um zu weiterer Fort- und Weiterbildung anzuregen.

1. Die Nieren-Nierenbecken-Entzündung – Pyelonephritis – wird in zwei für die Behandlung entscheidende Gruppen eingeteilt. Wie bezeichnet man diese unterschiedlichen Formen der Pyelonephritis?

2. Welche Keime – Bakterien – kennen Sie, die eine Pyelonephritis verursachen können?

3. Welches sind die Beschwerden bei einer Blasenentzündung – Zystitis?

4. Welche Ursachen einer Harnröhrenentzündung – Urethritis – kennen Sie?

5. Welches sind die häufigsten Entstehungsursachen einer Nebenhodenentzündung – Epididymitis?

6. Welches ist die Behandlung der Nebenhodenentzündung?

7. Welche anderen Erkrankungen kommen bei plötzlicher Vergrößerung des Hodens bzw. Nebenhodens in Betracht?

8. Welches sind die wichtigsten Maßnahmen zur Erkennung von entzündlichen Erkrankungen der Harnwege?

9. Aus welchem Grund wird eine Erreger-Resistenzprüfung durchgeführt?

10. Welche Medikamente zur Behandlung von Harnwegsinfektionen kennen Sie?

11. Welche in den Harnwegen vorkommende Steinarten kennen Sie?

12. Nennen Sie Ursachen des Steinleidens!

13. Hauptbeschwerden von Harnsteinen sind:

14. Wo können Steine in den ableitenden Harnwegen liegen, und wie bezeichnet man sie?

15. Nennen Sie verschiedene Untersuchungsmaßnahmen bei Verdacht auf Nieren- oder Harnleiterstein!

16. Nennen Sie die wichtigsten Symptome des Blasensteins!

17. Worin besteht die Sofortbehandlung bei einer Kolik?

18. Allgemeine Vorbeugungsmaßnahmen bei Steinpatienten sind:

19. Welche Maßnahmen verhindern die Bildung von Kalziumoxalatsteinen?

20. Welche Maßnahmen wird man gegen die Bildung eines Kalzium-Ammonium-Phosphat-Steines ergreifen?

21. Welche Maßnahmen sind beim Harnsäurestein angezeigt?

22. Was bedeuten die Buchstaben im „TNM-System"?

23. Welche Symptome bieten die Nierentumoren?

24. Welches sind die wichtigsten Untersuchungsmaßnahmen zur Erkennung eines Nierentumors?

25. Wie werden Nierentumoren behandelt?

26. Welche Formen von Blasentumoren kennen Sie?

27. Welches sind die wichtigsten Untersuchungsmaßnahmen beim Blasenkrebs?

28. Welche Behandlungsmöglichkeiten gibt es bei Blasentumoren?

29. Welche Behandlung empfiehlt sich beim Peniskarzinom?

30. Welches sind die Beschwerden bei Hodentumoren?

31. Ab welchem Alter muß man mit einer Prostatavergrößerung – Prostatahyperplasie, einem Prostataadenom – rechnen?

32. Welches sind die Hauptbeschwerden eines Prostataadenoms?

33. Nennen Sie die wichtigsten Untersuchungsmaßnahmen zur Feststellung eines Prostataadenoms!

34. Nennen Sie die wichtigsten operativen Behandlungsmethoden des Prostataadenoms!

35. Welche Beschwerden verursacht ein Prostatakarzinom?

36. Ab welchem Alter soll die Vorsorgeuntersuchung bei Männern durchgeführt werden?

37. In welcher Untersuchungslage wird rektal untersucht?

38. Mit welchen Maßnahmen kann man die Diagnose des Prostatakarzinoms sichern?

39. Wo finden sich häufig Tochtergeschwülste des Prostatakarzinoms?

40. Welche Behandlungsverfahren des Prostatakarzinoms sind Ihnen bekannt?

41. Nennen Sie die Möglichkeiten der konservativen Behandlung!

42. Wie heißen die drei Stadien der Urotuberkulose?

43. Nennen Sie Untersuchungsmaßnahmen zur Erkennung der Tuberkulose der Nieren, ableitenden Harnwege und Geschlechtsorgane!

44. Nennen Sie die wichtigsten Tuberkulosemittel!

45. Nennen Sie Ursachen von Harnabflußstörungen!

46. Was bezeichnet man als Anurie?

47. Was bezeichnet man als Oligurie?

48. Wie wird die suprapubische Blasenpunktion durchgeführt?

49. Was versteht man unter einer Phimose?

50. Was ist ein vesikoureteraler Reflux?

51. Was ist eine Hypospadie?

52. Was versteht man unter einem Leistenhoden?

53. Wie wird ein Leistenhoden behandelt?

54. Was ist eine Hodentorsion?

55. Was versteht man unter einer Hufeisenniere?

56. Welches sind die Symptome eines kindlichen Nierentumors – des Nierensarkoms (Wilms-Tumor)?

57. Was unterscheidet Nierenzysten von Zystennieren?

58. Was versteht man unter einer Harnröhrenenge bei Mädchen und wie diagnostiziert man sie?

59. Welches sind die Normweiten der weiblichen Harnröhre im Kindesalter?

60. Ab welchem Lebensalter spricht man von Einnässen – Enuresis?

61. Wer hat nach der Rechtsprechung im Krankenhaus die Aufgabe der Aufklärung des Patienten?

62. Muß bei Minderjährigen beim Eingriff die Einwilligung der Eltern vorliegen?

63. Ist eine Harnflußmessung auch bei leerer Blase möglich?

64. Welche Möglichkeiten bestehen, den Darm frei von Luft zu machen?

65. Welche Möglichkeiten der Rasur eines Operationsgebietes kennen Sie?

66. Welche Maßnahmen zur Sauberkeit des Patienten sind vor der Operation notwendig?

67. Wie lange darf der Patient vor einer Operation nichts essen und trinken?

68. Welche Maßnahmen zur Darmreinigung kennen Sie, insbesondere auch bei größeren Operationen (Ileum-Conduit, Ileum-Blase)?

69. Welche Unterlagen müssen mit dem Patienten in den OP gegeben werden?

70. Welche Maßnahmen zur Thromboseprophylaxe kennen Sie?
71. Was wird zur Dekubitusprophylaxe unternommen?
72. Welche Maßnahme zur Pneumonieprophylaxe kennen Sie?
73. Warum wird eine Mundpflege nach der Operation durchgeführt?
74. Wie werden im Regelfall Tuberkulosemittel eingenommen?
75. Was beschreibt der Karnofsky-Index?
76. Was verstehen Sie unter einer Blasentamponade?
77. Warum wird nach Prostata- oder Blasenoperationen eine Spülung vorgenommen?
78. Ab welchem Alter werden Früherkennungsmaßnahmen bei Frauen und Männern notwendig?
79. Kennen Sie soziale Hilfen für Patienten mit Krebserkrankungen?
80. Welche Krebserkrankungen kann man durch Selbstuntersuchung erkennen?
81. Nennen Sie bekannte Ursachen einer Steinbildung!
82. Was verstehen Sie unter einem Idealgewicht?
83. Nennen Sie die Drainagen an der Niere!
84. Nennen Sie mögliche Drainagen an der Blase!
85. Was verstehen Sie unter einem Splint?
86. Was verstehen Sie unter einem Pigtail-Katheter?
87. In welchen Körperstellen können Injektionen für die Thromboseprophylaxe (Heparin) vorgenommen werden?
88. Was versteht man unter einer Sekundärheilung?
89. Warum ist ein Dekubitus in der Regel ein Pflegefehler?
90. Was verstehen Sie unter Katheterpflege?
91. Wie führen Sie eine Stomapflege durch?
92. Wann muß ein Hodenhochstand behandelt werden?
93. Nennen Sie einige Übungen zur Bettgymnastik!
94. Welche Bildrichtungen bei Endoskopen kennen Sie?
95. Was ist der Bildwinkel bei einem Endoskop?
96. Was verstehen Sie unter prograder Urethrozystoskopie?
97. Wie wird eine Längenmessung der prostatischen Harnröhre durchgeführt?
98. Was ist der Albarran-Hebel?
99. Worin besteht der Unterschied zwischen einem Dauerspülresektoskop und einem normalen Resektoskop?
100. Warum ist das sog. Abkochen der Endoskope heute keine anerkannte Desinfektionsmaßnahme mehr?

Antworten

1. Primäre und sekundäre Pyelonephritis.
2. Escherichia coli, Proteus, Pyozyaneus, Enterokokken, Klebsiella.
3. Brennen und Schmerzen beim Wasserlassen – Algurie, häufiges Wasserlassen – Pollakisurie.
4. a) Spezifische Urethritis, z. B. Gonorrhoe.
   b) Unspezifische Urethritis, z. B. durch Mykoplasmen, Trichomonaden.
5. Bei Harninfekten (Urethritis, Prostatitis), nach instrumentellen Eingriffen (Zystoskopie, Katheterismus).
6. Ruhigstellung durch Hodenhochlagerung, Bettruhe, Hirudoit-Salbenverbänden, fiebersenkende Medikamente, antibiotische Behandlung.
7. Hodentorsion, Hodentumor, Hydrozele.
8. Harnuntersuchung, Erreger-Resistenzprüfung, Abdomenübersicht, Urogramm.
9. Zur Erregerbestimmung und zur Medikamentenauswahl.
10. Sulfonamide, Nitrofurantoine und deren Kombinationspräparate, Penizilline, Cephalosporine, Aminoglykoside, Tetrazykline, Nalidixinsäure usw.
11. 1. Kalziumoxalatstein,
    2. Kalzium-Ammonium-Phosphat-Stein,
    3. Harnsäurestein,
    4. Zystinstein.
12. 1. Hyperparathyreoidismus (HPT),
    2. Hyperkalzurie,
    3. renale tubuläre Azidose,
    4. Harnsäuresteindiathese,
    5. Zystinurie,
    6. Harninfekte.
13. 1. Kolik,
    2. Blutung (Mikro- oder Makrohämaturie),
    3. Druck- und Klopfschmerzhaftigkeit der Nierenlager und/oder der Harnleiterverläufe,
    4. häufiges Wasserlassen (Pollakisurie),
    5. Fieber.
14. Nierenkelchsteine, Nierenbeckensteine, Harnleitersteine, Blasensteine.

15. 1. Vorgeschichte (Anamnese),
    2. Urinbefund,
    3. Abdomenübersicht mit Urogramm.
16. 1. Häufiges Wasserlassen (Pollakisurie),
    2. Schmerzen beim Wasserlassen (Algurie),
    3. Harnstrahluntersuchung,
    4. Blutung am Ende des Wasserlassens (terminale Hämaturie).
17. Krampflösende Medikamente – Spasmoanalgetika, z. B. Buscopan, Baralgin, Spasmex.
18. 1. Harnverdünnung: Steigerung der täglichen Flüssigkeitszufuhr: Urinausscheidung über 1,5 l/24 Std.,
    2. normale Mischkost,
    3. Stuhlregulierung: kein Mißbrauch von Abführmitteln,
    4. aktive körperliche Bewegung,
    5. Behandlung eines Harninfektes.
19. 1. Erhöhung der Flüssigkeitszufuhr,
    2. Einschränkung von Milch und Milchprodukten,
    3. Einschränkung von oxalsäurehaltigen Speisen, Spinat, Spargel, Schokolade,
    4. Medikamente:
       a) bei Hyperkalzurie und bei saurem Harnmillieu: Reducto,
       b) bei Erhöhung des Harnsäurespiegels: Allopurinol,
       c) zur Löslichkeitsverbesserung: Magnesium, Vitamin B,
       d) zur Bindung von Kalzium im Darm: Ionenaustauscher,
       e) Senkung der Kalziumausscheidung durch Thiazide (Eridrie).
20. 1. Flüssigkeitserhöhung,
    2. Einschränkung von Milch und Milchprodukten,
    3. Medikamente:
       a) Aludrox: zur Bindung von Phosphat im Darm,
       b) Mixtura solvenz: zur Ansäuerung, damit Verbesserung der Löslichkeit (pH-Wert zwischen 5,7–6),
       c) Infektbekämpfung.
21. 1. Erhöhung der Flüssigkeitszufuhr,
    2. purinarme Kost: Verbot von Gehirn, Leber, Niere, Sardinen, Heringen,
    3. medikamentös: Harnalkalisierung mit Uralyt-U, pH-Wert zwischen 6,4 und 6,8, Allopurinol bei Erhöhung des Harnsäurespiegels.
22. 1. T: Ausbreitung des Tumors,
    2. N: regionale und pararegionale Lymphknoten,
    3. M: Fernmetastasen.
23. Schmerzlose Blutung,
    Kreuzschmerzen,
    tastbarer Tumor in der Lendengegend,
    Metastasenschmerzen usw.

24. Abdomenübersichtsaufnahme,
    Urogramm,
    Nierenschichtaufnahmen,
    Ultraschalldiagnostik,
    Angiographie,
    retrograde Urographie.

25. Krebsentfernung (Tumornephrektomie) mit der Fettkapsel, der Nebenniere, dem oberen Harnleiteranteil und den paraaortalen Lymphknoten,
    Vor- und Nachbestrahlung.

26. Blasenpapillome, Blasenkarzinome, Plattenepithelkarzinome.

27. Urethrozystoskopie, Probeexzision mit anschließender histologischer Untersuchung, Abdomenübersicht und Urogramm, Lymphographie.

28. Elektroresektion, Blasenteilresektion oder Blasenentfernung (Zystektomie),
    Vor- und Nachbehandlung.

29. 1. Bestrahlung,
    2. Absetzung des Gliedes,
    3. Ausräumung der oberflächlichen und tiefen Lymphknoten,
    4. Röntgenstrahlung der Lymphabflußgebiete.

30. Derbe schmerzlose Schwellung des Hodens, Schwere des Organs, Kreuzschmerzen bei Metastasierung.

31. Ab dem 45. Lebensjahr.

32. 1. Abnahme des Harnstrahles,
    2. die häufigen nächtlichen Miktionen – Nykturie,
    3. Schmerzen, Brennen, Druckgefühl beim Wasserlassen – dysurische Beschwerden,
    4. Harnverhalt.

33. 1. Rektale Untersuchung,
    2. Röntgenuntersuchung (Urogramm, Abdomenübersicht, Röntgenrestharnuntersuchung),
    3. Prüfen des Harnstrahls – Miktionsprüfung – Uroflowmetrie,
    4. Harnröhren-Blasen-Spiegelung – Urethrozystoskopie – mit Messung des Blasenhals-Samenhügel-Abstandes,
    5. Laboruntersuchungen zum Ausschluß von Nierenversagen oder eines Prostatakarzinoms.

34. 1. Elektroresektion,
    2. suprapubische transvesikale oder retropubische extravesikale Prostatektomie,
    3. perineale Prostatektomie,
    4. Kryochirurgie.

35. Typische Beschwerden sind selten. Kleine Geschwulstknoten bewir-

ken weder Schmerzen noch Entleerungsstörungen. Das fortschreitende Wachstum führt zu Beschwerden, die bei der gutartigen Prostatavergrößerung auftreten: Kreuzschmerzen, Ischiasbeschwerden sind verdächtig auf Metastasen.

36. Die rektale Untersuchung sollte als Vorsorgeuntersuchung bei allen Männern über 45 Jahren durchgeführt werden.

37. Zur rektalen Untersuchung haben sich vier Untersuchungsmöglichkeiten bewährt:
    1. Die Untersuchung mit nach vorn über einen Stuhl oder eine Untersuchungsliege gebeugtem Oberkörper,
    2. die Knie-Ellenbogen-Lage auf einer Untersuchungsliege,
    3. die „Steinschnittlage" auf dem Untersuchungsstuhl,
    4. die Seitenlage im Bett mit angezogenen Knien.

38. Stanz- oder Feinnadelbiopsie der Prostata ist die entscheidende Untersuchung zum Ausschluß oder zur Sicherung eines Prostatakarzinoms, im Serum: Bestimmung der sauren und alkalischen Phosphatase.

39. Das Prostatakarzinom metastasiert am häufigsten in das Knochensystem.
    Wir unterscheiden osteoplastische (im Röntgenbild Knochenverdichtung) und osteoklastische (im Röntgenbild Knochenfraß) Metastasen, Lymphknotenmetastasen.

40. 1. Radikaloperation,
    2. Bestrahlung,
    3. konservative Behandlung:
       a) gegengeschlechtliche Hormone,
       b) Entfernung der Bildungsstätten des männlichen Hormons (Orchiektomie).

41. 1. Ausschaltung der männlichen Hormone (Orchiektomie),
    2. gegengeschlechtliche Hormonbehandlung:
       a) Honvan i. v., später als Tabletten,
       b) weibliche Hormone als Depotpräparate i. m.,
       c) weibliche Hormone als Tabletten oral.

42. 1. Das parenchymatöse Initialstadium.
    2. Das ulzerokavernöse Stadium.
    3. Spätstadium der zerstörten Niere.

43. 1. Ziehl-Neelsen-Färbung des Harnsedimentes,
    2. bakteriologischer Nachweis von Tuberkelerregern in Kultur und Tierversuch,
    3. Urogramm,
    4. Urethrogramm,
    5. Zystoskopie.

44. 1. Isoniazid (INH),
    2. Rifampicin (RMP),

3. Streptomycin (SM),
4. Ethambutol (EMB),
5. Protionamid (PTH),
6. Capreomycin (CM),
7. Para-Aminosalizylsäure (PAS),
8. Cycloserin (CS).

45. 1 Mißbildungen,
    2. Entzündungen,
    3. Tuberkulose,
    4. Steine,
    5. Tumoren,
    6. Verletzungen.

46. Eine Harnausscheidung unter 100 ml/Tag.

47. Verminderung der täglichen Harnausscheidung unter 400 ml/Tag.

48. Die übervolle Blase verdrängt das Bauchfell (Peritoneum), zwei Finger oberhalb des Schambeins (Symphyse) wird unter örtlicher Betäubung punktiert:
    Eine 10 cm lange Kanüle wird senkrecht durch die Bauchdecke in die Blase vorgeschoben und der Urin entleert.

49. Eine Phimose ist eine narbige Verengung der Vorhaut, die durch „Beschneidung" (Zirkumzision) beseitigt wird.

50. Ein vesikoureteraler Reflux ist ein Rückfluß von Harn aus der Blase in den Harnleiter u. U. bis in das Nierenbecken: das „Ventil" zwischen Blase und Harnleiter ist defekt.

51. Eine untere Harnröhrenspalte.

52. Ein Leistenhoden ist ein in der Leiste beim Abstieg des Hodens zurückgebliebener Hoden.

53. 1. Gabe von Choriongonadotropin (Dosierung: altersabhängig),
    2. Operation.

54. Eine Verdrehung des Hodens mit Drosselung der Blutzufuhr.

55. Die Hufeisenniere ist eine häufige Form der Verschmelzungsniere. Die unteren Nierenpole sind durch eine Parenchym- oder Bindegewebsbrücke miteinander verbunden.

56. 1. Der tastbare Tumor,
    2. Bauchschmerzen, Durchfall,
    3. Gewichtsverlust,
    4. Müdigkeit und Schwäche,
    5. Hochdruck,
    6. Fieber,
    7. Hämaturie,
    8. Erbrechen.

57. Nierenzysten sind einzelne Zysten im Bereich der Niere. Zystennieren sind vielfache Zysten, die zum fortschreitenden Funktionsverlust der Niere führen.

58. Eine Harnröhrenenge bei Mädchen liegt im Bereich der äußeren Harnröhre und wird durch Harnröhrenkalibrierung (Bougie à boule) diagnostiziert.

59. Man rechnet im allgemeinen 10 plus Lebensalter gleich Charrière. Beispiel: 7jähriges Mädchen: 10 + 7 = 17 Charr.

60. Wenn ein Kind bis zum 4. Lebensjahr nicht trocken wird, spricht man von einer Enuresis.

61. Der Arzt hat die Aufgabe der Aufklärung, die er nicht an Krankenschwestern oder Krankenpfleger abgeben darf.

62. Bei Minderjährigen ist prinzipiell die Einwilligung der Eltern erforderlich, bei Jugendlichen unter 18 Jahren kann jedoch ausnahmsweise eine Einwilligung Jugendlicher auch reichen, wenn sie hinreichend reif sind, die Bedeutung und Tragweite des Eingriffes zu übersehen.

63. Bei einer Harnflußmessung ist ausschließlich eine volle Blase erforderlich, andernfalls läßt sich die Untersuchung nicht verwerten.

64. Im Fortgang der Untersuchung sollten keine blähenden Speisen oder massive Abführmittel gegeben werden, außerdem gibt es Medikamente, die Blähungen vermeiden lassen.

65. Ausreichend mit einem Einmalrasierer oder Rasierschaum möglichst nahe am Operationsbereich rasieren oder die Haare mit einem Haarentferner einreiben und durch Duschen entfernen.

66. Zur präoperativen Vorbereitung ist ein Bad bzw. eine Dusche erforderlich. Die Fingernägel sind auf Sauberkeit zu kontrollieren, ggf. ist eine Ganzkörperwaschung erforderlich.

67. Vier Stunden vor der Operation sollte keine Nahrungsaufnahme erfolgen.

68. Zur Darmreinigung kann ein Zäpfchen, ein Klysma eingeführt, ein Einlauf gegeben, oder eine Darmspülung (s. Ileum-Conduit) vorgenommen werden.

69. Einverständniserklärung des Patienten, Röntgenbilder, EKG, Histologieschein, Krankenblattkurve, Krankenbett, Anästhesieprotokoll und Kontrolle der Unterlagen auf ihre Vollständigkeit.

70. Thromboseprophylaxe:
    1. medikamentöse prophylaktische Behandlung mit Antikoagulanzien,
    2. Venenkompression, Stützstrümpfe, Beinwickel,
    3. frühzeitige Mobilisierung,
    4. Durchblutungsförderung.

71. Dekubitusprophylaxe:
    1. Gewebeentlastung durch Umlagerung, evtl. Schaumstoffkissen,
    2. Durchblutungsförderung, Einreiben (Franzbranntwein),
    3. Hautschutz, Körperpflege, Schutzpflege (Salben, Puder, Spray),
    4. allgemeine Maßnahmen, wie trockene Unterlage, richtige Harnableitung.

72. Pneumonieprophylaxe:
    1. zur besseren Belüftung der Lunge mit Giebel-Rohr,
    2. sekretlösende Maßnahmen, Abklatschen, Vibrator, Inhalation,
    3. Schmerzbekämpfung um Schonatmung zu vermeiden,
    4. Atemtraining, z. B. Inhalog.

73. Candida- und Parotitisprophylaxe mit Mundpflege:
    1. Feuchthalten des Mundes,
    2. Tee und Frischestäbchen,
    3. Borkenentfernung,
    4. Lippenpflege, Zahn- und Prothesenpflege.
    5. Die Kautätigkeit sollte angeregt werden (Kaugummi)!

74. Einnahme von Tuberkulosemitteln erfolgt im Regelfall durch Einmalgabe.

75. Kanofsky-Index zeigt die Leistungsfähigkeit des Patienten auf.

76. Bei einer Blasentamponade ist die Blase mit Blutkoagular gefüllt.

77. Eine Spülung wird zur Vermeidung einer Blasentamponade und gegen eine Verstopfung des Katheters durchgeführt.

78. Vorsorgeuntersuchungen sollten bei der Frau ab 35. und dem Mann ab 45. Lebensjahr einmal im Jahr durchgeführt werden.

79. Soziale Hilfen bei Krebserkrankungen:
    1. Versorgung von Stomaträgern,
    2. Schwerbehindertenarbeit,
    3. Erwerbsunfähigkeitsrente,
    4. Kuren,
    5. Unterstützung nach Bundessozialhilfegesetz (Krankenhilfe etc.).

80. Selbstuntersuchung auf Krebs kann z. B. beim Hodenkrebs durch regelmäßige Betastung beider Hoden durchgeführt werden.

81. Bekannte Ursachen der Steinbildung sind Bettlägerigkeit, Stoffwechselstörungen, Abflußstörungen durch Anomalien.

82. Das Idealgewicht beträgt Normalgewicht abzüglich 10 %.

83. Drainagen an den Nieren können sein: Nierenfistel, Durchzugskatheter zur Nierenfistelung, Nierenschiene – Splint, Lang- oder Kurzdrain, Redon-Drainage.

84. Drainagen an der Blase: Harnröhrenkatheter, Blasenfistelkatheter, paravesikales Kurz- oder Langdrain, Redon-Drainage.

85. Ein Splint ist eine Sonde, die im Harnleiter liegt und die Flüssigkeit aus der Niere abführt.

86. Ein Pigtail-Katheter – Schweineschwänzchen-Katheter – ist ein Katheter, der an einer Seite (Cystofix-Katheter) oder an beiden Seiten aufgerollt ist.

87. Eine Heparininjektion kann in den Oberschenkel (bei Baucheingriffen) oder zwischen Nabel und Spina iliaca in die Bauchdecke injiziert werden.

88. Eine Sekundärheilung tritt mit Fieber, Schmerz, Rötung der Wunde auf; die Wunde heilt nicht sofort, sondern erst nach Abklingen der lokalen Entzündung.

89. Durch regelmäßige Pflege, Umlagerung, Hautpflege, Lagewechsel, Mobilisation kann man einen Dekubitus im Regelfall verhüten.

90. Eine Katheterpflege beinhaltet eine Säuberung des Genitales, sorgfältige Reinigung des Katheters, Desinfektion des Urethraleinganges, sorgfältige Pflege der Verbindungsstelle zwischen Katheter und Urinbeutel.

91. Stomapflege: Eine Vermeidung von Hautschäden ist für den Patienten besonders wichtig. Durchfälle sind zu vermeiden. Die Haut um das Stoma sollte nach Möglichkeit mit klarem Wasser und nicht mit aggressiven Reinigungsmitteln gereinigt werden. Die Reinigung der Haut kann mit Öl und Watte erfolgen. Zinkverbände können bei Hautreizungen die Umgebung abdecken.

92. Ein Hodenhochstand sollte spätestens nach dem 2. Lebensjahr behandelt werden. Nach zwei erfolglosen Hormonkuren müssen die Hoden operativ in den Hodensack verlagert werden.

93. Übungen zur Thromboseprophylaxe bestehen in aktiven Übungen des Patienten wie Pedaltreten, Fußkreisen, Beine anziehen, Muskelanspannungen.

94. Wir kennen die Blickrichtungen von 0 Grad, 5 Grad, 30 Grad und 70 Grad nach vorn.

95. Der Bildwinkel zeigt den Ausschnitt des Bildes an. Unter Wasser fällt der Bildwinkel etwas zusammen.

96. Unter einer prograden Urethrozystoskopie versteht man die Einführung des Instruments von der Spitze der Harnröhre bis zur Blase unter Sicht.

97. Bei der Längenmessung der Harnröhre wird unter Sicht der Abstand zwischen dem Blasenhals bis zum Prostataende (Colliculus seminalis) gemessen und außen am Penis abgelesen.

98. Der Albarran-Hebel dient dazu, eine Sonde (Ureterkatheter) in der Blase zu lenken und zu dirigieren.

99. Ein Dauerspülinstrument unterscheidet sich von einem normalen Resektoskop dadurch, daß kontinuierlich die Flüssigkeit aus der Blase durch einen kapillären Spalt wieder abgesaugt wird, so daß die Blase einen konstanten Füllungszustand behält.

100. Das Auskochen von Instrumenten ist deswegen heute keine anerkannte Desinfektionsmethode mehr, weil nicht alle Krankheitserreger – z. B. Hepatitisviren – abgetötet werden können.

Erklärung der Fremdwörter

A

Abdominalraum	Bauchraum
Adduktoren	Muskelgruppe am Oberschenkel zur Kreuzung der Beine
Adenom	gutartige Drüsengeschwulst
adipös	fettreich, verfettet
Adnexitis bei Männern	Entzündung der Samenwege
Adnextumor	entzündliche oder echte Geschwülste des Eileiters oder der Eierstöcke
Agens	Mittel
Albumin	Bluteiweiß
Albuminurie	Eiweißausscheidung im Harn
Algurie	schmerzhaftes Wasserlassen
Alkalose	Basen-(Laugen-) Überschuß
Allergie	Überempfindlichkeit gegen Medikamente, Nahrungsmittel
Aminosäuren	einfachste Bausteine der Eiweißkörper
anal	zum After gehörend
Anämie	Blutarmut
Anamnese	Vorgeschichte einer Krankheit
Anaplasie	Fehlbildung von Zellen
Anästhesist	Narkosearzt
Anatomie	Lehre des normalen Körpers
Angiogramm	Röntgenaufnahmen von Gefäßen
Anorexia nervosa	psychogen bedingte Appetitlosigkeit (bei jungen Mädchen)
Antibiotikum	Mittel gegen Bakterien
Anurie prärenal	*kein Harn:* bei Störungen ohne Beteiligung der Niere und ableitenden Harnwege (z. B. Kreislaufversagen)
Anurie postrenal	*kein Harn:* bei Abflußstörungen
Anurie renal	*kein Harn:* bei Nierenversagen
Anus	After
apathogen	nicht krankheitserregend
apikal	an der Spitze „der Prostata" liegend
Arteria	Schlagader
Aspiration	Ansaugung
asthenisch	schwach, schlaff
Atomgewicht	Verhältnis der Gewichte der Atome (ohne Maßeinheit), z. B. Wasserstoff (H) = 1, Kohlenstoff (C) = 12, Stickstoff (N) = 14
atraumatisch	nicht verletzend
Azidität	Säuregehalt einer Lösung
Azidose	Säurevergiftung des Blutes

B

Bakteriologie	Lehre von den Bakterien
Balanitis	Entzündung der Eichel
Basalmembran	Trennschicht unter der Schleimhaut
Bikarbonat	saures Salz der Kohlensäure
Biopsie	operatives Entnehmen einer Gewebsprobe
Blaseninkontinenz	unwillkürlicher Harnabgang
Bougie	Instrument zum Aufdehnen von Verengungen
Bulbus, bulbär	bestimmter Abschnitt der Harnröhre vor dem Schließmuskel
bullös	blasenförmig

C

Capsula fibrosa	faserreiche bindegewebige Kapsel, z. B. Nieren
Cave	Vorsicht
Charrière (Charr.)	Maßeinheit für Katheter und Instrumente

Chorda	strangförmiges Gebilde	Strom leitet: z. B. Säu-
Clearance	die Blutplasmamenge,	ren, Laugen, Salze
	die pro Zeiteinheit	(Substanzen, die in
	beim Durchfließen der	wäßriger Lösung zu
	Niere von der harn-	Ionen zerfallen)
	pflichtigen Testsub-	Elektroresektion	elektrisches Schneiden
	stanz vollständig be-	(ER, auch TUR)	(im allgemeinen
	freit wird		Sprachgebrauch:.das
Colliculus	Samenhügel		Entfernen des Pro-
Computertomo-	Spezialröntgenschnitt-		stataadenoms)
graphie (CT)	untersuchung	Embryologie	Lehre des wachsenden
Cushing-Syndrom	Krankheitsbild mit Fett-		Körpers vor der Ge-
	sucht		burt
		endogen	von innen bzw. vom
D			Körper selbst kom-
			mend
Denaturierung	Zellzerstörung	Endoskopie	Betrachtung von Kör-
Desinfektion	keimarm machen, mit		perhöhlen oder von
	speziellen Lösungen		Hohlorganen mit dem
Deszensus	Absenkung		Endoskop
Diabetes mellitus	Zuckerkrankheit	endovesikal	innerhalb der Blase
Dialyse	Entfernung niedermole-	enukleieren	ausschälen
	kularer Stoffe aus Lö-	Epididymitis	Entzündung des Neben-
	sungen kolloidal gelö-		hodens
	ster Stoffe unter Zu-	Epithelien	oberste Zellschichten
	hilfenahme einer halb-		von Haut und
	durchlässigen Mem-		Schleimhaut
	bran (künstl. Niere)	Erektion	Steifwerden des Gliedes
Differentialdiagnose	Abgrenzung und Unter-	Erythrozyten	rote Blutkörperchen
	scheidung von Krank-	Erythrurie	Harnblutung
	heitsbildern, die ein-	Escherichia coli	Bakterium, das Pyelo-
	ander ähnlich sind	(E. coli)	nephritis verusacht
diffus	ausgebreitet, ausge-	exophytisch	herauswachsend
	dehnt	Exprimat	Preßsaft, z. B. aus der
Diffusion	selbsttätiges Vermi-		Prostata
	schen von gasförmigen	Exsikkose	Austrocknung des Kör-
	oder flüssigen Stoffen		pers
dilatiert	aufgedehnt	extrarenal	außerhalb der Niere
distal	entfernt		gelegen
Diuretika	harntreibende Mittel	extraurethrale	Urinabgang durch
Divertikel	Ausstülpung aus einem	Inkontinenz	Kanäle außerhalb der
	Hohlorgan		Harnröhre
Dorsalseite	Rückenseite	extrazellulär	außerhalb der Zelle
Drainage	Ableitung von Flüssig-	Exzision	Ausschneidung
	keit		
Dysurie	Harnbeschwerden		
		F	
E		Faszie	Muskelhaut
Ejakulation	Samenerguß	filiform	fadenförmig
Elektrode	Pol einer Stromquelle	Fluor	Ausfluß
Elektrolyt	Stoff, der in einer Lö-	Fokus	Eiterherd
	sung den elektrischen	Foetor ex ore	übler Mundgeruch

G

genetisch	durch Vererbung bedingt
Glomerulonephritis	Nierenentzündung
Glomerulus	Nierenkörperchen
Gonorrhö	Tripper
Graviditas	Schwangerschaft

H

Hämaturie	Blutharn
Hämodialyse	Entfernung krankhafter Stoffe aus dem Blut, wobei dieses durch Kunststoffschläuche geleitet wird, die als halbdurchlässige Membran dienen
Hämolyse	Auflösung von roten Blutkörperchen
hämorrhagisch	blutig
Harnsediment	feste Bestandteile des Harns, die sich beim Stehenlassen oder Zentrifugieren absetzen
Harnsperre	Verschluß der oberen Harnwege
Harnverhaltung	Unvermögen der Blasenentleerung
Heminephrektomie	Resektion einer Nierenhälfte
Histologie	Gewebelehre
Hydronephrose	Erweiterung des Nierenbeckens und degenerative Veränderung des Nierengewebes als Folge von Harnstauung in den ableitenden Harnwegen
Hydrozele	Wasserbruch
Hyperkaliämie	überhöhter Kaliumgehalt im Blut
Hypernatriämie	überhöhter Natriumgehalt im Blut
Hypernephrom	bösartige Nierengeschwulst
Hyperparathyreoidismus	Überfunktion der Nebenschilddrüse
Hypertonie	Bluthochdruck
Hypertrophie	Vergrößerung eines Organs
Hypervolämie	Überschwemmung des Kreislaufs mit Flüssigkeit
Hypogenitalismus	unvollkommene Geschlechtsentwicklung
Hyponatriämie	Untersättigung des Blutes mit Natrium
Hypoplasie	unvollkommene Ausbildung eines Organs
Hypospadie	Mißbildung der männlichen Harnröhre

I

Ileus	Darmverschluß
imperativ	befehlhaft
Indikation	Festlegung einer Heilmaßnahme
indiziert	angezeigt
inert	nebenwirkungsfrei
Infektion	Entzündung durch Bakterien
infundieren	(aus lat. infundere = hineingießen) eine Infusion vornehmen
Infusion	meist tropfenweises Einfließenlassen größerer Flüssigkeitsmengen in Blutgefäße oder ins Gewebe
initiale Hämaturie	Blutung bei Beginn der Miktion
Injektion	Verabreichung meist kleiner Flüssigkeitsmengen in kurzer Zeit in Blutgefäße oder ins Gewebe
Inkontinenz	unwillkürlicher Verlust von Ausscheidungsstoffen (Harn, Kot)
inkrustieren	Verkrusten
Instillation	Einfüllen von Mitteln in Hohlräume
Insuffizienz	ungenügende Leistung
Interstitium	Zwischenzellgewebe
intrazellulär	innerhalb der Zelle
Inzision	Schnitt
irreversibel	nicht umkehrbar
Irrigator	Spülgerät
Isolation	Abschirmung
Isothenurie	gleichbleibende Harnkonzentration

isotone Lösungen — Lösungen von gleichem osmotischem Druck, z. B. blutisotone Lösungen besitzen eine Osmolarität von ca. 280 mosmol

K

Kalorie — Wärmeeinheit

Kapillaren — kleinste Blutgefäße, Haargefäße

Karzinom — Krebs

Kastration — Entfernung beider Hoden

kaudal — nach hinten oder unten gelegen

Kaverne — Hohlraumbildung in einem Organ

Koagel — Blutgerinnsel

Koagulation — Gerinnung

Kohärenz — Zusammenhang

Kohlendioxid — CO_2, farbloses, nicht brennbares Gas, ruft bei zu hoher Konzentration im Blut Lähmung des Atemzentrums hervor

Kohlenhydrate (KH) — („Kohlen-[stoff-]Hydrate") Sammelbegriff für die Zucker, chem. Substanzen mit der Summenformel $C_n H_{2n} O_n$; heute werden jedoch auch Zuckerderivate wie Aminozucker, Zuckeralkohole (Sorbit, Xylit) u. a. zu den KH gerechnet

Kolostomie — Anlegen einer Dickdarmfistel

Kolporaphie — Scheidenraffung

Koma — Bewußtlosigkeit bei verschiedenen Krankheitszuständen durch Schädigung des Hirnstammes

Konfiguration — Gestalt

Konkremente — Steine

Kontamination — Eindringen von Flüssigkeit, Gas, Bakterien

kontinuierlich — dauernd

konventionell — herkömmlich

Korrelation — Beziehung

L

Laparotomie — Eröffnung des Bauchfells

Laser — Lichtstrahl mit hoher Energie

Ligatur — Unterbindung

Lithotripsie — Steinzertrümmerung in der Blase

Lithotriptor — Steinzertrümmerungsinstrument

Lumen — Inneres eines Hohlraumes

Lymphographie — Darstellung der Lymphwege mit Kontrastmittel

M

makroskopisch — mit bloßem Auge sichtbar

Malignität — Bösartigkeit

Mandrin — Stab oder Draht zum Ausfüllen von Hohlinstrumenten

Meatotomie — Erweiterung der Harnröhrenöffnung

Meatus — Harnröhrenmündung

median — in der Mitte liegend

Membran — Grenzfläche zwischen Zelle und Umgebung

Metastasen — Tochtergeschwülste

Miktion — Wasserlassen

Miliäquivalent (mval) — $mval = \dfrac{\text{Atomgewicht in mg}}{\text{Wertigkeit}}$

Molekulargewicht — Summe der Atomgewichte

morphologisch — den Aufbau und die Gestalt eines Organs betreffend

multipel — vielfach

N

Nates — Gesäßbacken

Nekrose — Gewebstod

Neoplasma — Neubildung

Nephrektomie — Entfernung der Niere

Nephritis — Nierenentzündung

Nephrose	chronische Erkrankung der Niere mit Eiweißausscheidung	Pathologie	Lehre von den krankhaften Veränderungen des Organismus
Nephrostomie	Anlegen einer Nierenfistel zur Ableitung des Harns	pathologisch	krankhaft
		Pelvis	Nierenbecken
		Penetration	Eindringen
neurogen	von den Nerven ausgehend	Penis	männliches Glied
Nierenbeckenektasie	Nierenbeckenerweiterung	Perforation	Durchbruch von Organgrenzen
Nierenpapillen	Spitzen der Nierenpyramiden, die in das Nierenbecken hineinragen	perineal	in der Umgebung der Niere
		Peritonealdialyse	Blutwäsche durch Spülung des Bauchfells
Nykturie	Harnabsonderung bei Nacht	Peritoneum	Bauchfell
		periurethral	die Harnröhre umgebend
		Petechien	rote Flecken
O		Phenacetinniere	Nierenerkrankung infolge Arzneimittelmißbrauchs
obsolet	nicht mehr üblich		
Ödem	Ansammlung wässeriger Flüssigkeit im Zwischenzellgewebe	pH-Wert	Maßeinheit für den Säuregehalt einer Lösung
Oligurie	verminderte Harnsekretion	Phimose	Verengung der Vorhaut
		Phlegmone	Zellgewebsentzündung
Okklusion	Verschluß	Plasma	Blut ohne Zellbestandteile
oral	durch den Mund		
Orchidopexie	Fixation des Hodens im Hodensack	Plastik, plastisch	Wiederherstellung von Geweben nach Entfernung krankhafter Anteile
Orchiektomie	Hodenentfernung		
Orchitis	Hodenentzündung	Pleura	Brustfell
Orificium	Öffnung nach außen	Polyurie	häufiges und reichliches Wasserlassen
Osmose	Flüssigkeitsverschiebung		
		postoperativ	nach der Operation
Ostium	Mündung	präoperativ	vor der Operation
Ostiumdachschlitzung	Schlitzung der Harnleitermündung in der Blase	Präputium	Vorhaut
		prävesikal	vor der Blase
		Priapismus	krankhaftes Steifwerden des männlichen Gliedes
P		primär	erstmalig
papillär	warzenförmig	Prognose	Beurteilung einer Erkrankung bezüglich ihres voraussichtlichen Verlaufs, ihrer Dauer und ihres Ausgangs
Papaillennekrose	Absterben von Gewebezellen der Nierenpyramiden		
paravenös	neben der Vene		
Parenchym	Zellgewebe	prognostisch	vorhersagend
parenteral	unter Umgehung des Magen-Darm-Traktes	Prophylaxe	Vorbeugung
		Prostata	Vorsteherdrüse
parenterale Ernährung	Ernährung unter Umgehung des Magen-Darm-Kanals direkt über die Blutbahn	Prostatahyperplasie	Vergrößerung der im Bereich der Prostata um die Harnröhre liegenden Drüsen

Prostatektomie	Entfernung des Adenoms der Vorsteherdrüse
Prostatitis	Entzündung der Vorsteherdrüse
Proteine	Eiweißkörper
Proteus	Bakterium
Pseudomonas	Bakterium
Psoas	Lendenmuskel
Puffersubstanzen	verhüten eine plötzliche pH-Änderung, indem sie die Wirkung starker Säuren und Basen abfangen
Pyelitis	Entzündung des Nierenbeckens
Pyelolithotomie	operative Entfernung der Nierensteine durch Eröffnung des Nierenbeckens
Pyelonephritis	Nieren- und Nierenbeckenentzündung
Pyelotomie	operative Eröffnung des Nierenbeckens
pyrogen	fiebererzeugend
Pyurie	eitriger Urin

R

Reflexinkontinenz	bei abnormaler spinaler Reflexaktivität des Detrusors
rektal	vom Mastdarm her
Rektum	Mastdarm
renal	von der Niere ausgehend
renalis	zur Niere gehörend
Reparation	Wiederherstellung
Resektoskop	Spezialgerät für Operationen durch die Harnröhre
Restharn	ungenügende Entleerung der Blase
retrograd	rückläufig
retroperitoneal	hinter dem Bauchfell liegend
reversibel	umkehrbar, heilbar
Rezidiv	Rückfall
rezidivierend	zeitweise wiederkehrend

S

Sarkom	bösartige Geschwulst

Sectio alta	Eröffnung der Blase mit Bauchschnitt
Sekret	Absonderung
Semikastration	Entfernung eines Hodens
Serum	Blutplasma nach Entzug des Fibrins
Sigma	Teil des Dickdarms
Sinus	Vertiefung
Skalpell	Spezialmesser in der Chirurgie
Sklerose, sklerosierend	Verhärtung, verhärtend
Skrotum	Hodensack
Sphinktersklerose	Schließmuskelstarre
Stenose	Einengung
steril	keimfrei
Streßinkontinenz	Blasendruck über Harnröhrendruck bei passiver Druckerhöhung
Striktur	narbige Verengung eines Muskelschlauches (Harnröhre, Harnleiter, Darm usw.)
subkostal	unter der Rippe
subkutan	unter der Haut
Submukosa	Gewebsschicht unter der Schleimhaut
subpelvin	unter dem Nierenbecken
Substitution	Ersatz
subvesikal	unter der Blase liegend
Sulcus	Furche
suprapubisch	über der Schamgegend liegend
Suspension	Anhebung, Aufhebung o. Aufschwemmung
Symphyse	Schambein
Szintigramm	Leuchtbild, das durch die Einwirkung der Strahlung radioaktiver Stoffe auf eine fluoreszierende Schicht entsteht

T

Tamponade	Ausstopfen eines Hohlraumes
Teilresektion	Teilentfernung
Tenesmus	schmerzhafter Drang
terminale Hämaturie	Blutung am Ende des Wasserlassens
Therapie	Heilbehandlung

Thorax	Brustkorb	Urethroskopie	Spiegelung der Harn-
Thrombophlebitis	Entzündung der Gefäß-		röhre
	wände	Urethrotom	Spezialgerät zur Erwei-
Thrombose	Gerinnselbildung in		terung der Harnröhre
	einem Blutgefäß	Urethrotomie	Erweiterung der Harn-
Tonsille	Mandel		röhre
Tonus	Spannung	Urge-Inkontinenz,	unfreiwilliger Urin-
Toxikose	Vergiftungskrankheit	– motorisch	abgang bei starkem
Transfusion	Übertragung von Blut		Harndrang und unge-
	oder einer anderen		hemmten Detrusor-
	Flüssigkeit		kontraktionen
Tremor	Zittern	– sensorisch	ohne Detrusorkontrak-
Trigonum	dreieckförmiges Gebiet		tionen
	am Blasenboden	Urodynamik	Funktionsuntersuchung
Trigonumzystitis	Entzündung des Blasen-		der unteren Harnwege
	dreiecks	Uroflowmetrie	Harnflußmessung
Trokar	Stichinstrument zum	Urogenitalorgane	Harn- und Geschlechts-
	Einführen in Hohl-		organe
	organe	Urogramm	Röntgendarstellung der
Tumor	Geschwulst		Nieren und der ablei-
TUR	transurethrale Resek-		tenden Harnwege
	tion		
Turgor	Flüssigkeitsdruck im	**V–Z**	
	Gewebe	Vasektomie	Durchtrennung der
			Samenleiter
U		Vasoresektion	Durchtrennung des
Überlaufblase	unwillkürlicher Harnab-		Samenleiters
	gang bei kompletter	Vena cava	Hohlader
	Harnverhaltung	ventral	vorn liegend
Überlauf-	Blasendruck über Harn-	Viskosität	Zähigkeit, innere Rei-
inkontinenz	röhrendruck, ausge-		bung
	löst durch eine Über-	zirkulär	kreisförmig
	dehnung der Blasen-	Zirkumfrequenz	Umfang
	wand, ohne Detrusor-	Zirkumzision	Umschneidung, Abtra-
	kontraktion		gung der Vorhaut
unspezifisch	unbestimmt	Zyste	Hohlraum im Gewebe,
Urämie	Harnvergiftung		der mit Flüssigkeit ge-
urämisches Koma	tiefe Bewußtlosigkeit		füllt ist
	infolge einer Harnver-	Zystitis	Harnblasenentzündung
	giftung	Zystogramm	Röntgendarstellung der
Ureter	Harnleiter		Blase mit Kontrast-
Ureterolithotomie	Entfernung eines Stei-		mittel
	nes aus dem Harn-	Zystoskopie	Spiegelung der Blase
	leiter		
Urethra	Harnröhre		
Urethritis	Harnröhrenentzündung		
Urethrogramm	Darstellung der Nieren		
	und ableitenden Harn-		
	wege mit Kontrast-		
	mittel		

Sachverzeichnis